Beiträge zur nationalsozialistischen Gesundheits- und Sozialpolitik
Band 13

Halbierte Vernunft und totale Medizin

BEITRÄGE ZUR NATIONALSOZIALISTISCHEN
GESUNDHEITS- UND SOZIALPOLITIK 13

Halbierte Vernunft und totale Medizin

Zu Grundlagen, Realgeschichte und Fortwirkungen der Psychiatrie im Nationalsozialismus

herausgegeben und eingeleitet von Matthias Hamann und Hans Asbek

Autorinnen und Autoren
Andreas Heinz, Raimar Gilsenbach, Gerrit Hohendorf, Volker Roelcke,
Maike Rotzoll, Dorothee Roer, Brownyn Mc-Farland-Icke, Ingo Harms,
Willi Dreßen, Katja Neppert, Michael Putzke, Elmar Brähler, Christian Gerlach.

VERLAG DER BUCHLÄDEN
SCHWARZE RISSE · BERLIN
ROTE STRASSE · GÖTTINGEN

Hersausgeber und Redaktion dieses Bandes:
Matthias Hamann, Hans Asbeck
Postanschrift: M. Hamann, Krumme Straße 5, 30966 Hemmingen

Verlagsadresse: Schwarze Risse, Gneisenaustraße 2a, 10961 Berlin
Tel. 030/6928779, Fax 030/6919463

Umschlagfoto: Deportation von Kranken aus Liebenau (Württemberg) 1940
Stiftung Liebenau (Meckenbeuren)

Satz: Umbruch, Berlin
Druck: Druckkollektiv Gießen
ISBN: 3-924737-30-4

Inhalt

Hans Asbeck, Matthias Hamann

Vorwort
Halbierte Vernunft und totale Medizin

Goldhagen und unser Trugbild der NS-Verbrechen

Unter der Überschrift *„Täterland"* druckte die *ZEIT* am 3. Januar 1997 in ihrem Rückblick auf das Jahr 1996 auch einen kurzen Artikel von Volker Ullrich über die „Goldhagen-Debatte":

„Mit seinen Thesen über die Beteiligung der 'ganz gewöhnlichen Deutschen' am Holocaust hat der junge Harvard-Dozent Daniel Jonah Goldhagen die deutsche Öffentlichkeit aufgewühlt. Zuerst wehrten sich Medien und Wissenschaftler gegen Goldhagens Thesen, später stimmten ihm einige zu. Einig blieben sich die Kritiker allerdings darin, daß Goldhagen es sich zu einfach mache, wenn er die Mordbereitschaft der vielen 'willigen Vollstrecker' aus einem in Deutschland tief verwurzelten 'eliminatorischen Antisemitismus' zu begründen versucht.

So deutete alles darauf hin, daß er bei der Verteidigung seines Buches während seiner Deutschland-Reise im September einen schweren Stand haben würde. Doch wo immer er auftrat – in Hamburg, Berlin, Frankfurt und München -, flogen ihm die Sympathien zu. Offenbar honorierte das Publikum, daß hier ein Wissenschaftler mit großer Entschiedenheit auf der individuellen Verantwortung jedes Täters (und gerade nicht auf Kollektivschuld) beharrte.

Manche Kommentatoren glaubten, diese unerwartet positive Reaktion als typisch deutsche Neigung zur 'kollektiven Selbstbezichtigung' abwerten zu müssen. Aber was macht es eigentlich so schwer, in der Aufgeschlossenheit, auf die Goldhagen im Land der Täter gestoßen ist, eines der erfreulichsten Ereignisse des Jahres zu erkennen?"

Das große Interesse, das die Tagebücher Victor Klemperers gefunden haben, sowie der Frankfurter Durchbruch der Wehrmachts-Ausstellung zu einem Massenerfolg, der selbst schon zum historischen Ereignis zu werden scheint, weisen in die nämliche Richtung. Auf diese neue Aufgeschlossenheit nimmt dieses Vorwort Bezug: es verknüpft die im vorliegenden Band ausgebreiteten Gedankengänge und Forschungsresultate vorab so, daß sie als zusammenhängender Beitrag zur weiteren Aufklärung und zu anstehenden Lernprozessen über die wundesten Punkte deutscher Geschichte sichtbar werden.

Trotz aller Anstrengungen von Wissenschaft, Unterricht, Publizistik und Kunst, für die auch diese Schriftenreihe steht, lichtet sich nur langsam ein zählebiger mythischer Schleier: das den Seelen Schutz bietende, entlastende Trugbild eines wie aus dem Nichts einem „normalen" Volk gewaltsam übergestülpten hochorganisierten Gewaltapparates, in dessen Zentrum sich Macht und Initiative zusammengeballt hätten, während an den Peripherien Befehlen gehorcht und mitgemacht werden mußte. Vor allem die Bereitschaft, in großem Stil Verbrechen von bis dahin nicht vorstellbarer Unmenschlichkeit zu begehen und geschehen zu lassen, gründe in der spezifischen Gedankenwelt eines Führers und einer „Bewegung" und darin, daß die Gehirne für die wenigen Jahre eines aus allem Gewohnten herausreißenden Taumels mit dieser Gedankenwelt durchtränkt wurden. 1945 aber markiere mehr noch als das Jahr 1933 einen tiefen Bruch, der die entscheidenden, insbesondere die identitätsstiftenden Kontinuitätslinien zerrissen habe.

Zu zeigen ist, wie die hier versammelten Aufsätze zur weiteren Destruktion dieses Schleiers zusammenwirken. Aus unterschiedlichen Perspektiven entsteht eine Kette von facettenartigen Ausblicken auf eine Schreckenszeit, deren Inhumanität tiefer als gedacht in der Geschichte Deutschlands und der deutschen Mentalität, aber auch der westlichen „Moderne" wurzelt und die gerade auch im Bereich und im Umfeld der Medizin von sehr vielen – von Institutionen, Fachrichtungen und Interessenten sowie von einer großen Zahl einzelner Menschen – verantwortlich getragen, ja initiiert und mit eigener Dynamik erfüllt wurde.

Rechtzeitig und in angemessener Weise bewußt gemacht, gar betrauert, verarbeitet, in Lernen überführt wurde dies nicht, und wie heutige Debatten um Eugenik, Gentechnik, Euthanasie, Sterbehilfe und Intensivmedizin, aber auch um Sozialabbau und Solidaritätsverlust zeigen, gehört diese Inhumanität nicht einmal schlicht der Vergangenheit an: auch davon handelt dieses Buch.

Vordenker der Vernichtung

Rechtfertigendes für die Verbrechen der Deutschen unterm Nationalsozialismus findet sich lange vor dessen Machtantritt bei Autoren, die keineswegs Rechtsradikale oder Einzelgänger waren, sondern Fachleute, die mitten im Theoriediskurs ihrer Zeit standen und von Strömungen getragen wurden, denen nichts Verbrecherisches anzuhaften schien.

So war 1921 ein „Grundriß der menschlichen Erblehre" erschienen, verfaßt von den Universitätsprofessoren Erwin Baur, Eugen Fischer und Fritz Lenz, der sich ausdrücklich in den Dienst einer seit 1905 existierenden „Gesellschaft für Rassenhygiene" stellt und aus deren programmatischen „Leitsätzen" zustimmend zitiert:

„Die Hauptgefahr, die jeder Volksgemeinschaft droht, ist die Entartung, nämlich die Verarmung an wertvollen, leistungsfähigen Rassenelementen."

„Für zwangsmäßige Unfruchtbarmachung geistig Minderwertiger und sonst Entarteter scheint bei uns die Zeit noch nicht gekommen zu sein."

„Um die Fortpflanzung unsozialer oder sonst schwer entarteter Personen zu verhüten, sollte deren Absonderung in Arbeitskolonien, die durch die Arbeit der Insassen und Beiträge der Unterhaltspflichtigen sich wirtschaftlich selbst erhalten, schon heute gesetzlich in Angriff genommen werden."

Hitler konnte den Baur-Fischer-Lenz während seiner Festungshaft in Landsberg bereits in der zweiten Auflage lesen und ihm wesentliche Elemente für die erbhygienische Programmatik von „Mein Kampf" entnehmen.

Wenn man nun umgekehrt feststellt, daß der Mitautor Lenz 1931 Hitlers Buch enthusiastisch rezensiert, so darf man daraus nicht den Schluß ziehen, man bewege sich eben im braunen Milieu oder die Ideen der Rassenhygieniker hätten gewissermaßen das Nadelöhr von „Mein Kampf" passieren müssen, um zur mörderischen Wirklichkeit zu werden; eher ist es so, daß eine respektierliche Zunft den Politiker gefunden hatte, der ihrem durchaus nicht unpopulären Programm eine Chance gab. Schon Baur, Fischer und Lenz schwebte nämlich eine Gesellschaft vor, in der von einer zentralen Behörde aus alles „Untaugliche" an Fortpflanzung zu hindern, alle Paarungen zu genehmigen, alle Neugeborenen zu begutachten gewesen wären, wobei logischerweise ihnen, den Rassenhygienikern selbst, die Selektionsmacht zugefallen wäre.[1]

Von vergleichbarer Bedeutung ist das seinerzeit vieldiskutierte Werk von Binding und Hoche, das bereits 1920 und wiederum unabhängig von der Nazibewegung schon mit seinem Titel für die *„Freigabe der Vernichtung lebensunwerten Lebens"* plädierte. Noch in Prozessen der sechziger und siebziger Jahren wurde zur Entschuldigung „Euthanasie"-belasteter Ärzte auf dieses Buch „ernstzunehmender Wissenschaftler" verwiesen, wobei argumentiert werden konnte, die Angeklagten hätten zwar „objektiv" gemordet, subjektiv jedoch nicht, da ihnen aufgrund solch wissenschaftlicher Fundierung ein Unrechtsbewußtsein gefehlt habe.[2]

Wenn solche der Vernichtung vordenkenden Theorien aber nicht im Nationalsozialismus selber wurzeln und auch nicht gleichen Ursprungs mit diesem sind, worin gründen sie dann?

Christliches Abendland, Aufklärung: Ideengeschichte des Ausmerzens

„Der göttliche Funke, der in uns allen glimmt, leuchtet uns heute zu neuen Wegen, die die Menschheit zum Heile führen. Und in diesem Sinne wollen auch wir Rassenhygieniker Arbeiter im Weinberg Gottes sein."

Mit diesen Worten beschließen Baur, Fischer und Lenz ihr Werk, das sie damit in ehrwürdige Traditionen der westlichen Welt hineinstellen. Dabei sollte es doch so scheinen, als sei nichts unverträglicher mit ihren Vorstellungen eigenmächtiger, das Individuum entmündigender und funktionalisierender Menschenzüchtung als die Unbedingtheit, mit der es nach jüdisch-christlicher Lehre den einzelnen Menschen – *jeden* einzelnen Menschen – zu lieben gilt; als die positive Sicht menschlicher Endlichkeit und menschlichen Leidens in der nämlichen Tradition; als die bürgerlich-humanistische Idee des Subjekts, das sich als je einzelnes politisch, ökonomisch und moralisch befreien soll: jeder einzelne ein unverwechselbares Abbild Gottes und unmittelbar zu diesem, Freiheit – Gleichheit – Brüderlichkeit, der andere niemals Mittel zum Zweck, sondern stets Zweck an sich selbst.

Und doch haben die drei Autoren nicht ganz unrecht, wenn sie diese Tradition für sich in Anspruch nehmen. Zwar haben die Weinberge in den Gleichnissen Jesu, auf die sie anspielen, nichts mit Menschenzüchtung zu tun, eben dieser Gedanke taucht aber bei einem antiken Autor schon auf, bei Platon nämlich, der über den Neuplatonismus tief auf die christliche Scholastik eingewirkt hat, so daß sich schon im Mittelalter die Vorstellung einer Rangordnung der Dinge und Lebewesen ausprägen konnte: das Normale steht über dem von der Norm Abweichenden, weil dieses den „Ideen", den idealen Mustern des Seienden, ferner steht.[3] Hieraus konnte die „moderne" Vorstellung entstehen, daß es Aufgabe des Menschen sei, alles seinem Veränderungswillen Zugängliche zur Perfektion zu treiben, die Schöpfung also aus der Hand Gottes in die eigene zu nehmen und zu vollenden: nichts anderes wollten Fischer, Baur und Lenz, Binding und Hoche, und dies meinte auch Hitler, wenn er vom arischen Menschen der Zukunft sprach, und viele mit ihm, denen er grünes Licht für die Verwirklichung ihrer totalitären Hygiene-Utopien gab.

Um das zu verstehen, muß man sich klarmachen, daß „aufgeklärtes" Denken schon im 18. Jahrhundert nicht immer und ohne Wenn und Aber die gleichberechtigte Emanzipation aller Menschen wollte; dieses Denken hatte auch die Tendenz – im Interesse bürgerlichen Macht- und Gewinnstrebens -, sich selbst, die auf Naturbeherrschung ausgelegte neuzeitliche Rationalität, als neues Maß und bevorrechtigte Instanz zu setzen. „Wilde" oder „Primitive", Arbeitsscheue, Unmoralische, Verrückte, Kinder und Frauen sanken dann auf den Status von zu Bevormundenden, zu Disziplinierenden, zu Therapierenden herab.

So glaubte schon der Erzaufklärer Voltaire, wie noch die Ethnologen des ausgehenden 19. Jahrhunderts, das Geheimnis der offenbaren Fremdheit „primitiven" Denkens (bei der eingeborenen Bevölkerung in den französischen Kolonien) entschlüsseln zu können, indem er eine Entwicklung von den „ersten Stadien der Dummheit", auf denen sich afrikanische Stämme noch befänden, hin zur „ausgebildeten Vernunft der Europäer" konstruierte: bürgerliche Ideologie. Im 19. Jahrhundert erfuhr dieses Modell eine interessante und folgenreiche Weiterentwicklung: es entstand die Vorstellung, daß es solcher gattungsgeschichtlichen Progression entsprechend – die sich im Erwachsenwerden des Einzelwesens wiederhole – auch die Möglichkeit der *Re*gression gebe und daß hierin der Schlüssel für all jenes Denken und Handeln zu suchen sei, das von der Norm des zivilisierten, ökonomisch und machtpolitisch effizienten europäischen Mannes abweiche.

Man konnte es z.B. mit dem bekannten und einflußreichen englischen Neurologen John H. Jackson so sehen, daß das Gehirn, stammesgeschichtlich aus unterschiedlich alten Teilen bestehend, streng hierarchisch aufgebaut sei, wobei die jüngsten, die moderne Rationalität verkörpernd, die älteren, triebbestimmteren in Schach hielten, und daß „primitives", psychopathisches, kindliches, weibliches... Denken sich dadurch von der Norm unterscheide, daß diese Herrschaft gestört sei: hier habe, mit dem ganz ähnlich denkenden Freud zu sprechen, das Lust- gegenüber dem Realitätsprinzip die Oberhand gewonnen und seien wahnhaften Einbildungen die Tore geöffnet.

Auf dem Hintergrund des sich herausbildenden Sozialdarwinismus war normabweichendes Denken und Leben der Fremdheit entkleidet und in eine abwertende Rangordnung gebracht. Es war „logisch" geworden, in allem, was den Kriterien westlicher, kapitalistischen Verhältnissen gemäßer Rationalität widersprach, etwas Anzupassendes, vielleicht zu Erziehendes oder zu Therapierendes, ungünstigenfalls Auszumerzendes zu sehen. Die Umsetzung in die Tat ließ nicht auf sich warten: lange vor der Naziherrschaft schon traf es die Kolonisierten (der erste deutsche Völkermord war der an den Hereros begangene: unter Umständen, die in vielen Punkten die Vernichtungsmaschinerie des „Dritten Reiches" vorwegnahmen), die Geisteskranken – und andere, die sich nicht einfügen konnten oder wollten, sich nicht nutzbar machen ließen: Modernisierungs- und Industrialisierungsgeschädigte und -verlierer.[4]

Ein Vorspiel der Vernichtung

Ein frühes, sehr aufschlußreiches, hierzulande wenig bekanntes Beispiel hierfür liefert das Schicksal der Ishmaeliten, eines stammesartigen Zusammenschlusses von heimatlos gewordenen Indianern, entlaufenen Negersklaven und an der Schuldknechtschaft gescheiterten weißen Siedlern, der Ende des 18. Jahrhunderts in Kentucky entstanden war.

Die Ishmaeliten lebten zunächst nomadisch, jagend und fischend, jenseits der Westgrenze, in einer anscheinend relativ herrschaftsfreien, lockeren Gesellschaftsform, in der auch Frauen den Ton angeben konnten. Als die Westgrenze über sie hinweggegangen war, wurden sie zum Sozialfall: in Konflikte mit der staatstragenden Bevölkerung verwickelt, weil sie den Kirchgang verweigerten, verfolgt wegen Bettelei, Diebstählen, Prostitution, eingeliefert in Krankenhäuser und Gefängnisse, arbeitslos. Man machte sie zum Musterbeispiel für biologische Degeneration und zum Gegenstand „eugenisch" begründeter Aussonderung: von Asylierung, Zwangsadoption, schließlich Zwangssterilisierung – mit dem Erfolg, daß sie kurz nach Beginn unseres Jahrhunderts ausstarben. Die ersten Gesetze zur – auch erzwingbaren – Sterilisation, an die dann auch die Nazis anknüpfen konnten, sind in diesem Zusammenhang entstanden.[5]

Wirtschaftsplanung als Enteignungs- und Vertreibungsinstrument: Ludwig Erhard unter den Nazis

Ein Wechsel der Perspektive vermag die bisherigen Befunde zu ergänzen. Erschreckend nahe an der „Normalität" erscheinen die Verbrechen der Nazizeit nicht nur, wenn man sie auf ihre bürgerliche Vorgeschichte projiziert, sondern auch, wenn man sie von der frühen Bundesrepublik aus beleuchtet, was in einem Beitrag dieses Buches unter wirtschaftspolitischem Aspekt geschieht.[6]

Der Zweite Weltkrieg wurde entscheidend ja auch geführt, um „Lebensraum" für das eigene „Volk" auf Kosten anderer Völker zu gewinnen: auch dies bekanntlich keine spezifische Nazi-Idee; von der theoretischen Rechtfertigung war gerade die Rede: die höherwertige, nach vorn strebende, sich selbst weiterveredelnde „Rasse" sollte es sein, die das von „Minderwertigen" besiedelte Land mit dem Recht des Stärkeren in Besitz zu nehmen hatte. Dazu bedurfte es einer rigorosen ökonomischen und wirtschaftsräumlichen Planung, die davon ausging, daß die eroberten Gebiete und deren Bevölkerung dem planenden Zugriff bedingungslos zur Disposition standen und damit das Verdrängen von Menschen als unverrückbare Gegebenheit voraussetzte. Dabei ist es nun interessant zu sehen, wie der „Vater" des späteren „Wirtschaftswunders" mit großer Eilfertigkeit und viel Erfolg die eroberten Gebiete bereiste, Gutachten über Gutachten anfertigte und so dem Regime hochwillkommene Beratungsdienste leistete. Wichtig für unseren Zusammenhang: Ludwig Erhard war eben *kein* eifriger Nazi, er hat sich nicht zu den Juden, den größten Leidtragenden der Ostkolonisation, geäußert, und er hat im Vergleich zu anderen moderate Vorstellungen zum Umgang mit der polnischen Bevölkerung vertreten. Er hat lediglich wie schon zu Zeiten der Weimarer und dann wieder der Bonner Republik mit Elan und Engagement eine hohe fachliche Kompetenz zur Verfügung gestellt – nur eben zwölf Jahre lang, ohne erkennbare Skrupel, im Dienste einer Maschinerie, die Menschen zu Objekten machte, nach Belieben enteignete, verschob, ausbeutete, umbrachte.

Halbierte Aufklärung – deutscher Sonderweg in die Moderne

Nimmt man dies mit den Befunden zur Ausgrenzung der Abweichenden, zu Rassenhygiene und „Euthanasie" zusammen, so wird deutlich, wie das Zusammengehen von christlich-abendländischer Tradition und Aufklärung mit tiefster Inhumanität interpretiert werden kann.

Aufklärung, das kann nämlich bedeuten: eine Moderne hervorbringen, die unter dem Imperativ universaler Mach- und Planbarkeit steht und deren entscheidendes Kriterium „Effizienz" heißt; in Prozessen so angelegter Modernisierung entschlägt Rationalität sich aller Fesseln und Grenzen, um technische Beherrschung der Natur, der menschlichen Lebenswelt, des lebendigen Körpers und der Seele zu immer größerer Perfektion zu treiben. Würde, Lebens- und Glücksanspruch des einzelnen Menschen stehen zur Disposition.

Freilich bedeutet Aufklärung auch noch etwas ganz anderes: die Fähigkeit und die Bereitschaft der Vernunft, sich selbst der Reflexion zu unterwerfen, die eigenen Grenzen zu ahnen, das zu respektieren und mit Entwertung zu verschonen, was mit westlich-neuzeitlich-kapitalistischer Rationalität nicht zu vereinbaren ist; aus der Endlichkeit des Menschen und aller seiner Anstrengungen die Konsequenz ziehen zu können, daß Erlösungen nicht möglich sind, daß Unzulänglichkeit und Leid nicht restlos beseitigt werden können; die Würde und die Rechte des einzelnen so ernst zu nehmen, daß sie einem Wert wie dem des kollektiven Nutzens nicht untergeordnet werden können.

Besonders in Deutschland ist *diese* Seite der Aufklärung, ohne die Modernisierung in autoritärem, menschenverachtendem Totalitarismus mündet, in bemerkenswerter Weise entwickelt worden, und zwar von Anfang an, was hier nur die Namen Kant und Lichtenberg bezeugen sollen; und noch in unserm Jahrhundert ist diese andere, die selbstreflexive und human orientierte Seite der Aufklärung gerade bei den Deutschen präsent gewesen – so in der pädagogischen Institution des Gymnasiums, das trotz seines unverkennbaren bürgerlichen Klassengepräges aus unmittelbaren Zweck-Mittel- und Kosten-Nutzen-Relationen herausgenommen war und – der bekannten meist eher tristen Alltagsrealität und einer charakteristischen Subalternität unbeschadet – in beachtlicher Autonomie der Entfaltung der Einzelpersönlichkeit verpflichtet blieb. Aber wie die Hochschulen, die andere Bildungsinstitution humanistisch-Humboldtscher Prägung, waren die Gymnasien mit als erste und nahezu widerstandslos bei der Hand, als es galt, den inhumanen, vernunftfeindlichen Zeitgeist in sich aufzunehmen.

Ähnliches gilt von den Ärzten, einem Stand, der aus diesem Gymnasium kam und in seinem Selbstverständnis auf Sorge um Gesundheit und Leben des einzelnen Individuums, auf die Bereitschaft zu „helfen" gegründet sein müßte: tatsächlich strömten sie wie keine anderere Berufsgruppe in die NS-Organisationen.

Sieht man einmal von dem Klasseninteresses ab, das hier unverkennbar durchschlägt, dürfte diese Widersprüchlichkeit ohne Besonderheiten der deutschen Mentalität, die wiederum in Besonderheiten der deutschen Geschichte gründen, nicht zu erklären sein. Gerichte, die in den sechziger und siebziger Jahren des Mordes angeklagte Ärzte und Psychiater lieber entschuldigten als zur Verantwortung zogen, haben wohl an einen tatsächlich bestehenden Zusammenhang gerührt, wenn sie etwa anführten, der jeweils Beschuldigte, „aus einem Beamtenhaushalt stammend" und nationalsozialistisch erzogen, habe „mit dem unbedingten Glauben an die Gesetzmäßigkeit hoheitlichen Gebarens" nicht einsehen können, daß „das ihm befohlene" Tun rechtswidrig sei; er sei „als Staatsbeamter von seinem Vorgesetzten zu seinem Tun angewiesen worden".[7]

In den Verbrechen des „Dritten Reiches" schlug sich *auch* nieder, daß der Weg der Deutschen in die Moderne nicht von der Entwicklung einer freiheitlichen Kultur begleitet, sondern mit der Reichsgründung zur Sache eines Obrigkeitsstaates geworden war, der die Interessen der feudalen Eliten und eines nach diesen schielenden, die Verschmelzung mit ihnen suchenden, seinerseits mehr autoritär als demokratisch gesonnenen Besitzbürgertums vertrat. Es fehlte die kollektives Bewußtsein grundlegend modifizierende (recht eigentlich „moderne"!) Erfahrung, daß die Unterdrückten die Herrschenden auch stürzen und wegjagen können; statt von einer solchen Erfahrung war deutsches Gefühl nationaler Zusammengehörigkeit zunehmend von der Vorstellung bestimmt worden, einer homogenen Gemeinschaft verwandten Blutes anzugehören, und, damit zusammenhängend, von Entwertung und Ausgrenzung des Anderen und derer, die nicht dazugehören sollten. So sind Selbständigkeit des Denkens, Eigenwille, Zivilcourage und auf der Kehrseite hiervon Toleranz und Offenheit für das Fremde keine deutschen Tugenden geworden, wohl aber Selbstdisziplin und Orientierung an Effizienz, technologischer Eifer und Machtbewußtsein, Konformismus, Opfer- und Unterordnungsbereitschaft, ein opportunistisches Pflichtgefühl und dünkelhafte, wenn nicht feindselige Gesinnung dem Andersartigen gegenüber.

Nicht Vergewaltigung der Medizin durch die Politik, sondern Komplizenschaft

Für die Bereitschaft von Ärzten, sich an Verbrechen zu beteiligen, spielen nationalsozialistische Propaganda wie auch obrigkeitlicher Druck eine bedeutende und anerkannte Rolle. Daß beides zur Erklärung nicht ausreicht, wird schlagend deutlich, sobald die Details der Geschehnisse in den Blick geraten.

Um mit der Verfolgung der Sinti und Roma zu beginnen: sie wurde von Reichspolizei und SS veranlaßt, aber mit der Maßgabe, sich bei Erfassung und Selektion der Opfer streng an wissenschaftliche Gutachten zu halten. Gemeinsamer Bezugspunkt waren jene „rassenhygienischen" Vorstellungen, die Fischer, Baur und Lenz entwickelt hatten und die einerseits in „Mein Kampf" eingegangen, andererseits Gemeingut – wenn auch nicht unumstrittenes – einer ganzen akademischen Zunft geworden waren.

Zum Hauptaktivisten einer gutachterlichen Aktion, der am Ende viele tausend Menschen zum Opfer gefallen waren, wurde ein zwei Doktortitel führender Psychiater, der sich mit seinen Ideen zur Erfassung und Eliminierung der „rassisch minderwertigen" und so die Hygiene des Volkskörpers angeblich gefährdenden Zigeuner auf internationalen Kongressen sowie in seriösen Fachzeitschriften hervortat und erfolgreich Anträge zur Finanzierung seiner Arbeit bei der Deutschen Forschungsgemeinschaft stellte. Zusammen mit seiner nicht weniger unermüdlichen

Assistentin führte dieser Mann keineswegs bloß aus, was ihm aufgetragen wurde, er verfolgte sein eigenes Forschungs- und Reinigungsinteresse, und er tat es mit beträchtlicher Energie und aus starkem eigenem Antrieb. Als ihm 1950 der Prozeß gemacht werden sollte, konnte er erklären,

„daß er jeglichen radikalen Rassendoktrinen der Nazizeit abhold gewesen sei, Gewaltmaßnahmen abgelehnt und seine Aufgabe als Wissenschaftler darin erblickt habe, die schwere Problematik des Zigeunergeschlechts auf wissenschaftlicher Basis in einer den Idealen der Humanität gerecht werdenden Weise zu lösen“,

was zur Einstellung seines Verfahrens führte.

Vergleichbares geschah Anfang der sechziger Jahre, als es um die Entschädigung der 400.000 Zwangsterilisierten ging und zur erfolgreichen Abwehr das Argument aufgeboten wurde, es habe sich bei diesen Eingriffen um gar nichts spezifisch Nationalsozialistisches gehandelt: die Diskussion sei älter und würde auch ohne Hitler zu einem entsprechenden Gesetz geführt haben usw.

Die praktische Durchführung des Gesetzes zeigt in der Tat, daß die Bereitschaft, dieses Unrecht zu ermöglichen und auszuführen, tief und breit verwurzelt war: noch 1933, unmittelbar nach Verkündung des „Gesetzes zur Verhütung erbkranken Nachwuchses“, begannen die Gesundheitsbehörden unter Außenseitergruppen gezielt nach „Erbkranken“ zu suchen: auch unter Sozialhilfeempfängern, Sonderschülern, Häftlingen... Den neu geschaffenen Erbgesundheitsgerichten zeigten die Ärzte mutmaßliche Erbkranke, die Anstalten ihre „leichteren Fälle“ an; entschieden wurde oft rein aufgrund der Akten – alles Zeichen einer über Willfährigkeit hinausgehenden breiten Kooperationsbereitschaft.

Wenn Professor Ernst Rüdin – ein schon zur Zeit der Weimarer Republik international anerkannter Ordinarius – 1939 die 5. Jahresversammlung der Gesellschaft Deutscher Neurologen und Psychiater mit den Worten eröffnete, sie, die Psychiater, seien es gewesen, die

„Staat und Partei auf die ungeheuren Erbgefahren aufmerksam gemacht“

hätten, dann hatte er auf seine Weise durchaus recht, und wenn er die „Großtat des deutschen Volkes“ rühmte,

„daß es sich dieser Einsicht nicht verschlossen hat, sondern tatkräftig zur Bekämpfung dieser Gefahren übergegangen ist“,

dann bezeichnete er präzis die keineswegs einseitige Beziehung zwischen Politik und Psychiatrie: so gewiß Hitler Fachleute brauchte, um seine Vorstellungen von Rasse und Volksgesundheit durchzusetzen, so gewiß brauchten Fachleute ihn, um an das Ziel ihrer Wünsche zu gelangen.[8]

Mit Kriegsbeginn nahm das Sterben in den Anstalten dramatisch zu, „legitimiert“ durch Hitlers den „Gnadentod“ freigebenden Erlaß von 1939[9] („Aktion T4“). Das (kriegs-)ökonomische Motiv trat gegenüber dem „rassenhygienischen“ immer mehr in den Vordergrund. Es ging jetzt darum, Ärzte für den Fronteinsatz, Anstaltsraum für Lazarette, Mittel zur Ermöglichung des „totalen Krieges“ freizubekommen. Opfer wurden auch Tbc-Kranke und invalide „Fremdarbeiter“ aus den eroberten Gebieten.[10]

Nun war auch dieses Motiv keineswegs neu: schon zu Zeiten des Ersten Weltkrieges waren wegen „kriegsbedingter“ Einschränkungen die Sterbezahlen in den Anstalten in die Höhe geschnellt, auch während der Weimarer Republik waren, bedingt durch wirtschaftliche Krisen, die Pflegesätze gekürzt worden, was ebenfalls die Todeszahlen ansteigen ließ:[11] das Morden war vorbereitet durch Desintegration der Patienten und zunehmende Bereitschaft, ihre Diskriminierung hinzunehmen.

Wie entwickelten sich nun die medizinischen Disziplinen selbst, denen so umfangreiche neue Betätigungsfelder zugewachsen waren? Verkamen sie durch ihre inhumane Praxis, sanken sie ins Dilettantische ab, wie das für Pseudoforschungen gewisser KZ-Ärzte bekannt geworden ist?

Eher ist das Gegenteil der Fall. Meinungsführer wie der schon genannte Ernst Rüdin forderten gerade im Hinblick auf die „Euthanasie" eine reformierte Psychiatrie; der wissenschaftliche Anspruch wurde heraufgesetzt, und zwar *ohne jeglichen Verzicht auf die mörderische Zielsetzung.*

So muß den berüchtigten Heidelberger Forschungen Carl Schneiders an schwachsinnigen Kindern attestiert werden, daß sie sich einer Vielfalt von Methoden bedienten und auf der Höhe des Forschungsstandes waren. Schneider wollte eine zuverlässige Differenzierung zwischen endo- und exogenen Schwachsinnsformen sowie zwischen heilbaren und nicht heilbaren Patienten ermöglichen, und so veranlaßte er einerseits sorgfältige erbbiologische Untersuchungen der Familien und unterzog andererseits die Patienten einer Vielzahl von Experimenten: er spritzte Adrenalin, ließ Pneumenzephalographien vornehmen, testete die Kinder durch Erschrecken und plötzliches Untertauchen, beobachtete sie im sogenannten „Schimpansengarten":

„Kind sitzt hinter einem Gitter. Wird ihm ein Stück Zucker geboten so sperrt es den Mund auf [...]. [...] Neben dem Kind liegt ein Stöckchen. K. nimmt es beim Hinweisen auf, aber in den Mund. Eine Verwendung als Werkzeug kommt nicht in Frage."

Schließlich wurden die Versuchskinder, denen man keine Aussichten auf Besserung zubilligte, umgebracht, wobei Schneider sich die Gehirne sicherte, um die vorausgegangenen Untersuchungen durch einen neuropathologischen Befund komplettieren zu können.[12] So entstand in Heidelberg eine reichhaltige Gehirnsammlung; an solchen Sammlungen ist noch viele Jahre nach Kriegsende bedenkenlos weitergeforscht worden.

Die Bereitwilligkeit der Helfer: Pflegerinnen und Pfleger

Der sogenannten Euthanasie sind in Deutschland etwa 150.000 kranke, behinderte, unangepaßte Menschen zum Opfer gefallen. Auch wenn sich dabei die entfesselte Grausamkeit, wie Goldhagen sie für die Vernichtung der Juden erschütternd belegt, nicht immer findet; das oft Bezeugte ist schrecklich genug:

„Manche Kranke versteckten sich, wenn die Omnibusse, die sie abholen sollten, vor den Anstalten ankamen oder klammerten sich an Pflegepersonen oder Gegenständen fest und mußten dann gewaltsam in die Omnibusse gezerrt werden. Dem Transportpersonal standen zu diesem Zweck Handschellen zur Verfügung. Manche schrien und warfen sich vor dem Pflegepersonal auf die Knie oder weinten und riefen, sie wollten noch nicht sterben."[13]

Wie war es möglich, die vielen Helferinnen und Helfer zusammenzubringen bzw. zur Mitarbeit zu gewinnen, die man allein unter dem Pflegepersonal der Anstalten benötigte, um so etwas durchführen zu können?

Daß es unter Zwang geschah, ist widerlegt, die zur nachträglichen Entschuldigung vorgebrachte Befürchtung, bei einer Verweigerung der Teilnahme an „Euthanasie“-Aktionen selber ins KZ zu kommen, als weitgehend unglaubwürdig erwiesen: jedenfalls gibt es keinen einzigen Fall, in welchem solches wirklich geschehen wäre. In Wahrheit haben die Pflegerinnen und Pfleger kaum je Widerstand geleistet, sondern reibungslos funktioniert: die Nahrung entzogen, Transporte begleitet, Spritzen gesetzt usw..

Wurde das dadurch erreicht, daß eine geeignete Personalpolitik eben die richtigen Leute an die richtige Stelle brachte, oder wurde das Pflegepersonal in besonderer Weise indoktriniert? Beides ist richtig und falsch zugleich. Falsch wie die Legende vom Zwang ist jedenfalls die ebenso naheliegende Vorstellung, die am Krankenmord beteiligten Pflegerinnen und Pfleger seien eben besonders aktive „Nazis“ gewesen oder zu solchen gemacht worden.

Die Erziehung des Pflegepersonals, ablesbar in der berufsständischen Fachzeitschrift „Die Geisteskrankenpflege“, ging andere Wege. Zwar drangen Elemente der Nazipropaganda in das hier vor-entworfene Selbstbild des Pflegers mit ein, aber so, daß es mit den humanen Prinzipien herkömmlicher Berufsethik vereinbar schien. Einerseits:

„Wir müssen die beinahe Tradition gewordene Einstellung auf den einzelnen krank gewordenen Menschen aufgeben und uns dem viel bedeutungsvolleren Problem der Betrachtung des ganzen Volkes zuwenden.“

Andererseits wurde daran festgehalten, daß der Beruf der Pflege von Geisteskranken in besonderer Weise der Barmherzigkeit, der Hingabe, des Einfühlungsvermögens usw. bedürfe: das Wohl des einzelnen Kranken hatte weiterhin im Zentrum der pflegerischen Tätigkeit zu stehen. Interessant ist, wie begründet wurde, daß der Selbstmord von Patienten auf jeden Fall verhindert werden müsse: der könne zwar im Sinne der Erhaltung der Art – „eugenische“ Perspektive – an sich wünschenswert sein, über dergleichen dürfe aber *keinesfalls im pflegerischen Bereich entschieden* werden.

Demnach ging es nicht darum, das Pflegepersonal zu Nazis zu machen, im Gegenteil: statt für Überzeugungen einzutreten, sollte es reibungslos und professionell seine Pflicht tun. Wenn das Erziehung zu der Bereitschaft beinhaltete, sich an Mordaktionen zu beteiligen, dann eher insofern, als selbständig-eigenwilliges Verhalten weggeschliffen, jenes *autoritäre* aber befestigt werden sollte, das der Sonderweg der Deutschen in die Moderne ohnehin gut ausgeprägt hatte.

Zu einem ähnlichen Resultat gelangt man bei Betrachtung der Personalpolitik. Die zuständigen Leiter nutzten das Instrument des „Gesetzes zur Wiederherstellung des Berufsbeamtentums“ in den Anstalten dazu, sich die Pflegerinnen und Pfleger vom Hals zu schaffen, die auffielen, den Betriebsfrieden störten, das Ansehen des Instituts gefährdeten, häufig fehlten – zugunsten derer, die reibungslos funktionierten. Aus *diesem* Kreis rekrutierten sich dann die willfährigen Beihelfer: ganz normale Deutsche.[14]

Im Wildwuchs der Zuständigkeiten und Ermächtigungen: die Verantwortlichen vor Ort

Daß Pflegerinnen und Pfleger initiativ wurden, war also nicht im Sinne des Systems. Es waren Ärzte, die Hungerkost und Giftspritzen anordneten, qualvolle Versuche mit tödlichem Ausgang durchführten, Gehirne bestellten und für die Gaskammern selektierten – dies alles, ohne auch nur in einem einzigen Fall dazu gezwungen worden zu sein. Für die Frage ihrer Verantwortlichkeit ist von entscheidender Bedeutung, welchen Handlungsspielraum sie hatten, und der wiederum hängt von dem Maße ab, in dem das System, in das sie eingespannt waren, zentralisiert und hierarchisch durchorganisiert war. Die entlastende Legende besagt, daß sie bloß unbedeutende Rädchen waren, die weniger bewegten als selber bewegt und ferngesteuert wurden.

So war es jedoch nicht. Entgegen dem Schuld auflösenden Bild einer perfekten Orwellschen Staatsmaschine hat es sich bei diesem „Dritten Reich" trotz aller zentralistischen Bemühungen in vielen Bereichen um ein eher chaotisches Gebilde gehandelt, gekennzeichnet auch durch Kompetenzwirrwarr und Willkür.[15] Anstaltsforschung kann zeigen, wie über Jahre hinweg Patientenverlegungen hin und zurück vorgenommen, Bauten errichtet und zum Spott der Bevölkerung halbfertig stehengelassen wurden usw.. Tatsächlich überschnitten sich gegenläufige Planungen, waren Zuständigkeiten unklar – mit dem Effekt, daß einerseits vieles ins Leere lief, andererseits Raum für Handeln auf eigene Faust entstand.

Große regionale Unterschiede sowie solche zwischen den einzelnen Anstalten blieben bestehen; im Einzelfall konnte ein energischer Leiter sich dafür stark machen, daß in „seiner" Anstalt so etwas wie „Vernichtung unwerten Lebens" nicht in Frage komme.[16]

Zu solchen Ausnahmen paßt aber komplementär, daß schon vor Beginn der zentralen Aktion „T4" eine in die Tausende gehende Anzahl von Patienten in alleiniger regionaler Verantwortung getötet wurde, und als in der zweiten Phase des „Euthanasie"-Mordens nur noch dezentral selektiert und tödliche Behandlung angeordnet wurde, kamen die unterschiedlichsten, oft ganz persönlichen Motivationen zum Zuge: das Schicksal des einzelnen Patienten hing jetzt weitgehend davon ab, in wessen Hände er zufällig geriet.

In diesem Zusammenhang ist noch einmal auf Hitlers auf den 1. 9. 1939, also den Tag des Kriegsbeginns, zurückdatierten Tötungserlaß[17] zurückzukommen. Wenn es hier heißt, daß der „Gnadentod gewährt" werden *könne*, so heißt das natürlich einerseits, daß getötet werden *solle*. Andererseits ist die Ausführung im konkreten Fall aber *ins Ermessen des jeweils Zuständigen*, also in der Regel des Arztes, gestellt: es handelt sich um eine *Ermächtigung*.

Hier wird ein Prinzip nationalsozialistischer Herrschaftsausübung deutlich. Diejenigen, die das Verbrechen ausführen sollten, wurden weder gezwungen noch wurde ihnen Verantwortung abgenommen noch wurden Konflikte mit ihnen riskiert. Sie wurden mit *Macht* ausgestattet: sie würden das Erwartete tun, aber nicht ohne eigenen Antrieb: sei das nun, dem volkshygienischen Fortschritt, dem reibungslosen Klappen des Betriebs oder der eigenen Karriere zu dienen. Damit war ein System geschaffen, das die einzelnen Täter stärker in das gesamte Unternehmen involvierte, als es die konkrete Anweisung gekonnt hätte: ein System autoritärer *Komplizenschaft,* in das immer mehr Ärzte hineingezogen wurden, indem man sie zu Entscheidungen über Leben und Tod *ermächtigte.*

Sie waren keine Marionetten, sondern sie hatten Freiheit, Spielraum für Engagement und eigene Initiative, und den nutzten sie: sie waren *Täter* und für das, was sie taten, *verantwortlich.*

Zivilisationsbruch / Widerstand als Ausnahme

So läßt sich Punkt für Punkt die Haltlosigkeit der Vorstellung demonstrieren, die im „Dritten Reich" an wehrlosen Menschen begangenen Verbrechen erklärten sich aus „dem Nationalsozialismus", einem aufgetauchten und wieder verschwundenen Phänomen. Es zeigt sich aber auch, daß *alle monokausalen* Erklärungen ihr Ziel am Ende verfehlen: die inhumanen Tendenzen einer auf Verfügungsmacht reduzierten Aufklärung lassen sich in allen Ländern der westlichen Zivilisation beobachten; die autoritäre, Subalternität mit sich führende deutsche Tüchtigkeit wiederum, ohne die das Regime weder erfolgreich gewesen wäre noch sich gehalten hätte, hat nicht immer zu Verbrechen geführt. Ähnliches gilt für die allenthalben durchschlagenden ökonomischen Interessen, für die Ausnahmesituation des ja auch nach innen „totalen" Krieges usw. Selbst die scheinbar alle Faktoren umfassende Vorstellung eines „Systems", zu dem sich dies alles – unter besonderen Umständen sowie katalysiert durch einen charismatischen Führer und eine effektive Propaganda – zusammengeballt hätte, reicht nicht zur Erklärung aus: hinter diesem Bild verschwindet die Unzahl der einzelnen Täter und Komplizen, die das, was sie getan haben, nicht nur hätten lassen oder anders machen können, sondern oft genug auch ihre eigenen Zwecke dabei verfolgt haben.

Vielleicht kann man auf der Suche nach einem gemeinsamen Nenner für das, was die Geschehnisse ermöglichte, bei gebotener Vorsicht nur soviel sagen: unter dem Einfluß der vielen und heterogenen Faktoren, die zusammenspielten, haben die Deutschen sich einer grundlegenden zivilisatorischen Errungenschaft entschlagen: jener Kultur einfachster Mitmenschlichkeit, ohne welche die Menschen, wie es aussieht, das Schlimmste zu tun oder doch zu dulden bereit sind.

Daß sie damit nicht einfach zu Unmenschen geworden waren, zeigt das Beispiel der Passanten, die in lautes Weinen und spontanen Protest ausbrachen, als sie unvermittelt Zeugen der gewaltsamen Abtransporte wurden. Trotz eines überallhin durchdringenden Wissens ist es dennoch zu keinem nachhaltig erfolgreichen Widerstand gekommen.

In diesem Zusammenhang sind die *Ausnahmen* von Interesse, so die des Erzbischofs von Münster, des Grafen Galen, der in seiner Predigt am 3. August 1941 das Töten in den Psychiatrien an den öffentlichen Pranger stellte:

„[...] Allgemein herrscht der an Sicherheit grenzende Verdacht, daß diese zahlreichen unerwarteten Todesfälle von Geisteskranken nicht von selbst eintreten, sondern absichtlich herbeigeführt werden, daß man dabei jener Lehre folgt, die behauptet, man dürfe so genanntes 'lebensunwertes Leben' vernichten, also unschuldige Menschen töten, wenn man meint, ihr Leben sei für Volk und Staat nichts mehr wert. [...] Wenn man den Grundsatz aufstellt und anwendet, daß man den 'unproduktiven' Mitmenschen töten darf, dann

[...] wehe unseren braven Soldaten, die als Schwerverletzte, als Krüppel, als Invaliden in die Heimat zurückkehren.[...]"[18]

Aus heiterem Himmel kam dieser Protest, der dann tatsächlich zum vorläufigen Aussetzen der „Aktion T4" genötigt hat, nicht: trotz aller Propaganda war die Bevölkerung für die „Euthanasie" nie recht zu gewinnen gewesen, schon gar nicht die Angehörigen, ja es war eine Beängstigung entstanden, in der auch geistig gesunde Menschen sich Reihenuntersuchungen entzogen, weil sie die Selektion als unproduktive Volksgenossen fürchteten.[19]

So gibt der Widerstand gegen die „Euthanasie" zwar Anlaß, die oben formulierte These, daß eine Kultur von Mitmenschlichkeit verlorengegangen sei, dahingehend zu relativieren, daß es einzelne gegeben hat, die integer geblieben sind, und viele, die sich ein unmittelbares Mitempfinden bewahrt hatten und selbst Angst bekamen; er bestätigt aber die These in ihrem Kern: Einfachste Mitmenschlichkeit war *als kollektive Selbstverständlichkeit* verlorengegangen, sie fehlte als Bestandteil einer *Öffentlichkeit einschließenden republikanischen Kultur.* Sonst wären die „ganz normalen" Deutschen nicht zu jederzeitiger Duldung oder Komplizenschaft bereit gewesen, hätten die vielen Betroffenen und Mitleidenden sich zu Taten zusammengeschlossen.

Die Nazis konnten nicht machen, was sie wollten, der „Führer" war nicht allmächtig, „das System" war verwundbar: samt dem, was angeordnet und praktiziert wurde, *von einer Akzeptanz der Bevölkerung abhängig, die sie auch besaßen.*

„Euthanasie" und Rechtsprechung nach 1945

Der Entlastungsmythos der Deutschen will wahrhaben, daß es mit dem Unheil 1945 schlagartig vorbei war. Wie war es, bezogen auf die in diesem Band verhandelten Themen, wirklich? Wurden die Täter angemessen bestraft, die Opfer gewürdigt und nach Kräften entschädigt, kam es zu selbstkritischer Reflexion und zum Bruch mit den Traditionen, deren Inhumanität jetzt schreiend erwiesen war?

Als wenige Monate nach Kriegsende der deutsche Justizapparat wieder in Gang gesetzt war, wurden die „Euthanasie"-Verbrechen in zahlreichen Prozessen durchweg als „Mord" qualifiziert: die betreffenden Ärzte hätten in eigener Verantwortung, aus niedrigen Beweggründen und heimtückisch gehandelt. Todesurteile wurden gefällt und vollstreckt. Offensichtlich sollte der Bruch deutlich markiert werden, den man mit der nationalsozialistischen Vergangenheit machen wollte, wie auch der Bruch, den der Faschismus und eine willfährige Justiz seit 1933 mit den Normen des Weimarer Rechtsstaates vollzogen hatten.

Wenige Jahre später setzte sich in den Westzonen der Trend durch, nur auf Beihilfe zu Mord oder gar nur Totschlag zu erkennen, Verbotsirrtum und mildernde Umstände gelten zu lassen. So trat im Laufe der Etablierung unseres Gemeinwesens *Distanzierung* zurück gegenüber *Identifizierung*: zwar nicht mit den Taten, wohlgemerkt (daß „Euthanasie" objektiv Mord sei, ist nicht bestritten worden), aber *mit den Tätern:* mit ihren sozialisationsbedingten Grundeinstellungen, ihrem beruflichen Ethos, ihrer Auffassung von Wissenschaft, dem Fremdbestimmt-"Tragischen" ihrer Situation. So gewann die Vorstellung Oberhand, daß nur ein engerer Kreis von Hauptverantwortlichen die Verbrechen begangen habe und für diese geradestehen müsse; die Deutschen wie du und ich: sie waren getäuscht, verführt und verstrickt worden... – was umgekehrt nicht weniger bedeutet, als daß unterhalb der Ebene, auf der die Regimes gewechselt hatten, jener breiten Strom von Koninuität Akzeptanz gewann, der die Bundesrepublik mit dem „Dritten Reich" verbindet.[20]

Keine Opfer des NS-Unrechts? Die Nicht-Anerkennung der Zwangssterilisierten

Daß man sich wenigstens von den Taten distanziert hätte, gilt uneingeschränkt schon nicht mehr, sobald man sich auf die Ebene unterhalb der Kapitalverbrechen begibt.

In der Anfang der sechziger Jahre geführten Debatte um die – am Ende ausgebliebene – Entschädigung der Zwangssterilisierten wird deutlich, daß man eher bereit war, das damals Geschehene abzusegnen und die Opfer zu diffamieren, als die Bundesrepublik den Anschluß an „normale" Entwicklungen verpassen zu lassen.

Die Identifizierung mit den Tätern war 1961 bereits so weit fortgeschritten, daß Gutachter offiziell geladen wurden, die ihre eigenen „guten Erfahrungen" mit Sterilisationsverfahren im Nationalsozialismus einbrachten und schon wieder von „unwertem Leben" sprachen, das es (nun: nicht zu vernichten, wohl aber) rechtzeitig zu verhindern gelte.

Was die Taten betrifft, so wurde alles versucht, die Möglichkeit der Zwangssterilisation als etwas im Grunde Vernünftiges darzustellen, den Eingriff und seine Folgen zu verharmlosen und die Betroffenen selbst eher abzuqualifizieren. Tatsächlich sollte im Zuge der Strafrechtsreform in den sechziger Jahren die Sterilisation aus medizinischen und eugenischen Gründen wieder zugelassen werden; diese Anknüpfung an etwas, das der NS-Staat ermöglicht hatte, wäre aber gestört worden, hätte man den Unrechtscharakter des den Zwangssterilisierten bereiteten Schicksals und diese selbst als Verfolgte anerkannt.

So haben die Opfer die Kosten deutscher Normalisierung tragen müssen, und es wurde die Chance vertan, aus der Rückbesinnung auf die eigene Geschichte Maßstäbe für die Achtung des körperlich und seelisch Benachteiligten, seiner personalen Eigenständigkeit, seines Selbstbestimmungsrechts, seiner Menschenwürde zu gewinnen; Maßstäbe auch für die Sorgsamkeit, die im Umgang mit dem ungeborenen Leben und denen, die es hervorbringen sollen, geboten ist. Angesichts dessen, wie in diesen Problembereichen heutigentags die Weichen gestellt werden (pränatale Diagnostik, Retortenkinder usw.), springt die Gefahr ins Auge, daß auch, weil historische Erfahrung zurückgewiesen wird, sich jene Tendenzen wieder unreflektiert durchsetzen können, die auf Machbarkeit, Funktionstüchtigkeit und ökonomischen Vorteil fixiert sind.[21]

Experimente mit Geisteskranken? Nachgeschichte und aktuelle bioethische Diskussion

Ähnliche Befürchtungen drängen sich auf, untersucht man die seit 1945 anhaltende Diskussion über Experimente an Patienten, die nicht mehr selbst einwilligen können.

Unter dem Eindruck der nationalsozialistischen „Euthanasie" und der medizinischen Menschenversuche in den Konzentrationslagern verfügt der Nürnberger Kodex von 1947:

„Die freiwillige Zustimmung der Versuchsperson ist unbedingt erforderlich. Das heißt, daß der Betreffende die gesetzmäßige Fähigkeit haben muß, seine Einwilligung zu geben."

Das grenzt sich ab vom Opfergedanken:

„[...] wenn das ganze Volk in Lebensgefahr schwebt und durch Beseitigung einzelner Individuen gerettet werden kann, dann müssen diese Individuen geopfert werden [...] Die Einsichtigen, in der Erkenntnis des Zusammenhangs Befindlichen, sind dann berechtigt und verpflichtet, diese Opfer zu erzwingen, also zu töten. [...] So wie die Amputation eines brandigen Fußes den ganzen Organismus rettet, so die Ausmerzung der kranken Volksteile das ganze Volk."

Wenn heute erneut Forschung an nichteinwilligungsfähigen Kranken, so an Alzheimer-Patienten, gefordert wird, und zwar auch solche, die nicht der Therapie der Betroffenen selbst dient, dann geschieht das im Rückgriff auf dieses gedankliche Muster, auf ein Muster also, das 1947 verworfen wurde.[22]

Tatsächlich wird seit einigen Jahren versucht, den Schutz solcher Menschen abzuschwächen, ja tendenziell aufzulösen. Erstes konkretes Ergebnis dieser Bemühungen ist eine Stellungnahme der „Zentralen Ethikkommission" bei der Bundesärztekammer vom April diesen Jahres. Dort wird argumentiert, es sei moralisch nicht vertretbar, auf „Fortschritte in der Erkennung und Behandlung" von Krankheiten, an denen „Kinder, Bewußtseinsgestörte und Bewußtlose" litten, zu verzichten; den „Ersatz der persönlichen Einwilligung" zu den notwendigen Experimenten könne der gesetzliche Vertreter eines selbst nicht mehr entscheidungsfähigen Menschen leisten; dieser Vertreter müsse sein Placet geben dürfen, wenn er aus seiner Kenntnis der vertretenen Person

„ausreichende Anhaltspunkte hat, um auf ihre Bereitschaft zur Teilnahme an der Untersuchung schließen zu können";

dies müsse auch Forschungen betreffen,

„durch die voraussichtlich nicht der Betroffene selbst, immerhin aber andere Personen, die sich in der gleichen Altersgruppe befinden oder von der gleichen Krankheit oder Störung betroffen sind, von den gewonnenen Erkenntnissen Nutzen haben".[23]

Mit diesen Grundsätzen liegt die Bundesärztekammer auf der Linie der Bioethik-Konvention des Europarates, an der sie mitgewirkt hat und der die Bundesrepublik erst nach einer – heute, Juli 1997, noch nicht erfolgten – Entscheidung des Bundestages zustimmen kann. Auch dort werden erstmals Möglichkeiten für fremdnützige Forschungen an nichteinwilligungsfähigen Patienten eröffnet. Mit einer Gewichtungen vermeidenden Setzung des Menschen

„sowohl als Individuum als auch als Mitglied der menschlichen Gattung",

mit dem Grundsatz, daß das Individuum im Bereich von Biologie und Medizin

„in stärkerem Maße als in vielen anderen als Teil eines sozialen Gebildes"

angesehen werden müsse, und der Zielsetzung, daß

„die Fortschritte der Biologie und Medizin zum Wohl der jetzigen und der künftigen Generationen genutzt werden sollten",

werden die Interessen des Individuums abwägbar gegenüber denen einer Wissenschaft, die den Anspruch erhebt, für das Gesamtwohl und die Zukunft der menschlichen Spezies zu forschen.[24] Dabei liegt auf der Hand, daß die Befreiung der Medizin von individualethischen Bindungen zunächst einmal den Bedürfnissen eines weltweit boomenden medizinisch-industriellen Komplexes genügt.

In einer Zeit sich verknappender Ressourcen und des Umbaus des Sozialstaates wird aber nicht nur für bestimmte Menschen das Grundrecht auf körperliche Unversehrtheit, sondern auch das Lebensrecht selbst zur Disposition gestellt. Die „bioethische" These, personales Leben konstituiere sich erst durch sinnstiftendes Handeln, erst dadurch erlange es Würde, Wert und Rechte, ermöglicht rational kalkulierende Abwägungen z.B. der Interessen behinderter Neugeborener, die dazu anscheinend nicht in der Lage sind, gegenüber den Interessen der betroffenen Familien, gegenüber den Interessen gesunder Ersatzkinder und schließlich gegenüber dem staatlichen Interesse an Kosteneinsparung.[25]

Vor dem Hintergrund solcher Relativierungen des Lebensrechtes bestimmter Gruppen von Menschen, vor dem Hintergrund auch jener fragwürdigen Konstruktion eines „mutmaßlichen Willens" ist es zu sehen, wenn die Bundesärztekammer heute zur Diskussion stellt, daß lebensverlängernde Maßnahmen unter bestimmten Voraussetzungen auch bei Patienten eingestellt werden können, bei denen das Sterben noch gar nicht eingesetzt hat; gemeint sind Menschen mit apallischem Syndrom, die im sogenannten Wachkoma liegen, schwerbehinderte Neugeborene und bestimmte als „unheilbar krank" Eingestufte. Man geht in dem betreffenden Richtlinienentwurf „zur ärztlichen Sterbebegleitung und den Grenzen zumutbarer Behandlung" selbstredend nicht von Erwägungen zum ökonomischen und gesellschaftlichen Nutzen aus, hebt im Gegenteil „das Recht des aufgeklärten Patienten auf Selbstbestimmung" hervor.[26] Abzusehen ist aber, daß viele Menschen aus der Angst, in Grenzzonen des Lebens in die Fänge einer beziehungslos und technizistisch erscheinenden Medizin zu geraten, der Einleitung ihres Sterbens in bestimmten Situationen vorab zustimmen werden. Durch diese Rückverlagerung der Entscheidung auf eine individuelle Ebene, die *Freiheit unterstellt, wo Angst herrscht,* wird die tatsächliche Nähe zu Relativierungs- und Abwägungsprozessen, wie sie oben charakterisiert wurden, verschleiert.

Abgewiesen wird die historische Erfahrung von Verbrechen, wie sie möglich werden, wenn man den Wert bestimmter Lebensformen und des einzelnen Menschenlebens gegen andere Interessen zu gewichten beginnt.

Degenerationslehre und pharmakologische Sozialtechnik

Neue, aktuelle Gefährlichkeit ist auch der im nazistischen Rassenwahn so mörderisch ausgemünzten Degenerationsvorstellung zugewachsen, auch hier ist nicht so aus der Geschichte gelernt worden, wie es im Interesse zuvörderst der gesellschaftlich dysfunktionalen, von der Norm abweichenden, das ökonomisch effektive Design störenden Menschen gefordert werden muß. Im Gegenteil sind nach 1945 Evolutions-Regressions-Modelle wieder aufgelebt, ja insofern verschärft worden, als jetzt sogar ein Rückfall ins Tierische unterstellt wird: in der Psychose trete „das spezifisch Menschliche weitgehend in den Hintergrund", der Patient regrediere auf schematische Reiz-Reaktions-Schemata. In solchen Modellen wird *die Kluft zum Kranken noch einmal vertieft*: er erscheint gar nicht mehr als Mensch im eigentlichen Sinne.

In den USA konnte diese Vorstellung sogar eine sozialtechnologische Verwertung erfahren. Der Verlust der sozialen Struktur in den Innenstädten wurde schon als ein Rückschritt der Evolution zu dschungelartigen Verhältnissen interpretiert, dem am besten mit Psychopharmaka, die den sozial entwurzelten, zu Kriminalität neigenden jungen Männern verabreicht werden müßten, zu begegnen sei.[27]

Zurück zur Aufklärung: Lehren aus der Verdrängung Erich Sterns

In der heutigen psychosomatischen Medizin haben Vorstellungen ihren festen Platz, nach denen Körper und Seele nicht festumrissene Einheiten darstellen, zwischen denen eindimensionale Verursachungszusammenhänge bestehen, sondern ein labiles Konglomerat vielfältig zusammenspielender Faktoren, die einer ganzheitlichen Betrachtung bedürfen, welche biologische, psychologische und gesellschaftsbezogene Aspekte vereint.

Sehr aufschlußreich ist es nun, zu beobachten, wie es in den fünfziger Jahren einem Forscher ergeht, der sich bereits damals mit einem solchen Ansatz nach vorn wagt. *Erich Stern* lehnte regelhafte Kausalitäten zwischen bestimmten Krankheitsbildern und bestimmten Ursachen ab und forderte mit seinem Anspruch, daß stets die konkrete *Gesamtheit* des leib-seelisch-sozialen Ensembles vorurteilslos in den Blick zu nehmen sei, nicht weniger als eine grundsätzliche Neuorientierung des Faches.

Wenn er hierfür zunächst maßlos angegriffen und herabgesetzt, dann mit systematischem Totschweigen bestraft wurde, muß das als ein Phänomen kollektiver *Verdrängung* gesehen werden, das sich aus der Unfähigkeit der Psychosomatiker erklärt, nach 1945 die eigene Vergangenheit bzw. die des Fachs kritisch aufzuarbeiten. Statt dessen kam es zu einer unkritischen Übernahme von Ansätzen der amerikanischen Forschung, die nicht nur den Wiederanschluß an die internationale Entwicklung bot und einen Neuanfang versprach, sondern die auch inhaltlich etwas zu bieten hatte, was durch Stern nun gerade wieder irritiert wurde: die *Gewißheit einfacher Grundmuster.*

Offenbar bedurfte die erschütterte Identität des Faches und seiner Vertreter, konnte man sie schon nicht durch Erinnerung und Trauer wiederherstellen, einer Kompensation, die man in einer Art amerikanischer „Ersatz-Identität" fand.[28]

Unschwer ist in diesem ganzen Vorgang ein Mechanismus *sich selbst verkürzender Rationalität* zu erkennen. Erich Sterns Einspruch gegen eine Betrachtung des Leib-Seele-Kontinuums, die auf einfache Ursache-Wirkungs-Zusammenhänge setzt, ist ja geradezu ein Musterbeispiel für das, was Aufklärung vermag, wenn sie sich selber kritisch über die Schulter schaut und forschend realisiert, daß die Wirklichkeit des Lebendigen dem menschlichen Zugriff gegenüber immer eine Neuheit und Fremdheit bewahrt und deshalb dem verfügenden Wissen, dem technischen Eingriff nie, es sei denn um den Preis destruktiver Gewalt, zu *unterwerfen* ist; daß es darauf ankommt, sich immer wieder der Unvordenklichkeit des Konkreten und der prinzipiellen Begrenztheit wissenschaftlicher Instrumentarien zu stellen.

In diesem Zusammenhang sei hervorgehoben, daß Erich Stern Jude war. Es dürften Zusammenhänge bestehen zwischen der Verdrängung seines irritierenden Ansatzes in bundesrepublikanischer Zeit, seiner Exilierung durch das „Dritte Reich" und dieser genannten Herkunft: Hitlers Judenhaß muß auch verstanden werden als der Drang, die Träger des großen humanitären Gedankens zum Verschwinden zu bringen, der in besonderer Weise seine Kreise störte: des alttestamentarischen Tötungsverbots,[29] das fest mit den Gedanken von Liebe und Barmherzigkeit, aber auch der diesseitigen Unüberwindlichkeit des Leidens und der Begrenztheit menschlicher Theorie und Praxis verbunden ist und zum *rational unableitbaren Grundbestand unserer Kultur* gehört.

Diese Gedanken aber waren nicht nur Hitler im Wege; sie sind dies allen Modernisierern und allen Formen von Modernisierung dann, wenn sie im Banne jener unaufgeklärten, *„halben" Vernunft* verbleiben, technische Rationalität, Machbarkeit und ökonomischen Gewinn anbeten und im Blick auf Kranke, Behinderte, Abweichende, Narren, Phantasierende, Fremdartige sowie auf eine Gesellschaft im ganzen die Wege *totaler Medizin* einschlagen.

Zu den einzelnen Beiträgen

Menschen als „krank" zu erklären, die die jeweils aktuellen Entwicklungsschritte der kapitalistischen Gesellschaft nicht mitmachen können oder wollen, beruht auf einem in den letzten 200 Jahren gewachsenen Theoriegebäude. Die Grundzüge dieses Gebäudes zeichnet **Andreas Heinz** in seiner Untersuchung „Zur Konstruktion von Rasse und Vernunft in der Schizophrenietheorie" nach. Kolonialmacht über die „Wilden", Elternmacht über die Kinder, Männermacht über die Frauen, Macht der Gesunden über die (psychisch) Kranken, allgemein gesellschaftliche Macht über Randgruppen bezog ihre Legitimation aus der angeblich nicht voll erreichten oder wieder verlorenen Rationalität dieser Menschen. Ihrer psychischen Verfassung wurde kein eigener, sondern nur ein gegenüber der Normalität verminderter Wert zugebilligt. Als die ethnologische Feldforschung der für diese Auffassungen grundlegenden Ansicht über die Unreife der „primitiven" Kulturen zunehmend widersprach, wurde dennoch das gefällte Urteil über sie durch Abwertungen aufrechterhalten; und später war das Wahrnehmungsfeld so fest strukturiert, daß eine Änderung der Theorie des Menschen als eines ständig von Degeneration und Regression bedrohten Wesens nicht mehr in den Blick genommen wurde. Heinz macht deutlich, daß sowohl die Schizophrenietheorie als auch psychotherapeutisch arbeitende Fachrichtungen wie die Psychoanalyse von diesem Denken durchdrungen sind, das eine der Voraussetzungen für die Selektion der psychisch Kranken zu Zwangssterilisation und Ermordung im Nationalsozialismus darstellt. Die durch die Verknüpfung von psychiatrischer Theoriebildung und Degenerationslehre konstituierte Sichtweise von Verhalten hatte freilich auch außerhalb Deutschlands und vor dem Nationalsozialismus Aktionsfelder: bei der Verfolgung der Ishmaeliten, und sie findet sich heute wieder in der US-amerikanischen „Violence Initiative" zur Entkriminalisierung des Großstadtdschungels durch Psychopharmaka.

Mit der im Völkermord endenden wissenschaftlichen Abschätzung des Lebens- und Gesellschaftswertes der deutschen Sinti und Roma beschäftigt sich der Beitrag von **Raimar Gilsenbach**. Der Deportation dieser Kinder, Frauen und Männer nach Auschwitz gingen „Gutachtliche Äußerungen" über ihre „Rassenzugehörigkeit" voraus. Geschont wurden aufgrund dieser Begutachtungen aber nur wenige hundert Sinti, und zwar um sie als lebende anthropologische Forschungsgegenstände zu konservieren. Die Grundlage dieser Begutachtungen war durch eine Wissenschaft geschaffen worden, die den Kampf gegen eine befürchtete „Entartung" des „Volkskörpers" propagierte: die Rassenhygiene. Ihre Paradigmen beherrschten seit Anfang des Jahrhunderts zunehmend die sozialmedizinische Diskussion nicht nur in Deutschland, und ihre professoralen Protagonisten (die sich nach 1945 Humangenetiker nannten) forderten Konsequenzen. Die Beschränkungen aus der Zeit der Weimarer Republik abzustreifen und ihre Vorstellungen zu verwirklichen, war den Rassenhygienikern aber erst unter den Bedingungen der nationalsozialistischen Gewaltherrschaft möglich, dessen Ideologie sie nicht unbeträchtlich beeinflußt hatten. Die Gutachten über die Sinti- und Romafamilien fertigte der Tübinger Psychiater Robert Ritter, Leiter einer „Rassenhygienischen und bevölkerungsbiologischen Forschungsstelle". Der Ausrottung dieses „Menschenschlages", der ihm als minderwertig und asozial galt, stellte er seine Arbeitskraft unermüdlich zur Verfügung.

Angesichts der in der Arbeit von Gilsenbach deutlich werdenden geringen selektiven Kraft der Ritterschen Begutachtungen – denn es wurden fast 100 % der über 20.000 Begutachteten deportiert – zu stellende Frage nach deren Sinn beantwortet sich möglicherweise durch ihre Einordnung in ein Mosaik ähnlicher und vergleichbarer Untersuchungen. Die SS hatte es übernommen, im Rahmen der „Heim-ins-Reich"-Umsiedlungsaktionen, bei der „Eindeutschung" der dem Deutschen Reich nach Kriegsbeginn einverleibten Gebiete – organisatorisch in Form von „Einwanderer- und Umwandererzentralen" – Tausende von Menschen einer rassenpsychologisch-anthropologischen Begutachtung zu unterziehen. Diese endete mit der Einordnung in „Wertungsgruppen", die das soziale Schicksal des Betroffenen entscheidend mitbestimmte. Unter den der SS angehörenden „Eignungsprüfern", die diese Untersuchungen vornahmen, fanden sich in Kursen geschulte Brauereiingenieure genauso wie der in Medizin und Anthropologie promovierte Hochschullehrer Dr. Dr. Josef Mengele. Innerhalb des Reiches wurden die „Eignungsprüfungen" in das Musterungsverfahren der SS aufgenommen und bei Zwangsarbeiterinnen angewendet, die die Durchführung eines Schwangerschaftsabbruchs beantragten. Dieser wurde verweigert, falls das zu erwartende Kind aufgrund der Untersuchung der Eltern als „erwünschter Bevölkerungszuwachs" angesehen wurde. Nach der Geburt wurden diese Kinder den Müttern weggenommen und einer deutschen Familie einverleibt. Bei Zwangsarbeitern, die sexuelle Beziehungen zu deutschen Frauen aufgenommen hatten, entschied das Urteil der „Eignungsprüfer" darüber, ob sie zum Tode verurteilt oder eingedeutscht wurden.[30] Von den Rändern der Gesellschaft her systematischer, im Zentrum punktuell wurde ein wissenschaftlich verbrämtes Selektionssystem installiert, in dessen Rahmen Ritters „Erfassung der Zigeunerbastarde" nur ein Vorspiel darstellte: Vorspiel zur Verwirklichung der rassenhygienisch-politischen Vision, sich aller rassisch, seelisch und politisch nicht Angepaßten, als „biologische Bolschewisten"[31] denunziert, zu entledigen: Vorspiel zur Endlösung der sozialen Frage.

Mit einer anderen Facette des Kampfes bestimmter Wissenschaftler gegen die Degeneration des „Volkskörpers" setzt sich der Aufsatz von **Maike Rotzoll**, **Gerrit Hohendorf** und **Volker Roelcke** über tödliche Forschungen an behinderten Kindern auseinander.

Den medizinischen Sachwaltern der Zwangssterilisation, später denen der Euthanasiemorde stellte sich innerwissenschaftlich ein Problem: Sie waren nicht in der Lage, bei verschiedenen Krankheiten wie der Epilepsie oder dem sogenannten Schwachsinn zwischen den erblichen und dem nicht unerheblichen Anteil der nicht vererbbaren Fälle zu unterscheiden. Befürchtet wurde eine durch fehlerhafte Diagnosen hervorgerufene „Ausscheidung" an sich „Erbgesunder" aus dem „Erbstrom des Volkes", also eine „Kontraselektion" auf der einen bzw. eine Unterlassung einer in ihrem Verständnis notwendigen Selektion auf der anderen Seite.

Darüber hinaus sah sich die Psychiatrie Anfang der vierziger Jahre zunehmend unter dem Druck, kurzfristig effiziente Diagnose- und Therapiemöglichkeiten anbieten zu müssen: Angesichts der Euthanasiemordaktion bestand die Gefahr, daß diese medizinische Disziplin ihre Objekte (und damit sich selbst) verlieren könnte. Vor diesem Hintergrund wurde an der Heidelberger Psychiatrischen Universitätsklinik im Kontext der T4-Aktion ein Forschungsprogramm durchgeführt, in dem nicht nur die intensive Untersuchung der Kinder nach zeitgenössischen wissenschaftlichen Standards vorgesehen war, sondern auch ihre Tötung, um anschließend an den Gehirnen Forschung betreiben zu können. Die Rigorosität und Skrupellosigkeit der Forscher auf der einen und ihre Wissenschaftlichkeit auf der anderen Seite führt die Autoren zu umfangreichen ethischen Überlegungen zum wissenschaftlichen Zugriff auf den Menschen. Sie kommen zu dem Schluß, daß eine Ethik zu entwickeln sei, die „von einer zwischenmenschlichen Beziehung" her denkt und gerade nicht „die Funktionalität der betroffenen Menschen für einen vermeintlichen 'Fortschritt'" zum Ausgangspunkt ihrer Beurteilung nimmt.

Vieles von dem – so **Dorothee Roer** in ihrem Beitrag -, was wir über die als „Kindereuthanasie" bezeichneten Verbrechen an jungen Menschen im Umfeld der Psychiatrie im Nationalsozialismus zu wissen glaubten, hält einer kritischen Überprüfung nicht stand. Die Vielfalt der Vorgänge läßt keine Identifizierung des „Reichsausschusses zur wissenschaftlichen Erfassung von erb- und anlagebedingten schweren Leiden" als ausschließlicher Tatorganisation zu; die Taten selber waren durchgängig keineswegs von einem hohen ethischen oder wissenschaftlichen Anspruch getragen. Roer bündelt die bisher vorherrschenden Vorstellungen in fünf Thesen und vergleicht diese aufgrund eigener Untersuchungen in Uchtspringe und anhand der vorliegenden Literatur mit den historischen Fakten; so entwickelt sie ein Raster, an dem sich die weitere Forschung orientieren könnte. Es geht um eine systematische Bearbeitung, die eine Typisierung der Vielfalt von Opfern und Tätern, von Tathergängen und -methoden sowie der Ursachen und Gründe dieser Verbrechen ermöglicht. Orientierungen an für Gerichtsverfahren bestimmten Einlassungen der Täter kurz nach der Niederlage des Nationalsozialismus oder an aktuellen, bestenfalls politisch gutgemeinten Postulaten zur psychiatrischen Zeitgeschichte werden von ihr abgelehnt. Ziel ist ein erweitertes Verständnis der Euthanasiemorde jenseits ausschließlich organisatorischer Einordnungen.

Daß hier nach über fünfzig Jahren eine zeitgeschichtliche Terra incognita besteht, ist die Folge unterschiedlicher Ursachen. Auf der sachlichen Seite muß auf die blinden Flecken einer Geschichtswissenschaft hingewiesen werden, die das Schicksal ganzer Gruppen von Opfern des NS-Regimes über Jahrzehnte nicht als Forschungsgegenstand wahrnahm; auch fehlte bei den Trägern der kinder- und jugendpsychiatrischen und heilpädagogischen Versorgung genauso wie in der Kinderheilkunde die Bereitschaft, sich mit ihren ähnliche Aufgaben erfüllenden Vorgängern und deren Taten auseinanderzusetzen. Die Tatsache, daß sich viele Interessierte und Forscher mit Erkenntnissen abfinden, die offensichtlich mangelhaft sind, hat aber auch emotionale Gründe. Vorstellungen, Erklärungen, Thesen und Theorien, die eine „grausame" historische Wirklichkeit nur unzureichend abbilden, dienen dazu, die Angst zu begrenzen, die solche Wirklichkeit verbreitet. Nur wer sich auch über solche Mechanismen im Rahmen einer forschenden Auseinandersetzung mit den Verbrechen des Nationalsozialismus – und sicherlich nicht nur dort – klar ist, wird, über die Beruhigung hinaus, die wissenschaftliche Erkenntnis und Strukturierung auch schafft, die Verschiedenartigkeit und Komplexität der realen Geschichte sehen und ertragen können.

Die Durchführung der von Ärzten angestifteten und begangenen Verbrechen an behinderten und psychisch kranken Kindern und Erwachsenen im Nationalsozialismus wäre ohne die Beteiligung von Krankenschwestern und -pflegern nicht möglich gewesen. Wichtigen ethischen und administrativen Aspekten des beruflichen Lebens dieser Gruppe nähert sich **Bronwyn Mc Farland-Icke** in ihrer Studie, die Gründe für das Fehlen bedeutsamen Widerstandes und ihre partielle Mittäterschaft zu erhellen sucht. Die Ansprüche an das Verhalten der Pflegekräfte – so arbeitet sie heraus – wurde nicht massiv den ideologischen Vorgaben des NS-Kampfes gegen die „Ballastexistenzen" unterworfen. Das Personal war weiterhin aufgefordert, „menschlich" mit den ihm Anvertrauten umzugehen und z.B. Suizide zu verhindern. Es kam lediglich zu einer deutlichen Akzentverschiebung, die auf der einen Seite die nationalsozialistische Praxis gegenüber den Kranken rechtfertigte, auf der anderen Seite aber die Möglichkeit eröffnete, die eigene Beteiligung daran zu entschuldigen. Das Handeln der Pflegenden sollte nämlich nicht mehr einfach das Wohl des einzelnen Menschen für diesen selbst, sondern nur noch für ihn als Teil des Ganzen herbeiführen. Außerdem bürdete man dem „Erbkranken" die Verantwortung für seine Störung auf, indem man ihn in die gesellschaftliche „Pflicht" – z.B. sich freiwillig sterilisieren zu lassen – nahm, und untergrub so den Konsens, daß die Betroffenen an ihrer Krankheit schuldlos waren.

Mit in der Forschung bisher ungeklärten Fragen zu den Krankenmorden beschäftigt sich der Beitrag von **Ingo Harms.** Die von ihm geschilderte Geschichte der Oldenburgischen Anstalt Kloster Blankenburg in der Zeit des Nationalsozialismus beleuchtet zwei zentrale Schnittstellen des „Euthansieprogramms": erstens den Übergang zwischen der „Aktion T4" – der zentral gelenkten Massenvernichtung psychisch Kranker mit Kohlenmonoxidgas bis August 1941 – und der sich daran anschließenden Phase des dezentralisierten Tötens in den Heil- und Pflegeanstalten und zweitens die Vorhaben, auch körperlich Kranke in das Tötungsprogramm einzubeziehen, die als ein Teil der „Aktion Brandt" gesehen werden. Karl Brandt, Hitlers „Begleitarzt" und einer der beiden mit der Durchführung der Euthanasiemordaktion betrauten NS-Funktionäre, stieg im Verlauf des Krieges zum „Generalkommissar" für das gesamte zivile Gesundheitswesen auf. Unter dem Eindruck eines immer bedrängenderen Bombenkrieges wurde unter seinem Namen eine Katastrophenmedizin organisiert, in deren Rahmen die psychisch Kranken in den Anstalten nur noch als Betten-"Platzhalter für den Bedarfsfall" (Götz Aly)[32] fungierten und bei Eintritt dieses Bedarfsfalls – Bettenbedarf für die Bewohner bombengeschädigter Städte – in Tötungsanstalten deportiert wurden und für körperlich schwer Erkrankte eine Versorgung in nur noch „einfachst ausgestatteten" Siechenkrankenhäuser vorgesehen war.

Harms' Befunde zu Blankenburg: der Abtransport der Blankenburger Kranken noch nach dem Stopp der T4-Aktion und die Umwandlung der Anstalt in ein „Ausweichkrankenhaus" vermitteln, durch welches Planungs- und Verwaltungschaos hindurch sich die unheilvolle Tendenz durchsetzte, zugunsten der Aufrechterhaltung des Regimes alle nicht mehr Produktiven abzusondern und sich ihrer zu entledigen.

Die juristische Bearbeitung der Euthanasieverbrechen in Westdeutschland nach dem Kriege führte bis zum Ende der siebziger Jahre zu immer milderen Urteilen. **Willi Dreßen** zeichnet diese Entwicklung, in der aus Mord versuchter Totschlag im Verbotsirrtum wurde, an eindrücklichen Beispielen detailgenau nach. Im Hintergrund dieser Entwicklung stehen die restaurativen Tendenzen in der BRD: schon Ende der vierziger Jahre bestand der überwiegende Teil der Richterschaft aus ehemaligen NSDAP-Mitgliedern, Gesetze gewährten vielen „Pgs" (NS-Parteigenossen), die bis 1945 im Öffentlichen Dienst beschäftigt waren, den Anspruch auf Wiedereinstellung und schließlich ließen die Westalliierten – um den Beitritt der BRD zur NATO atmosphärisch zu unterstützen – Mitte der fünfziger Jahre NS-Kriegsverbrecher frei; darunter auch solche, die anfänglich zum Tode verurteilt worden waren.

Erst Mitte der siebziger Jahre unter dem Druck einer (nicht zuletzt durch die Studentenbewegung von 1968, die die Kontinutätslinien zum Faschismus anprangerte) sensibilisierten Öffentlichkeit ließen die Gerichte davon ab, den Angeklagten zu glauben, sie hätten nicht erkennen können, daß die Ermordung von jeweils bis zu 150 psychisch kranken Menschen in einer als Duschraum getarnten Gaskammer kein Unrecht gewesen sei.

In der Justiz begünstigten personelle Kontinuitäten, daß Taten nicht gesühnt wurden und Täter glimpflich davonkamen. Bei der Abwehr der materiellen Interessen der Opfer des nationalsozialistischen Zwangssterilisationsgesetzes Anfang der sechziger Jahre war es zusätzlich das ungebrochene Paradigma der Erblichkeit bestimmter Erkrankungen, das, verbunden mit der nicht hinterfragten Annahme einer bevölkerungspolitischen Aufgabe der Medizin, zum Fortbestand von Unrecht und damit zur zweiten Stigmatisierung der Opfer führte. In einer Sitzung des Bundestagsausschusses für Wiedergutmachung im Jahre 1961 – dessen Protokoll Ausgangspunkt des Beitrages von **Katja Neppert** ist – verteidigten drei Gutachter, die Hochschullehrer und teilweise selbst an Steriliserungsbeschlüssen vor 1945 beteiligt gewesen waren, einen Bericht des Bundesfinanzministeriums, in dem die Theorie und Praxis der Zwangssterilisationen im „Dritten Reich" als rechtmäßig bezeichnet wurden: sie stellten angeblich kein nationalsozialistisches Unrecht dar. Im Kern bemühten diese Psychiater und ehemaligen Rassenhygieniker die gleichen Argumente wie die Kommentatoren des Gesetzes von 1933. Ihre populistische Verarbeitung in der Tagespolitik erfuhren diese Argumente in den Äußerungen des Bundesfinanzministers Franz Josef Strauß, der in Bundestagsdebatten den Standpunkt vertrat, eine Entschädigung – die insgesamt auf ein Volumen von bis zu 1,5 Milliarden DM veranschlagt wurde – von „Geisteskranken, Schwachsinnigen und schweren Alkoholikern" sei nicht vertretbar.

So sehr sich das politische System in Deutschland nach der Niederlage 1945 auch geändert hatte, die in der Wissenschaft unter den Bedingungen und mit der Hilfe des Nationalsozialismus durchgesetzten Paradigmen und Anschauungen hatten ihre Gültigkeit weitgehend behalten, wirkten fort und bestimmen die Grundlinien im Umgang der politischen Macht mit den Opfergruppen bis heute (!!).

In dem Aufsatz vom **Michael Putzke** und **Elmar Brähler** über den Psychosomatiker Erich Stern geht es vordergründig um die Frage, wie Inhalt und Form einer bestimmten wissenschaftlichen Debatte in den fünfziger Jahren vor der Folie des Nationalsozialismus und seiner Niederlage zu interpretieren ist. Der jüdische Emigrant Erich Stern, Arzt und Psychologe, hatte es nach 1945 abgelehnt, in Deutschland einen Lehrstuhl zu übernehmen, und sein „Heimatland" bis zu seinem Tod 1959 auch nicht wieder betreten. Er formulierte aus dem Exil heraus Anfang der fünfziger Jahren Thesen zum Ursprung psychosomatischer Erkrankungen, die in Gegensatz zu dem standen, was die deutsche Psychosomatik dieser Zeit gläubig von amerikanischen Theorien übernommen hatte. Seine Thesen – die im übrigen den heutigen Auffassungen recht nahestehen – und sein Werk insgesamt wurden und werden durchgängig nicht wahrgenommen: seinerzeit unterstellte man, ihm fehlten grundlegende Kenntnisse und er arbeite mit unzureichenden Methoden; aktuell wird er nicht zitiert. Putzke und Brähler versuchen nun, diese Vorgänge mit Erkenntnismitteln der Psychoanalyse zu deuten. Neben der Abwehr von Schuldgefühlen durch den Mechanismus der Verdrängung sehen sie unter Bezug auf eine These Horst-Eberhard Richters in der überschießenden Abwehr gegen Stern und seine Überlegungen den Versuch, eine neu erworbene Identität zu verteidigen, die sich nach der Niederlage des Nationalsozialismus und aufgrund des durch diese erlittenen Verlustes neu konstituiert hatte: eine Identität, die sich stark auf die Theoreme der amerikanische „Sieger" stützte.

Möglicherweise gibt es noch andere Schichten psychischer Überlagerungen dieser Debatte. Richter hatte wichtige Anregungen für sein eigenes psychosomatisches Denken Anfang der fünfziger Jahre von dem seinerzeit in Medizinerkreisen überaus populären Psychotherapeuten Gustav Richard Heyer erhalten.[33] Dieser hatte im Rahmen der 1. Lindauer Psychotherapiewochen (1950) über „Grundsätzliches zur psychosomatischen Medizin" referiert und einerseits die von Stern im selben Jahr kritisierte „amerikanische" Spezifitätshypothese vertreten (spezifische seelische Konflikte führen zu Erkrankungen spezifischer Organe) sowie andererseits wie schon in den dreißiger Jahren vor der „Psychisierung" der Therapie, d. h. ihrer Durchdringung durch die Psychoanalyse gewarnt.[34] Vor 1945 war Heyer im „Deutschen Institut für psychologische Forschung und Psychotherapie" einer der wesentlichen, wenn auch unkonventionellen Vertreter des Nationalsozialismus gewesen. Läßt man diese Tatsachen Revue passieren, könnte der Kampf gegen Stern statt der Verteidigung einer neuen der Aufrechterhaltung einer alten Identität gedient haben: derjenigen, die im Nationalsozialismus durch die Vertreibung der jüdischen Wissenschaftler und Kollegen und die Diffamierung der Freudschen Psychoanalyse erworben worden war.

Daß auch im Bereich der Wirtschaftspolitik die Kontinuitätslinien zwischen dem NS-Staat und der Bundesrepublik Deutschland möglicherweise stärker sind, als es zumeist dargestellt wird, diese Perspektive macht die Brisanz des Beitrages von **Christian Gerlach** aus. Er präsentiert und erläutert ein unbekanntes, sehr umfangreiches Gutachten von Ludwig Erhard zur „Wirtschaft des neuen deutschen Ostraums", in dem der spätere „Vater des Wirtschaftswunders" in der BRD sich 1941 für das Florieren der Kriegseroberungen des NS-Regimes einsetzte. Erhards Rezepte waren vor und nach 1945 gefragt, und sie kamen an.

Wenn wir betrachten, wie in diesem Gutachten wie selbstverständlich über die Lebenssituation ganzer Menschengruppen verfügt wurde, wie sich Erhards Arbeit einfügt in das Mosaik der Inhumanität des deutschen Faschismus und wie er nach 1945 ohne sichtbaren inhaltlichen Bruch weitermachte, scheint erneut und schärfer die Frage auf, wie human die deutsche Nachkriegsnormalität war und ist.

Anmerkungen:

1 Vgl. S. 59-74 (Gilsenbach). Die Anmerkungen dieses Vorworts beziehen sich in der Regel auf den vorliegenden Band. Hinter den Seitenzahlen erscheint der Verfassername.
2 Vgl. S. 185 (Dreßen).
3 Dazu und zum folgenden vgl. S. 49 (Heinz), ferner Oskar Walzel, Plotins Begriff der ästhetischen Form, S. 1-57 in: ders., Vom Geistesleben alter und neuer Zeit, Leipzig 1922; Johannes Hirschberger, Geschichte der Philosophie: Altertum und Mittelalter, Basel, Freiburg, Wien 1962, besonders S. 301-314 (Neuplatonismus) und 345-354 (Augustinus); schließlich den gerade erscheinenden Band: Theo Kobusch und Burkhard Mojsisch [Hg.], Platon in der abendländischen Geistesgeschichte, Darmstadt (WBG) 1997.
4 Vgl. S. 33-52 (Heinz).
5 Vgl. S. 35-37 (Heinz).
6 Vgl. S. 241-252 (Gerlach).
7 Vgl. S. 185-189 (Dreßen).
8 Vgl. S. 59-74 (Gilsenbach).
9 Vgl. S. 180.
10 Vgl. S. 149-169 (Harms).
11 Vgl. S. 151 (Harms).
12 Vgl. S. 82-92, besonders auch das reproduzierte Dokument S. 87 (Hohendorf, Roelcke, Rotzoll).
13 Vgl. S. 191 (Dreßen).
14 Vgl. S. 131-144 (McFarland-Icke).
15 Vgl. Hans Mommsen, Nationalsozialismus als vorgetäuschte Modernisierung, in: Walter Pehle [Hg.], Der historische Ort des Nationalsozialismus, Frankfurt am Main 1990.
16 Vgl. S. 155 (Harms).
17 Vgl. die Abbildung S. 180.
18 Vgl. S. 157.
19 Vgl. S. 158-159 (Harms).
20 Vgl. S. 179-196 (Dreßen)
21 Vgl. S. 199-219 (Neppert)
22 Vgl. S. 92-98 (Hohendorf, Roelcke, Rotzoll)
23 Deutsches Ärzteblatt 94, Heft 15, 11. 4. 1997, 759-760: Stellungnahme der "Zentralen Ethikkommission" bei der Bundesärztekammer, "Zum Schutz nicht-einwilligungsfähiger Personen in der medizinischen Forschung".
24 Vgl. S. 96 ff (Hohendorf, Roelcke, Rotzoll)
25 Vgl. S. 98 ff (Hohendorf, Roelcke, Rotzoll).
26 Deutsches Ärzteblatt 94, Heft 20, 16. 5. 1997, 988-989: Entwurf der Richtlinie der Bundesärztekammer zur ärztlichen Sterbebegleitung und den Grenzen zumutbarer Behandlung.
27 Vgl. S. 51 f. (Heinz).
28 Vgl. S. 227-236 (Putzke, Brähler).

29 Vgl. Gunnar Heinsohn, Auschwitz ohne Hitler? Lettre international Heft 33, 1996, S. 21-27.

30 Vgl. Matthias Hamann, Erwünscht und unerwünscht, Die rassenpsychologische Selektion der Ausländer, in: Herrenmensch und Arbeitsvölker, Beiträge zur nationalsozialistischen Gesundheits- und Sozialpolitik, Bd. III, Berlin 1986, S. 143-180.

31 Heinrich Wilhelm Kranz u. Siegfried Koller, Die Gemeinschaftsunfähigen, 3. Teil, Schriftenreihe des Instituts für Erb- und Rassenpflege, Heft 3, Gießen 1941.

32 Götz Aly, Medizin gegen Unbrauchbare, in: Aussonderung und Tod, Beiträge zur nationalsozialistischen Gesundheits- und Sozialpolitik Bd.I, Berlin 1985, S. 9-74, hier S. 57.

33 In dem Eröffnungsvortrag zu den 45. Lindauer Psychotherapiewochen 1995 erwähnte Horst Eberhard Richter übrigens, daß bei der ersten Tagung noch ein "Euthansie"-Gutachter auf dem Podium gesessen habe (gemeint ist Berthold Kihn. Vgl. dazu: M. Hamann, Lückenlose Erinnerung - Über die Geschichte der Lindauer Psychotherapiewochen, in: Dr. med. Mabuse 95 (20) April/Mai 1995, S. 16). Ferner berichtete Richter, daß er damals auf der anderen Seite aber auch wichtige Anregungen für sein psychosomatisches Denken bekommen habe (M. Hamann, Notizen zum Eröffnungsvortrag Lindau 1995). Richters Vortrag erschien unter dem Titel: Horst Eberhard Richter, Erinnerungsarbeit und das Menschenbild in der Psychotherapie, Lindauer Texte, Berlin 1996, S.121-135. In dieser Fassung fehlen diese Hinweise. Zur Popularität Heyers: Nina Kindler, G. R. Heyer in Deutschland, in: Tiefenpsychologie (aus: Kindlers Psychologie des 20. Jahrhunderts) Band IV, Individualpsychologie und Analytische Psychologie, S. 310-330.

34 Gustav Rudolf Heyer, Grundsätzliches zur pychosomatischen Medizin, in: Ernst Speer (Hg.), Lindauer Psychotherapiewoche 1950, Stuttgart 1951, S. 12-25. Zu Heyers Auffassungen in den dreissiger Jahren: Gudrun Zapp, Psychoanalyse und Nationalsozialismus, Untersuchungen zum Verhältnis Medizin/Psychoanalyse im Nationalsozialismus, Med.Diss. Kiel 1980.

Andreas Heinz

Die Anderen als Wilde und Wunschdenker

Zur Konstruktion von Rasse und Vernunft in der Schizophrenietheorie

Einführung

Evolutionäre Konzepte von einer hierarchischen Struktur der Hirnzentren und des Denkens beherrschen seit John Hughlings Jackson die psychiatrische Theoriebildung.[1] An die Stelle der klassischen Ausgrenzung der Unvernunft[2] tritt im 19. Jahrhundert die Reintegration der Verrückten in die vernünftige Ordnung der Welt. Der Preis, den sie dafür zu zahlen haben, ist ihre Infantilisierung. Die Verrücktheit ist jetzt nicht mehr das Andere der Vernunft, sondern ihre unreife Vorstufe. Verwendung findet dabei die Vorstellung einer Umkehrung der Evolution, einer Degeneration, Dissolution oder – im psychoanalytischen Kontext – Regression der Verrückten auf entwicklungsgeschichtliche Vorstufen der Phylo- wie Ontogenese. Wie zu zeigen sein wird, beruht die so konstituierte Hierarchie auf einer Wertung, die verschiedene, für die gegebene Herrschaftsordnung unbrauchbare Gruppen jeweils als regressiv gegenüber der eigenen Position verortet. Konstitutiv für diese Sichtweise ist dabei die Konfrontation westlicher Normen mit einer imaginierten Primitivität, die als ursprünglich koloniale Erfahrung ins Innere der Gesellschaft verlagert wird. Den historisch wechselnden Konstruktionen der internen Kolonialhierarchie soll im folgenden nachgespürt werden.

Vom Wahnsinn zur Degeneration

Die Konzeption einer krankheitsbedingten Umkehrung der Evolution ermöglicht es gleichzeitig, auch anderen für die bürgerliche Gesellschaft dysfunktionalen Gruppen einen Platz in der imaginierten Hierarchie der Entwicklungsstufen und Denkleistungen zuzuweisen. Bereits vor der Etablierung der Evolutionslehre Darwins hatte Benoît Augustin Morel „sittliche Unfähigkeit", Alkoholismus und Geisteskrankheiten als Folge ein und derselben degenerativen Anlage zu fassen versucht. Benedict Morels „Degenerationslehre" von 1857 entsprach dabei allerdings noch nicht der Vorstellung einer rückläufigen biologischen Entwicklung. Vielmehr beruhte der Begriff der Degeneration auf der Vorstellung eines Abfalls von Gott.[3] Schon zu Beginn des 19. Jahrhunderts hat Friedrich Wilhelm Schelling diesen Gedanken auf die Genese des Wahnsinns angewandt, den er als Trennung des Willens von Gott deutete.[4] Auch Morels Degenerationslehre versuchte, Geisteskrankheiten im moralisch-religiösen Sinn als Abweichung vom „ursprünglichen und Gott ebenbildlich erschaffenen Menschen" zu definieren. Äußere Ursachen wie Vergiftungen, soziale Verelendung und moralische Verirrungen können demnach im Lamarckschen Sinn zur erblichen degenerativen Anlage führen, die von Generation zu

Generation weitergegeben wird und zu immer schwereren „seelischen und moralischen“ Übeln führen soll. Morel konstruierte dabei eine Stufenfolge, die mit „moralischen Ausschweifungen“ beginnen, zu Neurosen, Alkoholismus und Suizidneigungen führen und schließlich in schweren Geisteskrankheiten, Schwachsinn und Kretinismus enden soll.[5] Die Degenerationslehre ähnelte somit vordergründig zeitgenössischen medizinischen Paradigmen, die ein organpathologisch orientiertes Krankheitsmodell vertraten. Im Gegensatz zu den genannten medizinischen Disziplinen postulierte die Degenerationslehre jedoch keine hirnlokale Degeneration, die sich bei den meisten Geisteskrankheiten auch gar nicht nachweisen ließ, sondern die Existenz einer gemeinsamen degenerativen Anlage, die hinter den objektivierbaren Symptomen wirke. Diese stellt dabei insofern eine Brücke zwischen moralisch-religiösen und zeitgenössischen medizinischen Theorien dar, als sie die Idee der moralischen Verfehlung mit der Konzeption einer organischen Schädigung verband, die noch dazu als erbliche Anlage auf die Nachkommenschaft übertragen werden sollte. Damit ergab sich die Möglichkeit, die sozialen Probleme der Industrialisierung nicht als Folge der Ausbeutungs- und Eigentumsverhältnisse, sondern als medizinisches Problem zu verstehen und zum Aktionsfeld sozialhygienischer Maßnahmen zu erklären.[6]

Morels Degenerationslehre fand bereits 1867 durch Wilhelm Griesinger Eingang in den deutschen Sprachraum. Der als „Entartung“ eingedeutschte Begriff ersetzte in Griesingers Psychiatrielehrbuch den bisher verwandten Begriff der „Entfremdung“.[7] In Frankreich modifizierte Valentin Magnan die Degenerationslehre unter dem Einfluß der Darwinschen Evolutionstheorie. Die Degeneration erfaßt jetzt nicht mehr einen vermeintlich „ursprünglichen“ Menschen, der als Gottes Ebenbild die vollkommene Gesundheit repräsentiert, sondern den Menschen auf seiner evolutionär gegebenen Entwicklungsstufe, die in der Krankheit auch wieder verlorengehen kann.[8]

Eine klare, noch heute wirksame Formulierung dieser neuen, evolutionären Sichtweise stammt von dem britischen Neurologen John H. Jackson. Jackson ging von der Annahme aus, daß das Gehirn streng hierarchisch aufgebaut sei und daß evolutionär jüngere, höhere Zentren eine strikte Kontrolle über die einfacher strukturierten, älteren Hirnzentren ausübten. Jede Erkrankung betreffe nun zuerst die höchstentwickelten Zentren. Ihr Ausfall manifestiere sich als Defekt, als Negativsymptomatik, während die Enthemmung der bisher von oben kontrollierten Zentren sich als Positivsymptomatik manifestiere.[9] Krankheitsbedingt sinke der Kranke also auf ein niedrigeres Aufbauniveau zurück, was Jackson als „Dissolution“ bezeichnete. Das Gehirn verhalte sich hierbei ganz wie im richtigen Leben:

„Würde der Regierungskörper dieses Landes plötzlich aufgelöst werden, hätten wir zwei Ursachen zur Klage: 1. den Verlust der Dienste hervorragender Leute und 2. die Anarchie des jetzt unkontrollierten Volkes. Der Verlust des Regierungskörpers entspricht der jetzt nicht mehr kontrollierten Tätigkeit des nächst niedrigeren Aufbauniveaus“.[10]

Vorbedingung einer solchen Konstruktion sind allerdings zwei Postulate: Zum einen müssen immer zuerst die höchsten Hirnzentren ausfallen, und zum anderen darf ein sogenanntes niedrigeres Hirnzentrum keinerlei hemmenden Einfluß auf die Aktivität eines „höheren“ Zentrums ausüben. Denn sonst mißlingt die evolutionäre Zuordnung der Symptome, und die Positivsymptomatik (wie beispielsweise Halluzinationen oder Wahn) könnte ebensogut einer delirierenden „Regierung" wie dem anarchischen Volk zugeschrieben werden. Die Zuordnung von Krankheitssymptomen zu evolutionären Entwicklungsstufen setzt also das Kasernenhofprinzip im Gehirn voraus.

Die Degenerationslehre in Aktion: die Ishmaeliten

Auch wenn sich die theoretische Konzeptualisierung der Degeneration gegenüber der ursprünglichen Konstruktion Morels änderte, blieb ihr wertender Charakter erhalten. Die evolutionäre Stufenfolge impliziert eine Wertordnung, die gegen die allgegenwärtigen Kräfte der Degeneration verteidigt werden muß. Deutlich wird dies am Beispiel der Ishmaeliten, die als sogenannte „multirassische", nomadisierende Bevölkerungsgruppe in Indiana das erste Objekt eines modernisierten sozialpolitischen Zugriffs wurde. Als Ishmaeliten wurde ein Zusammenschluß von armen Weißen, weggelaufenen schwarzen Sklaven und den Überlebenden vernichteter „indianischer" Stämme bezeichnet, der sich am Ende des 18. Jahrhunderts im damaligen Grenzstaat Kentucky bildete.[11] Benannt wurde der Stamm nach seinem ersten Oberhaupt, Ben Ishmael. Der Zusammenschluß von „Indianern" und entflohenen schwarzen Sklaven war kein Einzelfall der amerikanischen Geschichte, sondern findet sich auch bei den Seminolen, wo er durch die Sümpfe Floridas geschützt wurde. Für verarmte Weiße bot eine solche Gemeinschaft offenbar die Möglichkeit, sich der Knechtschaft zu entziehen, der ein Großteil der ersten amerikanischen Siedler unterworfen war. Diese Knechtschaft, „indentured labor" genannt, ergab sich aus der Verschuldung für die Atlantiküberfahrt. Denn häufig war die Überfahrt der neuen Siedlerinnen und Siedler nicht von ihnen selbst, sondern durch andere finanziert worden. Als Gegenleistung mußten sie sich verpflichten, eine bestimmte Anzahl von Jahren unentgeltlich für den Finanzier zu arbeiten. Die Schuldverpflichtung konnte weiterverkauft werden, so daß ein Markt unfreier Arbeit entstand, der nur allmählich durch die „Einfuhr" versklavter Afrikaner ersetzt wurde. Die verschiedenen Mitglieder des neuformierten Verbandes der Ishmaeliten hatten also gemeinsame Gründe, sich der amerikanischen „Zivilisation" zu entziehen. Vor der zunehmenden Besiedlung Kentuckys und der sich auch in diesem Staat etablierenden Sklaverei wich der Stamm um 1819 in die Gegend des heutigen Indianas aus, das damals noch jenseits der Westgrenze der Vereinigten Staaten lag. Der Stamm lebte nomadisierend von Jagd und Fischfang. Sozial war er in zwölf Clans gegliedert, neue Mitglieder wurden durch Heirat oder Adoption aufgenommen.[12] Über die genaue soziale Organisation ist wenig bekannt. Offenbar gab es eine Rangordnung der Familienclans, wobei die einzelnen Clans häufig durch Frauen repräsentiert wurden. In dem Roman „Die Prärie" hat John F. Cooper den Ishmaeliten 1826 ein literarisches Denkmal als freiheitsliebendes und egalitär gesinntes Volk gesetzt.[13]

Im Jahre 1821, nach der Niederlage der „indianischen" Stammesallianz unter Temcumseh, kam das Siedlungsgebiet der Ishmaeliten unter die Kontrolle der weißen Siedler. Die vordringende Westgrenze hatte die Ishmaeliten eingeholt, der Staat Indiana wurde gegründet, und eine der Siedlungen, die die Ishmaeliten während ihrer jährlichen Wanderung aufsuchten, befand sich nun mitten in Indianapolis, der Hauptstadt des neuen Staates. Ein rascher Verelendungsprozeß des ehe-

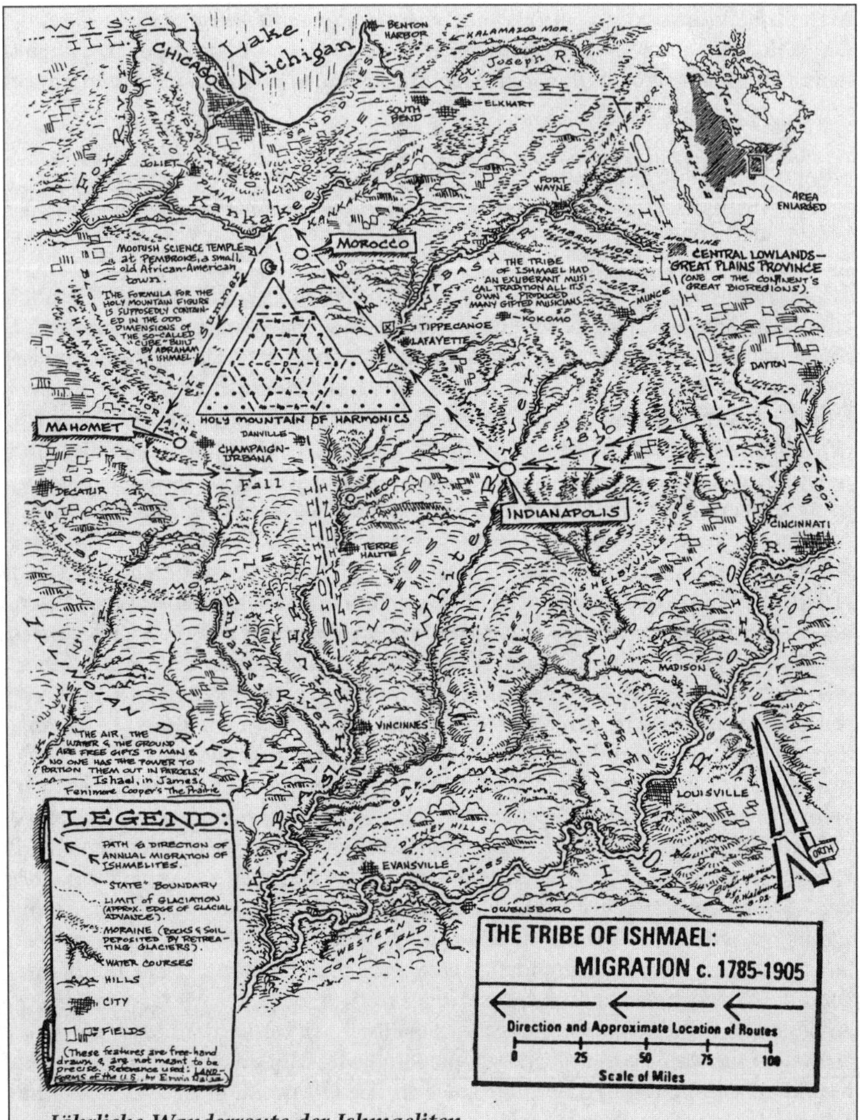

Jährliche Wanderroute der Ishmaeliten

mals nomadischen Volkes setzte ein. Der Stamm versuchte durch Kleinhandel und Hausieren zu überleben. Konflikte mit der übrigen Bevölkerung ergaben sich, da sich die Ishmaeliten offenbar nicht zum Kirchgang bewegen ließen. Ein Ishmaelit wurde als „Anarchist" bezeichnet, da er die Institutionen der amerikanischen Gesellschaft beschimpft und behauptet habe, das Gesetz sei nur dazu da, die Armen zu unterdrücken.[14] Am Ende des 19. Jahrhunderts stellte die kleine Bevölkerungsgruppe der Ishmaeliten drei Viertel der Krankenhauspatienten von Indianapolis. Arbeitslosigkeit und Unterernährung waren fast ubiquitär verbreitet, häufige Gefängsniseinweisungen erfolgten wegen kleiner Diebstähle, Prostitution und Bettelei. Reverend McCulloch, in dessen Pfarrei die Ishmaeliten siedelten, propagierte 1888 als Lösung des „Ishmaelitenproblems" die Abschaffung jeglicher öffentlicher und privater Hilfe mit Ausnahme der Festsetzung in Zucht- und Arbeitshäusern und die Trennung der Kinder von den Eltern durch erzwungene Adoption. Zur Sicherstellung und Umsetzung dieser Maßnahmen gründete er einen lokalen Rat aller Wohlfahrtsorganisationen. Ideologisch rechtfertigte er sein Vorgehen mit der Degenerationslehre. Demnach war der Stamm der Ishmaeliten biologisch degeneriert. McCulloch verglich dabei die „social degradation" der Ishmaeliten mit der Degeneration der Sacculina, eines Schalentieres, das auf Grund einer „unwiderstehlichen erblichen Anlage die Merkmale der höheren Klasse" verliere und zum Parasiten bzw. Pauper geworden sei.[15] McCullochs Beschreibung der Ishmaeliten wurde in der Folge zu einer der von der wachsenden eugenischen Bewegung immer wieder zitierten Arbeiten. Trotz der genannten Maßnahmen läßt sich der Stamm der Ishmaeliten bis zu Beginn des 20. Jahrhunderts nachweisen. Seine endgültige Auflösung erfolgt erst unter dem Druck der drohenden Zwangssterilisation. Im Jahre 1905 war in Indiana der erste Gesetzentwurf in den USA zur erzwungenen Sterilisation eingebracht worden. 1907 wurde er geltendes Gesetz. Dementsprechend wurden „Idioten", „Imbezile", „Kriminelle" und „Vergewaltiger" zwangssterilisiert.[16] Bis 1927 übernahmen 29 andere US-Bundesstaaten ähnliche gesetzliche Regelungen. Mark Haller weist darauf hin, daß auch die nationalsozialistischen Sterilisationsgesetze von diesen amerikanischen Vorläufern beeinflußt waren.[17]

Der von McCulloch inszenierte sozialpolitische Zugriff war also insofern hochmodern, als er sich des Bildes vom degenerierten Parasiten bedient, dessen Eigenschaften ursprünglich sozial erworben, mittlerweile aber durch lange Ausübung zu erblichen Merkmalen geworden seien. Paradigmatisch zeigt sich hier die Interpretation sozialer Verelendung als erbliche Minderwertigkeit, die es zu vernichten gelte. Der neue Zugriff zeigt dabei eine Struktur, die sich als Verschieben der äußeren zu einer inneren Grenze bezeichnen läßt. Etabliert sich der multirassische Stamm der Ishmaeliten ursprünglich außerhalb der „moving frontier" der Vereinigten Staaten von Amerika, so kommt es mit dem Einschluß dieser Gruppe in das Siedlungsgebiet des weißen Amerika zum Konflikt und schließlich zur erzwungenen Sterilisation, wobei sich die äußere Grenze zu einer inneren Ausgrenzung und schließlich „Ausmerze" wandelt.

Von der Degeneration zur Entwurzelung und Regression

Im weiteren Verlauf psychiatrischer Theoriebildung wurde die These einer allgemeinen degenerativen Anlage mehr und mehr verlassen. Die Mendelschen Erbgesetze und ein zunehmendes Wissen um separate Erbgänge einzelner, familiär gehäuft auftretender Geisteskrankheiten sprachen gegen die Annahme einer zivilisationsbedingten Entartung, die unterschiedslos die verschiedensten seelischen und körperlichen Erkrankungen hervorrufe.[18] Zudem wurde der Lamarcksche Gedanke einer direkten Vererbung milieubedingter Veränderungen, wie er der Vorstellung von einer zunehmenden Degeneration zugrunde liegt, durch die Beobachtung widerlegt, daß Umwelteinflüsse nur über eine Schädigung der Keimzellen Krankheiten bei den Nachkommen verursachen kann. Weiterhin wurde bekannt, daß Krankheiten wie der Kretinismus oder die Lues der Neugeborenen nicht erblich bedingt sind, sondern die Folge einer intrauterinen Erkrankung darstellen.[19] Dementsprechend beschrieb Emil Kraepelin 1896 das von ihm konstituierte Krankheitsbild der Dementia praecox, ohne auf den Begriff der Degeneration zurückzugreifen, als Ausdruck einer bestimmten erblichen oder früh erworbenen Anlage, die zu progredienten Verblödungszuständen führe.[20]

Wurde somit ein Aspekt der Degenerationslehre, die Idee der Verursachung verschiedenster Krankheitsbilder durch eine einzige degenerative Anlage, zunehmend aufgegeben, so gilt dies nicht für einen anderen Grundgedanken des Degenerationskonzepts, nämlich die Annahme eines verderblichen Einflusses der Moderne auf die seelische Gesundheit. 1921 postuliert Kraepelin, daß der Mensch als „Herdentier" durch seine „Familie, weiterhin durch seine Gefährten oder Freunde, endlich durch seine Volksgenossen" auf das Stärkste beeinflußt werde und daß die „Entwurzelung" verhängnisvolle Folgen für die Entwicklung seiner seelischen Persönlichkeit haben könne. Entwurzelung könne nun durch die „Minderwertigkeit der Eltern oder Geschwister" oder durch „nationale Entwurzelung" bedingt sein. Letztere bedinge den „Verlust des inneren Zusammenhalts mit [...] dem Wirken und Streben des eigenen Volkes":

„Man darf wohl daran Denken, daß namentlich der unerfreuliche jüdische Internationalismus durch die ihm auferlegte nationale Entwurzelung großgezogen wurde. Weiterhin ist aber auch auf die traurige Rolle jener Persönlichkeiten hinzuweisen, die sich selbst aus ihrer Stammesgemeinschaft ausschlossen."

Besonderen Vorschub erhalte die Entwurzelung durch „Eheschließungen mit den Angehörigen fremder Völker".[21] Der soziale Mißstand der Entwurzelung bedrohe so die seelische Gesundheit, ohne in den uniformen Prozeß der Degeneration zu münden. Der Bezug zur Degenerationslehre klingt nur noch als Frage an, wenn sich Kraepelin mit den vermeintlichen Agenten der Entwurzelung befaßt – den Juden. Ohne abschließend Stellung zu nehmen, referiert er in seiner 1920 erschienenen Arbeit „Die Erscheinungsformen des Irreseins", daß

„vielfach darauf hingewiesen worden ist, [...] daß die bei den Juden, namentlich aus dem Osten, auftretenden Krankheitsbilder nicht selten abweichende, 'degenerative' und hysterische Züge darbieten, aber eine genauere Darstellung dieser Eigentümlichkeiten scheint bisher noch nicht möglich zu sein".[22]

Verlagerte der amerikanische Degenerationsbegriff die äußere Grenze des Staates nach innen, wenn er die Ishmaeliten der internen Ausgrenzung und schließlich der Zwangssterilisation aussetzte, so empfiehlt Kraepelin als Heilmittel gegen die Entwurzelung die „innere Kolonisation". Als Maßnahmen der inneren Kolonisation empfahl Kraepelin unter anderem die Möglichkeit der „Siedlung auf eigenem Grund und Boden", die „Förderung der Familienforschung", „Begünstigung der Frühehe" und das „Verbot der Kinderarbeit" sowie „alle Mittel, die den zersetzenden Einflüssen des Internationalismus Einhalt gebieten und der Kräftigung des inneren Zusammenhalts der Volksgenossen dienen".[23]

Konstituiert sich so die Auseinandersetzung der Volksgenossen mit der Zersetzung im Bild der inneren Kolonisation, stellt sich die Frage, wer als Feind an der inneren Grenze ausgemacht wird und welche Mittel der kolonialen Kämpfe gegen ihn Verwendung finden werden.

Freud, Bleuler und das primitive Wunschdenken

In einer doppelten Bewegung hatte Kraepelin den Begriff der Degeneration für die Dementia praecox aufgehoben und in der Konstruktion der Entwurzelung bewahrt. Eugen Bleuler, Carl Gustav Jung und Sigmund Freud blieb es vorbehalten, die separaten Elemente der Evolutionstheorie, der Anthropologie und der Krankheitslehre neu zusammenzufügen. Unter Bezug auf Jackson postulierte Freud die These von der Regression als pathogenetischem Prinzip.

Bereits 1894 hatte Freud versucht, die halluzinatorische Verworrenheit in Anlehnung an sein Verdrängungsmodell zu erklären. Eine für das Ich unverträgliche Vorstellung bestehe aus der Gedächtnisspur und dem mit der Vorstellung verbundenen Affekt. Bei der halluzinatorischen Verworrenheit verwerfe das Ich „die unerträgliche Vorstellung mitsamt ihrem Affekt" zugunsten einer imaginierten Wunscherfüllung und löse sich mit dieser Verdrängungsleistung von der Realität.[24] Das Verdrängungsmodell wandte Freud 1899 auch auf die Paranoia an. Freud modifizierte sein Modell allerdings in zweierlei Hinsicht. Zum einen postulierte er, daß eine Vorstellung nicht einfach deshalb verdrängt werde, weil sie jetzt für den Patienten unerträglich sei, sondern weil sie Erinnerungen an peinliche Erlebnisse des Patienten in der Kindheit wachrufe. Zum anderen erklärte er, daß das verdrängte Erlebnis versuche, wieder in das Bewußtsein vorzustoßen, das Ich dieser Wiederkehr aber Widerstand entgegensetze, so daß es zur Kompromißbildung komme, die sich als Symptom manifestiere.[25] Einen weiteren Schritt auf dem Weg zu einer umfassenden Theorie der Geisteskrankheit stellt Freuds Vergleich zwischen Traum und Geisteskrankheit dar. Beide seien durch Wunscherfüllungen gekennzeichnet, die auch das frühkindliche, zeitlich primäre Stadium der Entwicklung des seelischen Apparates kennzeichne.[26] Dieses Wünschen verschiebe die Erregung, wie sie beispielsweise im Hungerzustand auftrete, einfach auf die Erinnerungsspuren vergangener Befriedigung, was Freud als „Primärprozeß" bezeichnete. Die so erreichte halluzinatorische Wunschbefriedigung ändere natürlich die Außenwelt nicht. Erst wenn der seelische Apparat im Verlauf der frühkindlichen Entwicklung lerne, über die „willkürliche Motilität die Außenwelt so zu verändern, daß die reale Wahrnehmung des Befriedigungsobjekts" eintreten könne, sei der Sekundärprozeß erreicht, der sich an den realen Gegebenheiten der Außenwelt orientiere.[27] Auch im Traum werde nicht etwa die reale Außenwelt beeinflußt, sondern es finde eine halluzinatorische Wunscherfüllung durch Besetzen gegebener Erinnerungsspuren statt. Konstruiert man jedoch den seelischen Apparat wie Freud als komplexen Reflexbogen, der sich von der Sensibilität zur motorischen Innervation spannt, ist die sensible Wahrnehmung das primäre Ereignis, auf das die motorische Aktivität folgt. Findet sich also im späteren Leben ein Rückfluß der Erregung auf die Erinnerungsspur anstelle der willkürlichen Beeinflussung der Außenwelt, so entspricht das laut Freud einer topischen Regression im seelischen Apparat.[28] Diese topische Regression sei aber gleichzeitig eine zeitliche und eine formale, da zeitlich ältere, nämlich infantile Wünsche aktiviert werden, die formal unter Verwendung kindlicher Darstellungsweisen im Traum auftreten:

„Alle drei Arten von Regression sind aber im Grunde eines und treffen in den meisten Fällen zusammen, denn das zeitlich ältere ist zugleich das formal primitivere und in der psychischen Topik dem Wahrnehmungsende nähere".[29]

Karl Abraham griff als erster dieses Modell auf, um es zur Erklärung der Dementia praecox anzuwenden. Demnach ergibt sich bei später an Dementia praecox Erkrankten eine frühe Entwicklungshemmung, die dazu führe, daß sie den „Autoerotismus" nie vollständig überwinden. Bereits vor Ausbruch der Krankheit konnten die Patienten demnach ihre Libido nicht ungestört auf andere Menschen („Objekte") übertragen und wählten deshalb die „Phantasie zum Feld ihrer Liebesabenteuer". In der Dementia praecox komme es nun zum vollständigen Rückzug der Libido von den Objektvorstellungen, was die Unfähigkeit zur Gefühlsübertragung auf andere Menschen und die fehlende Objektliebe erkläre.[30]

Abrahams Thesen waren in enger Zusammenarbeit mit Freud entstanden, der 1907 in einem Brief an Abraham postuliert hatte, daß

„Leute, die [...] später unverkennbar paranoisch werden, solche sind, bei denen die notwendige Entwicklung vom Autoerotismus zur Objektliebe unvollständig geblieben ist. [...] Dies paßt ausgezeichnet zu der Auffassung der allgemeinen Pathologie, in der krank immer eine Regression in der Entwicklung bedeutet (die Evolution und Involution der englischen Autoren)."

Mester weist darauf hin, daß Freud damit ausdrücklich auf Jackson Bezug genommen hat.[31] In der Studie über den Verfolgungswahn des Senatspräsidenten Dr. D. P. Schreber baute Freud die gegebenen Ansätze zu einer umfassenden Theorie der Genese der Dementia praecox aus (1911). Vorbedingung für die Erkrankung sei die Fixierung eines Triebes oder Triebanteils in einem infantilen Stadium, im Falle der Dementia praecox im Stadium des Autoerotismus. In dieser Phase nehme der Säugling noch keine Objekte wahr, sondern befriedige seine Wünsche halluzinatorisch. Die nächste Entwicklungsstufe sei dann der Narzißmus, in dem die autoerotischen Teiltriebe gebündelt und auf das „Ich" gerichtet werden. Die erste Objektwahl sei dann eine homosexuelle, da das Objekt „dieselben Genitalien wie man selbst" haben müsse. Führt im späteren Leben eine äußere Versagung, zum Beispiel eine „Enttäuschung beim Weibe", zum Abzug der Libido von äußeren Objekten, müsse die Libido als Spannung in der Psyche ertragen werden, bis sie auf neue Objekte verschoben werden könne. Bestehe nun eine Fixierung im Stadium des Narzißmus oder Autoerotismus, könne die in der Seele frei schwebende Libido zur Stelle der Fixation zurückfließen. Es komme so zur Aufgabe aller libidinösen Objektbesetzungen, die der Kranke als Weltuntergang erlebe.[32] Erfolgt die Regression auf das Stadium des Narzißmus, werde die diesem Stadium entsprechende homosexuelle Objektwahl vom Ich ins Gegenteil verkehrt und äußere sich als Verfolgungswahn.[33] In der Dementia praecox komme es dagegen zur „vollen Auflassung" der Objektliebe und Rückkehr zum Autoerotismus. Während im Stadium des Narzißmus die Libido aber – auf dem Weg über die Projektion – zum Objekt zurückkehre, was Freud als mißglückten Heilungsversuch deutete, erhasche die Libido bei der Dementia praecox nur die „Schatten der Objekte", die Wortvorstellungen, so daß es zu Halluzinationen komme.[34]

Dieses Regressionsmodell erkläre somit auch die Ähnlichkeit von Traum und Geisteskrankheit. In beiden Fällen komme es zur Regression des Ichs, das sich in ein „Lust-Ich" verwandele, das nur wünschen könne, für das also der Primärprozeß charakteristisch sei. Dementsprechend finde sich ein Glaube an die „Allmacht der Gedanken", wie er auch für Kinder charakteristisch sei.[35] Da die Ontogenese wiederum als kurze Wiederholung der Phylogenese interpretiert wurde, entspricht die ontogenetische Regression bei Freud einer stammesgeschichtlichen.[36] Der Glaube an die „Allmacht der Gedanken“ finde sich demnach auch bei den „Primitiven“ und sei Ausdruck der narzißtischen Besetzung des Ichs mit Libido und der daraus folgenden „Selbstüberschätzung“. Als „Primitive“ galten nun all jene zeitgenössischen Völker, die nicht den Reifezustand des Europäers erreicht hätten, der „auf das Lustprinzip verzichtet hat und unter Anpassung an die Realität sein Objekt in der Außenwelt sucht“.[37] Diese Sichtweise postuliert also, daß die zeitgenössischen Stammesvölker jene Völker repräsentieren, die am Anfang der Entwicklungsgeschichte der Menschheit lebten. Derartige Konstruktionen finden sich bereits bei Voltaire, der eine Vernunftentwicklung „von den ersten Stadien der Dummheit“, auf denen sich noch die meisten Stämme Afrikas befänden, "bis zur ausgebildeten Vernunft der Europäer“ postulierte, und sind kennzeichnend für die ethnologischen Theorien des ausgehenden 19. Jahrhunderts.[38] Eine solche Konstruktion muß natürlich annehmen, daß es nur eine einzige mögliche sinnvolle Entwicklungslinie gibt und daß die Differenz verschiedener, zeitgleich vorhandener Kulturen der unterschiedlichen Entwicklungshöhe entspricht, die sie erreicht haben. Die als selbstverständlich vorausgesetzte und selbst nicht mehr reflektierte These von der unilinearen Entwicklung der Menschheit geht selbst wieder auf mittelalterliche, christliche Vorstellungen einer vertikalen Ordnung aller Dinge zurück, die entsprechend ihrem Perfektionsgrad angeordnet seien.[39] Die sogenannten „Primitiven“, die Ethnologen wie Psychiater als Vergleichsobjekt der Geisteskranken wählen, haben jedoch ebenso wie die westliche Zivilisation eine lange Entwicklungsgeschichte hinter sich.[40] Freud ist einer der wenigen Autoren, die das überhaupt zur Kenntnis nehmen: zumindest im Vorwort zu seiner Arbeit „Totem und Tabu“ thematisiert er die gängigen Vorurteile über diese Menschen. So stellt Freud fest, daß wir „diesen nackten Kannibalen“ wohl kaum höhere Seelenregungen zutrauen, aber überrascht sein werden, diese dennoch bei ihnen zu finden.[41] Haben aber die sogenannten Primitiven ebenso wie die westliche Zivilisation eine eigene Geschichte, bleibt der Rückschluß aus ihrem Verhalten auf das der „Urvölker“ eine Spekulation, die mehr über die Projektion der Forscher als über die „Primitiven“ selbst enthüllen wird.

Befinden sich also nach dem Regressionsmodell Geisteskranke, Kinder, Primitive, Homosexuelle und Träumende im Zustand des narzißtischen Wunschdenkens, so gibt es noch eine weitere Gruppe von Menschen, die diesen Zustand repräsentieren soll. Es sind die Frauen. Freud postuliert, daß beim „reinsten und echtesten Typus des Weibes“ der ursprüngliche Narzißmus nie ganz zu Gunsten der Objektliebe aufgegeben worden sei, was einen „guten Teil der Unbefriedigtheit des verliebten Mannes“ erkläre. Freud fühlte sich allerdings gedrängt, zu dieser Aussage hinzuzufügen, daß ihm jede „Tendenz zur Herabsetzung des Weibes“ fernliege.[42]

Die Schizophrenie und der Autismus

Freuds Konzepte wurden von Eugen Bleuler aufgenommen und in seine Konzeption der „Gruppe der Schizophrenien“ integriert. Gegenüber Kraepelin wandte Bleuler ein, daß die Dementia praecox weder regelmäßig bis zur Demenz fortschreite noch praecociter, also vorzeitig bzw. im Jugendalter, beginne.[43] Kennzeichnend für die von ihm als „Gruppe der Schizophrenien" bezeichneten Krankheitsbilder sei vielmehr eine „Spaltung der psychischen Funktionen".[44] Bleulers neue Konzeption basierte auf Beobachtungen der Assoziationspsychologie. Jung und Bleuler arbeiteten zu Beginn des 20. Jahrhunderts mit Assoziationsexperimenten. Auf ein Stichwort hin mußte die Versuchsperson andere Begriffe nennen, die ihr dazu einfielen. Bleuler und Jung bemerkten, daß die Patienten bei bestimmten Stichworten auffällige, sonst nicht auftretende Reaktionen zeigten, z.B. eine Gedankenpause. Sie folgerten, daß diese Reizworte in Zusammenhang mit bestimmten, gefühlsmäßig betonten Vorstellungen standen. So konnten sich beispielsweise charakteristische Reaktionen bei Stichworten wie „Schloß" oder „Krone" bei einem Patienten ergeben, der sich für einen zu Unrecht verfolgten Adligen hielt. Diese Einheit von Vorstellung und Gefühlston, die sich schon bei Freud als „affektive Besetzung einer Gedächtnisspur" findet, nannte Jung 1907 einen „Komplex".[45]

Bleuler nahm nun an, daß die Assoziationsstörung ein primäres, d.h. direkt dem Krankheitsprozeß entspringendes Symptom der Schizophrenien sei. Er postulierte, daß bei den Schizophrenien eine „Zerklüftung der Psyche" nach affektbetonten Komplexen stattfinde, da in der Krankheit die eingeübten Assoziationsbahnen an Festigkeit verlören und so nicht mehr dem „durch Erfahrung vorgezeichneten, d.h. logischen Wege" folgt.[46] Die Zerstörung der „logischen Funktionen" und damit der „Realfunktion" bedinge nun ein Übergewicht des Affekts. Aus dieser Konzeption wird ersichtlich, daß Bleuler annahm, die Realität sei von vornherein logisch strukturiert und bilde sich durch Erfahrung in den Assoziationsbahnen nur ab. Zerfalle nun die Realfunktion, werde alles, was dem Affekt widerspreche, vom Vorstellungskomplex abgespalten, während die Affektwirkung neue, assoziative Verbindungen knüpfe. Der Patient könne sich so in eine Phantasiewelt zurückziehen, die ganz nach dem Bedürfnis seiner Affekte aufgebaut sei. Was Bleuler hier konzeptualisiert, klingt wie der Freudsche Verlust des Sekundärprozesses in der Psychose, ohne daß Bleuler jedoch auf Freuds Konzept der Libidoregression Bezug nahm. Entsprechend manifestiert sich der Verlust des „logischen Denkens" bei Bleuler als Autoerotismus ohne Erotik: Bleuler nennt den Rückzug in die Phantasiewelt „Autismus" und das damit verbundene Wunschdenken „autistisches Denken".[47] Dieses Denken sei zudem durch die Verwendung unscharfer Begriffe charakterisiert. Bereits 1906 hatte Bleuler in seinem Aufsatz „Freudsche Mechanismen in der Symptomatik der Psychose" postuliert, daß Traum und Psychose durch ein ungehemmtes Wunschdenken gekennzeichnet seien, das sich in Symbolen ausdrücke. Diese Symbole gehörten zu einer „niedrigeren Form des Denkens", da sie nur unscharf abgegrenzte Begriffe seien.[48] Analog zu Freuds Konstruktion einer Hierarchie der Denkformen nahm auch Bleuler an, daß der Autismus eine ursprüngliche Form des Denkens charakterisiere. Demnach ist der Autismus eine angeborene Affektreaktion, die sich auch beim Kinde finde, da ihm die Erfahrung fehle, die die „Realfunktion" strukturiere. Autistisches Denken finde sich zudem überall dort, wo die Erfahrung nicht hinreiche, also zum Beispiel auch bei Ärzten, die aus dem dringenden Bedürfnis zu helfen wissenschaftlich unhaltbare Therapievorschläge machten.[49] Darüber hinaus soll der Autismus all jene Menschengruppen kennzeichnen, die wir schon bei Freud als Repräsentanten der imaginierten phylogenetischen Vorstufe des westlichen Menschen angetroffen haben. In seiner Monographie „Dementia praecox oder die Gruppe der Schizophrenien" (1911) findet sich bei der Beschreibung der schizophrener Grundsymptome folgende Erläuterung Bleulers zum Autismus:

„Wir sehen ferner die ungenügende oder fehlende Unterscheidung von Phantasie und Wirklichkeit bei Unaufmerksamkeit, im Traum und bei Kindern, die die Unwahrheit sagen, ohne wissentlich zu lügen, sowie bei 'Wilden' (dem Neger ist es unverständlich, wie es auffallen kann, wenn er heute mit aller Sicherheit einen Diebstahl leugnet, den er gestern selbst gestanden hat, und der auch sonst außer allem Zweifel steht)".[50]

Von Negern und anderen Wunschdenkenden

Bleuler ist nicht der einzige Psychiater, der schizophrene Symptome als Manifestation primitiven Denkens zu deuten versucht. Auch Alfred Storch (1922) und Ernst Kretschmer (1928 und 1939) interpretieren schizophrene Erfahrung als „regressiven Abbau der (psychischen) Abbildungsmechanismen".[51] Bleuler, Freud, Jung, Storch und Kretschmer greifen dabei allerdings auf ethnologische Theorien zurück, die von Autoren wie Lucien Lévy-Bruhl stammen, der, nach einer Kritik Edward Evan Evans-Pritchards, selbst „nie einen Primitiven gesehen" hat. Die zeitgenössische Gilde der „armchair anthropologists" begibt sich nicht aus ihren Studierzimmern und wertet im wesentlichen nur jene „Selektion des Ausgefallenen und Sensationellen" aus, die ihnen die europäischen Reisenden zu berichten haben.[52]

Bei diesen Vergleichsgruppen handelt es sich aber keineswegs um irgendwelche zufällig beschriebenen „Wilden", wie Bleuler dies glauben machen möchte, sondern um die Objekte des zeitgeschichtlichen kolonialen Zugriffs, seien es die „Togoneger" und „Buschleute" Kretschmers oder die Indianer, die von Domarus als Beleg anführen wird, daß Primitive nach einem Begriff Lévy-Bruhls „praelogisch" denken.[53] Genau diese kolonialen Verhältnisse tauchen aber in der psychiatrischen Literatur nicht auf. Das bei Bleuler (1911) so harmlos klingende Verleugnen eines Diebstahls, das „den" Neger kennzeichnen soll, gewinnt seine Brisanz erst angesichts der Bestrafungsmethoden in den deutschen Kolonien. Mit wissenschaftlichem Ernst und unter Beteiligung von Ärzten wurde in Togo und Südwest erwogen, ob die bei Diebstahl fällige Prügelstrafe mit dem Tauende oder der Nilpferdpeitsche auszuführen sei. Da das Tauende zu plötzlichen Todesfällen, die Nilpferdpeitsche aber zu langdauernder Arbeitsunfähigkeit führen konnte, wurden beide Verfahren nicht als ideal angesehen.[54]

Auch Kretschmer reflektiert nicht, woher das Material über die Buschleute stammen könnte, das er anführt, um zu belegen, daß die primitivste Form des Denkens nur aus „asyntaktischen Bildserien" bestehe, bei denen sich Bild an Bild ohne logische Verknüpfung reihe.[55] Er entnimmt es der Völkerkunde Thurnwalds und Mühlmanns. Wilhelm E. Mühlmann allerdings lehnt bereits, dem empirischen Stand der Völkerkunde entsprechend, die Gleichsetzung von Kindern, Schizophrenen und „Primitiven" ab.[56] Zudem reflektiert er den wertenden Charakter der Beschreibung der „Rassenvergleichung". Was wissenschaftliche Erkenntnisse jedoch objektiv in Frage stellen, läßt Mühlmann als Willensakt wiederauferstehen. So betont er, daß es zwar keinen „objektiven Maßstab der Rassenvergleichung" gebe, meint jedoch, daß „wir werten können, dürfen, ja müssen" und deshalb „unsere

Rasse zu oberst" stellen dürfen, um ihr „Lebensrecht" zu betätigen.[57] Während diese Theoriebildung also das Recht zu werten postuliert, verleugnet sie, daß die Wertung längst erfolgt ist, bis zum Genozid führen konnte und die Situation des „Menschenmaterials"[58] bestimmt, das zum Objekt der Völkerkunde wird. So erwähnen weder Mühlmann noch Kretschmer, daß die Kolonialherren den Buschleuten den untersten Platz in der Kolonialhierarchie zugewiesen hatten und daß die damals noch burische Administration bereits 1774 Anstrengungen unternahm, die Buschleute durch Militärexpeditionen auszurotten.[59]

Werden die Schizophrenen mit den „Negern" verglichen, so ist der Raum, den sie damit an der „inneren Kolonialgrenze" einnehmen, ein durchaus prekärer. In der ersten Hälfte des 20. Jahrhunderts findet eine Internalisierung der kolonialen Ausgrenzungsmuster statt. Während die NSDAP 1920 in ihrem Parteiprogramm noch allgemein „Land und Boden (Kolonien) zur Ernährung unseres Volkes" fordert, präzisiert Hitler 1938, daß der „kontinentale Bodenerwerb" in Europa vordringlich sei.[60] Dafür werden koloniale Herrschaftsmittel nach Europa reimportiert.

Auf technologischer Ebene wurden die von den Briten erstmals gegen die Buren eingesetzten Konzentrationslager von den deutschen Kolonialtruppen übernommen und fanden Verwendung bei der Niederschlagung des Hereroaufstands und im Krieg gegen die Nama 1904/07 in Südwestafrika. Ein großer Teil der internierten Männer, Frauen und Kinder verhungerte in den Lagern. Nur etwa die Hälfte der Nama überlebte den Aufstand. Bereits kurze Zeit nach der Machtübernahme der Nationalsozialisten werden auch in Deutschland Konzentrationslager zur Internierung politischer Gegner errichtet. In den eroberten Ostgebieten des zweiten Weltkriegs wird dieses Instrument „weiterentwickelt" und an der inneren Kolonialgrenze zur Ausmerze mißliebiger Bevölkerungsgruppen eingesetzt. Die Zahl der in den Massenvernichtungslagern ermordeten Juden und Roma ist bekannt.[61]

Auf ideologischer Ebene wurde bereits die Vernichtung der Herero durch deutsche Schutztruppen 1904 von der Generalität als „Rassenkampf" entschuldigt. Die militärisch besiegten Herero wurden in die wasserlose Omaheke gejagt. Der Oberbefehlshaber der deutschen Schutztruppen, General von Trotha, erteilte den Befehl, auf alle Herero, Frauen und Kinder eingeschlossen, zu schießen, die sich den von den Deutschen kontrollierten Wasserstellen zu nähern suchten. Erklärtes Ziel war die „Vernichtung der [Herero-] Nation". Von ca. 65.000 Herero überlebten nur etwa 16.000 Menschen.[62] Das Schicksal der Vergleichsobjekte der Schizophrenen, das keinerlei Eingang in die zeitgenössischen Psychiatrielehrbücher findet, zeichnet also die nachfolgende „rassenhygienische" Ausmerze der Geisteskranken vor. In der Konsequenz der internen Kolonisation liegt auch die Zwangssterilisation der „Rheinlandbastarde", der Kinder schwarzer Besatzungssoldaten und deutscher Mütter, die bereits in der Weimarer Republik als Problemfälle von den lokalen Hygienebehörden erfaßt worden waren.[63]

Die zweifach internalisierte Grenze – Sterilisation aus psychoanalytischer Indikation

In der ersten Hälfte des 20. Jahrhunderts treffen zwei Bewegungen zusammen. Zum einen die Gesetze zur Zwangssterilisation der „Degenerierten" und Verbrecher, die in den verschiedenen Gesetzen amerikanischer Bundesstaaten bereits Gestalt angenommen hat, zum anderen die Verortung der Schizophrenen auf der Stufe der "Primitiven", ohne daß deren Schicksal, die in Angriff genommene Vernichtung, thematisiert wird. Beide Bewegungen befassen sich mit imaginären Kolonialgrenzen, die im eigenen Land gegen Entartung, Degeneration und Geisteskrankheit errichtet werden müssen. Ist aber das Umschlagen der äußeren in die innere Grenze bei den amerikanischen Ishmaeliten noch direkt zu beobachten, läßt sich der koloniale Bezug in Deutschland nur indirekt nachweisen. Zu finden ist er in Kraepelins Phantasien zur „inneren Kolonisation" gegen eine drohende „Entwurzelung", die die seelische Gesundheit gefährde,[64] wie in der Errichtung einer imaginären Hierarchie der Kulturen und „Rassen", die den Maßstab zur Bewertung der Schizophrenen liefert.

Sieht man die Schizophrenen aber als Träger einer krankhaften Erbanlage, die auf das Niveau eines „Primitiven" herabsinken, ist es naheliegend, sie ebenso zu behandeln wie die Degenerierten und "Primitiven", denen man an der äußeren Kolonialgrenze begegnet. Die Suggestionskraft dieser Analogien zeigt sich bei Paul Federn (1926). Federn vertrat als erster Analytiker eine – wenn auch modifizierte – psychotherapeutische Behandlung der Psychotiker. Er postulierte, daß Schizophrene eine verminderte „narzißtische Besetzung" der „Ich-Grenze" aufwiesen. Das Passieren dieser libidinös besetzten „Ich-Grenze" sei die Voraussetzung dafür, daß ein Eindruck als „aus der Außenwelt stammend" eingestuft werden könne. Komme es im schizophrenen Schub zur Regression, würde auch die „Ich-Grenze" regressiv verändert. Dadurch könnten ehemals subjektive, zum Ich gehörende Vorstellungen als „außerhalb" der Ich-Grenzen und damit als äußere Realität empfunden werden, was sich als Halluzinationen zeige.[65] Federns Konzept stellte also Freuds Regressionstheorie auf den Kopf. Entzog das „Ich" bei Freud der Außenwelt die Libido, um sie sich selbst zuzuschlagen und so zum Narzißmus zu regredieren, so ist bei Federn die narzißtische Besetzung des Ichs geschwächt, was sekundär die Wahrnehmung der Außenwelt beeinträchtigt. In Federns Theorie ist keine gesellschaftliche Grenze bedroht, sondern die innere Abgrenzung von Ich und Nicht-Ich. Dennoch empfiehlt er neben den psychotherapeutischen Bemühungen eine Therapiemethode, die schon an der internalisierten Kolonialgrenze ansetzen soll – die Sterilisation. Da angeblich die „Libidoquelle" durch reichliche sexuelle Betätigung versiege, sei die sexuelle Betätigung durch Sterilisation einzuschränken und so die „Ich-Grenzbesetzung" zu steigern. Da die Sterilisation unbewußt oft als Kastration empfunden werde, solle sie durch Röntgenstrahlen ausgeführt werden, wenn eine „unauffällige Apparatur" zur Verfügung stehe. Federn vermerkt, diesen Eingriff trotz gesetzlichen Verbots in Österreich mit Wagner-von-Jauregg ausgeführt zu haben, der sich allerdings nur eine Verminderung der Onanie erhofft habe.[66] Die internalisierte Kolonialgrenze wird so ein zweites Mal verinnerlicht – der Psychoanalytiker Federn entdeckt die zu verteidigende Grenze im Innern der erkrankten Person selbst und bekämpft sie mit derselben Methode, die bereits gegen die Degenerierten und Kriminellen im Innern der Gesellschaft angewandt wurde – der Sterilisation.

Die Bewertung regressiven Verhaltens

Federn ist nicht der einzige Analytiker, der die Theorie von der Regression der Schizophrenen neu faßt. Unter dem Begriff der „Regression" werden die verschiedensten pathogenetischen Vorstellungen subsumiert: So regrediert der Schizophrene bei Freud auf das Stadium des Narzißmus und wendet sich nur dem „Ich" zu,[67] während er bei Jung auf das Stadium einer intensiven Zweier-Beziehung regrediert,[68] in der er laut Balint „hochgradig empfindlich" auf die Umwelt reagiert.[69] Mal regrediert die Libido, dann das „Ich",[70] dann wieder ist Regression nur Synonym für den Abbau höherer zerebraler Funktionen.[71] Die Regression zeigt sich als „Größenwahn"[72] oder als Spaltung,[73] bei späteren Autoren auch einfach als sozialer Rückzug.[74] Der Begriff der schizophrenen Regression ist nicht schlecht definiert, sondern überdeterminiert und damit letztendlich beliebig. Was jedoch fast alle Regressionstheorien kennzeichnet, ist die Bewertung regressiven Verhaltens.

Was die schizophrene Regression freisetze, sei ein ungebremstes Wunschdenken,[75] was sie verfehle, sei das realitätsangepaßten Denken. Diese duale Strukturierung sondert das Denken in zwei Arten: auf der einen Seite, unserer Seite, steht das an die Wirklichkeit angepaßte Denken, auf der anderen ein lusterfülltes Wünschen. Doch dieses Wünschen bleibt eigentümlich wirkungslos, es schafft keine gesellschaftliche Utopie, was es auch gar nicht könnte, kümmert es sich doch „nicht um die Wirklichkeit". Stattdessen reihen sich die folgenlosen Wünsche in lustloser Folge: „Lust", so vermeint Bleuler, werde nur durch die Vorstellung, nicht durch Erlebnisse erzeugt.[76] Auch Freud gesteht diesem Denken keinen Wert für die Welt zu, bevor das „Lust-Ich" sich nicht zum „Real-Ich" gewandelt habe und eine Realitätsveränderung möglich sei.[77] An dieser Stelle könnte die Frage eingeworfen werden, was denn die Realitätsveränderung leitet, wenn nicht ein Wunsch. Jung ahnt diese Frage und beantwortet sie mit einem Verweis auf Jacksons Kasernenhofprinzip, das mittlerweile die ganze Welt zu regieren scheint: Der Mensch „tut freiwillig, was die Notwendigkeit sowieso befiehlt".[78] Bleuler führt aus, wie dieser „Befehl der Notwendigkeit" aussehen könnte. Demnach sollte das „Denken" die durch Erfahrung vorgezeichneten Wege nicht verlassen. Die Erfahrung steht dabei nie im Zweifel: Es wird postuliert, daß sie die Wirklichkeit abbildet, wie sie ist. „Das realistische Denken repräsentiert die Wirklichkeit", zirkelt Bleuler.[79] Das logische Denken steht demnach nie in Konflikt mit dieser Wirklichkeit, sondern ist ihr Produkt: „Die Erfahrung zeichnet logische Wege".[80]

An dieser Stelle wird die Bewertung deutlich. Das folgenlose Wunschdenken, das sich nie zur Erkenntnis der Wirklichkeit aufschwingt, scheint minderwertig. Schon daß es mit Symbolen an stelle logischer Begriffe arbeite, zeige seine „niedrige Stufe", denn diese Symbole bildeten die Realität nur unvollkommen ab.[81] „Die Realität" ist demnach der Vernunft vollkommen zugänglich und mit vernunftgemäßen Begriffen vollständig erfaßbar. Kein Rest an Erfahrung verbleibt, für den man der Andeutungen durch Symbole bedürfte.

Diese Thesen verweisen auf die industrielle Nutzbarkeit der rationalen Erkenntnis. Die „vernünftige Welt" steht dem Zugriff offen. So nennt Jung „Wissenschaft und Technik" den „schönsten Ausdruck" des auf die Wirklichkeit gerichteten Denkens.[82] Das Gegenbild zum industriell nutzbaren, produktiven Denken bildet das

Denken des „phantastischen Typus". Dieses sei „hinsichtlich der Anpassung gänzlich unproduktiv". In seiner Darstellung verband Jung das Thema der Unproduktivität einer bestimmten Art zu denken mit einer moralischen Bewertung einiger Träger dieses Denkens: „notorische Faulheit" kennzeichne die „Primitiven".[83] Eine ähnliche Gegenüberstellung findet sich auch bei Bleuler: realitätsangepaßtes Denken sei produktiv, Krankheit dagegen „soziale Untauglichkeit".[84]

Wilhelm Reich, 1934 fast zeitgleich aus der Internationalen Psychoanalytischen Vereinigung und aus der KP Österreichs ausgeschlossen, vertauscht die Vorzeichen der Produktivität:

„In der Bewertung aller autoritären gesellschaftlichen Organisation wurde das vegetative Leben als tierisch-primitives dem 'kulturellen' Ersatzleben als dem differenzierten, hochentwickelten absolut entgegengestellt. In Wirklichkeit ist dieses [kulturelle Ersatz-] Leben, da es vom Vegetativen losgerissen wurde, [...] unfruchtbar wie eine ausgedörrte Pflanze. Jenes dagegen ist in sich produktiv".[85]

Reich versucht so die Bewertung umzudrehen, ohne die Hierarchisierung selbst aufzuheben. Doch im Chor der Stimmen bleibt er ein Einzelfall.

Bleuler, Jung, Freud, Vertreter der „an der Spitze der Denkfähigkeit stehenden Menschen",[86] urteilen über ein Denken, das „für die realistische Logik" nur „Unsinn" sein kann.[87] Das Niveau, auf das der Schizophrene regrediert, soll nicht einfach nur ein früheres, sondern gleichzeitig ein „tieferes" und „niedrigeres" sein. Dieses Denken lockt mit der möglichen Erkenntnis des eigenen Ursprungs,[88] ist jedoch an sich ohne eigenständigen Wert. Deshalb spricht Bleuler auch von „autistischen Dummheiten"[89] und Kraepelin von der „naiven Gewißheit" der Paranoiker, die „den Zweifel nicht kennen".[90] Unfähig zu Realitätserkenntnis und Naturbeherrschung, „verblöden" die Schizophrenen. Auch zur Abstraktion kann sich das regredierte Denken nicht aufschwingen, benutzt es doch keine abstrakten Begriffe, sondern nur deren dunkle Vorahnungen.[91] Noch 1969 wird Bilz dieses Thema wieder aufnehmen und auf die Kurzformel reduzieren: „Wahrheit und Wahn stehen einander gegenüber". Der „Wahn" oder „Aberglaube" beruht, laut Bilz, auf einer geradezu moralischen Schuld: „dem Mangel an historischer Redlichkeit".[92]

Was die so „Regredierten" noch leisten, bleibt für die beobachtenden Psychiater von geringem Wert: Zeigen die Patienten im Umgang miteinander rege Gefühle, schneiden sie jedoch den Arzt, so wird das als Folge des Krankheitsprozesses interpretiert. Dieser gestattet den Patienten eben nur „elementare Gefühle", die zwar für den Umgang mit Mitpatienten, nicht jedoch für den mit dem Arzt genügen.[93] Auch hier ist also eine duale, wertbesetzte Struktur nach dem Kriterium der Nähe entfaltet: dort die primitiven Regredierten auf ihrer niedrigeren Stufe, hier der Arzt als Repräsentant einer verfeinerten Lebensart.

So finden sich die Schizophrenen und ihre Vergleichsobjekte, die „Primitiven", Kinder, Frauen und Künstler, in einer Ferne wieder, die einen Niveauunterschied markiert und als Gegenpol den rational denkenden Mann der abendländischen Kultur bezeichnet. Die Stellung „der Frau" bleibt in dieser Struktur allerdings weitgehend unbestimmt. Auch wenn Freud und Kraepelin die Frauen auf Grund ihrer „Triebhaftigkeit"[94] oder ihres „Narzißmus"[95] in der Nähe der Primitiven und Geisteskranken verorten, stehen diese Versuche vereinzelt dem Topos gegenüber, der Schizophrene als infantil und primitiv konzipiert. Weder rational denkende Männer noch „Wilde" oder Kinder, verbleiben die Frauen in einer unbezeichneten Negativität, die einzig durch ihre Opposition zum Mann markiert wird.[96]

Die so konstituierte Differenz, die die Identität des westlichen Mannes schafft, muß als äußere, innere und verinnerlichte Wertung immer wieder von neuem befestigt werden. Rassenmischung,[97] „Kehrichtkübel unerfüllbarer Kinderwünsche und unerledigter Familienressentiments",[98] ja sogar der dringende Wunsch der Ärzte zu helfen[99] können Rationalität und Wert des europäischen Mannes bedrohen. Als drohende Regression entdeckt dieser in sich, was die entlaufenen Sklaven, der Zivilisation entflohenen Weißen und Indianer in der Nation der Ishmaeliten einte – den „Freiheitstrieb". Kraepelin entdeckt die „Triebhaftigkeit der Entladung innerer Spannungen" im Handeln der Frauen und Schizophrenen sowie im „Freiheitstrieb der Kinder" und „einiger Landstreicher". Obwohl Kraepelin weit davon entfernt ist, Freudsche Modelle der Libidoregression zu akzeptieren, sieht er diese Triebhaftigkeit als Ausdruck „tieferer Schichten", diesmal der „Willenstätigkeit". Wie bei Jackson ist deren Manifestation mit einem Verlust verbunden, einen Verlust an „Selbstbeherrschung", „abwägender Überlegung" und „Pflichtgefühl".[100] Bei Schizophrenen, vermeldet Kretschmer, wirke sich solch ein Verlust „verhängnisvoll" aus.[101]

Die Bewertung schizophrenen Verhaltens ist also zu Beginn der dreißiger Jahre unabhängig von der Übernahme eines bestimmten Entwicklungsmodells. Ob die Schizophrenie nun als Regression oder Degeneration, hirnorganische Beeinträchtigung oder Manifestation kranker Erbanlagen interpretiert wird, sie repräsentiert den infantilen, primitiven und weiblichen Gegenpart zur „Rationalität" des westlichen Mannes.

Auslöschung und Wiederentstehen der Differenz – der endlose Zirkel von Ausgrenzung und „Ausmerze"

Ernst Rüdin wies 1939 darauf hin, daß es vor allem „der Psychiater" war, der „Staat und Partei auf die ungeheuren Erbgefahren aufmerksam gemacht" habe, und bezeichnete es als „Großtat des deutschen Staates und Volkes, daß es sich dieser Einsicht nicht verschlossen hat, sondern tatkräftig zur Bekämpfung dieser Gefahr übergegangen ist".[102] In der Tat waren die ersten Thesen zur „Vernichtung lebensunwerten Lebens" von Binding und Hoche (1920) zeitlich vor und unabhängig von der Ausarbeitung einer nationalsozialistischen Ideologie formuliert worden.[103] Hans Luxenburger gelingt 1943 die Rechtfertigung der Sterilisation Schizophrener ohne jeden expliziten Rückgriff auf Degenerations- oder Regressionstheorien. Ohne es explizit zu benennen, verwendet er jedoch das Bild der drohenden Degeneration, wenn er die Gefahr beschwört, daß „die natürliche Auslese und Ausmerze [...] durch die Entwicklung der Menschheit in Frage gestellt ist". Ihr gelte es durch „Erbgesundheitspflege" zu begegnen.[104] Zu dieser „Erbgesundheitspflege" oder „Rassenpflege" gehöre sowohl die planmäßige Auslese durch besondere Förderung der Erbtüchtigen als auch die „Ausmerze" durch den „Ausschluß der Erbkranken von der Fortpflanzung". Diese sei möglich durch „institutionelle Aufbewahrung über den Zeitpunkt der Fortpflanzungsfähigkeit", durch Eheberatung oder Verbote sowie durch Sterilisation. Das deutsche Gesetz sehe dabei unmittelbaren Zwang vor. Schizophrene, deren (Erb-)Anlage angeblich die „allein entscheidende Ursache der Schizophrenie darstellt“, müßten „immer“ sterilisiert werden.[105] Dies gelte insbesondere für leichtere Fälle und unabhängig von einer möglichen Heilung, ja, die leichteren Fälle seien „wegen ihrer größeren Fortpflanzungsfähigkeit um so zuverlässiger zu erfassen“.[106] Die Bewertung schizophrenen Seins als minderwertig wird demnach als evident gesetzt, ein Vergleich mit anderen, ebenfalls als primitiv auszumerzenden Bevölkerungsgruppen ist offensichtlich nicht mehr notwendig.

Auch in der Psychoanalyse, soweit sie durch Harald Schultz-Hencke in der Zeit des Nationalsozialismus repräsentiert wird, findet sich ein Verzicht auf den Begriff der Regression, da Freuds Trieblehre nicht offen propagiert werden konnte und damit das entscheidende Konstrukt fehlte, mittels dessen Onto- und Phylogenese miteinander in Bezug gesetzt und mit schizophrenem Sein verglichen werden konnten.[107] Was sich hier darstellt, könnte als Aufspaltung des „kolonialen Blicks“[108] auf die Schizophrenen bezeichnet werden. In der psychoanalytischen Theorie findet sich noch der Zusammenhang zwischen dem kolonialen Blick auf die angeblich wunschdenkenden "Primitiven" und der Infantilisierung des Wahnsinns, losgelöst von sozialpolitischen Handlungsanweisungen, während sich am anderen Ende des Spektrums die Anwendung von Sterilisation und Ausmerze findet, die ihres kolonialen Kontexts entkleidet ist und sich wie selbstverständlich aus dem Ziel der „Rassenhygiene“ ergibt. Während die Psychoanalyse jedoch die vermeintlich Primitiven und die Schizophrenen in eine gemeinsame, wenn auch hierachisierte Menschheit einschließt und selbst zum Objekt der nationalsozialistischen Verfolgung wird, hantiert die „Rassenhygiene“ mit zu Krankheitsträgern verdinglichten „Erbkranken“, deren „Unwert“ offenbar keiner weiteren theoretischen Absicherung bedarf. Die eigentliche Überraschung bei der Analyse psychiatrischer Theoriebildung in der Zeit des Nationalsozialismus ist also die Beobachtung, in wie geringem Maße neue Ideologien produziert werden mußten, um schizophrenes Sein zu beschreiben und seine „Ausmerze“ zu begründen.

Die „Ausmerze“ kommt dabei jedoch keinesfalls an einen in naher Zukunft erreichbaren Endpunkt. So befürchtete Rüdin (1939), daß derzeit die Auffassung vorherrschen könnte, Psychiater würden immer „überflüssiger, weil ja auf Grund unserer rassenhygienischen Gesetze die Geisteskranken doch bald ausstürben“. Ja, schlimmer noch, die Arbeit des Psychiaters werde als „nutzlos“ oder „minderwertig“ bezeichnet, weil sie sich eben „an Erbkranken orientieren muß“. Diese Auffassung untergrabe jedoch den „wahren Geist des Nationalsozialismus und der Rassenhygiene“. Denn zum einen brauche man Psychiater zur Betreuung der „Opfer“ von Umweltkrankheiten, da diese Opfer bei zureichender Behandlung „oft genug auch wertvolle Volksgenossen“ werden könnten, zum andern brauche man ausgebildete Ärzte für die fortzusetzenden Studien an Erbkranken zum Zweck „eine[r] gediegene[n] erbbiologische Bestandsaufnahme“ und Gutachtenerstellung.[110] Psychiater sind demnach im Nationalsozialismus mit einer doppelten Gefahr konfrontiert. Zum einen könnte die Abwertung ihrer Patienten auf sie selbst zurückfallen und so die Differenzierung der Wertvollen und Wertlosen in Frage stellen. Zum anderen wäre die Differenz selbst aufgehoben, wenn ihr einer Pol, die „Lebensunwerten“, vollständig „ausgemerzt“ wären. Der „Rassenhygiene“ betreibende Psychiater hätte kein Objekt mehr, schlimmer noch, die gesamte Identität der gesunden Volksgenossen wäre bedroht. Denn die Wertzuschreibung der Gesunden vollzieht sich ja gerade über die Entwertung der Kranken. Sind diese vernichtet, droht die Hierarchisierung in sich zusammenzufallen. So bleiben die „Volksgenossen" in ihrer Wertsetzung an die Produktion von „Untermenschen" gebunden, eine Produktion, die sich desto mehr ausweiten muß, je perfektionierter die Vernichtung des vermeintlich „lebensunwerten Lebens" voranschreitet. Die apokalyptischen Ausmaße zeichnen sich ab, die diese Vernichtungsmaschinerie annehmen wird.

Die Dekonstruktion der Entwicklungstheorien und die Regression ins Tierreich

Schon vor dem Zusammenbruch des Nationalsozialismus finden sich erste Zweifel an den großen Evolutionstheorien, die Geisteskranken, Kindern, Frauen und „Primitiven" einen festen Platz in einer singulären Entwicklungshierarchie zuweisen wollen. Bezüglich der These von der phylogenetischen Regression wirkt sich der Kontakt mit den sogenannten „Primitiven" desaströs auf die vorgefertigten Theorien aus. Evans-Pritchard beklagt den allgemeinen Mangel an empirischen Beobachtungen, die die evolutionistischen Theorien stützen.[111] Bereits 1934 stellt er anhand eigener Feldforschung über „Hexerei, Orakel und Magie bei den Azande" fest, daß das Weltbild der Azande keinesfalls „praelogisch"[112] strukturiert sei, sondern logischen Bahnen folge und der Erfahrung nie direkt widerspreche.[113] In ähnlicher Richtung argumentiert Mühlmann, der alle phylogenetischen „Spekulationen vom Schreibtisch her" scharf kritisiert.[114] Erik H. Erikson bemerkt aufgrund seiner Studien bei nordamerikanischen Indianern, daß „die scheinbaren Parallelen zwischen der gesamtmenschlichen Situation eines Wilden, eines Kindes und eines symptombesessenen Erwachsenen [...] sich als irreführend erwiesen" hätten.[115] Der „Primitive" habe seine eigenen Neurosen und Psychosen und besitze seine eigenen Variationen der Kindheit. Seine Beobachtungen gipfeln im Abgesang auf die Konstruktion universeller Entwicklungshierarchien:

„Primitive Gesellschaften sind weder infantile Stadien der Menschheit noch erstarrte Abwandlungen der stolzen progressiven Norm, die wir repräsentieren, sondern vollständige, abgeschlossenen Formen reifen menschlichen Lebens".[116]

Entfallen die „Primitiven" als Vergleichsobjekte für die Schizophrenen, müßte die These von der phylogenetischen Regression aufgegeben oder neu verortet werden. Beide Wege wurden beschritten. Am Beispiel Detlev Ploogs und Kurt Heinrichs kann die Weiterentwicklung des Regressionsbegriffs nach 1945 dargestellt werden. Regression erfolgt jetzt nicht mehr auf primitive Stufen der Menschheitsgeschichte, sondern auf das Niveau tierischer Reiz-Reaktions-Ketten. Ploog postuliert, daß in der Psychose „das spezifisch Menschliche weitgehend in den Hintergrund tritt" und sich instinktgebundene, präformierte Verhaltensweisen regressiv manifestieren. So beschreibt er die Masturbation einer psychotischen Patientin als „Leerlaufaktivität", in der „fertig ausgeprägte Begattungsbewegungen" ausgeführt würden.[117] Heinrich verglich wie Bilz die Entwicklung der menschlichen Kultur mit der Domestikation des Wildtieres. Diese Domestikationseinflüsse könnten im Rahmen zerebraler Erkrankungen wieder aufgehoben werden.[118] Heinrich postulierte, daß ein solcher regressiver Abbau zur Manifestation obsoleter „ontogenetischer und phylogenetischer Leistungen" führe. Eine solche obsolete Leistung sei die „enkletische Umweltkommunikation", die durch „paranoide Erlebnisse des Eingekreist- und Verfolgtseins" gekennzeichnet sei und die das Verhalten der „Primitiven", der Wildtiere und der Paranoiden bestimme.[119] Dieser „regressive" Wahrnehmungsmodus soll nun einen Verlust der „Weltoffenheit und wählenden Freiheit des Menschen" bewirken, da er „der Beziehung zwischen Signal und Instinktreaktion in der tierischen Wahrnehmungs- und Verhaltensphysiologie entspricht, nicht jedoch dem Affiziertwerden durch ein emotional erschütterndes Ereignis".[120] Anders als etablierte Regressionstheorien ordnet Heinrichs Konstruktion die Paranoiden also nicht mehr den „Primitiven" zu, sondern rückt beide in eine noch weitere Ferne. Beide verfehlen demnach die „Freiheit des [!] Menschen"[121] und lassen sich nur noch in Analogie zu undomestizierten Tieren beschreiben. Die so neu aufgerichtete Differenz ist nicht mehr die zwischen Europäer und „Primitiven", sondern die zwischen „Mensch" und „Tier". Die Hierarchie ist nicht aufgehoben, sondern vertieft, das gemeinsame „Sein als Mensch" in Frage gestellt.

Einen anderen Weg beschritten Psychiater und Psychoanalytiker, die den Begriff der phylogenetischen Regression aufgaben und in der Ontogenese nach Störungen suchten, die zur Psychose prädisponieren. Die Schizophrenen werden zu Opfern ihrer unempathischen, nur noch der eigenen Emanzipation verschriebenen Mütter. So postulierte John N. Rosen, daß die Psychose eine Regression auf prägenitale Stufen der psychosexuellen Entwicklung darstelle, die durch eine frühe Störung der Mutter-Kind-Beziehung bedingt sei.[122] Ursache der abnormen Reifung sei eine „perverse Mutter", eine Frau, die an einer „Perversion des mütterlichen Instinkts" leide und das Bedürfnis des Kindes nach Bemutterung nicht absättige. Die Väter können diesen Frauen offenbar wenig entgegensetzen, sind die Familien doch laut Rosen häufig nach dem Schema „dominierende Mutter und weicher Vater" aufgebaut.[123] Wie sehr ein solches „Schema" vom traditionellen Familienideal abweicht, wird in der Beschreibung der Rollen deutlich, die Theodore Lidz und Terry Fleck (1957) den Ehepartnern zuordnen. Ihnen zufolge ist die Rolle des Vaters „adoptiv-instrumental", er sorge für die Familie und verleihe ihr Prestige, während die Mutter für die Befriedigung der „konkreten und affektiv-oralen Bedürfnisse" zuständig sei.[124] In den Familien Schizophrener herrsche gegenüber diesem Ideal eine „Strukturverzerrung" oder gar offene „Spaltung". Ist so die traditionelle Rollenverteilung durchbrochen, droht offenbar nicht nur die Spaltung der Ehe, sondern auch der Psyche des Kindes.[125] Was aus diesen modernen Verformungen traditioneller Rollen resultieren soll, wird jedoch nicht mehr in Begriffen der Degeneration oder stammesgeschichtlichen Regression konzeptualisiert. Die Belastung der Mütter ist mit einer Entlastung der Söhne verknüpft. Diese werden nicht zu „Primitiven", sondern ziehen sich „aus dem Bereich des gemeinsamen Lebens und der gemeinsamen Bedeutung" zurück.[126]

In einem entscheidenden Punkt unterscheiden sich die Konstruktionen. Verbleiben die muttergeschädigten Schizophrenen in einem regressiven Niemandsland, wecken die auf eine Animalität reduzierten Schizophrenen alle Assoziationen, die mit der Abkunft des Menschen vom Affen verbunden sind. Als zukunftsweisender hat sich die zuletzt genannte Variante erwiesen. Frederick Goodwin, der erste Direktor der „Violence Initiative", eines US-amerikanischen Programms zur Erforschung gerade auch biologischer und genetischer Grundlagen der Kriminalität, verglich 1992 die schwarzen, hispanischen und verarmten weißen jungen Männer in den amerikanischen Innenstädten mit „anderen Primaten“ im „Dschungel“. Der Verlust der sozialen Struktur in den amerikanischen Innenstädten habe, so Goodwin, möglicherweise zu einem evolutionären Rückschritt geführt. Dieser Abbau der zivilisatorischen Errungenschaften zeige sich als Rückkehr zu naturgemäßeren Verhältnissen, in denen nur etwa die Hälfte der männlichen Primaten überlebe und sich nur die „hypersexuellen und hyperagressiven“ Männchen fortpflanzen könnten.[127] Interessant ist hier die Selbstverständlichkeit, mit der die zu erforschende „Unterklasse“[128] als evolutionär rückschrittlich verortet wird. Kein Rückgriff auf komplexe Entwicklungstheorien erscheint mehr notwendig, um die Differenz zwischen zivilisierten Forschern und regressiven Objekten zu rechtfertigen. Hier schließt sich der Kreis. Das Bild vom Menschen als biologisch determiniertem Wesen ist nicht auf angeblich regressive Schizophrene beschränkt, sondern soweit etabliert, daß es allgemein auf „dysfunktionale“ Gruppen in der westlichen Gesellschaft angewandt werden kann. Ausgehend von den Ishmaeliten an der internalisierten Kolonialgrenze werden immer neue Gruppen von Menschen an den inneren Fronten der Ausgrenzung verortet. Dieser Mechanismus ist mittlerweile soweit verankert, daß eine umfassende theoretische Konstruktion nicht mehr nötig erscheint, um die imaginierten schwarzen „Primaten“ in den Innenstädten mit ihren Verwandten im Dschungel zu vergleichen und die Zähmung ihrer animalischen Natur durch neuentwickelte Antidepressiva zu propagieren.[129] So haben die großen Konstruktionen vom „Menschen“ als einem ständig von Degeneration bzw. Regression bedrohten Wesen das Wahrnehmungsfeld soweit strukturiert, daß ein erneuter, umfassender sozialpolitischer Zugriff möglich erscheint, ohne daß es dazu der Konstruktion neuer Entwicklungstheorien bedarf.

Ausgrenzender Zugriff und abwertende Theorie können sich dabei gegenseitig stützen. So beschreibt Georges Devereux den zirkulären Charakter von Manövern, die „den Menschen erst dehumanisieren, um Einfühlung in ihn widersinnig erscheinen zu lassen, und die ihn dann einem physischen oder psychischen Angriff aussetzen, den sein nicht-menschlicher Status zu rechtfertigen scheint und der ihn damit für immer aus dem Kreis der Menschen ausschließt“.[130] Die Hierarchisierung menschlicher Lebensweisen, die die Wertschätzung der einen auf der Entwertung der anderen aufbaut, trägt so den Keim der Vernichtung in sich.

Anmerkungen:

1 Siehe John H. Jackson, Die Croon-Vorlesungen über Aufbau und Abbau des Nervensystems, Berlin, 1927. Jackson gehörte zu den führenden britischen Neurologen des 19. Jahrhunderts, die klinische Symptome und zerebrale Organpathologie zu verbinden suchten; der epileptische Jackson-Anfall ist nach ihm benannt.

2 Michel Foucault, Wahnsinn und Gesellschaft, Frankfurt/M., 1973, S.164.

3 So verwandt von Topsell 1607; in: The Oxford English Dictionary, 2nd Edition, Volume 3, Oxford, 1989, S.146.

4 Friedrich W. J. Schelling, Stuttgarter Privatvorlesungen; in: F.W.J. Schelling, Werke, München, 1927, S.361.

5 Siehe Benedict A. Morel, Traité des dégénérescences physiques, intellectuelles et morales de l'espèce humaine et des causes qui produisent ces variétés maladives, Paris, 1857; L. Hermle, Die Degenerationslehre in der Psychiatrie; in: Fortschritte der Neurologie und Psychiatrie, 54, 1986, 69-79, S. 71.

6 Robert Castel, Die psychiatrische Ordnung, Frankfurt/M., 1983, S. 290-296.

7 Klaus Dörner, Bürger und Irre, Frankfurt/M., 1969, S. 370.

8 Hermle (Anm. 5), S. 72-73.

9 Jackson (Anm. 1), S. 11- 27

10 Jackson (Anm. 1), S. 63.

11 Hugo P. Leaming, The Ben Ishmael tribe. A fugitive „nation" of the Old Northwest, in: R. Sakolsky, J. Koehnline, Gone to Croatan, New York, N.Y., 1993, S. 20-23.

12 Leaming (Anm. 11), S. 22-27.

13 James F. Cooper, The Prairie, New York, 1964, S. 35-42 und 198.

14 Leaming (Anm. 11), S. 24-33.

15 Oscar C. McCulloch, The tribe of Ishmael: A study in social degradation, in: National Proceedings of charities and corrections, Proceedings (1888), S.154-155. auch Leaming (Anm. 11), S. 42.

16 Clarence C. Gamble, State sterilization programs for the prophylactic control of mental disease and mental deficiency, American Journal of Psychiatry, 102, 1945/46, S. 289-293, S.289. auch Leaming (Anm. 11), S. 44.

17 Mark H. Haller, Eugenics: Hereditarian attitudes in American thought, New Brunswick, N.S., 1963, S. 42-50 und 134-141.

18 Hermle (Anm. 5), S. 74-75.

19 Oswald Bumke, Über nervöse Entartung. Monographien aus dem Gesamtgebiet der Neurologie und Psychiatrie, Berlin, 1912.

20 Emil Kraepelin, Psychiatrie, Band 3, Leipzig, 1913.

21 Emil Kraepelin, Über Entwurzelung; in: Zeitschrift für die gesamte Neurologie und Psychiatrie, 63, 1921, S. 1-8, S. 5-6.

22 Emil Kraepelin, Die Erscheinungsformen des Irreseins; in: Zeitschrift für die gesamte Neurologie und Psychiatrie, 62, 1920, S. 1-27, S.10.

23 Kraepelin (Anm. 21), S. 7-8.

24 Sigmund Freud, Gesammelte Werke (GW), Band I, 5. Auflage, Frankfurt/M., 1977, S. 72.

25 Freud (Anm. 24), GW Band I, S. 73.

26 Freud (Anm. 24), GW Band I, S. 392ff. und Band II/III, S. 95.

27 Freud (Anm. 24), GW Band II/III, S. 604ff.

28 Freud (Anm. 24), GW Band II/III, S. 547.

29 Freud (Anm. 24), GW Band II/III, S. 554.

30 Karl Abraham, Über die psychosexuellen Differenzen der Hysterie und der Dementia praecox; in: K. Abraham, Gesammelte Werke in 2 Bänden, Frankfurt/M., 1971, S.136-143.

31 H. Mester, Klinische Aspekte der Trieblehre und die Ich-Regression; in: K. Heinrich, Psychopathologie der Regression, Stuttgart, New York, 1984, S. 177.

32 Freud (Anm. 24), GW Band VIII, S. 232 und S. 297-308.

33 Freud (Anm. 24), GW Band XI, S. 356.

34 Freud (Anm. 24), GW Band X, S. 420 und Band XI, S. 234.

35 Freud (Anm. 24), GW Band IX, S. 111 und Band X, S. 140.

36 Unsere zeitgenössische Biologie postuliert diese von Haeckel stammende „biogenetische Grundregel" allerdings allenfalls für die Embryogenese, nicht für die postpartale Entwicklung, G. Czihak, Biologie, Berlin, Heidelberg, New York, 1984, S. 218. Laut Stephen J. Gould stand die „biogenetische Grundregel" bereits um 1920 zur Disposition, als die Embryologie eine an Mendelschen Gesetzen orientierte Genetik inkorporierte. Diese Genetik postuliert, daß Mutationen das gesamte Erbgut betreffen können und widerspricht so der Annahme, daß sich die tradierten biologische Formen unverändert erhalten und individuell durchlebt werden, während Änderungen nur das jeweils jüngste Entwicklungsstadium (Jacksons „am höchsten entwickelte Zentren") betreffen können; Stephen J. Gould, Ontogeny and phylogeny, Cambridge, London,1977, S. 8 und S. 167-206.

37 Freud (Anm. 24), GW Band IX, S. 111.

38 Karl-Heinz Kohl, Abwehr und Verlangen. Der Eurozentrismus in der Ethnologie; in: Berliner Hefte, Berlin, 1979, S. 32.

39 Louis A. Sass, Surrealism and schizophrenia: reflections on modernism, regression, and the schizophrenic break; in: New Ideas in Psychology, 8, 1990, S. 278.

40 Claude Lévi-Strauss, Strukturelle Anthropologie, 2 Bde., Frankfurt/M., 1992, Band II, S. 366.

41 Freud (Anm. 24), GW Band IX, S. 125.

42 Freud (Anm. 24), GW Band X, S. 155.

43 Eugen Bleuler, Lehrbuch der Psychiatrie, 5. Auflage, Berlin, 1930, S. 114.

44 Eugen Bleuler, Dementia praecox oder die Gruppe der Schizophrenien, Berlin, 1911, S. 6.

45 Freud (Anm. 24), GW Band I, S. 72; Carl Gustav Jung, Wandlungen und Symbole der Libido, 3. Auflage, Leipzig, Wien, 1938, S. 45.

46 Bleuler (Anm. 44), S. 285.

47 Bleuler (Anm. 43), S. 283.

48 Eugen Bleuler zitiert nach Manfred Bleuler, Gedanken und Erfahrungen zur Schiziophrenielehre; in: M. Bleuler, Beiträge zur Schizophrenielehre der Züricher Universitätsklinik Burghölzli, Darmstadt, 1979, S. 22.

49 Eugen Bleuler, Das autistisch-undisziplinierte Denken in der Psychiatrie und seine Überwindung, 4. Auflage, Berlin, 1927, S. 17ff.

50 Bleuler (Anm. 44), S. 20.

51 Ernst Kretschmer, Körperbau und Charakter, 7. & 8. Auflage, Berlin, 1928, S. 206.

52 Edward Evan Evans-Pritchard, Theorien über primitive Religionen, Frankfurt/M., 1981, S.124-131.

53 Ernst von Domarus, Prälogisches Denken in der Schizophrenie; in: Zeitschrift für die gesamte Neurologie und Psychiatrie, 87, 1923, S. 84-93.

54 Uwe Timm, Morenga, Köln, 1985, S. 137-139.

55 Ernst Kretschmer, Medizinische Psychologie, 9. Auflage, Berlin, 1939, S. 85.

56 Wilhelm E. Mühlmann, Rassen und Völkerkunde. Eine Einführung in die Lebensprobleme von Rasse, Gesellschaft und Volk, Braunschweig, 1936, S. 398 und 404.
57 Mühlmann (Anm. 56), S. 429-430. Mühlmann hält diese postulierte Abstinenz von wertenden Rassenvergleichen allerdings nicht konsequent aufrecht. So schließt er aus den schlechteren Schul- und Testleistungen der „Neger" in den USA auf deren „rassenmäßige Unterlegenheit". Anders als bei seiner Darstellung der Leistungen der „Indianer" unterbleibt dabei jeder Hinweis auf den geschichtlichen oder gesellschaftlichen Kontext, in dem diese Testergebnisse erhoben wurden; Anm. 56, S. 384-386.
58 Mühlmann (Anm. 56), S. 381.
59 D. Lewis-Williams und T. Dowson, Images of power, Kapstadt, 1993, S. 67ff.
60 H. Fischer, Völkerkunde im Nationalsozialismus. Aspekte der Anpassung, Affinität und Behauptung einer wissenschaftlichen Disziplin, Berlin, Hamburg, 1990, S. 104-106.
61 Timm (Anm. 54), S. 22-23 und S. 365 sowie Ingeborg Weber und Hans-Otto Wiebus, Namibia, 2. Auflage, Köln, 1994, S. 29-30. Eugen Kogon, Der SS-Staat, Das System der deutschen Konzentrationslager, Frankurt/M., 1965.
Parallel zur Rückverlagerung kolonialer Techniken nach Europa veränderte sich auch die Wissenschaft von den kolonialisierten Völkern. So setzte sich Mühlmann für die koloniale Zielsetzung des NS in Osteuropa ein und verlagerte 1939 sein Forschungsgebiet von Polynesien in diese Region. Dabei sprach er von der „kolonisatorischen Berufung", die Deutschland im Osten habe; H. Fischer (Anm. 60), S. 132-134.
62 Timm (Anm. 54), S. 29; Fritz Puhl, Zwei Welten im Zeugenstand, Stein, 1972, S. 17; Joseph Ki-Zerbo, Die Geschichte Schwarz-Afrikas, Frankfurt/M., 1990, S. 464.
63 Gisela Fremgu, Und wenn Du noch dazu schwarz bist, Bremen, 1984, S. 144ff.
64 Kraepelin (Anm. 21), S. 7.
65 Paul Federn, Ich-Psychologie und die Psychosen, Frankfurt/M., 1978, S. 43-44 und 175.
66 Federn (Anm. 65), S. 111.
67 Freud (Anm. 24), GW Band VII, S. 308.
68 Jung (Anm. 45), S. 394.
69 Michael Balint, Therapeutische Aspekte der Regression, Stuttgart, 1978, S. 65.
70 Gaetano Benedetti, Ausgewählte Aufsätze zur Schizophrenielehre, Göttingen, 1975, S. 103-105.
71 Alfred Storch, Wege zur Welt und Existenz des Geisteskranken, Stuttgart, 1965, S. 19.
72 Freud (Anm. 24), S. 314.
73 Melanie Klein, Das Seelenleben des Kleinkindes u.a. Beiträge zur Psychoanalyse, Stuttgart, 1962, S. 147ff.
74 Franco Basaglia, Die negierte Institution oder die Gemeinschaft der Ausgeschlossenen, Frankfurt/M., 1978, S. 152.
75 Bleuler (Anm. 49), S. 29.
76 Bleuler (Anm. 49), S. 4.
77 Freud (Anm. 24), GW Band II/III, S. 604.
78 Jung (Anm. 45), S. 409.
79 Bleuler (Anm. 45), S. 17.
80 Bleuler (Anm. 44), S. 285.
81 Bleuler (Anm. 48), S. 26.
82 Jung (Anm. 45), S. 20.
83 Jung (Anm. 45), S. 147.
84 Eugen Bleuler, Lehrbuch der Psychiatrie, 5. Auflage, Berlin, 1930, S. 114.
85 Wilhelm Reich, Charakteranalyse, Frankfurt/M., 1973, S. 334.
86 Reich (Anm. 85), S. 26.
87 Bleuler (Anm. 48), S. 29.

88 Kretschmer (Anm. 55), S. 84.
89 Bleuler (Anm. 49), S. 26.
90 Kraepelin (Anm. 22), S. 16-17.
91 Kretschmer (Anm. 55), S. 86-87.
92 Rudolf Bilz, Paläoanthropologie, Band 1, Frankfurt/M., 1971, S. 46.
93 Bleuler (Anm. 84), S. 283ff.
94 Kraepelin (Anm. 22), S. 7.
95 Freud (Anm. 24), GW Band X, S. 155.
96 Bettine Menke, Verstellt: Der Ort der 'Frau' – Ein Nachwort; in: Barbara Vinken, Dekonstruktiver Feminismus, Frankfurt/M., 1992, S. 437.
97 Karl Jaspers, Allgemeine Psychopathologie, 4. Auflage, Berlin, 1946, S. 422.
98 Carl Gustav Jung, Zur gegenwärtigen Lage der Psychotherapie; in: Zentralblatt für Psychotherapie, 1934, S. 1-16.
99 Bleuler (Anm. 49), S. 26.
100 Jackson (Anm. 1), S. 7 und 19.
101 Kretschmer (Anm. 55), S. 60.
102 Ernst Rüdin, Eröffnungsansprache zur V. Jahresversammlung der Gesellschaft Deutscher Neurologen und Psychiater; In: Zeitschrift für die gesamte Neurologie und Psychiatrie, 81, 1939, S. 164-167, S. 166.
103 K. Binding, A. Hoche, Die Freigabe der Vernichtung lebensunwerten Lebens, ihr Maß und ihre Form, Leipzig, 1920.
104 Hans Luxenburger, Eugenische Prophylaxe; in: Manfred Bleuler, Lehrbuch der Psychiatrie, 7. Auflage, Berlin, 1943, S. 176.
105 Luxenburger (Anm. 104), S. 165.
106 Luxenburger (Anm. 104), S. 181.
107 Harald Schultz-Hencke, Der gehemmte Mensch, 5. Auflage, Stuttgart, New York, 1982, S. 20.
108 Der Ausdruck stammt von Henning Melber, Rassissmus und eurozentrisches Zivilisationsmodell: Zur Entwicklungsgeschichte des kolonialen Blicks, Hamburg, 1989.
109 Rüdin (Anm. 102), S. 166.
110 Rüdin (Anm. 102), S. 166-167.
111 Edward Evan Evans-Pritchard, Witchcraft, oracles, and magic among the Azande, Oxford, 1976, S. 81.
112 Lucien Lévy-Bruhl, Das Denken der Naturvölker, Wien und Leipzig, 1926, S. 83ff.
113 Evans-Pritchard (Anm. 111), S. 150.
114 Mühlmann (Anm. 56), S. 404.
115 Erik H. Erikson, Kindheit und Gesellschaft, Stuttgart, 1965, S. 107.
116 Erikson (Anm. 115), S. 107.
117 Detlev Ploog, Endogene Psychosen und Instintkverhalten; in: Fortschritte der Neurologie und Psychiatrie, 26, 1958, S. 83-96, S. 87-88.
118 Kurt Heinrich, Psychopathologie der Regression, Stuttgart, New York, 1984, S. 50-51.
119 Kurt Heinrich, Zur phylogenetischen Regression bei paranoiden Psychosen; in: Jahres- und Tagungsberichte der Görres-Gesellschaft, S. 50-66, S. 62-63.
120 Heinrich (Anm. 119), S. 63.
121 Heinrich (Anm. 118), S. 51.
122 John N. Rosen, Psychotherapie der Psychosen, Stuttgart, 1964, S. 18ff.
123 Rosen (Anm. 122), S. 54-58.
124 Theodore C. Lidz, Terry Fleck, Spaltung und Strukturverschiebung in der Ehe; in: Gregory Bateson (Hrsg.), Schizophrenie und Familie, Frankfurt/M. 1969, S. 112.
125 Lidz und Fleck (Anm. 124), S. 125-126.

126 Lidz und Fleck (Anm. 124), S. 108.

127 Frederick Goodwin zitiert nach einem Tonbandmitschnitt seiner Rede anläßlich des "Meeting of the National Mental Health Advisory Council" vom 11. Februar, 1992; dazu Peter Breggin, Ginger R. Breggin, The Federal Violence Initiative: Threats to black children (and Others); in: Psychological Discourse, 24, 1993, S. 8-11, S. 9; sowie Richard Stone, Panel finds gap in violence studies; in: Science, 260, 1993, S. 1584.

128 Zur aktuellen Diskussion um die sogenannte amerikanische „Unterklasse" Thomas Gebhardt, Die „underclass" als neues Phänomen im US-amerikanischen Armutsdiskurs, Berliner Debatte Initial, 1, 1995, S. 49-66.

129 Breggin und Breggin (Anm. 127), S. 9.

130 Georges Devereux, Angst und Methode in den Verhaltenswissenschaften, Frankfurt/M., 1984, S. 179.

Reimar Gilsenbach

Diagnose: ZM(–); Therapie: Gaskammer

Der Beitrag der Psychiatrie zum Völkermord an deutschen Sinti und Roma[1]

Holocaust im Zeichen von „Heilkunst"

Die exakteste Anweisung, die je ein Polizeichef deutschen Medizinern und Anthropologen gegeben hat, trägt das Signum „gez. Heydrich".[2] Sie lautet: „Rassebiologische Untersuchung. Die Durchführung der an Zigeunern, Zigeunermischlingen und nach Zigeunerart umherziehenden Personen vorzunehmenden rassebiologischen Untersuchung wird vom Reichskriminalpolizeiamt veranlaßt. Es stellt die Rassezugehörigkeit nach Einholung einer gutachtlichen Äußerung der rassehygienischen und bevölkerungsbiologischen Forschungsstelle des Reichsgesundheitsamtes fest. Den Mitarbeitern dieser Stelle ist jede erwünschte Auskunft zu erteilen sowie polizeilicher Schutz und Unterstützung bei der Durchführung ihrer Aufgaben zu gewähren."[3]

Leiter dieser „Forschungsstelle" war der Psychiater Dr. Dr. Robert Ritter. Seine engste Mitarbeiterin, die gelernte Krankenschwester Eva Justin, promovierte 1944 als Anthropologin, gab sich jedoch nach Kriegsende als Psychologin aus.[4] Unter jenen Wissenschaftlern, die demVölkermord, begangen an deutschen Sinti und Roma, den akademischen Anstrich gaben, taten sich Ritter und Justin als Haupttäter und Schlüsselfiguren hervor.[5]

Knapp und eindeutig fixiert Heydrich die Arbeitsteilung zwischen Reichskriminalpolizeiamt und Reichsgesundheitsamt bei der Erfassung der deutschen Sinti und Roma. Die Erfassung war der vorbereitende Akt für die geplante „reichseinheitliche Lösung der Zigeunerfrage". Alle Beteiligten stimmten darin überein, daß diese „Lösung" im Dienst der Rassenhygiene zu erfolgen habe.

Das Zitat aus der Anweisung Heydrichs ist nachzulesen in einer Sondernummer der Zeitschrift „Deutsches Kriminalpolizeiblatt", die nur den *einen* Text enthält: „Ausführungsanweisung des Reichskriminalpolizeiamts vom 1. 3. 1939 zum RdErl. d. RFSSuChdDtPol. i. RMI. vom 8. 12. 1938 betr. Bekämpfung der Zigeunerplage. (RMBliV. Nr. 51 S. 2105.)"[6] In einer Vorbemerkung weist Heydrich noch einmal ausdrücklich auf die Zusammenarbeit von Kriminalisten und Medizinern hin:

„Die meisten Zigeuner, Zigeunermischlinge und nach Zigeunerart umherziehenden Personen sind dem Reichskriminalpolizeiamt – Reichszentrale zur Bekämpfung des Zigeunerunwesens – aktenmäßig bereits bekannt. Ein großer Teil ist auch schon rassenbiologisch untersucht worden. Mit Rücksicht hierauf wird die im RdErl. vorgesehene Erfassung zunächst durch eine Zusammenarbeit des Reichskriminalpolizeiamtes mit der rassehygienischen und bevölkerungsbiologischen Forschungsstelle des Reichsgesundheitsamtes vorbereitet."

Was Himmlers Sicherheitspolizei „Bekämpfung des Zigeunerunwesens“ nannte, war im Selbstverständnis des Psychiaters Dr. Ritter angewandte Kriminalbiologie. Rassenhygiene und Kriminalbiologie zählten zu den etablierten medizinischen Wissenschaften. Ritters Rassenhygieneinstitut gehörte zum Reichsgesundheitsamt, das wiederum dem Reichsinnenministerium unterstand. Seine Hauptaufgabe sah Ritter in der Selektierung der deutschen Sinti und Roma nach „zigeunerischen Blutsanteilen“. Die *Zigeuner* aus dem „deutschen Volkskörper auszumerzen“, sah er als eine Methode der *Hygiene* an, d. h. der *Heilkunst*.

Mediziner postulieren die Rassenhygiene

Seit 1905 gab es in Deutschland eine „Gesellschaft für Rassenhygiene“, gegründet von dem Anthropologen Dr. med. Alfred Ploetz (1860–1940). Das Werk „Grundriß der menschlichen Erblehre und Rassenhygiene“, 1921 erschienen, machte die neue Disziplin hochschulwürdig. Verfasser dieses Lehrbuches waren die Professoren Erwin Baur, Eugen Fischer und Fritz Lenz. Der „Baur-Fischer-Lenz“, auch „Drei-Männer-Buch“ genannt, blieb zwei Jahrzehnte lang das Standardwerk einer rassenhygienisch ausgerichteten Humangenetik.

Die zweite Auflage las Adolf Hitler, als er 1924 in Landsberg eine Festungshaft verbüßte. Beeindruckt von der biologistisch-rassistischen Denkweise der drei angesehenen Akademiker, übernahm er die Rassenidee in sein programmatisches Buch „Mein Kampf“, das er während der Haft schrieb.[7]

Schon vor Hitler findet sich die bombastisch-verschwommene Sprache des Dritten Reiches in der Sprache der drei Professoren gleichsam vorgeprägt: „Im Anfang war der Mythos; und der Mythos ist aus dem Geiste der Rasse geboren [...] Ja, die Rasse selber ist ein Mythos, weniger eine Wirklichkeit der Erfahrungswelt als ein Ideal, das es zu erfüllen gilt.“[8] Mythische Axiome und die exakte Ratio genetischer Forschung sind heillos miteinander verquickt!

Rassenhygiene war für die Autoren des Drei-Männer-Buches gleichbedeutend mit Eugenik:

„Wir gebrauchen vielmehr das Wort Rassenhygiene als eine deutsche Übersetzung des Wortes Eugenik, ebenso wie wir z. B. auch Augenheilkunde für Ophthalmologie sagen.“[9]

Gegen die „Entartung der Kulturvölker“ verordneten sie „Ausmerze des Minderwertigen“ und des „Schwachen“ als Heilmittel.

Der Baur-Fischer-Lenz verstand sich als eine Art Kommentar und Begründung der „Leitsätze der Deutschen Gesellschaft für Rassenhygiene“[10], angenommen im Jahre 1922. Leitsatz 1: „Die Hauptgefahr, die jeder Volksgemeinschaft droht, ist die Entartung, nämlich die Verarmung an wertvollen, leistungsfähigen Rassenelementen.“ Leitsatz 7: „Die ungenügende Fortpflanzung der ihrer Veranlagung nach zur Führung geeigneten Volksgenossen ist von verhängnisvollster Bedeutung für die Zukunft der Rasse.“

Die Rassenhygieniker waren sich durchaus bewußt, daß ihre Forderungen in einem auch nur halbwegs demokratischen Rechtsstaat wie der Weimarer Republik nicht durchsetzbar, ja sogar strafbar waren. Bedauernd heißt es in Leitsatz 26: „Eine Erweiterung der Eheverbote aus rassenhygienischen Gründen ist für eine spätere Zukunft anzustreben, erscheint aber vorläufig noch nicht durchführbar.“ Oder in Leitsatz 27: „Für zwangsmäßige Unfruchtbarmachung geistig Minderwertiger und sonst Entarteter scheint bei uns die Zeit noch nicht gekommen zu sein." Leitsatz 29 nimmt der Idee nach die Konzentrationslager Himmlers vorweg: „Um die Fortpflanzung unsozialer oder sonst schwer entarteter Personen zu verhüten, sollte deren Absonderung in Arbeitskolonien, die durch die Arbeit der Insassen und Beiträge der Unterhaltspflichtigen sich wirtschaftlich selbst erhalten, schon heute gesetzlich in Angriff genommen werden."

Über ethische Bedenken setzten die Rassenhygieniker sich hinweg; in der Zeitschrift „Volk und Rasse" schrieb Baur 1932: „Was man von Argumenten gegen die Asylierung und Sterilisierung vorbringt, ist lächerlich."[11]

Sachverständigengremien sollten nach dem Willen der drei Autoren darüber entscheiden, wer zu sterilisieren oder zwangsabzusondern sei. Unter Rassenhygiene verstanden sie in erster Linie die Ausmerze alles „erblich Belastenden". Schwere psychische Krankheiten, die vererbbar sind, merzen sich nach Baur-Fischer-Lenz gewöhnlich selbst aus, da diese Erkbranken kaum eine Chance hätten, sich fortzupflanzen. Von Ärzten als „behindert" selektierte Menschen zu töten, sahen die drei Professoren als einen Akt der Humanität an, Euthanasiemorde als Akt der Gnade, des Mitleids mit „lebensunwertem Leben". Ihre eigentlichen Forderungen setzten erst jenseits der Euthanasie ein. Kaum verschlüsselt nannte Lenz das Ziel:

„Rassenhygienisch bedeutet die Zunahme leichterer Anomalien, die keinen ausreichenden Grund zur Verhinderung der Fortpflanzung geben, eher eine größere Gefahr."[12]

Nimmt man hinzu, was im Baur-Fischer-Lenz alles zu den genetisch bedingten Ursachen von „Untüchtigkeit" oder „Minderwertigkeit" gerechnet wird, dann ergibt sich eine schier endlose Liste des „Entarteten":

„Wenn man eine größere Zahl von modernen Kulturmenschen genau untersucht, so findet man so gut wie keinen einzigen, der von krankhaften Erbanlagen frei wäre."[13]

Anders gesagt: Rassenhygieniker und „Erbärzte" hätten, wären ihre Visionen Gesetz geworden, so gut wie jeden Geschlechtsreifen von der Fortpflanzung „ausschalten" können – genetische Defekte zu definieren und „gutachtlich" zu diagnostizieren, wäre eine Frage ihres jeweiligen Ermessens gewesen.

Sogar über die Techniken, mit denen Massensterilisierungen ausgeführt werden könnten, machten sich die drei Professoren Gedanken, und dies bereits zu einem Zeitpunkt, als Hitler längst noch nicht so weit ins Praktische vorausgeeilt war. Weil ihnen bei Frauen die Operation zu aufwendig und zeitraubend erschien, schlugen sie vor: „Vielleicht wird im weiblichen Geschlecht daher in Zukunft die Röntgensterilisierung vorzuziehen sein."[14] KZ-Ärzte wie der Gynäkologe Professor Dr. Clauberg arbeiteten zwanzig Jahre später Röntgen- und andere Verfahren aus, um täglich 1000 Sterilisierungen vornehmen zu können. Ihre Experimente führten sie vor allem an „Zigeunerinnen" aus, die im KZ Auschwitz-Birkenau inhaftiert waren. Noch im März 1945, wenige Wochen vor Kriegsende, sterilisierte Clauberg im KZ Ravensbrück zwanzig Sinti-Mädchen.

Als Hitler 1924 den Baur-Fischer-Lenz las, dürfte sich ihm dieser Satz besonders eingeprägt haben:

„Im übrigen aber müssen wir von dem Staatsmann der Zukunft die Einsicht verlangen, daß das Gedeihen der Rasse die unerläßlichste Grundlage des Gedeihens des Staates ist, und daß er sowohl seine innere als auch seine äußere Politik danach einrichte."[15]

Hitler wähnte sich berufen, dieser „Staatsmann der Zukunft" zu sein; er schrieb in „Mein Kampf":

„Was auf diesem Gebiet heute von allen Seiten versäumt wird, hat der völkische Staat nachzuholen. Er hat die Rasse in den Mittelpunkt des allgemeinen Lebens zu setzen. Er hat für ihre Reinerhaltung zu sorgen [...] Er hat die modernsten ärztlichen Hilfsmittel in den Dienst dieser Erkenntnis zu stellen. Er hat alles, was irgendwie ersichtlich krank und erblich belastet und somit weiter belastend ist, zeugungsunfähig zu erklären und dies praktisch auch durchzusetzen."[16]

Über das gigantische Ausmaß der empfohlenen rassenhygienischen Aktionen war sich Hitler im klaren: Die „Forderung, daß defekten Menschen die Zeugung anderer ebenso defekter Nachkommen unmöglich gemacht wird", so schrieb er, werde „Millionen von Unglücklichen unverdiente Leiden ersparen".[17] Millionen, nicht etwa nur Tausenden!

Rassenhygieniker sahen schon vor Hitlers Machtantritt in ihm jenen Parteigewaltigen, der fähig wäre, ihre Ideen zu verwirklichen. In einer Rezension von „Mein Kampf" zollte Lenz 1931 dem kommenden „Führer" höchstes Lob:

„Hitler ist der erste Politiker, von wirklich großem Einfluß, der die Rassenhygiene als eine zentrale Aufgabe aller Politik erkannt hat und der sich tatkräftig dafür einsetzen will."[18]

Die Rassenhygiene war *vor* den Nazis da. Was uns heute als inhumane Irrlehre erscheint, war unter deutschen Anthropologen, „Erbbiologen" und Psychiatern eine allgemein anerkannte Fachdisziplin. Baur, Fischer und Lenz galten als angesehene Wissenschaftler. Sie haben nicht selbst „Minderwertige" sterilisiert, haben nicht selbst vor den Gaskammern selektiert, aber ihre Lehre barg die Konsequenz des Holocaust in sich, der biologisch motivierten Auslöschung von erblich Behinderten („Euthanasie"), „Zigeunern" und Juden.[19]

Robert Ritter und die „Forschungsstelle"

Um die akademische Theorie anzuwenden, bedurfte es der akademischen Praktiker. Einer von ihnen war Dr. phil. et Dr. med. habil. Robert Ritter. Zum Direktor der „Rassenhygienischen und Bevölkerungsbiologischen Forschungsstelle" berufen, übertrug er die Theorie in die Tagesarbeit nationalsozialistischer „Gesundheitspolitik".

Ritter leitete das „Klinische Jugendheim" der Psychiatrischen Klinik der Universität Tübingen. Von seinem Chef, dem Psychiater und Rassenhygieniker Professor Robert Gaupp angeregt, befaßte er sich nebenbei damit, die Genealogien von „Asozialen", insbesondere von „Zigeunerbastarden", zu erkunden; er wollte die Vermutung Gaupps bestätigen, daß es eine genetische Koppelung von Schwachsinn und Kriminalität gebe. Beide Begriffe legte Ritter höchst dehnbar aus. Waren die von ihm Erfaßten intelligenter, als sie es dem Psychiatertest nach zu sein hatten, dann sprach er von „getarntem Schwachsinn".[20] Hielten sie an einer nicht-seßhaften Lebensweise fest, nannte er sie „asoziale Psychopathen". Kamen sie mit den Polizeischikanen gegen „Landfahrer" in Konflikt, reihte er sie unter die „unverbesserlichen Kriminellen" ein. Eine Wissenschaft, die sich ihre Termini derart zurechtbiegt, vermag jede beliebige Minderheit als „gemeinschaftsfremd" oder „minderwertig" auszugrenzen.

Mit seinem neuen Thema trat Ritter am 4. Februar 1935 vor eine – wenn auch begrenzte – Öffentlichkeit. Der Hygieniker Dold, Leiter der Tübinger Ortsgruppe der Deutschen Gesellschaft für Rassenhygiene, hatte für diesen Tag eine Sonderveranstaltung angesetzt. „Herr Oberarzt Dr. Ritter", so schrieb er in der Einladung, wird „von seinen erbkundlichen Untersuchungen über Zigeunermischlinge vertraulich in einem kleineren Kreise von geladenen Gästen in meiner Wohnung" berichten.[21]

Eine Woche nach seinem vertraulichen Vortrag stellte Ritter bei der Deutschen Forschungsgemeinschaft (DFG) einen Förderungsantrag. Das Ziel seiner „Zigeunerforschung" nannte er unmißverständlich:

„Es bedarf wohl kaum eines Hinweises, daß die Ergebnisse dieser Untersuchungen für die Zigeuner betreffenden Maßnahmen des Staates und für die Kriminalpolizei von entscheidender Bedeutung sein werden."[22]

Ritters Antrag hatte Erfolg. Fortan hat die DFG seine auf die „Ausmerzung" der deutschen Sinti und Roma gerichtete Tätigkeit finanziell gefördert, noch bis in das letzte Kriegsjahr hinein, als die meisten der von der „Rassenhygienischen Forschungsstelle" begutachteten 22.000 „Zigeunermischlinge" bereits dem KZ-Tod zum Opfer gefallen waren.

Gut ein halbes Jahr nach seinem Debüt trat Ritter vor das größte für ihn erreichbare akademische Gremium: Er referierte auf dem Internationalen Kongreß für Bevölkerungswissenschaft, der Ende August in Berlin tagte. Ritters Thema lautete: „Erbbiologische Untersuchungen innerhalb eines Züchtungskreises von Zigeunermischlingen und 'asozialen Psychopathen'." Schon hier trug Ritter den Kerngedanken in eben dem Sinn vor, in dem Himmler ihn im „Auschwitz-Befehl" vom 16. Dezember 1942[23] zum Vernichtungsgesetz gemacht hat: Die relativ kleine reinrassige „Zigeunerpopulation" sei „hinsichtlich ihrer zukünftigen Vermischung auf sich selbst zu beschränken", die „vieltausendköpfige Population" der Mischlinge aber solle „von der Fortpflanzung ausgeschlossen werden".[24] Der Kongreß zollte „lebhaften Beifall". Keiner der Anthropologen und Bevölkerungswissenschaftler äußerte Bedenken gegen ein theoretisches rassenhygienisches Konzept, für dessen praktische Lösung nur Sterilisierung oder „Asylierung" Zehntausender von Menschen in Betracht kamen, es sei denn – ihre Ermordung!

Eine Gehilfin bei seinen „genealogisch-historischen Nachforschungen" fand Ritter in der Krankenschwester Eva Justin; sie begleitete von nun an seinen Lebensweg. Ihres rotblonden Haares wegen wurde sie von den Sinti „Loli tschai" genannt, rotes Mädchen, oder auch „Loli lubni", rote Hure. Justin lernte Romanes. Sie verstand es, sich das Vertrauen von Sinti-Kindern zu erschleichen, um die Kleinen nach ihren Verwandtschaftsverhältnissen auszuforschen.[25] Gemeinsam erkundeten Ritter und Justin aus Akten des Landeskriminalpolizeiamtes Karlsruhe, aus Kirchenbüchern und Akten von Arbeitshäusern, Gefängnissen und psychiatrischen Anstalten die Genealogien südwestdeutscher „Vagabunden, Jauner und Räuber". Ritter glaubte in jenen deutschen Familien, die traditionell Wandergewerbe betreiben und die sich selbst Jenische nennen, einen „Menschenschlag" erkannt zu haben, der von einer primitiven Rasse aus vorgermanischer Zeit abstamme und sich später mit „Zigeunern" vermischt habe.[26]

Noch bevor Ritters Buch „Ein Menschenschlag" als Habilitationsschrift gedruckt vorlag, war Professor Hans Reiter, Präsident des Reichsgesundheitsamtes, auf den Tübinger Psychiater und Asozialenforscher aufmerksam geworden und hatte ihm vorgeschlagen, sich „maßgebend an den erbbiologischen Aufgaben" des Amtes zu beteiligen. Ritter sagte zu, blieb aber noch ein halbes Jahr in Tübingen. Als ersten

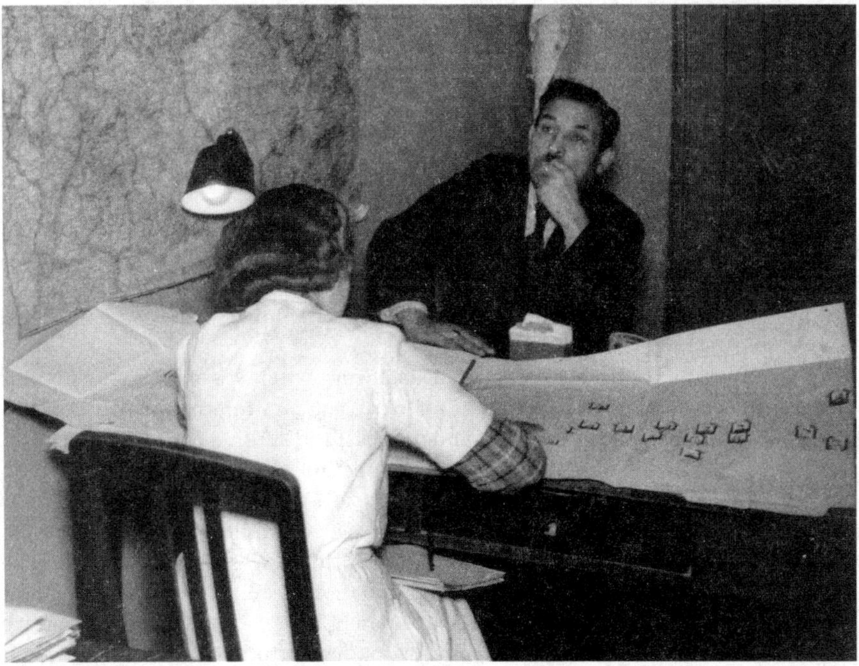

Ritters Mitarbeiterinnen fertigten mehrere Meter lange Genealogien an, um den „zigeunerischen Blutsanteil" von Sinti-Familien zu ermitteln.

wissenschaftlichen Mitarbeiter warb er den Anthropologen Adolf Würth, der als Schüler und Assistent Professor Eugen Fischers rassenhygienisch vorgebildet war.

Im November 1936 siedelten Ritter, Justin und Würth an den Sitz des Reichsgesundheitsamtes über und richteten in Berlin-Dahlem die „Rassenhygienische und Bevölkerungsbiologische Forschungsstelle" ein. Als weitere Mitarbeiter gewann Ritter die Anthropologin Dr. Sophie Ehrhardt, die zuvor bei dem Rassenfanatiker Professor Hans F. K. Günther gearbeitet hatte, und den Wiener Anthropologen Dr. Karl Moravek, der mit einem „Beitrag zur Rassenkunde der Burgenländischen Zigeuner" promoviert hatte. Die Hauptaufgabe der „Forschungsstelle" war es, im Auftrag des Reichskriminalpolizeiamtes alle „Zigeuner" des Deutschen Reiches genealogisch und „kriminalbiologisch" zu erfassen und sie nach „Mischlingsgraden" einzustufen, daneben trieb sie Ermittlungen über die „deutsch-baltische Bevölkerungsgruppe", die „jüdische Bevölkerungsgruppe [...] sowie Vergleichsuntersuchungen an polnischen und galizischen Juden", vor allem aber über die „nicht-seßhaften Bevölkerungsgruppen der jenischen Asozialen und Kriminellen".[27] Aus Gründen der

Opportunität, auch der Täuschung, hat Ritters Forschungsstelle unter wechselnden Namen firmiert.

Wie die Juden so fielen auch die „Zigeuner" unter die rassistischen „Nürnberger Gesetze", die Göring am 12. September 1935 auf dem Reichsparteitag der NSDAP verkündet hatte. Beide galten als „außereuropäische Fremdrasse". Die Aussonderung der „Zigeuner" hatte schon im Mai 1936 begonnen: In einer Polizeiaktion wurden Hunderte Berliner Sinti und Roma, Familie für Familie, aus der Stadt vertrieben und in einem Zwangslager ghettoisiert, das am Rande der Rieselfelder von Marzahn eingerichtet worden war.[28]

Im September 1936 bildete Himmler im Zuge der „Neuordnung der Kriminalpolizei" das preußische Landeskriminalpolizeiamt zum Reichskriminalpolizeiamt (RKPA) um, in dem auch die „Reichszentrale zur Bekämpfung des Zigeunerunwesens" ihren Sitz erhielt. Mit dieser „Reichszentrale" und Ritters „Forschungsstelle" waren die zentralen Terrorinstrumente zur Vernichtung der deutschen Sinti und Roma geschaffen.

Von der Rassenhygiene zum Völkermord

Wie Ritter sich die „Lösung der Zigeunerfrage" vorstellte, hat er in medizinischen und kriminalistischen Publikationen offen dargelegt, immer in der verallgemeinernden Sprache des Wissenschaftlers, der für die praktische Ausführung, also für Isolierung und Deportation, für KZ-Haft, Gaskammern, kostengünstige Sterilisationstechniken, nicht selbst zuständig ist.

In seinem Artikel „Zigeuner und Landfahrer", der 1938 als „Beitrag zur Neugestaltung der Raum- und Menschenordnung des Großdeutschen Reiches" gedruckt wurde, hat Ritter die Doppelstrategie – Absonderung der „reinrassigen Sinti", Ausmerzung der „Mischlinge" –, die er drei Jahre zuvor auf dem Berliner Bevölkerungskongreß angedeutet hatte, genauer formuliert.

Ritter betonte mit Nachdruck, daß „die Zigeuner einer artfremden Rasse angehören", jedoch gebe es „ganz reinrassige Zigeuner überhaupt nicht mehr". Im „Rahmen des Reichsgesundheitsamtes" sei eine „gründliche rassenkundliche Erfassung und Sichtung aller Zigeuner und Zigeunermischlinge" im Gang, und zwar „in engster Zusammenarbeit mit dem Reichskriminalpolizeiamt".

Die wenigen „stammechten Wanderzigeuner" sah Ritter nicht als Gefahr für den „deutschen Volkskörper" an: „Je reinrassiger die Zigeuner sind, um so besser lassen sie sich überwachen, und um so leichter lassen sie sich in Schranken halten." Ritter empfahl, „ihnen im Rahmen eindeutiger Beschränkungen die Möglichkeit zu einem abgesonderten arteigenen Leben zu geben, und jeden weiteren Versuch der Angleichung und Aufsaugung zu unterbinden". Nur diese winzige Gruppe der als „rasserein" selektierten Sinti wollte Ritter überleben lassen.[29]

Für die große Masse der vom Rassenhygieneinstitut als „Zigeunermischlinge" eingestuften Sinti und für alle anderen „Landfahrer" sah Ritter ein langsames Aussterben vor:

„Diese Familien wären am besten, nachdem sie in Wanderhöfen gesammelt und gesichtet wurden, von der Polizei in geschlossenen Kolonien unterzubringen. Ein familiäres Zusammenleben wäre dort nur nach vorangegangener Sterilisation der noch Fortpflanzungsfähigen zu gestatten."

Lebenslange KZ-Haft, selbst für die Sterilisierten, bis auch der letzte Angehörige einer „Zigeunermischlingssippe" genetisch ausgeschaltet gewesen wäre – das war das rassenhygienische Konzept des Psychiaters Dr. Ritter.[30]

Für Ritter war die „Lösung der Zigeunerfrage" stets nur ein Teilproblem seiner sehr viel weiter gesteckten rassenhygienischen Ziele. Was er „Zigeunermischlingen" zugedacht hatte, das wollte er auch auf alle „jenischen Landfahrer", alle „asozialen Psychopathen", alle „gemeinschaftsfremden Sippen" und „kriminellen Verbrecherstämmlinge" angewendet wissen. Ritter und mit ihm eine große Reihe von Anthropologen und Ärzten stilisierten die von ihnen so diffamierten Bevölkerungsgruppen zu einer Gefahr für den „deutschen Volkskörper". Sie veröffentlichten ihre auf Hunderttausende gemünzten Vernichtungsutopien in medizinischen Fachzeitschriften.[31]

In den folgenden Jahren wiederholte Ritter mehrfach seine Vorschläge „für eine sofortige praktische Lösung der Zigeunerfrage", die eine Antwort auf die Frage geben sollten: „Wie läßt sich dieses fahrende Volk am besten zum Verschwinden bringen?"[32]

In einem Brief an die Deutsche Forschungsgemeinschaft verlangte er im Januar 1940, daß die „Zigeunermischlinge in großen Wanderarbeitslagern gesammelt" werden, damit die „weitere Fortpflanzung dieser Mischlingspopulation endgültig unterbunden wird". Er sicherte seine volle Mitwirkung zu:

„Die Rassenhygienische Forschungsstelle ist schon heute in der Lage, sich über den Mischlingsgrad und den Erbwert jedes einzelnen sogenannten Zigeuners sachverständig zu äußern, so daß der Inangriffnahme rassenhygienischer Maßnahmen nichts mehr im Wege steht."[33]

Ihren ersten praktischen Großeinsatz leisteten Ritters Mitarbeiter im Frühjahr 1940. Nach dem Überfall auf Polen verfolgte Himmler die Absicht, alle Juden, „Zigeuner" und Polen des „Großdeutschen Reichs"[34] in das „Generalgouvernement" zu deportieren. Schon am 17. Oktober 1939 hatte das Reichssicherheitshauptamt in einem geheimen Schnellbrief angeordnet, daß alle „Zigeuner und Zigeunermischlinge [...] bis auf weiteres ihren Wohnsitz oder derzeitigen Aufenthaltsort nicht zu verlassen" haben, die „Zigeunerfrage" werde „binnen kurzem im gesamten Reichsgebiet grundsätzlich geregelt". Die „Zigeuner", so bestimmte der Schnellbrief, sollten in „Sammellagern" festgesetzt und „notfalls unter Zurückstellung aller übrigen Arbeiten" erfaßt werden.[35] Dieser „Festsetzungserlaß" war der erste Schritt, um die Deportation der Sinti und Roma „Großdeutschlands" vorzubereiten.

Zwei Wochen vor Beginn des Überfalls auf die Beneluxstaaten und der Offensive gegen Frankreich befahl Himmler, mit der „Umsiedlung von Zigeunern" in das Generalgouvernement zu beginnen. Mit einem „ersten Transport" sollten schon Mitte Mai 1940 2500 „Zigeuner" aus den westlichen und nordwestlichen Grenzgebieten zwangsdeportiert werden.[36] Ritters Mitarbeitern blieben nur wenige Wochen, um sich in diesem Ernstfall zu bewähren. Kurz nach der Deportation zog Ritter die Erfolgsbilanz: „Mehr als 2000 Zigeuner konnten noch vor ihrer Evakuierung anthropologisch gründlich untersucht werden."

Wie es dabei zuging, läßt ein Polizeibericht ahnen. Die Sinti aus dem Südwesten des Reichs waren am 16. Mai 1940 zunächst auf der Festung Hohenasperg inhaf-

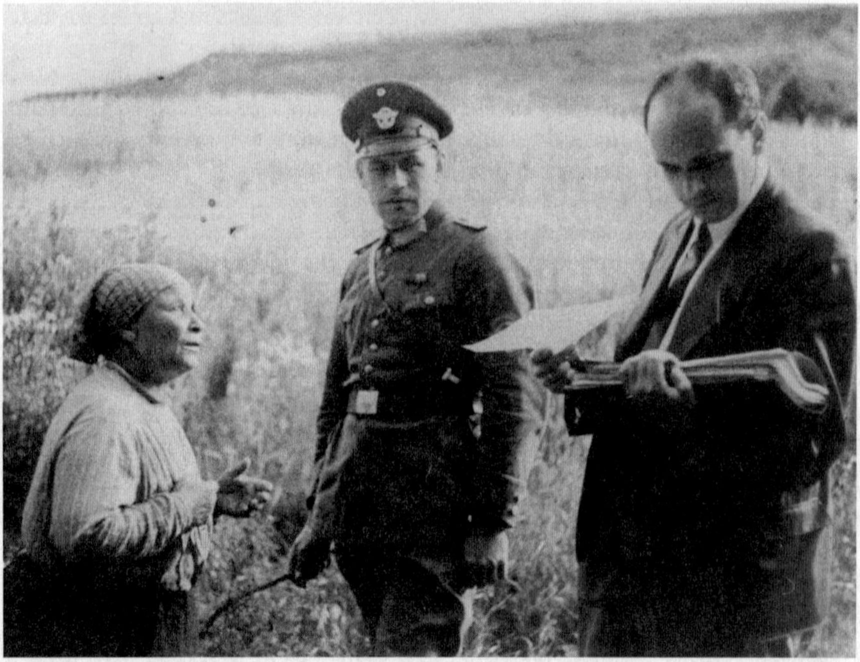

Ritter „erfaßt" eine Sintiza; er erhält „polizeilichen Schutz".

tiert worden. Für manche von ihnen lagen jedoch noch keine rassenbiologischen Gutachten vor. Hals über Kopf mußten sie nachgereicht werden. Wolfgang Wippermann hat 1986 das Geschehen zusammengefaßt, wobei er sich auf den Bericht des ausführenden Polizeibeamten stützte:

„Nach Rücksprache mit dem Reichskriminalpolizeiamt in Berlin erschien schließlich am 18. 5. 1940 'in den frühen Morgenstunden' der Sachverständige Dr. W.[37] *vom Reichsgesundheitsamt [...] Auf Grund seiner persönlichen Kartei begutachtete er die von der Kripostelle Darmstadt eingelieferten Zigeuner. Diese gewissermaßen im Schnellverfahren durchgeführte 'erbbiologische' Begutachtung, die in dieser Form geradezu irrwitzig anmutet, führte immerhin dazu, daß insgesamt 22 Zigeuner nach Mainz, Worms und Ingolstadt zurückgeschickt wurden, weil sie als Nicht-Zigeuner eingestuft wurden [...] Wie grausam-grotesk diese Selektierung im Sammellager Hohenasperg verlief, zeigt exemplarisch der Fall des Adam M., der als 'Z. M. bezeichnet' wurde, weil er nicht in der Lage war, 'seine deutschblütige Abstammung nachzuweisen'. Wie er dies in dieser Situation hätte tun sollen, bleibt das Geheimnis des Verfassers des Berichtes."*[38]

Rassediagnosen – Auftakt zur „Endlösung"

Die Deportationen vom Mai 1940 waren nur ein Vorspiel. Die Rassenhygieniker lieferten massenhaft Gutachten für die „Endlösung". Schon im Februar 1939 hatte Ritter der Fachwelt mitgeteilt, daß „zur Zeit an Tausenden von Zigeunern genealogische, kriminal- und bastardbiologische sowie anthropologische Untersuchungen durchgeführt werden“[39]. Zu dieser Zeit waren bereits mehrere tausend arbeitsfähige Sinti in Buchenwald und anderen Konzentrationslagern inhaftiert. Nach dem „Asozialenerlaß“ vom 14. Dezember 1937,[40] mit dem Himmler Arbeitssklaven für den Vierjahresplan beschaffen wollte, waren sie in „Vorbeugungshaft“ genommen worden. Ihre Frauen und Kinder, abgeschnitten von nahezu allen Erwerbsmöglichkeiten, gerieten an den Rand des Hungertods.

Seit dem Herbst 1939 reisten Ritters Mitarbeiter von Wohnwagenplatz zu Wohnwagenplatz, von Zwangslager zu Zwangslager, von KZ zu KZ, um im Schutz der Sicherheitspolizei und der SS „Zigeuner und Zigeunermischlinge“ zu sichten, ihnen Blut abzunehmen, ihre Schädel zu messen, ihre Genealogien zu erfragen. Heimgekehrt, fertigten sie im Dahlemer Institut ihre „Gutachtlichen Äußerungen“ aus.

Die Ergebnisse der „Bestandsaufnahme der Zigeuner und Zigeunermischlinge“ gab Ritter am 5. Februar 1941 in der Zeitschrift „Der öffentliche Gesundheitsdienst“ bekannt.[41] In Ritters Artikel konnte die deutsche Ärzteschaft lesen, daß die „Zigeunerfrage endlich von der Wurzel her einer reichseinheitlichen Lösung“ zugeführt werde. Nach „Klärung elementarer rassen- und kriminalbiologischer wissenschaftlicher Vorfragen“ seien von „sprachkundigen sowie genealogisch und rassenbiologisch besonders geschulten Sachbearbeitern“ die „Zigeuner“ ausfindig gemacht, erfaßt und begutachtet worden. Das Arbeitspensum des Rassenhygieneinstitutes war enorm: „Nach unserer Zählung beträgt die Zahl der bisher gemeldeten Personen rund 30.000. Von diesen fallen rund 19.000 auf das Altreich und 11.000 auf die Ostmark und das Sudetenland.“ Das bisherige Ergebnis: „10.000 rassendiagnostische gutachtliche Äußerungen“ sind dem Reichssicherheitshauptamt übergeben worden. Die Selbstverpflichtung Ritters: „Die Durchmusterung und Sichtung der gesamten Zigeunerbevölkerung wird etwa in 1 1/2 Jahren beendet sein.“

Ein Erlaß Himmlers vom 7. August 1941 regelte die „Auswertung der rassenbiologischen Gutachten über zigeunerische Personen“. Zwar übertrug der Reichsführer SS die Entscheidung darüber, wer „Zigeuner oder Zigeunermischling“ ist, formell der „Reichszentrale zur Bekämpfung des Zigeunerunwesens“ beim Reichssicherheitshauptamt, die Polizeibeamten hatten sich jedoch streng nach den „Gutachtlichen Äußerungen“ des Rassenhygieneinstituts zu richten. Die Einstufung erfolgte nach einem Formelsystem, das von „Z (Vollzigeuner bzw. stammechter Zigeuner)“ bis zu „ZM(+)“ und „ZM(–)“ reichte, wobei „ZM(–)“ die Formel für ein Achtel „zigeunerischer Blutsanteil“ war.

Himmlers Erlaß übernahm Ritters Einteilung der „Zigeuner“ nach „Stammeszugehörigkeit“, und zwar galten die Ròm, die Gelderari, die Lowari, die Lalleri und die „Angehörigen zigeunerischer Sippen balkanischer Herkunft, die von Bärentreiberfamilien abstammen“, in jedem Fall als „ausländische Zigeuner“, unabhängig davon, wie lange sie sich schon in Deutschland aufhielten. Dagegen wurden die Sinti, sofern sie ihre deutsche Staatsbürgerschaft nachzuweisen vermochten, als „inländische Zigeuner“ angesehen.[42]

Ritters Zeitplan vom Februar 1941 fügte sich in den der Vernichtung ein. Knapp ein Jahr später, am 20. Januar 1942, tagte die Wannseekonferenz. Die „Endlösung der Judenfrage“ nahm ihren entsetzlichen Lauf. Das Reichssicherheitshauptamt

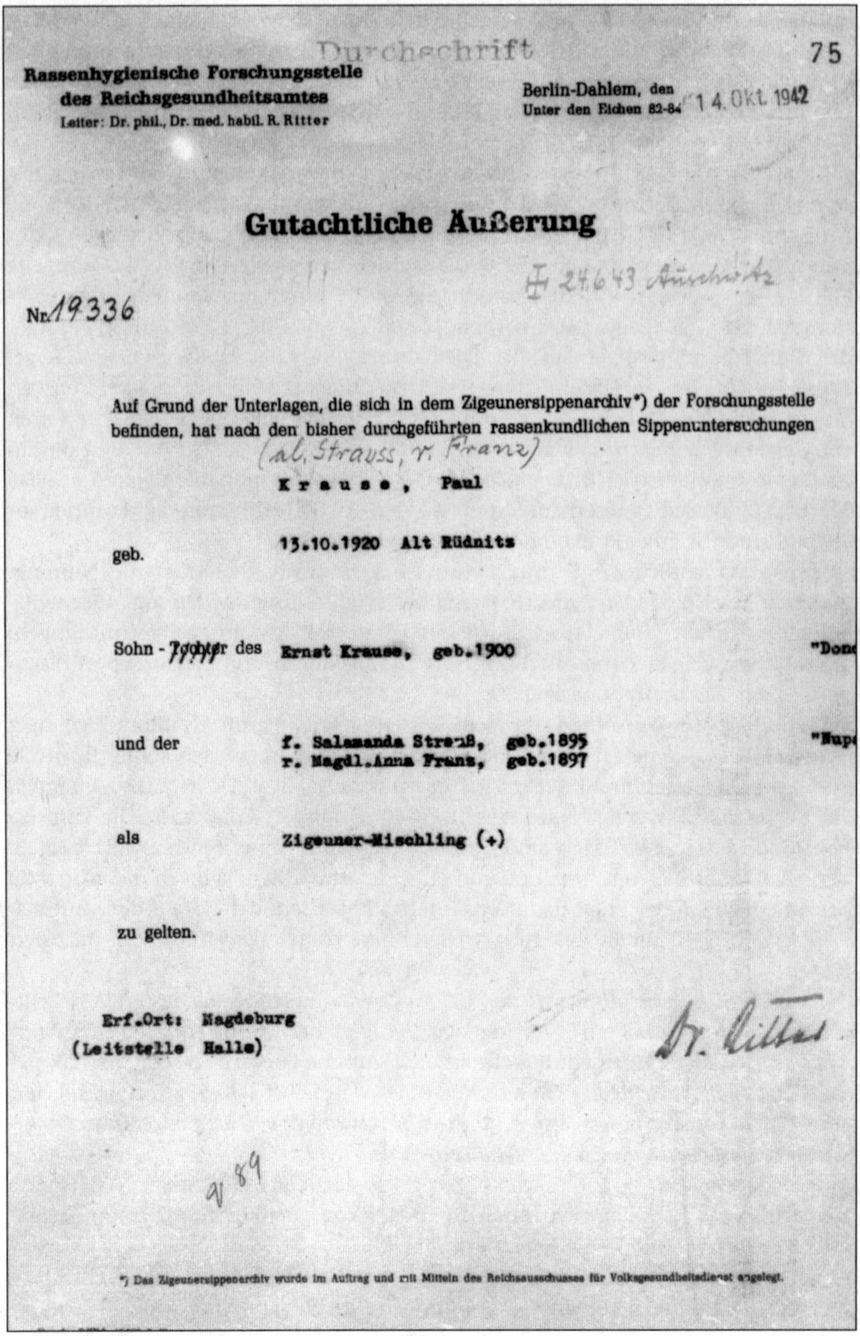

Durchschrift 75

Rassenhygienische Forschungsstelle des Reichsgesundheitsamtes
Leiter: Dr. phil., Dr. med. habil. R. Ritter

Berlin-Dahlem, den 14. Okt. 1942
Unter den Eichen 82-84

Gutachtliche Äußerung

Nr. 19336 24643 Auschwitz

Auf Grund der Unterlagen, die sich in dem Zigeunersippenarchiv*) der Forschungsstelle befinden, hat nach den bisher durchgeführten rassenkundlichen Sippenuntersuchungen

(al. Strauss, v. Franz)

K r a u s e , Paul

geb. 13.10.1920 Alt Rüdnitz

Sohn - Tochter des Ernst Krause, geb. 1900 "Don

und der f. Salamanda Strauß, geb. 1895 "Hup
r. Magdl. Anna Franz, geb. 1897

als Zigeuner-Mischling (+)

zu gelten.

Erf. Ort: Magdeburg
(Leitstelle Halle)

Dr. Ritter

9 89

*) Das Zigeunersippenarchiv wurde im Auftrag und mit Mitteln des Reichsausschusses für Volksgesundheitsdienst angelegt.

Acht Monate nach der „Gutachterlichen Äußerung“ wurde das Opfer in Auschwitz ermordet.

sah die „Endlösung der Zigeunerfrage" gleichsam als deren Anhängsel an. Das Rassenhygieneinstitut hatte noch eine Frist von sieben Monaten, um gutachtend den Kreis jener deutschen Sinti und Roma zu bestimmen, deren Fortpflanzung endgültig unterbunden werden sollte, wie Ritter es in der „Bestandsaufnahme" angekündigt hatte.

Ritter geriet in Terminnot. Moravek und Würth waren eingezogen worden. Die wenigen Mitarbeiterinnen, auf die Ritter sich verlassen mußte, gutachteten wie die Besessenen, mit höchster Intensität die Krankenschwester Eva Justin. Bis zur Wannseekonferenz hatten sie 13.000 Gutachten vorgelegt, mehr als das doppelte Pensum war noch zu schaffen, sofern die „Endlösung" in Himmlers Sinn „ordnungsgemäß", das heißt nach vorheriger rassenhygienischer Einstufung eines jeden Opfers vonstatten gehen sollte. Die Gutachtenden hatten *einen* Vorteil: Sie genossen die Macht des Unfehlbaren. Ihre Opfer durften kein Gegengutachten verlangen, keine gerichtliche Überprüfung, nicht einmal eine polizeiliche; sie waren den Rassenhygienikern so wehrlos ausgesetzt wie eine Maus, über der die Falle zuschnappt. Im Herbst 1942 lagen 20.000 Gutachten vor, monatlich waren also im Schnitt 700 Rassediagnosen ausgestellt worden. 10.000 fehlten noch, darunter vor allem die der Ungrika-Roma des Burgenlandes.

Eine „Gutachtliche Äußerung" vom 14. Dezember 1942 trägt die Nummer 20.841.[43] Zwei Tage später, am 16. Dezember, erteilte Himmler den sog. Auschwitz-Befehl.[44] Am 29. Januar 1943 erließ das RSHA die Ausführungsbestimmungen: „Einweisung von Zigeunermischlingen, Ròm-Zigeunern und balkanischen Zigeunern in ein Konzentrationslager".[45]

Deportiert werden sollten alle vom Rassenhygieneinstitut als „Ròm-Zigeuner" oder als „balkanische Zigeuner" Eingestuften. Deportiert werden sollte die große Masse der „Zigeunermischlinge", – das waren nahezu alle in Deutschland lebenden Sinti. Nur *eine* „rassische" Sonderregelung sah Himmlers Erlaß vor: „Die künftige Behandlung der reinrassigen Sinte- und der als reinrassig geltenden Lalleri-Zigeuner bleibt einer späteren Regelung vorbehalten." Inhaltlich, ja bis in die Wortwahl hinein entsprach der Erlaß dem Konzept, das Ritter schon 1935 auf dem Internationalen Kongreß für Bevölkerungswissenschaft vorgetragen und 1938 präzisiert hatte.

Das Ziel der Transporte war das KZ Auschwitz-Birkenau, in dessen Abschnitt B II e im Februar 1943 ein „Zigeunerlager" eingerichtet worden war. Am 23. März 1943 schrieb Ritter in einem Bericht an die Deutsche Forschungsgemeinschaft:

„Die Zahl der rassenbiologisch geklärten Fälle beträgt z. Zt. 21.498. Nach Beendigung der Sichtung konnten bisher über 9000 Zigeunermischlinge von der Polizei in einem besonderen Zigeunerlager im Sudetenland konzentriert werden."[46]

Fünf Tage später, am 28. März 1943, trifft der letzte der großen Sinti-Transporte aus Deutschland in Auschwitz ein. In den Häftlingsbüchern des „Zigeunerlagers" sind 20.996 Sinti und Roma registriert.

Bei den „reinrassigen" oder „stammechten Vollzigeunern", die nicht nach Auschwitz deportiert werden sollten, handelte es sich um eine winzige Gruppe, nämlich um die „Sippen" von neun „Zigeunersprechern", die Himmler kurz vor dem Auschwitz-Erlaß hatte einsetzen lassen[47], alles in allem höchstens 200 bis 300 Personen. Rudolf Höß, der Kommandant des KZ Auschwitz, hat überliefert, wessen

Interessen Himmler vertrat, als er befahl, die neun „reinrassigen" Sippen von der Vernichtung auszunehmen:

„Der RFSS wollte die beiden großen Hauptstämme der Zigeuner unbedingt erhalten wissen [...] Nach seiner Ansicht waren sie Nachfahren der indogermanischen Urvölker in direkter Linie und hatten sich in Art und Brauchtum noch ziemlich rein erhalten. Sie sollten nun zu Forschungszwecken alle erfaßt, genau registriert und unter Denkmalschutz gestellt werden."[48]

Höß führt den Leser in die Irre, wenn er den Anschein erweckt, als habe Himmler die beiden *Hauptstämme,* also eine große Anzahl, überleben lassen wollen. Es ging immer nur um acht Familien der Sinti und eine der Lalleri. Himmler hatte Höß sogar verraten, wo ihnen ein Reservat zugedacht war: im „Ödenburger Bezirk am Neusiedler See", also in einer engbegrenzten Landschaft Ungarns. Wobei hinzuzufügen ist, daß für alle anderen „Zigeuner" im Machtbereich Hitlers diese Ausnahmeregelung nicht galt, also auch für die Roma Ungarns nicht – ihr Los wäre die völlige Vernichtung gewesen.

Neun kleine Sippen, erhalten als musealer Rest eines Volkes, streng abgeschirmt in einem Reservat überlebend, damit Anthropologen und Ethnologen, Rassenhygieniker und Tsiganologen vom Schlage des Psychiaters Ritter auch nach dem

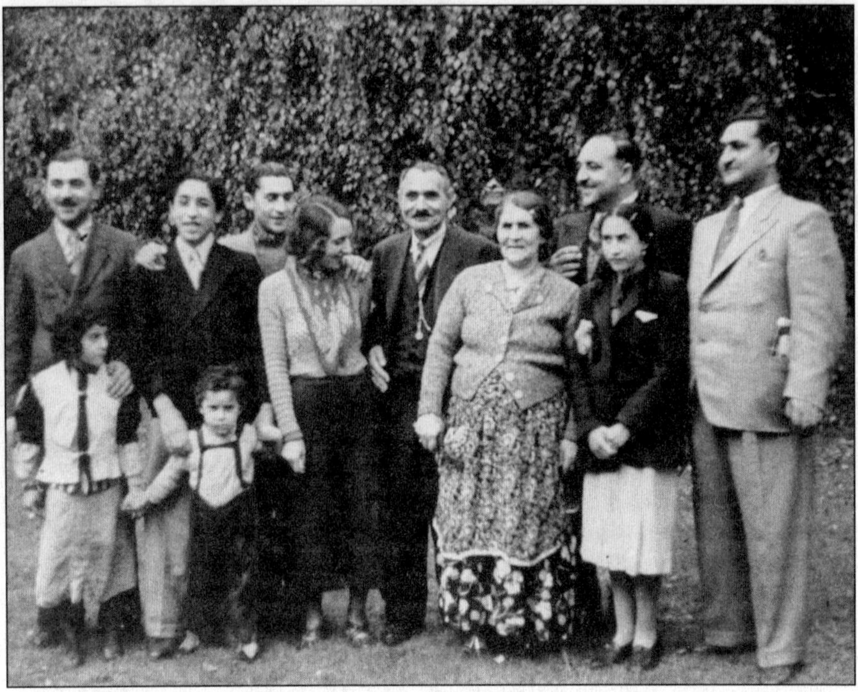

Ritter zitierte „Zigeunersippen" in die „Rassenhygienische Forschungsstelle" in Berlin-Dahlem. Eine Berliner Sinti-Familie ließ sich im Garten des Reichsgesundheitsamtes fotografieren – sie ahnt nicht, daß die „rassendiagnostische Sichtung" ihren Untergang bedeutet.

„Endsieg" ihr Forschungsobjekt behielten – perfider Plan, der Wirklichkeit geworden wäre, hätte nicht die Zerschlagung des nationalsozialistischen deutschen Staates seinen Abschluß verhindert.[49]

Im „Zigeunerlager" des KZ Auschwitz-Birkenau war die Sterblichkeit hoch. Himmler befahl, die Arbeitsfähigen herauszusuchen, die Männer als Rüstungssklaven in das KZ Buchenwald, die Frauen in das KZ Ravensbrück zu „überstellen", alle übrigen aber in den Gaskammern zu töten. In der Nacht vom 2. zum 3. August 1944 ist der Mordbefehl ausgeführt worden.

Ritters Forschungsstelle und die rassenhygienische Utopie

Mehr als 24.000 „Gutachtliche Äußerungen" über „Zigeuner und Zigeunermischlinge" hat das Rassenhygieneinstitut ausgestellt, mindestens 15.000 der Ausgesonderten starben als Opfer der dreifachen Verurteilung: Ritter und seine Rassenforscher sahen in Sinti und Roma Angehörige einer „minderwertigen Fremdrasse", sie stigmatisierten sie als „Bastarde", und sie rechneten alle „Zigeunermischlinge" zu den „asozialen Sippen" oder gar zu den „Verbrechererbstämmen".[50]

So entsetzlich der Völkermord an einer ethnisch-sozialen Minderheit war, – die Rassenhygiene hatte sehr viel weiter gesteckte Ziele. Wer die Praxis des Reichsgesundheitsamtes im Nazistaat mit der rassenhygienischen Beglückungspsychose des Baur-Fischer-Lenz vergleicht, erkennt, daß die mörderische Wirklichkeit von der sie vorbereitenden Idee noch übertroffen wurde.

Humangenetik versteht sich nach Baur so:

„Die Kulturmenschheit zeigt dementsprechend nicht wie etwa die Hunde, Schweine, Rinder usw. scharf geschiedene Zuchtrassentypen, sondern stellt ein 'rasseloses' Gemisch dar, das uns in den internationalen Verkehrszentren in besonders abschreckender Form vor Augen tritt. Man könnte aber sehr leicht, wenn überhaupt willkürliche Paarung nach einheitlichem Plan möglich wäre, aus einem Menschenvolke 'Kulturrassen', entsprechend den Jagdhunden, Windhunden, Dackeln, Pudeln usw. herauszüchten."[51]

Baur, Fischer und Lenz haben von einem Großdeutschen Reich geträumt, in dem jede Paarung genehmigungspflichtig gewesen wäre:

„Als Maßstab der Würdigkeit von Individuen und Familien zur Fortpflanzung dient uns dabei ihre Leistungsfähigkeit und ihre Bewährung im Leben der Gemeinschaft. Diese Wertung ist bei allen unseren Vorschlägen zur negativen (ausmerzenden) und positiven (vermehrungsfördernden) Rassenhygiene vorausgesetzt […]".[52]

Die unteren Volksschichten, die „Entarteten" und „Leistungsschwachen", sollten auf biologischem Wege zum Verschwinden gebracht werden:

„Die Schwachen verdienen zwar gewiß unser Mitleid; aber eben darum sollten wir sorgen, daß ihrer nicht mehr werden. Unser Mitleid mit den Schwachen bestätigt sich am wirksamsten darin, daß wir sorgen, daß möglichst keine Schwachen mehr geboren werden […]".[53]

Zur „direkten Züchtung von Menschen" äußerte sich das „Drei-Männer-Buch" zurückhaltend, aber immerhin:

„Wohl begegnen uns gelegentlich Männer, von denen wir wünschen können, daß sie nicht nur 2 oder 3, auch nicht nur 10 oder 12, sondern daß sie 100 oder 1000 Kinder hätten. Biologisch möglich wäre das natürlich; und wenn es auch sittlich möglich wäre, so

würde das ein unvergleichlich wirksamerer Weg zur Veredelung der Rasse sein. Bei einer derartigen Fortpflanzungsauslese würde die ganze Bevölkerung in wenigen Generationen fast nur aus wohlgeratenen Menschen bestehen.“[54]

Zucht setzt ein Zuchtziel voraus. Sachverständige müssen jene auswählen, die zur Zucht taugen, und jene an der Fortpflanzung hindern, die als untauglich eingestuft werden. Die Macht, diese Selektion vorzunehmen, wollten die Rassenhygieniker höchstselbst ausüben:

„Die Lehrer und Forscher auf dem Gebiet der Rassenhygiene würden infolge ihrer verhältnismäßig unabhängigen Stellung auch die geeigneten Führer der rassenhygienischen Bewegung sein, und von ihnen würde am besten auch die Initiative zu staatlichen Maßnahmen ausgehen.“[55]

Der maßlose Anspruch des „Drei-Männer-Buches“ potenziert die Rassenhygiene zur weltbeglückenden Utopie:

„Ein Sozialismus aber, der die Frage der Erhaltung und Mehrung der Rassentüchtigkeit nicht zu lösen vermag, hat ebenso wie der Individualkapitalismus sein Dasein verwirkt [...] Die Rassenhygiene ist daher der einzige Weg zu einem wahren Sozialismus der Zukunft.“[56]

Als oberste rassenhygienische Behörde sollte nach Baur-Fischer-Lenz ein Gesundheitsministerium eingerichtet werden[57], das die „rassenbiologische Inventaraufnahme“ der Bevölkerung zu organisieren und „die gesamte hygienische Fürsorge unter rassenhygienischen Gesichtspunkten“[58] zu betreiben gehabt hätte. Unter Leitung dieses Hyperministeriums wäre die totale Erfassung des deutschen Genpools organisiert worden:

„Schon bei der Geburt sollte für jedes Kind ein amtlicher Personalbogen angelegt werden, auf dem alle Tatsachen, die für die gesundheitliche und rassenbiologische Beurteilung des Kindes von Wichtigkeit sind, einzutragen wären, also auch Angaben über die Beschaffenheit der Eltern und Geschwister.“[59]

Gegenüber dieser Vision der Rassenhygieniker, wäre Ritters „Erfassung der Zigeunerbastarde“ tatsächlich nur ein Vorspiel gewesen. Sein Rassenhygieneinstitut hatte stets mit Personalmangel zu kämpfen. Auch wenn die Deutsche Forschungsgemeinschaft, der Reichsausschuß für Volksgesundheitsdienst und das Reichssicherheitshauptamt Finanzspritzen gaben, flossen für den ehrgeizigen Psychiater nie so reichliche Mittel, wie er sie sich erhoffte.

Gemessen an den Ansprüchen der Baur, Fischer, Lenz und Ritter war das Reichsgesundheitsamt eine eher kümmerliche Behörde. Zu den Arbeitsgebieten, für die es in einem jährlichen Nachtrag zum Haushalt zusätzliche Reisemittel beantragte, gehörte zwar regelmäßig die „erbwissenschaftliche, rassen- und kriminalbiologische Forschung“, daneben jedoch solch vergleichsweise nebensächliche Aufgaben wie die „Überprüfung der Tierkörperverwertungsanlagen“, die „Überwachung des Tierschutzgesetzes“ und die „Untersuchung von leukoseverdächtigen Rinderbeständen“.[60] Mit Sicherheit hatten sich die Väter der Rassenhygiene die Stellung ihres Sachgebietes im fiktiven „Reichsgesundheitsministerium“ des NS-Zukunftsstaates weniger marginal vorgestellt.

Zudem war die Rassenhygiene ins Gerangel der nazistischen Machthaber geraten, Himmler schwang sich mehr und mehr zu ihrem Vollstrecker auf. Hitler hatte ihn am 7. Oktober 1939 zum „Reichskommissar für die Festigung des deutschen

Volkstums" ernannt und ihm die Aufgabe übertragen, „schädigenden Einfluß von solchen volksfremden Bevölkerungsanteilen, die eine Gefahr für das Reich und die deutsche Volksgemeinschaft bedeuten", auszuschalten.[61] In seinem hauseigenen Imperium verfügte der Reichsführer SS über mehrere rassenhygienisch ausgerichtete Organe: den „Lebensborn", das „Ahnenerbe" und vor allem das „Rasse- und Siedlungshauptamt". Dessen Chef, SS-Gruppenführer Günther Pancke, hatte schon am 19. Dezember 1938 in einem Brief an Himmler verlangt, „über die geplanten Maßnahmen zur Lösung der Zigeunerfrage unterrichtet zu sein und an den Vorschlägen mitzuarbeiten".[62]

Die letzten Jahre des Ritter-Instituts deuten darauf hin, daß Himmler es ganz seinem engeren Machtbereich einverleiben wollte. Zwischen Mai und September 1943 sind mehrere Dienststellen des Reichssicherheitshauptamtes aus dem bombengefährdeten Berlin in die „Führerschule der Sicherheitspolizei" verlegt worden, einen kasernenartigen Neubaukomplex in Drögen bei Fürstenberg an der Havel. Unter ihnen waren die „Reichszentrale zur Bekämpfung des Zigeunerunwesens", der „Erkennungsdienst" und das von Ritter geleitete „Kriminalbiologische Institut der Sicherheitspolizei".[63] Aber auch Ritters „Rassenhygienische und Kriminalbiologische Forschungsstelle beim Reichsgesundheitsamt" siedelte dorthin um.

Eine Neuordnung zeichnete sich ab: Alle mit der Erfassung, der Begutachtung und der Vernichtung von „Zigeunern", von „Gemeinschaftsfremden" und von „kriminellen Sippen" betrauten Institutionen waren im Fürstenberger Ausweichquartier des RSHA vereint worden.[64] Ganz in der Nähe lagen das Frauen-Konzentrationslager Ravensbrück und das „Jugendschutzlager Uckermark", ein KZ für junge Mädchen. Ritter und seine Mitarbeiterinnen dehnten ihre Tätigkeit auf beide Lager aus. Am 6. März 1944 führte Ritter in seinem Arbeitsbericht an die Deutsche Forschungsgemeinschaft ein brandneues Vorhaben auf:

„Um über den Erbwert der Angehörigen von Bibelforscherfamilien ein Bild zu gewinnen, wurde im Frauenkonzentrationslager eine Untersuchung über die Sippenherkunft der 'Ernsten Bibelforscher' begonnen."[65]

Die akademischen Verfechter der Rassenhygiene haben sich für Moralisten gehalten, offenbar hat keinen von ihnen ein Schuldgefühl geplagt. In einem Ermittlungverfahren, das die Staatsanwaltschaft Frankfurt am Main 1950 gegen Ritter führte, erklärte er,

„daß er jeglichen radikalen Rassendoktrinen der Nazizeit abhold gewesen sei, Gewaltmaßnahmen abgelehnt und seine Aufgabe als Wissenschaftler darin erblickt habe, die schwere Problematik des Zigeunergeschlechts auf wissenschaftlicher Basis in einer den Idealen der Humanität gerecht werdenden Weise zu lösen".[66]

Staatsanwalt Dr. Kosterlitz stellte das Verfahren ein.

Im Nachhinein wirken die Glaubenssätze der Rassenhygiene – obschon ernst gemeint – in schauriger Weise komisch, Humangenetiker-Blasphemie. Der Baur-Fischer-Lenz schließt in Verzückung:

„Der göttliche Funke, der in uns allen glimmt, leuchtet uns heute zu neuen Wegen, die die Menschheit zum Heile führen. Und in diesem Sinne wollen auch wir Rassenhygieniker Arbeiter im Weinberg Gottes sein."[67]

Anmerkungen

1 Sinti: Selbstbezeichnung einer in Mitteleuropa, vor allem in den deutschsprachigen Gebieten verbreiteten ethnisch-sozialen Gruppe der Roma. Einzahl: Sintu; weiblich: Sintiza. Die Sprache der Roma, das Romanes, geht auf indische Sprachen zurück. Die Sinti sprechen einen eigenen Dialekt des Romanes. Schwer verständlich war für sie der Dialekt tschechischer Sinti, die von ihnen deshalb Lalleri (Stumme) genannt wurden. Als Ròm-Zigeuner sonderten die Mitarbeiter des Rassenhygieneinstituts jene Roma aus, die im späten 19. Jahrhundert aus Ungarn oder Rumänien nach Deutschland eingewandert waren, sich anfangs ethnisch von den Sinti unterschieden und von ihnen Romungri (ungarische Roma) genannt wurden. Im Vorkriegs-Deutschland gab es ungefähr 13.000 Sinti, gut 1000 „Romungri", einige hundert Lalleri und einige Roma-Familien, die als Bärenführer umherzogen und vorwiegend bosnische oder türkische Namen führten. Erst als Österreich, das Sudetenland und die polnischen Westprovinzen annektiert und dem „Großdeutschen Reich" eingegliedert wurden, stieg die Zahl der vom Rassenhygieneinstitut zu erfassenden und zu begutachtenden „Zigeuner" auf etwa 30.000. Zigeuner ist kein Wort aus dem Romanes, sondern eine Fremdbezeichnung. Wahrscheinlich leitet es sich von griechisch athinganoi her, zu deutsch: die Unberührbaren. Die Sinti und die meisten Roma lehnen die Bezeichnung Zigeuner als diskriminierend ab.

2 Richard Heydrich, rechte Hand Himmlers. Am 27. 9. 1939, unmittelbar nach dem deutschen Überfall auf Polen, wird das Reichssicherheitshauptamt (RSHA) eingerichtet; Himmler beauftragt Heydrich mit dessen Leitung. Das Reichkriminalpolizeiamt (RKPA) bildet das Amt V des RSHA.

3 In Heydrichs Anweisung vom 1. 3. 1939 heißt es „rassebiologisch", „rassehygienisch", also nicht „rassenbiologisch", „rassenhygienisch" usw.

4 Eva Justin wollte bei dem Psychologen Professor Dr. Kurt Gottschaldt promovieren. Gottschaldt, Abteilungsleiter am „Kaiser-Wilhelm-Institut für Anthropologie, menschliche Erblehre und Eugenik", hatte es jedoch abgelehnt, sie zur Prüfung zuzulassen, da sie seinen Vorlesungen ferngeblieben war und das Thema nicht mit ihm abgesprochen hatte. Daraufhin promovierte Justin bei Professor Dr. Eugen Fischer in Anthropologie; ihre Nebenfächer waren Völkerkunde und Kriminalbiologie. Obwohl sie in Psychologie akademisch gescheitert war, ist sie 1948 von der Stadt Frankfurt als „Jugendpsychologin" angestellt worden. Näheres dazu siehe Gilsenbach, Reimar: Wie Lolitschai zur Doktorwürde kam. Ein akademisches Kapitel aus dem Völkermord an den Sinti. In: Beiträge zur nationalsozialistischen Gesundheits- und Sozialpolitik, Heft 6, Rotbuch-Verlag Berlin, August 1988, S. 101-134.

5 Ebd., S. 10-41, 101-134.

6 Deutsches Kriminalpolizeiblatt. Herausgegeben vom Reichskriminalpolizeiamt in Berlin, 12. Jg., Sondernummer vom 26. 3. 1939. Abk.: RdErl. = Runderlaß. RFSS und ChDtPol = Reichsführer-SS und Chef der Deutschen Polizei im Reichministerium des Innern. RMBliV = Reichsministerialblatt für die Innere Verwaltung.

7 Lenz, Fritz: Die Stellung des Nationalsozialismus zur Rassenhygiene. In: Archiv für Rassen- und Gesellschaftsbiologie, 25 (1931), S. 308: „Von eigentlich rassenhygienischen Büchern hat Hitler, wie ich höre, die zweite Auflage des Baur-Fischer-Lenz gelesen, und zwar während seiner Festungshaft in Landsberg. Manche Stellen daraus spiegeln sich in Wendungen Hitlers wider." – Siehe auch: Müller-Hill, Benno: Tödliche Wissenschaft. Die Aussonderung von Juden, Zigeunern und Geisteskranken 1933–1945. Reinbeck 1984, S. 12.

8 Lenz in Baur, Erwin; Eugen Fischer; Fritz Lenz: Menschliche Erblichkeitslehre und Rassenhygiene. München 1921; 2. Auflage 1923, Band 2, S. 334.

9 Ebd., S. 162.

10 Ebd., S. 326-329.

11 Baur, Erwin: Der Untergang der Kulturvölker im Lichte der Biologie. In: Volk und Rasse, 7 (1932), S. 77.

12 Lenz in Baur (Anm.8), S. 192.

13 Ebd., S. 149.

14 Ebd., S. 182.

15 Ebd.,S. 273.

16 Hitler, Adolf: Mein Kampf, 5. Auflage 1930, Band 2, S. 446–447.

17 Ebd., S. 279.

18 Lenz (Anm.7), S. 308. – Ähnlich äußert sich zehn Jahre später der Anthropologe Professor Dr. med. Ottmar von Verschuer: „Der Führer des Deutschen Reiches ist der erste Staatsmann, der die Erkenntnisse der Erbbiologie und der Rassenhygiene zu einem leitenden Prinzip in der Staatsführung gemacht hat." Zitiert nach: Zentralrat deutscher Sinti und Roma, Privatklage gegen Arnold vom 14. 4. 1983, S. 2.

19 Die Autoren des „Drei-Männer-Buches" brachten es zu hohen akademischen Ehren. Erwin Baur (1875–1933) übernahm 1928 die Direktion des neu gegründeten Kaiser-Wilhelm-Instituts für Züchtungsforschung in Müncheberg, das östlich von Berlin liegt. (Als junger Arzt war Baur an psychiatrischen Kliniken tätig. Wann immer er später psychisch Kranke erwähnt, so nur mit schimpflichen Begriffen, ja geradezu von Haß und Ekel erfüllt.)

Ernst Fischer (1874–1967) war von 1927 bis zu seiner Emeritierung im Jahre 1942 Direktor des Kaiser-Wilhelm-Instituts für Anthropologie, menschliche Erblehre und Eugenik in Berlin-Dahlem. In seiner Antrittsrede als Rektor der Berliner Universität rühmte er am 23. Juli 1933, daß die „neue Führung, kaum im Besitz des Staates," bewußt und tatkräftig an jener Stelle in das Leben ihres Volkes eingreife, „wo dies am dringendsten, am entscheidendsten, am unaufschiebbarsten nötig ist". Dieses „Eingreifen" konnte nach Fischer „bezeichnet werden als biologische Bevölkerungspolitik, biologische, d. h. auf Lebensvorgänge der Vererbung, der Auslese und Ausmerze gerichtete Erb- und Rassenpflege des Staates". Im Sommer 1944 trug Alfred Rosenberg, Minister für die besetzten Ostgebiete, sich mit dem Gedanken, einen „Antijüdischen Kongreß" einzuberufen. Er machte Fischer das Angebot, als einer der Präsidenten des Kongresses zu amtieren – Fischer sagte zu. Der praktisch angewandten Rassenhygiene waren zu dieser Zeit bereits viele zehntausend psychisch Kranke, mehrere hunderttausend „Zigeuner" und einige Millionen Juden zum Opfer gefallen.

Fritz Lenz (1897–1976), der jüngste der drei Autoren, wirkte von 1933 bis 1945 als Abteilungsleiter für Eugenik im Dahlemer Anthropologie-Institut; er erhielt den ersten Lehrstuhl für Rassenhygiene.

20 „Getarnter Schwachsinn": ein von Psychiatern ausgeheckte Unwort! Ritter wandte es vor allem auf Sinti und Roma an: Zigeuner, sofern sie einen hohen Grad an Intelligenz erreichen, so etwa argumentierte er, wollen auf diese durchtriebene Weise nur ihren angeborenen Schwachsinn „tarnen"!

21 Stadtarchiv Tübingen, A 150/8005. Zu Ritters Tätigkeit in Tübingen siehe: Hans-Joachim Lang, Die verdrängten Gründerjahre der Anthropologie. Teil 1: Ideologische Schrittmacher der Ausmerze; Teil 2: Zwangssterilisation und Massenmord. Schwäbisches Tagblatt, 24. 11. 1984 und 25. 5. 1985. – Mathias Winter: Robert Ritters vorbe-

reitende Tübinger Forschungen: Die Ermordung von Sinti und Roma. Schwäbisches Tagblatt, 10. 12. 1988.

22 Bundesarchiv Koblenz, R 73 (DFG-Akten), Nr. 14005 (Personalakte Ritter), Brief Ritters an den Präsidenten der „Notgemeinschaft" vom 12. 2. 1935.

23 Siehe Seite 70.

24 Ritter, Robert: Erbbiologische Untersuchungen innerhalb eines Züchtungskreises von Zigeunermischlingen und „asozialen Psychopathen". In: Bevölkerungsfragen. Bericht des Internationalen Kongresses für Bevölkerungswissenschaft, Berlin, 26. August – 1. September 1935. München 1936, S. 713–717.

25 Nur diese Tätigkeit kann es gewesen sein, aus der Justin den Anspruch herleitete, sich 1948 als „Jugendpsychologin" bei der Stadt Frankfurt am Main zu bewerben – der Magistrat stellte sie an. Gilsenbach (Anm.4), S. 121-122.

26 Ritter, Robert: Ein Menschenschlag. Erbärztliche und erbgeschichtliche Untersuchungen über die – durch zehn Geschlechterfolgen erforschten – Nachkommen von „Vagabunden, Jaunern und Räubern", Leipzig 1937.

27 Bundesarchiv Koblenz, R 73 (DFG-Akten), Nr. 14005 (Personalakte Ritter), Ritter an Breuer, 20. 1. 1940.

28 Gilsenbach, Reimar: Marzahn – Hitlers erstes Lager für „Fremdrassige". In: pogrom 17 (1986) Nr. 122, S. 15-17. – Brucker-Boroujerdi, Ute; Wolfgang Wippermann: Das „Zigeunerlager" Berlin-Marzahn 1936–1945. In: pogrom, 18 (1987), Nr. 130, S. 77–80.

29 Siehe auch Seite 70 f.

30 Ritter, Robert: Zigeuner und Landfahrer. In: Der nichtseßhafte Mensch. Ein Beitrag zur Neugestaltung der Raum- und Menschenordnung im Großdeutschen Reich, München 1938, S. 71–88. Was Ritter hier fordert, entspricht genau dem Leitsatz 29 der Deutschen Gesellschaft für Rassenhygiene.

31 Hier können nur einige Beispiele angeführt werden:

Professor Dr. H. Kürten erklärte in der Zeitschrift des „Nationalsozialistischen Ärztebundes", durch die „Nürnberger Gesetze" sei die „Scheidung der Rassenzigeuner und ihrer Bastarde von der Blutsgemeinschaft des deutschen Volkes" vollzogen. Die Erfassung aller „Zigeuner" werde nun auch die „Voraussetzung für die schwerste aller Entscheidungen erfüllen – die Entscheidung über das artfremde Blut". „Schwerste Entscheidung" – ein Synonym von „Sonderbehandlung", im Klartext: Mord. [Kürten, H.: Die „deutschen" Zigeuner. In: Ziel und Weg. Zeitschrift des Nationalsozialistischen Deutschen Ärztebundes, München 7 (1937), S. 474–475.]

Im „Deutschen Ärzteblatt" verlangte Professor Dr. med. Heinrich Wilhelm Kranz, Direktor des „Instituts für Erb- und Rassenpflege" der Universität Gießen und Gauamtleiter des Rassenpolitischen Amtes Gau Hessen Nassau, „eine einheitliche und erfolgversprechende Lösung der Zigeunerfrage". Die Seßhaftmachung sei unter allen Umständen zu verhindern, vielmehr solle eine „beide Geschlechter betreffende, möglichst lang andauernde Asylierung" in Zwangsarbeitslagern erfolgen. In allen „Zigeunern" und „zigeunerischen, asozialen Vaganten" sah Kranz ein sich „leistungsmäßig völlig negativ" verhaltendes Bevölkerungselement, das als „soziale und rassische Gefahr so gründlich und so bald wie möglich auf dem Wege der Fruchtbarkeitsverhinderung aus dem Volkskörper ausgemerzt werden muß! [Kranz, Heinrich Wilhelm: Zigeuner, wie sie wirklich sind In: Neues Volk. Beilage zu: Deutsches Ärzteblatt, Berlin, September 1937, S. 21–27.]

In der Zeitschrift „Der Öffentliche Gesundheitsdienst" schrieb Dr. Carl-Heinz Rodenberg, bei Juden und „Zigeunern" handele es sich um einen „Fremdkörper", auf dessen „zerstörerischen Einfluß unser bluts- und rassenmäßig harmonisch gestalteter Volkskörper zwangsläufig mit Entartung und endgültigem Verfall antworten muß". Rodenberg, Leiter der Abteilung für Erb- und Gesundheitspflege im Reichsausschuß für Volksgesundheitsdienst, erklärte die „Zigeuner" zu einem „artfremden Parasitenvolk", das in „rassenbiologischer Hinsicht" eine nicht geringere „soziale und völkische Gefahr" als die Juden sei. Er forderte, sie „aus dem deutschen Volkskörper auszugliedern". [Rodenberg, Carl-Heinz: Die Zigeunerfrage. In: Der öffentliche Gesundheitsdienst, 3 (1937) S. 437–446.]

Dr. Adolf Würth, Ritters Mitarbeiter, stimmte in den Ärztechor ein: „So wie der nationalsozialistische Staat die Judenfrage gelöst hat, so wird er auch die Zigeunerfrage grundsätzlich lösen müssen." Das Ziel nazistischer „Zigeunerforschung" formulierte er im gleichen Sinne wie sein Chef: „Die rassenbiologische Zigeunerforschung ist die unbedingte Voraussetzung für eine endgültige Lösung der Zigeunerfrage. Diese Lösung dient dem großen Ziel, das Blut des deutschen Volkes vor dem Eindringen fremdrassigen Erbgutes zu schützen und zu verhindern, daß die weitverbreitete und gefährliche Zigeunerpopulation sich immer stärker vermehrt." [Würth, Adolf: Bemerkungen zur Zigeunerfrage und Zigeunerforschung in Deutschland. In: Mitteilungsblatt der Deutschen Gesellschaft für Rassenforschung, Stuttgart 1938, S. 95–98.]

32 Ritter, Robert : Die Zigeunerfrage und das Zigeunerbastardproblem. In: Fortschritte der Erbpathologie, Rassenhygiene und ihrer Grenzgebiete [Leipzig], 3 (1939), S. 2–20.

33 Bundesarchiv Koblenz, R 73 (DFG-Akten), Nr. 14005 (Personalakte Ritter), Ritter an Breuer, 20. 1. 1940.

34 Das „Großdeutsche Reich" schloß zu dieser Zeit die dem Reich einverleibten Westgebiete Polens ein.

35 Schnellbrief des Reichssicherheitshauptamtes vom 17. 10. 1939, Tagebuch-Nummer RKPA 149/39g. Die „Zigeuner und Zigeunermischlinge" betreffenden Erlasse und Schnellbriefe liegen gesammelt vor: Erlaßsammlung des Reichskriminalpolizeiamtes Berlin – Vorbeugende Verbrechensbekämpfung. Sie ist in mehreren Archiven vorhanden, z. B. im Institut für Zeitgeschichte, München.

36 Schnellbrief des RFSSuChdDtPol. im RMdI., V B Nr. 95/40 g vom 27. 4. 1940.

37 Es handelte sich um Dr. Adolf Würth. In einem Interview mit Professor Dr. Benno Müller-Hill hat Würth auch seinen Einsatz bei dieser Deportation erwähnt, jedoch verschwiegen, daß er im Schnellverfahren „Gutachten" ausgestellt hat. Müller-Hill (Anm.7), S. 153–154.

38 Wippermann, Wolfgang: Das Leben in Frankfurt zur NS-Zeit. II. Die nationalsozialistische Zigeunerverfolgung. Frankfurt am Main 1986, S.37.

39 Ritter (Anm.32)

40 Vorbeugende Verbrechensbekämpfung durch die Polizei. Erlaß des Reichs- und Preußischen Ministers des Inneren vom 14. Dezember 1937 – Pol. S-Kr. 3, Nr. 1682/37 – 2098.

41 Ritter, Robert: Die Bestandsaufnahme der Zigeuner und Zigeunermischlinge in Deutschland. In: Der Öffentliche Gesundheitsdienst, B. Volksgesundheitspflege, 6 (1941), Heft 21, S. 477–489.

42 Runderlaß des RFSSuChdDtPol. im RMdI. S V A Nr. 452/41 vom 7. 8. 1941, in: Ministerialblatt des Reichs- und Preußischen Ministeriums des Innern, 1941, Spalte 1443–1446.

43 Landeshauptarchiv Magdeburg, Rep. C 29, Anhang II, Zigeuner-Personalakten Nr. 251, Blatt 30.

44 Befehl des Reichsführers SS vom 16. 12. 1942 – Tagb.Nr. 1 2652/42 Ad/RF/V. (So wird Himmlers Befehl in den Ausführungsbestimmungen vom 29. 1. 1943 zitiert; im Wortlaut ist er nicht bekannt.).

45 Reichssicherheitshauptamt V A 2 Nr. 59/43 g. Schnellbrief vom 29. 1. 1943, betr. „Einweisung von Zigeunermischlingen, Ròm-Zigeunern und balkanischen Zigeunern in ein

Konzentrationslager". Der Erlaß war ursprünglich geheim, jedoch ist der Geheimcharakter „nach Durchführung der Maßnahmen" am 1. 5. 1943 aufgehoben worden.

46 Bundesarchiv Koblenz, R 73 (DFG-Akten), Nr. 14005 (Personalakte Ritter), Ritter an DFG, 23. 3. 1943. Wenn Ritter „Sudetenland" schreibt und nicht „KZ Auschwitz-Birkenau", so ist das vermutlich darauf zurückzuführen, daß der Erlaß zu dieser Zeit noch geheim war.

47 Reichssicherheitshauptamt V A 2 Nr. 2260/42 vom 13. 10. 1942 betr.: Zigeunerhäuptlinge. Nachgedruckt in: Döring, Hans-Joachim: Die Zigeuner im NS-Staat. Hamburg 1964, S. 212–214.

48 Kommandant in Auschwitz. Autobiographische Aufzeichnungen von Rudolf Höß, Stuttgart 1958, S. 104–107.

49 Zu Ritters – und Himmlers! – Idee, die „reinrassigen" oder „stammechten Wanderzigeuner" überleben zu lassen, hat sich der Autor an anderer Stelle ausführlich geäußert; siehe Gilsenbach, Reimar: Oh Django, sing deinen Zorn. Sinti und Roma unter den Deutschen. Berlin 1993, Kapitel: Die entsetzliche Rettung der reinrassigen Sinti, S. 148–158.

50 Ritter und Justin behaupteten nach Kriegsende, ihre „Gutachtlichen Äußerungen" hätten keinen Einfluß auf den Völkermord an Sinti und Roma gehabt. Eine Mitarbeiterin Ritters, die Anthropologin Sophie Erhardt erklärte noch im Mai 1983: „Ich habe nie rassendiagnostische Gutachten gemacht. Soweit ich weiß, haben solche Gutachten überhaupt nicht existiert. [...] Ich weiß nicht, ob diese Gutachten als Hinweis gedient haben, Zigeuner ins Konzentrationslager zu schicken, aber ich meine, daß dies nicht der Fall war. Ritters Institut hatte damit nichts zu tun." Die „Gutachtliche Äußerung" Nr. 638, zufällig erhalten geblieben, trägt jedoch die Unterschrift von Sophie Erhardt. – Der Autor hat an vier Beispielen und sechs Fällen nachgewiesen, welche Folgen die Gutachten für die Betroffenen hatten, Folgen, die ja nicht nur das Schlimmste bedeuten konnten – Deportation nach Auschwitz oder Sterilisierung –, sondern auch das tägliche Elend: Zwangsarbeit, Hungerrationen, Festsetzung in Sammellagern, sozialrechtliche Gleichstellung mit den Juden und Verbote über Verbote. (Gilsenbach [Anm.49], S. 134-138.)

51 Baur in Baur (Anm 8), 4. Auflage 1936, S. 90–91. Baur greift hier Ideen auf, die schon Platon („Politeia", um 360 v. u. Z.) und Campanella („Sonnenstaat", 1602) geäußert haben. Die Korrekturen für die 4. Auflage hat Baur – er starb am 1. 12. 1933 – kurz vor seinem Tod abgeschlossen.

52 Lenz in Baur (Anm.8), S. 206.

53 Ebd., S. 204.

54 Ebd., S. 199–200.

55 Ebd., S. 262–263.

56 Ebd., S. 240–241.

57 Ebd., S. 268.

58 Ebd., S. 267.

59 Ebd., S. 264–265.

60 Zentrales Staatsarchiv Potsdam: Rechnungshof des Deutschen Reiches, Akten betr. Reichsgesundheitsamt 3001.

61 Erlaß vom 7. 10. 1939. IMG XXVI, Band 55, Dk. 686.

62 Pancke an Himmler, 19. 12. 1938. Document Center Berlin, SS-HO 2250, BDC Pancke research.

63 Ritter war im Frühjahr 1941 auch noch mit der Leitung des Kriminalbiologischen Instituts des Reichsgesundheitsamtes beauftragt worden; er vereinigte seine beiden Institute zur „Rassenhygienischen und Kriminalbiologischen Forschungsstelle". Ende des

Jahres gründete das RSHA ein „Kriminalbiologisches Institut der Sicherheitspolizei"; auch dessen Leitung übernahm Ritter. Sein Hauptaugenmerk wandte er nun den „asozialen und kriminellen Sippen" zu. Ritter und Justin trieben ihre Untersuchungen vor allem an Jugendlichen, die in die Jugend-KZ Moringen und Uckermark eingewiesen worden waren. Siehe: Gilsenbach (Anm.4), S. 101–134.

64 Nach Würth ist die „Auslagerung des Zigeunerarchivs nach Mecklenburg" schon 1942 diskutiert worden. Müller-Hill (Anm.7), S. 155. – Im Mai 1943 berichtete ein männlicher Häftling des KZ Ravensbrück, der im Komplex des RSHA im Arbeitseinsatz war: „In Drögen besteht eine Dienststelle des Reichsgesundheitsamtes." (Nationale Mahn- und Gedenkstätte Ravensbrück, Brief vom 27. 11. 1983 an den Autor.)

65 Bundesarchiv Koblenz, R 73 (DFG-Akten), Nr. 14005 (Personalakte Ritter), Ritter an DFG, 6. 3. 1944.

66 Ermittlungsverfahren gegen den Obermedizinalrat Dr. Dr. Robert Ritter. Staatsanwaltschaft Frankfurt (Main) 55/3 Js 5582/48, Blatt 431–446: Einstellungsbeschluß vom 28. 8. 1950.

67 Lenz in Baur, Fischer, Lenz, 1923, Band 2, 2. Auflage, S. 337.

Literaturhinweise:

Gilsenbach, Reimar: Die Verfolgung der Sinti – ein Weg, der nach Auschwitz führte. Vortrag zum Symposium „Viereinhalb Jahre. Auschwitz 1940–1945". Hamburger Institut für Sozialforschung, 19. - 24. 10. 1987. In: Beiträge zur nationalsozialistischen Gesundheits- und Sozialpolitik, Heft 6, Rotbuch-Verlag Berlin, August 1988, S. 10–41.

Gilsenbach, Reimar: Erwin Baur. Eine deutsche Chronik. In: Beiträge zur nationalsozialistischen Gesundheits- und Sozialpolitik, Heft 8, Rotbuch-Verlag, Berlin 1990, S. 184 -197.

Hohmann, Joachim S.: Robert Ritter und die Erben der Kriminalbiologie. „Zigeunerforschung" im Nationalsozialismus und in Westdeutschland im Zeichen des Rassismus. Frankfurt am Main; Berlin; Bern; New York; Paris; Wien: Peter Lang, 1991. [Hohmann gibt eine sehr ausführliche und präzise Darstellung des Ritter-Instituts und seiner Mitarbeiter; er zitiert viele ihrer Äußerungen im Wortlaut.]

Schenk, Michael: Rassismus gegen Sinti und Roma. Zur Kontinuität der Zigeunerverfolgung innerhalb der deutschen Gesellschaft von der Weimarer Republik bis in die Gegenwart. Frankfurt am Main; Berlin; Bern; New York; Paris; Wien: Peter Lang, 1994.

Gerrit Hohendorf, Volker Roelcke, Maike Rotzoll[1]

Von der Ethik des wissenschaftlichen Zugriffs auf den Menschen:

Die Verknüpfung von psychiatrischer Forschung und „Euthanasie" im Nationalsozialismus und einige Implikationen für die heutige Diskussion in der medizinischen Ethik

Einleitung

In den aktuellen Diskussionen im Bereich der medizinischen Ethik wird häufig auf historische Sachverhalte und insbesondere auf die Medizin des Nationalsozialismus Bezug genommen.[2] Dies geschieht einerseits mit der Absicht, auf Kontinuitäten aufmerksam zu machen und damit eine kritische Haltung gegenüber Normen und Praktiken der Gegenwart einzunehmen[3], andererseits aber nicht selten mit der Intention, auf die grundsätzliche Verschiedenheit zwischen historischer und aktueller Situation hinzuweisen.[4] In dieser zuletzt genannten Perspektive erscheint die Vergegenwärtigung historischer Erfahrung ebenso überflüssig und inadäquat wie die methodisch fundierte Auseinandersetzung mit historischen Formen medizinethischer Konfliktfelder oder mit früheren Versuchen der Kodifizierung ärztlicher Wert- und Verhaltensstandards. Vielmehr scheint es eines der Anliegen der Vertreter einer sich selbst so bezeichnenden „posthippokratischen" medizinischen Ethik zu sein, historisch tradierte Inhalte und Formen der Kodifizierung wie etwa den Eid des Hippokrates oder den Nürnberger Kodex in ihrem Wert für die aktuelle Diskussion in Frage zu stellen und stattdessen eine – zumindest so postulierte – neue professionalisierte „Bioethik" zu formulieren.[5]

Vor dem Hintergrund dieser unterschiedlichen Positionen zur Bedeutung der Geschichte für die aktuelle Diskussion in der medizinischen Ethik soll mit den folgenden Ausführungen gezeigt werden, daß die Vergegenwärtigung historischer Erfahrung jenseits von instrumentalisierender Verklärung oder Entwertung der Geschichte eine wichtige Funktion bei der Reflexion aktueller medizinethischer Konflikte hat.

Zunächst wird die psychiatrische Forschung an kranken Menschen im Nationalsozialismus am Beispiel der Psychiatrischen Universitätsklinik Heidelberg dargestellt. In einem zweiten Schritt soll dann – aus der historischen Erfahrung heraus – nach der Ethik moderner biomedizinischer Forschung am Menschen gefragt werden. Dabei kommt der Bestimmung des Verhältnisses von Individuum und Gesellschaft und der Begründung der Würde und der Subjektivität der untersuchten Menschen eine besondere Bedeutung zu. Hieraus ergibt sich eine kritische Abgrenzung zu den utilitaristischen Bestrebungen der modernen Bioethik.

Psychiatrische Forschung und „Euthanasie" – Die Forschungsabteilung der Heidelberger Psychiatrischen Universitätsklinik

In der Forschungsabteilung der Heidelberger Psychiatrischen Universitätsklinik wurden in den Jahren 1943 bis 1945 unter der Federführung von Prof. Dr. Carl Schneider[6] und Dr. Dr. Julius Deussen[7] 52 Kinder und Jugendliche, die an einer geistigen bzw. körperlichen Behinderung litten, einem umfangreichen Forschungsprogramm unterworfen. Dieses Forschungsprogramm plante die Tötung der sogenannten „Forschungskinder" im Rahmen der letzten Phase der „Euthanasie"-Aktion explizit mit ein. Tatsächlich sind 20 dieser Kinder im Jahre 1944 in der Kinderfachabteilung der Heil- und Pflegeanstalt Eichberg mit dem Ziel ermordet worden, ihre Gehirne in Heidelberg untersuchen zu können. Auf diese Weise sollte die umfangreiche klinische, technische, testpsychologische und erbbiologische Untersuchung mit dem pathoanatomischen Untersuchungsbefund des Gehirns abgeschlossen werden.

Der historische Gesamtzusammenhang der Forschungen Carl Schneiders ist anderenorts ausführlich dargestellt worden.[8] Hier soll nur kurz auf die Motivation der Heidelberger Forschungen Carl Schneiders eingegangen werden. Innerhalb des organisatorischen Rahmens der „Euthanasie"-Dienststellen T4, mit denen Carl Schneider als Obergutachter der T4-Aktion und als Freund von Paul Nitsche[9] in engstem Kontakt stand, sind ab Anfang 1941 umfangreiche Forschungspläne nachzuweisen. Diese Forschungspläne zeigen nicht nur, daß die beteiligten Forscher die T4-Aktion nutzen wollten, um möglichst viele Gehirne von „Geisteskranken" zu untersuchen, wie aus einem von C. Schneider für die T4-Zentrale verfaßten Forschungsantrag vom 12.3.1942 hervorgeht:

„Es ist selbstverständlich, daß für zahlreiche Untersuchungen, zumal im Rahmen der ['Euthanasie'-] Aktion auch histopathologische und pathologisch-anatomische Untersuchungen vorgenommen werden müssen und können." (HD 127 127-129)[10]

Vielmehr besteht auch ein innerer Zusammenhang zwischen den geplanten Unterschungen zur Schizophrenie, zum Schwachsinn und zur Epilepsie sowie der „Euthanasie"-Aktion:

In einer Denkschrift mit dem Titel „Gedanken und Anregungen betr. die künftige Entwicklung der Psychiatrie" aus dem Jahre 1943 wenden sich die beteiligten Professoren Ernst Rüdin,[11] Max de Crinis,[12] Carl Schneider, Hans Heinze[13] und Paul Nitsche gegen den mit der „Euthanasie"-Aktion verbundenen Ansehensverlust des eigenen Faches und fordern ein umfassendes Programm zur Reform der psychiatrischen Therapie, Ausbildung und Forschung. Angesichts der modernen aggressiven Therapieverfahren (Schocktherapien und Arbeitstherapie) war das psychiatrische Forschungsinteresse geleitet durch die Idee, zwischen den kranken Menschen, die der therapeutischen Aktivität zugänglich sind, und den Nicht-Therapierbaren zu unterscheiden. Der „Euthanasie"-Aktion sollten wissenschaftlich fundierte Entscheidungskriterien an die Hand gegeben werden. Das hochgesteckte Ziel, „den Kranken ebenso vor Siechtum wie vor (lebendslanger) Anstaltsinternierung zu bewahren[...], sodaß er trotz seiner Erkrankung (und nach seiner Unfruchtbarmachung) ein tätiges Glied der Volksgemeinschaft bleiben kann" (HD 127 585-591), war untrennbar verbunden mit der Auslöschung derer, die dem therapeutischen Aktivismus nicht zugänglich waren. So heißt es in der genannten Denkschrift:

„Aber auch die Massnahmen der Euthanasie werden umso mehr allgemeines Verständnis und Billigung finden, als sichergestellt und bekannt wird, dass in jedem Fall bei psychischen Erkrankungen alle Möglichkeiten erschöpft werden, um die Kranken zu heilen oder doch so weit zu bessern, dass sie, sei es in ihren Berufen, sei es in einer anderen Form volkswirtschaftlich wertvoller Betätigung zugeführt werden." (HD 126 420-427, HD 128 019-027)[14]

Vor dem Hintergrund der geplanten Modernisierung und Rationalisierung der psychiatrischen Versorgung dienten die umfassenden Forschungsvorhaben aus der Sicht der beteiligten Psychiater einerseits der Grundlagenforschung, andererseits sollten sie konkrete, therapeutisch und im Sinne von Bevölkerungspolitik und Rassenhygiene auch prophylaktisch wichtige Fragen lösen.

Die Forschungsarbeit begann schließlich mit der Einrichtung einer Beobachtungs- und Forschungsabteilung an der Landesanstalt Brandenburg-Görden unter Hans Heinze.[15] Ziel der dortigen Forschungen war es, neben differentialdiagnostischen Fragen der verschiedenen Formen des angeborenen Schwachsinns, der Demenzen und der epileptischen Wesensänderung auch „die Frage der Euthanasie im einzelnen Krankheitsfalle oder bei bestimmten Krankheitsgruppen (z.B. den Athetosen) zu klären". (HD 127 050-055) Mit ähnlicher Zielsetzung wurde in der Anstalt Wiesloch am 1. 12. 1942 (als Außenabteilung der Heidelberger Psychiatrisch-Neurologischen Klinik) eine Forschungsabteilung eingerichtet. Die hier begonnenen Untersuchungen zum Schwachsinn und zur Epilepsie umfaßten Stoffwechseluntersuchungen (verantwortlich: Dr. Carl Friedrich Wendt[16]), Untersuchungen über die „Motilitätsentwicklung an Hand der Erfahrungen bei Idioten" (Dr. Johannes Suckow[17]), konstitutionsbiologische Forschungen (Dr. Friedrich Schmieder[18]), Untersuchungen zur Elektrokrampftherapie (Dr. Ernst-Adolf Schmorl[19]) und histopathologische Untersuchungen (Dr. Hans-Joachim Rauch[20]) (HD 128 066f).[21]

Die Wieslocher Forschungsabteilung wurde jedoch „mit Rücksicht auf die durch die Verkündigung des totalen Krieges völlig veränderte Lage" bereits zum 31. 3. 1943 wieder geschlossen.[22] Nach der erzwungenen Schließung der Wieslocher Forschungsabteilung im Frühjahr 1943 kam die ganze Forschungstätigkeit zunächst zum Erliegen. Ab Sommer 1943 wurden die Untersuchungen dann an der Heidelberger Klinik fortgeführt. Im Mittelpunkt standen die Forschungen an sogenannten schwachsinnigen Kindern. C. Schneider verfolgte ein klar definiertes Ziel, nämlich Kriterien für die Differentialdiagnose zwischen exogen und endogen bedingten Schwachsinnsformen zu entwickeln. Die „kriegswichtige" Bedeutung dieser Fragestellung begründete er mit bevölkerungspolitischen Überlegungen:

„Denn man kann heute nicht mit Sicherheit unterscheiden, welche schweren Schwachsinnsformen erblich sind und welche durch äussere Krankheitsursachen erzeugt werden. Das hat zur Folge, daß man die Eltern, bei denen ein erblicher schwerer Schwachsinn in der Kinderreihe aufgetreten ist, nicht rechtzeitig von der Zeugung weiterer Kinder abhalten kann, sodaß hier eine weitere Belastung des Volkes durch neue schwachsinnige Kinder nicht vermieden wird. Umgekehrt scheuen sich gerade die verantwortungsbewussten Eltern eines Kindes, das schwer schwachsinnig geboren wurde, wo aber der Schwachsinn durch äussere Erkrankung aufgetreten ist, dann vor der Zeugung weiterer Kinder da, wo der Arzt

nicht die volle Gewähr übernehmen kann, daß es sich wirklich um eine nichterbliche Schwachsinnsform handelt. [...] Die wissenschaftliche Unsicherheit in diesen Fragen [...] bewirken also, daß auf der einen Seite zweifellos erbkranke Kinder begünstigt werden, während umgekehrt, die Zeugung erbgesunder Kinder weitgehend verhindert wird [...]. In der bevölkerungspolitischen Situation, in der sich das Deutsche Volk angesichts seines Existenzkampfes befindet, wird aber ein solcher Verlust auf die Dauer unerträglich und daher eine Forschung, die geeignet ist, an seiner Beseitigung maßgebend mitzuwirken unentbehrlich, ja unbedingt erforderlich." (HD 127 878-885).

Die 52 ab August 1943 in der Heidelberger Klinik untersuchten Kinder kamen zunächst aus der abgebrannten Anstalt Frankenthal, dann vom Schwarzacher Hof bei Aglasterhausen und schließlich auch von der Anstalt Eichberg. Darüber hinaus untersuchte C. Schneider aber auch eine Reihe von Kindern aus seiner Privatklientel, die ihm zum Teil aus der Sprechstunde von Prof. Duken[23] in der Kinderklinik zugewiesen wurden. Dies sei, so C. Schneider, „besonders wichtig, weil wir damit die einseitige Auslese, die in den Anstalten vorliegt vermeiden" (HD 127 960f).

Die Kinder wurden für etwa sechs Wochen auf verschiedenen Stationen der Heidelberger Klinik aufgenommen und nach Abschluß der Untersuchungen zunächst wieder in die Anstalt zurückgebracht oder von den Eltern abgeholt. Die Durchführung des Untersuchungsprogramms oblag ab Dezember 1943 der Federführung von Dr. Dr. Deussen. Deussen wählte die zu untersuchenden Kinder in den Anstalten aus, führte die Korrespondenz mit den Angehörigen, die ebenfalls zur Untersuchung einbestellt wurden, und forderte bei den zuständigen Behörden umfangreiches Aktenmaterial an. Insbesondere jedoch kümmerte er sich um die erbbiologische Erfassung der Kinder und ihre testpsychologische Untersuchung. Neben Deussen waren auch Dr. Rauch, Dr. Schmieder und Dr. Wendt weiterhin für die Forschungsabteilung tätig. Zu den Mitarbeitern zählten neben den genannten Ärzten auch Pfleger, die von der Reichsarbeitsgemeinschaft Heil- und Pflegeanstalten abgeordnet und mit der Verhaltensbeobachtung der Kinder betraut waren, Schreibkräfte, ein Laborant für das histopathologische Labor von Dr. Rauch und eine Anzahl von Hilfskräften und Doktoranden, die die testpsychologischen Untersuchungen durchführten.

Das Forschungsprogramm

Im folgenden soll das Forschungsprogramm, wie es sich aus der Durchsicht der erhaltenen Forschungsakten[24] ergibt, dargestellt werden. Eine Übersicht über den Forschungsplan bietet Abbildung 1. Das Untersuchungsprogramm umfaßte neben der psychopathologischen, der körperlichen und der neurologischen Untersuchung verschiedene Spezialuntersuchungen. Regelmäßig wurde eine Pneumencephalographie (Punkt 9c) durchgeführt, eine röntgenologische Darstellung der Gehirnkammern, wobei das entnommene Nervenwasser durch Luft ersetzt wurde. Diese schmerzhafte Untersuchung, die der Erfassung frühkindlicher Hirnschädigungen als möglicher exogener Ursache eines Schwachsinns dienen sollte, führte bei vielen Kindern zu Übelkeit und Erbrechen (verbunden mit Kopfschmerzen). Ein Kind aus der Wieslocher Forschungsabteilung ist nach dieser Untersuchung verstorben.[25] Als invasive und eingreifende Maßnahmen sind ferner die Stoffwechseluntersuchungen zur Erfassung eventueller endokrinologischer Abnormitäten (Punkt 8) zu nennen. Den Kindern wurde Adrenalin bzw. Insulin gespritzt und Traubenzucker bzw. große Mengen Wasser zugeführt, um anschließend die Veränderungen von Puls, Blutdruck, Blutbild, Blutzucker, Menge und spezifischem Gewicht des Urins zu registrieren. Die Ergebnisse dieser Untersuchungen wurden 1946 in Leipzig von der Schwiegertochter C. Schneiders als medizinische Dissertation veröffentlicht.[26] Erwähnenswert ist weiterhin eine ausgiebige photographische Dokumentation nicht nur der Patienten, sondern auch der Angehörigen. Sie diente ebenso wie die von Schmieder durchgeführten anthropometrischen Untersuchungen dazu, Körperbautypen im Sinne der Konstitutionslehre zu bestimmen und körperliche Stigmata zwecks ihrer Korrelierung mit verschiedenen Typen geistiger Behinderung zu beschreiben (Punkt 10 und 11). Diese technischen Methoden wurden durch standardisierte psychologische Testuntersuchungen zur Bestimmung des Intelligenzalters nach Binet (Punkt 13a) ergänzt. Außerdem wurde die Stufe der psychomotorischen Entwicklung mit den Untersuchungsreihen nach Oseretzki und Bühler-Hetzer bestimmt. Eine umfassende erbbiologische Untersuchung der Familie mit Erstellung umfangreicher Sippentafeln sollte erbliche Schwachsinnsformen ausfindig machen. In diesem Zusammenhang ist bezeichnend, daß Deussen die Mutter eines untersuchten Kindes, die nicht zur Exploration erschien, wegen „Schwachsinns" zur Sterilisation anzeigte.[27]

Die bisher genannten Untersuchungen lassen sich als wissenschaftlicher Standard der damaligen Zeit beschreiben. Darüber hinaus entwickelte Deussen eine Reihe eigener und für seinen Forschungsansatz charakteristischer Untersuchungsmethoden: Zu nennen sind hier insbesondere die von den Pflegern der RAG Heil- und Pflegeanstalten durchgeführten „Funktionsprüfungen" (Punkt 13d, vgl. Abb. 2): Dabei wurden die Kinder z.B. in warmem bzw. kaltem Wasser untergetaucht und ihre Reaktion dokumentiert. Andere Punkte beschrieben die Nahrungsaufnahme in hungrigem bzw. sattem Zustand oder die Reaktion auf „Fütterung mit süsser, saurer und bitterer Speise". Des weiteren wurde ihnen Papier, Schere und Zange zum Gebrauch in die Hand gegeben. Diese „Funktionsprüfungen" verdeutlichen das Interesse, die elementare (Nahrungsaufnahme) und höhere (Werkzeuggebrauch) Funktionsfähigkeit der geistig behinderten Kinder im Hinblick auf Außenreize und Anforderungen der Umwelt in einer technisch orientierten Sichtweise zu beurteilen. Daß dabei auch Gewalt und Erschrecken (Überstülpen einer Kappe, Untertauchen im Wasser) zur Anwendung kamen, ist kennzeichend für die Konzeption des gesamten Forschungsprogramms. Ein weiteres, besonders eindrucksvolles Beispiel stellt der sogenannte Schimpansengarten (Punkt 13e) dar.[28] So heißt es in einem Untersuchungsprotokoll:

„Kind sitzt hinter einem Gitter. Wird ihm ein Stück Zucker geboten so sperrt es den Mund auf und greift darnach. Wird dies aber zurückgezogen und weiter entfernt niedergelegt, so folgt es ihm nur kurz, keinesfalls ausserhalb des Gitters und lässt wieder davon ab. Keine Spur von Näherrücken, womit der Zucker schon erreicht werden könnte. Neben dem Kind liegt ein Stöckchen. K. nimmt es beim Hinweisen auf, aber in den Mund. Eine Verwendung als Werkzeug kommt nicht in Frage." (Akte F45)

Darüberhinaus wurden die Kinder auf den Stationen im Rahmen von arbeitstherapeutischen Maßnahmen (z.B. Bindenwickeln oder Gärtnerei) beobachtet und

A k t e n i n h a l t s v e r z e i c h n i s

Name: geb.: Diagnose:

Geburtsort:

1. Eintrag ins Aufnahmebuch, Meldezettel	1	erl.	
2. Anlegen des Krankenblattes und der Zählkarte	2	erl.	
3. Auszug aus:			
a) Krankenblatt	3a		
b) übersandten Akten	3b		
4. Exploration			
a) des Probanden	4a		
b) von Angehörigen, Lehrern usw.	4b		
5. Schriftliche Auskünfte			
a) Schriftwechsel von Eltern, Lehrern, Anstalten usw.	5a		
b) Objektive Unterlagen über Angehörige (Strafregisterauszug)	5b		
6. Interne und neurologische Untersuchung:	6		
7. Untersuchung der Körperflüssigkeiten			
a) Urin	7a		
b) Blutsaft	7b		
c) EKG	7c		
d) Blutbild	7d		
e) Blutkonstante (Ca, Rest-N. usw.)	7e		
f) Liquoruntersuchung, Zellbild, WAR	7f		
8. Stoffwechseluntersuchung:			
a) Adrenalin	8a	erl.	
b) Insulin	8b	erl.	
c) Traubenzucker	8c	erl.	
d) spez. dyn. Eiweißwirkung	8d	—	
e) Wasserstoß	8e	erl.	
9. Röntgenuntersuchung:			
a) Thorax-Aufnahme	9a		
b) Schädelleer-, bezw. Sella-Aufnahme	9b		
c) Encephalographie	9c		

Übersicht: Das Forschungsprogramm der Heidelberger Forschungsabteilung

1o. Photographie:			
a) Kopf (vorn, schräg, seitlich	1oa	erl.	
b) Körper)stehend u. liegend)	1ob	erl.	
c) Ohren, Hände und Füsse	1oc	—	
d) Bewegungsaufnahme	1od	—	
11. Anthropometrische Untersuchung		erl.	
12. Stationsbeobachtung (Pflegebericht)	12		
a) Arbeitstherapiebeobachtung	12a		
13. Testprüfungen:			
a) binet	13a		
b) Rorschach	13b		
c) Vorprüfungen	13c		
d) Funktionsprüfungen	13d		
e) Schimpansengarten	13e		
14. Exploration durch den Arzt	14		
15. Anlage der Sippentafel			
a) nach Krankenblatt u.übersandten Akten	15a		
b) nach Befragung des Probanden	15b		
c) nach Befragung der Angehörigen usw.	15c		
d) nach Schriftwechsel	15d		
e) nach eingeforderten Akten	15e		
16. Sektionsbefund des Gehirns			
a) makroskopisch	16a		
b) histologisch	16b		
17. Allgemeiner Sektionsbefund	17		
18. Kontrolle der Akten:			
a) Nach Beendigung des Klinikaufenthaltes	18a		
b) nach Eingang des Sektionsbefundes	18b		

Datum	Krankheitsgeschichte
	Funktionsprüfungen an Idioten.
8.3.44.	7.) Pat. wurde des Morgens nüchtern gelassen. Gegen 12 Uhr bekam sie ihre Mahlzeit. Mit dem Löffel gefüttert, läßt sie der Vorgang ziemlich teilnahmslos. Einen Teil der Speise schlingt sie hinunter ohne zu Kauen, das übrige spuckt und bläst sie aus dem Mund. Als die fütternde Person sich darauf mit dem Teller entfernte, gab sie einen erstaunten, unwilligen Laut von sich, beim Weiterfüttern setzt sie aber das Spucken fort. Diese Beobachtungen unterscheiden sich in keiner Weise von denen am Tage zuvor, an dem Pat.morgens ihr Frühstück bekommen hatte.
	9.) Zuckerwasser schmeckt, saure und bittere Getränke erregen ihren Unwillen, sie verzieht das Gesicht, greift aber trotzdem mit den Händen immer wieder nach dem vorgehaltenen Glas, gleich, womit es gefüllt ist. Werden ihr die 3 Gläser zusammen geboten, so greift sie jeweils nach dem nächsten.
	12.) Papier nimmt Pat.in eine Hand, führt es im Bett nach hinten, legt es unter dem Kopf und hält es stur fest. Nachdem ihr das Papier eine zeitlang gelassen wurde, wurde sie dabei überrascht, als sie gerade das Papier in den Mund gestopft hatte und verschlucken wollte.
	13.) Schere und Zange sieht sie immerzu an, nimmt die einzelnen Enden in den Mund, schmeckt daran und fuchtelt im übrigen damit in der Luft herum. Die Beweglichkeit beider Teile in einem Gelenk fällt ihr auf.
20.3.44.	3.) Pat. wurde in Wasser von 37° gesetzt. Zunächst sass sie ganz stumm und stur darin und machte nur gegen Spritzer abwehrende Bewegungen.Wurde sie in liegende Stellung gebracht, liess sie den Mund einfach unter Wasser offen und aspirierte mehrfach Wasser. Schwimmende Gegenstände nahm sie alle in oder zumindest an den Mund, kaute eine Weile daran und liess sie schliesslich seitlich aus der Wanne fallen.Eine Flasche ,die ih zum Spielen gegeben wurde, bekaute sie lebhaft am Boden, entdeckte nach längerer Zeit die Öffnung und trank aus der Flasche Im Übrigen schlug sie mit den Gegenständen immer auf das Wasser und freute sich unter unbändigem Gelächter, wenn die Umstehenden vor den Spritzern zurückwichen.

865 a. Din A 4 dopp. Heidelberger Gutenberg-Druckerei GmbH. - V. 43

Sogenannte Funktionsprüfungen als Bestandteil des an den Kindern durchgeführten Forschungsprogramms.

Datum	Krankheitsgeschichte
	4.) In kaltes Wasser (16°) gesetzt verstummte sie sofort, verzog das Gesicht und hielt sich ängstlich am Rand der Wanne fest. Versuchte man sie mit dem Oberkörper ins Wasser einzutauchen, so widerstrebte sie heftig und wenn sie schliesslich doch vollkommen vom kalten Wasser bedeckt war, stiess sie unwillige Laute aus. Nach wenigen Minuten hatte sie aber die Furcht vor dem kalten Wasser verloren und lachte wieder.
	6.) Das Hemd kann sich Pat. nicht selbst anziehen. Als sie aber mit dem Kopf durchgeschlupft war, half sie mit die Arme durch die Hemdärmel durchzustecken.
	8.) Pat. wurde zunächst mit süsser Speise gefüttert. Es schmeckte offensichtlich und Pat. schaute begierlich nach dem Löffel. Wurde ihr bittere oder sauere Speise angeboten, nahm sie die Speise in den Mund, verzog das Gesicht, richtete einen unmutigen Blick auf die fütternde Person, kaute aber trotzdem und schluckte die Speise nach und nach. Obwohl ihr mehrere Male hintereinander unangenehm schmeckende Speise angeboten wurde, nahm sie doch immer wieder nach einer kurzen Geste des Unwillens den Brei zu sich. Entgegen sonstigen Beobachtungen blies sie heute die Speise nicht aus dem Mund.
	14.) Versuch mit dem Schimpansengarten: Pat. wurde in ein Kinderbett gesetzt, auf gleicher Höhe mit ihr vor dem Bett auf einen Stuhl ein Stück Zucker gelegt. Sie versuchte zunächst mit der re. Hand durch das Gitter zu greifen, konnte aber den Zucker gerade eben nicht mehr erreichen. Als ihr ein Stöckchen hingelegt wurde, versuchte sie mit diesem den Zucker zu holen, konnte ihn aber nicht bekommen, da sie durch zu kräftige, verkehrte(nach der Seite gerichtete) Bewegungen den Zucker immer wieder vom Stuhl schlug.
	5.) Ein übergeworfenes Tuch macht Pat. offensichtlich Freude. Sie blökt und kichert fortwährend, stopft dabei von aussen das Tuch in den Mund und kaut daran. Eine übergestrüppte Kappe lässt Pat. geraume Zeit auf dem Kopf, lacht beständig und entfernt sie schliesslich durch einigermassen geschickte, zweckgerichtete Bewegungen mit beiden Händen.

ihre diesbezüglichen Fähigkeiten ebenso wie ihre allgemein lebenspraktischen Fertigkeiten beurteilt (Punkt 12a).

Von Anfang an war intendiert, das Untersuchungsprogramm in jedem einzelnen Fall mit dem pathoanatomischen Befund des Gehirns abzuschließen (vgl. Punkt 16 in Abb. 1). Im Verlauf des Untersuchungsprogramms fanden sogenannte Forschungsbesprechungen mit den ärztlichen Mitarbeitern statt, in welchen Prof. C. Schneider die klinische Diagnose stellte, insbesondere im Hinblick auf das Forschungsziel, zwischen exogen und endogen bedingten Schwachsinnsformen unterscheiden zu können. Ob hier auch über die Tötung der Kinder gesprochen wurde, ist wahrscheinlich, aber nicht belegt. Offensichtlich meinte man, das Forschungsziel der Differentialdiagnose der verschiedenen Schwachsinnsformen nur durch den pathoanatomischen Befund des Gehirns abschließend erreichen zu können.

Zusammenfassend zeichneten sich die Forschungen C. Schneiders an geistig behinderten Kindern dadurch aus, daß klinische, psychopathologische, testpsychologische und technische Untersuchungsbefunde ebenso wie erbbiologische Erhebungen und die Verhaltensbeobachtung unmittelbar mit dem pathoanatomischen Befund des Gehirns korreliert werden sollten.

Um die Haltung der Forscher gegenüber den untersuchten Kindern als ihrem „Forschungsobjekt" deutlich werden zu lassen, soll nun näher auf die Befunderhebung und die Explorationstechnik eingegangen werden. Die Exploration der Kinder, soweit eine sprachliche Verständigung möglich war, folgte einem bestimmten Schema. Nach Fragen zur Person, zum Alter, zur Familie und zum letzten Aufenthalt wurden Fragen zum Krieg gestellt:

„(Weißt du daß Krieg ist?) 'Ja'
(Was ist Krieg?) 'Kämpfen'
(Wer kämpft denn?) 'Deutsche gegen Russen' [...]
(Wie sehen die Russen aus?) 'Schwarz'
(Warum Krieg?) ? [...]
(Ist der Krieg schön?) 'Nein'
(Warum gefällt Dir der Krieg nicht?) 'Draussen fallen' [...]
(Warum fällt man da draussen?) 'Da ist er verletzt'" (Akte F1)

War die sprachliche Verständigung nicht möglich, stand die Verhaltensbeobachtung der Kinder im Vordergrund der ärztlichen Befunderhebung. Insbesondere die Befundberichte von Dr. Dr. Deussen lassen ein bestimmtes Schema (und damit auch eine bestimmte Haltung den Kindern gegenüber) erkennen:

Deussen gab den Kindern zunächst ein Stück Zucker, wohl um ihre Reaktionen auf dem Niveau von Instinkthandlungen aus dem Tierreich am Beispiel der Nahrungszufuhr zu überprüfen. Anschließend wurde mit Hilfe verschiedener Gegenstände die Fähigkeit der Kinder bestimmt, auf Außenreize zu reagieren, und ihr Interesse an der Umwelt registriert. In einem weiteren Schritt sollten affektive „Primitivreaktionen" wie Angst, Scham und Verlegenheit sowie Trotz ausgelöst werden. Hierzu erschreckte Deussen die Kinder. Bei vielen Kindern kam es innerhalb der Untersuchungssituation zu einem anhaltenden Schreien oder Weinen. Widerstrebte das Kind der körperlichen und psychologischen Untersuchung durch den Arzt, so wurden Schläge angewandt, nicht zuletzt zu diagnostischen Zwecken. Dabei ging es um die Frage der Beeinflußbarkeit des Verhaltens durch „Erziehungsmaßnahmen" im Sinne der „Dressur". So heißt es in einem Befundbericht von C. Schneider: „Man sieht die stramme und straffe schulmässige Dressur." (Akte F7)

Insgesamt haben die Befundberichte Deussens stark wertenden Charakter. Als Beispiel sei die folgende Beschreibung eines 6jährigen Jungen angeführt.

„[...] sehr scheu, ängstlich, dabei ungebremste Affekte. Motorisch unausgeglichen, eckig, 'heftig'. Stürzt sich wild auf den dargereichten Zucker, verschlingt ihn, dabei ungeschickt (streckt die Zunge heraus, wirft d. Zucker in den Schlund, der dabei wieder z.T. herausfällt, beißt gierig zu, stopft grob mit den Fingern nach). Gibt keine Auskunft, da vor dem Arzt Große Angst [...]" (Akte F5).

Oder:

„Untersuchung wegen aktiven, nicht korrigierbaren Widerstrebens des Kindes nicht möglich. Schläge hilft nichts; muss narkotisiert werden. Wird dann über zwei Stunden in die Ecke gesetzt, wo es ohne Mimik von unten her den Ref. ansieht und bei dessen Annäherung schreit und kratzt." (Akte F36, 12jähriges Mädchen).

Während diese Sequenzen die Triebhaftigkeit und die fehlende Impulskontrolle der Reaktionen hervorheben und das Kind monströs erscheinen lassen, finden sich an anderen Stellen explizite Vergleiche aus dem Tierreich: „Gang einer wakelnden Ente" (Akte F5), „Kalbsaugengesicht" (Akte F12), „Schimpansenähnlichkeit" (Akte F15), „Beim Füttern hält er wie ein Vogel den Schnabel offen" (Akte F26).

Andere Befunde heben auf das Fehlen jeglicher affektiver und kognitiver Reaktionsfähigkeit („Blick ist leer.") ab. So lautet das Urteil Schneiders über einen fünfjährigen Jungen:

„Das Kind wehrt z.B. weder bei der Untersuchung noch sonst im Spiel unangenehme Berührungen zielbewusst ab. Es ahmt nicht nach, es sucht nicht nach verlorenen Spieldingen, es sucht keinen aktiven Kontakt, es befreit sich nicht aus einer unangenehmen Umklammerung, es beantwortet Gebärden nicht sinngemäss [...]. Es wendet sich nicht um Auskunft an den Erwachsenen, Gegenstände benennt es nicht, kommt auch nicht in die Benennungssituation hinein u.a. Es handelt sich also um eine sehr tiefgreifende Idiotie und man darf als Erfahrung feststellen, dass derartige hypotone Idiotien in der Regel besonders wenig Zuwendung und Instinktreaktionen sozialer Art entwicklen." (Akte F14)

Insgesamt fließt in das Urteil oft die Bewertung „gutartig" oder „bösartig" ein: „Schreit – sogar mit 'bösartigem' Affekt(ausdruck)." (Akte F45)

Demgegenüber zeichnen sich die in den Akten enthaltenen Berichte des Pflegepersonals durch eine besondere Unvoreingenommenheit und detaillierte Beobachtungsgabe aus. Folgendes Beispiel aus einem Bericht über einen in seiner Entwicklung gestörten 4-jährigen Jungen mag dies verdeutlichen:

„Pat. war den ganzen Tag gut aufgelegt. Er sitzt in seinem Bettchen, fixiert seine Hände, bewegt die einzelnen Fingerchen sehr graziös, wackelt mit dem Däumchen, macht die Hände auf u. zu als ob er etwas knetet, oder schüttelt mit beiden Händen hüpft dann mit dem Oberkörper auf und nieder u. quikt vor Vergnügen." (Akte F 11).

Die von Deussen und C. Schneider implizierte „Tierähnlichkeit" der Kinder mag für die Forscher die geplante Tötung erleichtert haben. Diese erfolgte nicht in Heidelberg, sondern zu diesem Zweck wollte C. Schneider die Verlegung der von ihm untersuchten Patienten auf den Eichberg erreichen. So schrieb er am 18.1.1944 an Nitsche:

„Wir wollen nunmehr an den Reichausschuß die ersten Anträge stellen. [...] Die Verlegungen sollen dann am besten nach dem Eichberg erfolgen mit der ausführlichen Anweisung, die Gehirne an uns zu geben." (HD 127 961f).

In einigen der Krankenakten finden sich Hinweise darauf, daß Deussen oder C. Schneider mit den Eltern über die Möglichkeit eines „Gnadentodes" in der Anstalt Eichberg gesprochen haben. In den entsprechenden Briefwechseln wird einerseits auf die schlechte Prognose für das Leiden der Kinder hingewiesen, andererseits werden die Eltern aufgefordert, die Verlegung auf den Eichberg „im Sinne unserer Besprechung" selbst zu veranlassen.[29]

Tatsächlich sind in der „Kinderfachabteilung" der Landesheilanstalt Eichberg 20 der in Heidelberg untersuchten Kinder mit Überdosen von Luminal ermordet worden.[30] Die meisten von ihnen wurden am 28. Juli 1944 nach der endgültigen Räumung des Schwarzacher Hofes mit der Eisenbahn auf den Eichberg verlegt[31], einige auch direkt aus der Heidelberger Klinik dorthin gebracht. Auf der Liste der von Dr. Rauch untersuchten Gehirne finden sich drei Namen wieder. Die Gehirne waren offensichtlich nach der Tötung wieder nach Heidelberg zurückgebracht worden, wie dies auch in den Planungen von C. Schneider vorgesehen war. Dieser beklagte sich jedoch am 2.9.1944 bei Nitsche über die mangelnde Kooperationsbereitschaft der Ärzte der Anstalt Eichberg bei der Rücksendung der Gehirne der getöteten Kinder (HD 127 903f).

Ethische Überlegungen

Im Anschluß an diesen Überblick über die Heidelberger Forschungsabteilung sollen vier Punkte diskutiert werden, die für die aktuelle bioethische Diskussion relevant sind. Der erste Punkt stellt die Frage nach der Ethik des wissenschaftlichen Zugriffs auf den Menschen, der zweite Punkt beschäftigt sich mit den ethischen Implikationen des Verhältnisses von Individuum und Gesellschaft, der dritte Punkt fragt nach der Achtung der Personalität und Subjektivität der untersuchten Menschen. Abschließend sollen einige Anfragen an die psychiatrische Praxis gestellt werden.

Die Ethik des wissenschaftlichen Zugriffs auf den Menschen

Das hier dargestellte Forschungsprogramm C. Schneiders entsprach in bezug auf die Fragestellung (Unterscheidung von exogen und endogen bedingten Schwachsinnsformen) dem Stand der damaligen wissenschaftlich-psychiatrischen Diskussion und stützte sich auf die damals verfügbaren Methoden (vgl. die standardisierten Untersuchungsmethoden zur Bestimmung des Intelligenzalters). Dabei ist es durch eine ausgesprochene Methodenvielfalt (psychopathologische, endokrinologische, röntgenologische, erbbiologische und psychologische Untersuchungsmethoden) gekennzeichnet und kann somit nicht im Nachhinein als unwissenschaftlich abgetan werden.[32] Auch das Interesse, die klinischen und experimentellen Befunde mit dem pathoanatomischen Befund zu korrelieren, entspricht einer bis heute anerkannten wissenschaftlich-medizinischen Praxis. Dieses wissenschaftlich-psychiatrische Forschungsinteresse entfaltete innerhalb der nationalsozialistischen „Euthanasie"-Dienststellen eine Eigendynamik. Die hier geschilderten Patiententötungen sind wesentlich durch das Interesse an Grundlagenforschung im Gesamtzusammenhang einer reformierten, modernen Psychiatrie motiviert, einer Psychiatrie, die die rationalen Voraussetzungen der Dialektik von Heilung und Vernichtung schaffen sollte.

Von daher entbehrt der folgende Rekurs des Dr. Rauch auf den wissenschaftlichen Charakter des Forschungsprogramms, verfaßt im Jahre 1946 als rechtfertigende Stellungnahme für seine Tätigkeit in der Heidelberger Forschungsabteilung, nicht einer innerwissenschaftlichen Logik:

„[Ich] betrachte den Auftrag, an der Erforschung der schweren Schwachsinnsformen teilzunehmen, als eine Möglichkeit auf einem interessanten und erfolgversprechenden Gebiet wissenschaftlich zu arbeiten. [...] In der Tat stehe ich auch heute noch nach nochmaliger gewissenhafter Prüfung der mir zur Verfügung stehenden Unterlagen auf dem Standpunkt, dass innerhalb des Forschungsauftrages weder eine Euthanasie beabsichtigt, noch vorgenommen worden ist. [...] Wenn man mich heute fragte, ob ich unter denselben Bedingungen wie damals mich an demselben Auftrag beteiligen würde, so könnte ich das, soweit es sich das auf den sachlichen Inhalt des Forschungsauftrages bezieht, bejahen. Ich habe bis jetzt keinerlei Grund zu bezweifeln, dass es sich um rein wissenschaftliche Absichten gehandelt hat.“[33]

Ethische Grenzen, die das Lebensrecht, die Würde und die körperliche Unversehrtheit der untersuchten Kinder geachtet hätten, lassen sich aus innerwissenschaftlichen Kriterien heraus nicht ableiten. Da die Tötung der Kinder, der inneren Logik der angewendeten wissenschaftlichen Methoden folgend, sinnvoll und nützlich erschien, ihre Tötung überdies aufgrund ihrer Klassifizierung als „minderwertige Existenzen“ als weniger schwerwiegend angesehen wurde, konnte sie bei Wegfall von außen gesetzter ethischer Grenzen in die Tat umgesetzt werden.

Ausgehend von der historischen Erfahrung gilt auch für die moderne biomedizinische und humanwissenschaftliche Forschung am Menschen, insbesondere wenn sie den Methoden empirisch-positivistischer Wissenschaft verpflichtet ist, daß ethische Grenzen aus den angewendeten naturwissenschaftlichen Methoden nicht ableitbar sind. Das Ziel des naturwissenschaftlichen Experimentes am Menschen (beispielsweise eines Arzeimittelversuches), aber auch vieler empirisch-psychiatrischer Studien ist es, eine abhängige Variable, die mit operationalisierten Meßinstrumenten ermittelt wird, in Abhängigkeit von einer oder mehreren definierten Einflußgrößen zu bestimmen. Dabei kommt es darauf an, alle anderen Einflußgrößen möglichst zu kontrollieren, d.h. ihren Einfluß auf die interessierende abhängige Variable konstant zu halten. Überspitzt gesagt bedeutet dies: das medizinische Experiment bzw. die empirische Studie muß vom „Einzelfall“ mit all seinen Unwägbarkeiten, von der individuellen Ganzheit der untersuchten Person absehen, um zu verallgemeinerbaren, statistisch haltbaren Ergebnissen zu kommen. Es wird eine Reduktion der untersuchten Person auf die interessierenden Meßgrößen vorgenommen. Sowohl die Subjektivität des Untersuchers als auch die Subjektivität des untersuchten Menschen haben außen vor zu bleiben. Von daher ist evident, daß ein die Subjektivität des untersuchten Menschen reflektierender ethischer Zugang zum Tun des Forschenden aus der (naturwissenschaftlichen und empirisch-positivistischen) Untersuchungsmethode selbst nicht abzuleiten ist. Die Grenzen des wissenschaftlichen Zugriffs auf den Menschen, die Achtung der Würde, der Selbstbestimmung und der körperlichen Unversehrtheit der untersuchten

Menschen sind außerhalb der forschenden Disziplinen zu bestimmen. Eingedenk der Erfahrungen der nationalsozialistischen Medizin, insbesondere der nationalsozialistischen „Euthanasie" und der medizinischen Menschenversuche in den Konzentrationslagern hat der Nürnberger Gerichtshof im Jahre 1947 den Nürnberger Kodex über zulässige medizinische Versuche verkündet. Demnach dürfen medizinische Versuche am Menschen nur durchgeführt werden, wenn die zu erwartenden Forschungsergebnisse nicht durch andere Methoden zu erlangen sind und die Bedeutung des Forschungsergebnisses das Risiko für die Versuchsperson mindestens aufwiegt. Entscheidend ist dabei der Satz:

„Die freiwillige Zustimmung der Versuchsperson ist unbedingt erforderlich. Das heißt, daß der Betreffende die gesetzmäßige Fähigkeit haben muß, seine Einwilligung zu geben."[34]

Eben dieses unbedingte Erfordernis einer informierten und freiwilligen Zustimmung der Versuchsperson wurde in der jüngsten Zeit im Hinblick auf nichttherapeutische Forschungen an einwilligungsunfähigen Personen in Frage gestellt. So sieht der Entwurf der „Bioethik-Konvention" des Europarates in der Fassung vom März 1996 vor, daß Eingriffe an nichteinwilligungsfähigen Personen, die keinen unmittelbaren therapeutischen Nutzen für den Betroffenen haben, Forschung ohne potentiellen individuellen Nutzen also, unter zwei Bedingungen möglich sein soll:

1. *„die Forschung hat zum Ziel, durch eine bedeutende Verbesserung des wissenschaftlichen Verständnisses der Verfassung eines Individuums, seiner Krankheit oder seiner Störung dazu beizutragen, bestmögliche Ergebnisse zu erreichen, die geeignet sind, der betroffenen Person oder anderen Personen zu nützen, die sich in der gleichen Alterskategorie befinden oder die an der gleichen Krankheit oder Störung leiden oder die sich in der gleichen Verfassung befinden";*
2. *„die Forschung enthält nur ein geringes Risiko und eine geringe Belastung für das betroffene Individuum."*[35]

Während der erste Punkt versucht, die an sich nicht therapeutisch wirksame wissenschaftliche Erkenntnis über den Krankheitszustand des Betroffenen als in seinem eigenen Interesse liegend zu definieren und damit die Fremdbestimmung des Forschungsinteresses zu verschleiern, liegt die Definitionsmacht über Risiko und Belastung für den Patienten (Punkt 2) auf Seiten der „Experten". Die „Bioethik-Konvention" des Europarates, die vereinheitlichte und verbindliche europäische Rechtsgrundlagen für die Anwendung biomedizinischer Forschung auf den Menschen auf der Grundlage der Europäischen Konvention zum Schutz der Menschenrechte und der Grundfreiheiten schaffen soll, ist nicht nur in bezug auf die Frage der Forschung an nichteinwilligungsfähigen Personen besonders in Deutschland heftig kritisiert worden. Schon der Titel „Bioethik-Konvention" impliziere eine bestimmte „bio"-ethische Ideologie, die schutzwürdige Individualrechte eines jeden Menschen an das Vorliegen bestimmter personaler Qualitäten binde, die Forschungsfreiheit als gleichwertiges Rechtsgut gegenüber der Menschenwürde abwäge und damit den Menschen nicht mehr nur als Individuum, sondern auch als Vertreter der Gattung Mensch ansehe.[36] Das Grundproblem der „Bioethik"-Konvention besteht unseres Erachtens in der Frage, ob der in Artikel 2 formulierte Vorrang der „Interessen und des Wohlergehens des Menschen [...] vor dem alleinigen Interesse von Gesellschaft und Wissenschaft" aufgehoben wird durch die Betonung der Freiheit der Forschung (Artikel 15) und des wissenschaftlichen Fortschritts als der Wahrung der Menschenwürde gegenüber gleichrangigem Wert. Zumindest im Hinblick auf die Embryonenforschung[37] und Forschung an nichteinwilligungsfähigen Personen bleibt die „Bioethik"-Konvention in sich widersprüchlich.[38]

Für den Bereich der Forschung an Demenzkranken haben die Psychiater Hanfried Helmchen[39] und Hans Lauter[40] 1995 eine Schrift vorgelegt, in der sie fordern, daß auch nichttherapeutische Forschung an einwilligungsunfähigen Personen durch entsprechende Gesetzesänderungen (Forschungsbetreuung, antizipierte Einwilligung) insbesondere für den Bereich der Erforschung der Alzheimerschen Demenz ermöglicht werden sollte. Das entscheidende Argument der Autoren lautet: Angesichts der steigenden Anzahl demenzkranker Menschen sei es eine entscheidende gesellschaftspolitische Aufgabe,

„das einschlägige Feld so forschungsfreundlich zu gestalten, wie es der Bedeutung des Problems entspricht. [...] Demenzforschung muß als in ihrer Bedeutung kaum zu unterschätzende Zukunftsinvestition verstanden und akzeptiert werden; ein Mehr an Solidarität ist gefordert. Selbst viele Menschen mit Demenz sind aufgrund ihrer leidvollen Erfahrung in höherem Maße als gemeinhin angenommen zu solcher Solidarität bereit."

Ob das von den Autoren beschriebene Bedrohungsszenario, nämlich daß „die Welle dementer Menschen, die auf uns zukommt", die „Handlungs- und Hilfsmöglichkeiten" der Gesellschaft „völlig überfordern wird", den von den Autoren geforderten Eingriff in die Selbstbestimmung auch und gerade des demenzkranken Menschen rechtfertigen kann, ist fragwürdig.[41] Den Autoren kommt sicherlich das Verdienst zu, entgegen einer ethisch unreflektierten Forschungspraxis auf die Notwendigkeit der Überprüfung der Einwilligungsfähigkeit bei der Einbeziehung von psychiatrischen Patienten in wissenschaftliche Forschungen hinzuweisen.[42] Der entscheidende Punkt besteht jedoch darin, daß eine zentrale ethische und rechtliche Schutzvorschrift, nämlich daß ein fremdnütziger Eingriff in die körperliche und/oder seelische Integrität eines Menschen dessen eigene, freiwillige und informierte Zustimmung zwingend voraussetzt, in ihrer Bedeutung relativiert und unter bestimmten Bedingungen aufgehoben werden soll. Die Zustimmung zu einem fremdnützigen Eingriff kann naturgemäß von niemandem vertretungsweise gegeben werden. Mittels der Vermutung, daß Demenzkranke aufgrund ihres Leidens zu besonderer Solidarität bereit wären, kann jedenfalls der geforderte Eingriff in die Selbstbestimmung nicht gerechtfertigt werden. Gerade weil es demenzkranken Menschen schwerfällt, ihre Interessen zu vertreten und sie sich zu dem, was mit ihnen geschieht, oftmals nur schwer äußern können, sollten ihnen nicht fremdbestimmte Opfer für die Interessen der Gesellschaft und zukünftiger Generationen abverlangt werden.

Wir erkennen hierin den für bestimmte „bioethische" Diskussionsansätze[43] kennzeichnenden Versuch, bestimmte Formen der menschlichen Existenz, die den Beginn und das Ende des menschlichen Lebens, aber auch das Anderssein des in seinen kognitiven Funktionen eingeschränkten Menschen betreffen, dem gesellschaftlich legitimierten wissenschaftlich-technischen Zugriff zu öffnen. Die Unbedingtheit der Menschenwürde, insbesondere die damit verbundene Verpflichtung, die Körperinnensphäre des Menschen unbedingt zu achten, wird abwägbar gegenüber dem gesellschaftlichen Interesse am wissenschaftlichen Fortschritt. Ähnliches ließe sich auch über die Forschung an menschlichen Embryonen, über die Diskussion um Hirntod und Organtransplantation sowie über die Anwendung der Gentechnologie sagen. Hier setzen die bioethischen Überlegungen des Europarates ein, wenn sie „das Recht des Individuums auf Würde und das Recht, am wissenschaftlichen und technischen Fortschritt als Teil des kulturellen Erbes der Menschheit teilzunehmen", einander gegenüberstellen.[44]

In diesem Zusammenhang ist der 1969 erschienene Artikel von Hans Jonas „Über Versuche an menschlichen Subjekten" von unveränderter Aktualität. Jonas relativiert die Bedeutung des wissenschaftlich-medizinischen Fortschritts, wenn er sagt, daß der Forschritt an sich kein für den Bestand einer Gesellschaft notwendiges Gut, sondern vielmehr ein melioristisches (der Verbesserung dienendes) Ziel darstellt:

„Unsere Nachkommen haben ein Recht darauf, daß wir ihnen einen ungeplünderten Planeten hinterlassen; sie haben kein Recht auf neue Wunderkuren."[45]

Von daher rechtfertigt der medizinische Fortschritt als solcher nicht den forschenden Eingriff in den Körper des Menschen:

„Die Überlassung des eigenen Leibes für medizinische Versuche steht gänzlich außerhalb des erzwingbaren 'Gesellschaftsvertrags'."[46]

Voraussetzung für medizinische Versuche ist nach Hans Jonas nicht nur die Zustimmung der Versuchsperson, sondern auch ihre positive Identifikation mit dem Forschungszweck. Andernfalls würde die Gesellschaft zentrale Werte wie Begrenzung der Verfügungsgewalt über den menschlichen Körper aufgeben und damit ihren sittlichen Bestand aushöhlen.

In historischer Perspektive weist die Praxis medizinischer Lebensvernichtung im Nationalsozialismus darauf hin, welche Folgen es haben kann, bestimmte unveräußerliche Individualrechte dem vermeintlichen Interesse der Gesellschaft unterzuordnen.

Das ethische Verhältnis von Individuum und Gesellschaft – Der Opfergedanke

Im Nationalsozialismus wurden das individuelle Lebensrecht und andere individuelle Rechte wie z.B. das Recht auf körperliche Unversehrtheit radikal dem Interesse des „Volkskörpers" untergeordnet. Anders ausgedrückt: die Individualrechte („habeas corpus") verschwanden im Volksganzen, mit dem sie „gleichgeschaltet" wurden. Von daher entspricht die „Euthanasie" in der „Ethik" des Nationalsozialismus einer „Gleichschaltung" des „Erlösungsgedankens". Sowohl sollte der „unheilbar Geisteskranke" von seinem Leiden, die geistig behinderten Kinder von ihrer wertlosen Existenz als auch der Volkskörper von der mit diesen Menschen verbundenen Belastung „erlöst" werden. Dahinter stand jedoch das Interesse, all diejenigen Menschen zu vernichten, die unbrauchbar waren in bezug auf die Leistungsanforderungen der „Volksgemeinschaft" bzw. die aus rassenhygienischen Gründen als minderwertig definiert wurden.[47] So suchte Carl Schneider mit seinen Forschungen, die an einer vermeintlichen qualitativen Höherentwicklung der Bevölkerung orientiert waren, der übergeordneten Volksgesamtheit zu dienen.

Das Gefährliche an diesem Opfer- und Erlösungsgedanken ist seine pathetische Berufung auf übergeordnete Ganzheiten, ist die Herstellung einer scheinbaren Interessenidentität von Tätern und Opfern, ein Argument, das auch manchen Forderungen nach Solidarität unterlegt ist. So weist Viktor von Weizsäcker[48] 1947 in seinem Aufsatz „'Euthanasie' und Menschenversuche", wenn er auch die medizinische Vernichtungspraxis im Nationalsozialismus für nicht gerechtfertigt hält, auf die folgende Rechtfertigungsmöglichkeit der „Euthanasie" als „ärztlicher Vernichtungsmaßnahme" hin:

„Die Begründung durch Solidarität lautet zum Beispiel so: wenn das ganze Volk in Lebensgefahr schwebt, und durch Beseitigung einzelner Individuen gerettet werden kann, dann müssen diese Individuen geopfert werden – selbst wenn sie diese Notwendigkeit nicht einsehen. Die Einsichtigen, in der Erkenntnis des Zusammenhangs befindlichen, sind dann berechtigt und verpflichtet, diese Opfer zu erzwingen, also zu töten. – Wie kann diese Idee einen ärztlichen Inhalt bekommen? So, daß 'krank' diesmal nicht nur Individuen, sondern eine solidarische Gemeinschaft, ein Kollektiv, ein Volk oder die Menschheit ist. Es gibt jetzt eine soziale Krankheit; ein Volk, die Menschheit ist krank. Dabei braucht es sich nicht nur um die Addition individueller Krankheiten, wie bei einer Seuche, Typhus oder Malaria, zu handeln. Ein Kollektiv kann als solches auf eigene, neue Art krank sein. Hier handelt es sich also um eine Erweiterung des Krankheitsbegriffes. So wie die Amputation eines brandigen Fußes den ganzen Organismus rettet, so die Ausmerzung der kranken Volksteile das ganze Volk. Als Opfer betrachtet wären beide Fälle berechtigt und beide als ärztliche Handlung sinnvoll und nötig."[49]

Viktor von Weizsäcker, der auch 1935 eine ärztliche Vernichtungslehre gefordert hatte[50], sieht im folgenden die Tötung der „Geisteskranken" im Nationalsozialismus deshalb als unethisch an, weil sie nicht auf Gegenseitigkeit beruht und damit den Kern des Opfergedankens, nämlich die Herstellung eines Ausgleichs zwischen Individuum und Gesellschaft, verfehlt habe. Dabei verfehlt der mystifizierende Opferbegriff, wie ihn Viktor von Weizsäcker verwendet, die unbedingte Achtung individueller Grundrechte als Grundlage eines demokratisch verfaßten Verhältnisses von Individuum und Gesellschaft.

In der modernen bioethischen Diskussion wird der Opfergedanke – allerdings in anderen Begründungszusammenhängen – dort virulent, wo begrenzte medizinische Ressourcen entsprechend dem Lebenswert der Betroffenen verteilt werden sollen. In der utilitaristischen Variante der Bioethik, vertreten z.B. durch Helga Kuhse und Peter Singer, wird eine prinzipielle Unverletzlichkeit des Lebensrechts aller Menschen abgelehnt. So soll eine scheinbar rational begründete Abwägung der Interessen behinderter Neugeborener, entspechend der zu erwartenden Lebensqualität, gegenüber den Interessen der betroffenen Familien, gegenüber den Interessen möglicher, gesunder Ersatzkinder und schließlich gegenüber den Interessen der Gesellschaft an Begrenzung der Ausgaben für die Pflege und Versorgung behinderter Menschen ermöglicht werden. Die Entscheidung über das Sterbenlassen oder die Tötung behinderter Neugeborener entspricht demnach einem Interessenkalkül, das flexibel auf die ökonomischen Ressourcen und die Bereitschaft einer Gesellschaft, behindertes Leben zu akzeptieren, zugeschnitten werden kann.[51] Diesem Interessenkalkül fallen diejenigen Menschen zum Opfer, die sich am wenigsten äußern können. Dies gilt nicht nur für die Diskussion über die aktive bzw. passive

„Euthanasie" schwer behinderter Neugeborener[52], sondern auch für die neuerdings in Deutschland forciert diskutierte Nichtbehandlung bzw. Tötung von Menschen im Zustand des Wachkomas, die nicht zuletzt ökonomischen Überlegungen entspringt.[53] Mit dieser Unterordnung des Lebensrechts und anderer schutzwürdiger Interessen behinderter und pflegebedürtiger Menschen unter ein gesellschaftlich legitimiertes Interessenkalkül stellt sich die Frage, wie der Personalität und Subjektivität der betroffenen Menschen begegnet wird.

Personalität und Subjektivität der untersuchten Menschen

Wir haben in den ersten beiden Punkten das gesellschaftliche Interesse am medizinischen Fortschritt und am Zugriff auf bestimmte Formen menschlichen Lebens im Verhältnis zu den schutzwürdigen Interessen des Individuums, der Würde gerade des kranken, sterbenden, behinderten oder aber sich gesellschaftlichen Normen entziehenden Menschen diskutiert. Im folgenden soll gefragt werden, welche Haltung die medizinischen Täter im Nationalsozialismus gegenüber den als wertlos definierten Menschengruppen entwickelten und wie hieraus die Tötung der Opfer gerechtfertigt werden sollte.

Kehren wir nochmals zu den Forschungen Carl Schneiders an behinderten Kindern zurück: Schon im Vorfeld der Tötungen stellt das Untersuchungsprogramm mit den invasiven technischen und psychologischen Untersuchungen einen Eingriff in die körperliche und seelische Innensphäre der Kinder dar. Diese Grenzüberschreitungen zu rechtfertigen, entspricht dem Versuch, den untersuchten Kindern wesentliche Qualitäten des Menschseins abzusprechen und sie lediglich unter dem Aspekt ihrer Funktionalität in bezug auf die Anforderungen der Außenwelt zu betrachten. Folgende Beschreibung eines 12jährigen Mädchens führt dies nochmals deutlich vor Augen:

„Will Baukasten haben oder Zucker, aber macht nur stumme, flehend wirkende Hinweis und – unbestimmte Gesten in Richtung des Zucker [...] Obwohl sie laufen kann, bewegt sie sich sonst nicht von der Stelle. Rhythm. Bewegungen des Oberkörpers. Man hat – wie oft bei Idioten – den Eindruck, daß der Körper wohl 'mechanisch' imstande wäre, die zweckdienliche Bewegung auszuführen, – daß aber die Seele nicht in diesem gr. Gehäuse recht 'zu Haus' ist, daß der Bewegungsbedarf fehlt oder nicht zustande kommt [...]" (Akte F37).

Der menschlich („flehend") wirkende Anruf, der unmittelbare Ausdruck des Wollens im ersten Teil der Passage wird kontrastiert mit einer „Entseelung", mit einer Reduktion dieses menschlichen Wesens auf einen mechanischen Körper. Dieser Prozeß der Verdinglichung des Forschungsgegenstandes „Mensch", seine Reduktion auf ein (natur-)wissenschaftlich meßbares Objekt, hier besonders offensichtlich am Beispiel des behinderten Menschen, schuf nicht nur eine der psychologischen Voraussetzungen für die sezierende Tötung der untersuchten Kinder[54], sie stellt auch heute wieder eine 'ethische' Argumentationsfigur dar, mit der Eingriffe in den menschlichen Körper im Zustand der Bewußtlosigkeit und der geistigen Behinderung gerechtfertigt werden sollen. Wir finden diese Argumentationsfigur wieder in denjenigen bioethischen Konzepten, die das Lebensrecht eines menschlichen Individuums an das Vorliegen bestimmter personaler Qualitäten (Selbstbewußtsein, Autonomie und Rationalität) binden. Dieser Begriff der Person bei Peter Singer ist insofern reduktionistisch, als er die Gefühlswelt und die mitmenschliche Bezogenheit des Menschen ausschließt. Der rechtliche Status eines Menschen wird konsequent an seiner Fähigkeit gemessen, Interessen zu entwickeln und zu vertreten. Dementsprechend zeichnet sich in der modernen Bioethik eine Tendenz ab, Zugriff zu gewinnen auf bestimmte Gruppen von Menschen und auf bestimmte Zustände menschlichen Seins (behinderte Neugeborene, komatöse Patienten), um ihr Lebensrecht gegen die Interessen der Gesellschaft abwägen zu können. So argumentiert Peter Singer konsequent präferenzutilitaristisch, daß Neugeborene bis zu ihrem ersten Lebensjahr in Ermangelung einer selbstbewußten Vorstellung von der Kontinuität der eigenen Person überhaupt kein Interesse am Weiterleben entwickeln könnten. Die Entscheidung über Leben und Tod solle bei behinderten Neugeborenen ebenso wie bei Patienten im Wachkoma nach einer einfachen Bilanz aktueller und später zu erwartender lustvoller bzw. schmerzhafter Empfindungen getroffen werden.[55] Der entscheidende Punkt liegt unseres Erachtens in der Haltung gegenüber und in der mangelnden Begegnung mit demjenigen Menschen, über den die „Bioethik" meint entscheiden zu dürfen, indem sie das Lebensrecht an bestimmte einseitig definierte personale Qualitäten bindet. Menschliche Existenz auch in der Grenzsituation[56] des werdenden und sterbenden Lebens und in der Andersartigkeit geistiger oder körperlicher Behinderung anzuerkennen, sollte von daher der entscheidende ethische Impuls sein. Doch ist damit das Problem der Begründbarkeit der Menschenwürde, die jeder Form menschlichen Lebens zuzusprechen ist, nicht gelöst.

Schluß

Der Rekurs auf metaphysisch (religiös oder transzendental) gegründete ethische Prinzipien oder Werte ist in einer säkularisierten und pluralistischen Gesellschaft nicht mehr allgemein anerkannt. In dieser Situation gibt die analytische Ethik, insbesondere der Utilitarismus, vor, rational begründbare Moralregularien entwickeln zu können, die jedoch bei näherem Hinsehen nur dazu dienen, die durch die ökonomischen Interessen der jeweiligen Gesellschaftsordnung und durch den widerspruchslos vorausgesetzten wissenschaftlich-technischen Fortschritt bestimmte gegenwärtige Praxis pseudoethisch zu rechtfertigen. Der aktuellen bioethischen Debatte fehlt großenteils jedes kritische Moment.

Unseres Erachtens stellt uns die historische Erfahrung der nationalsozialistischen Patiententötungen, die am Beispiel der Heidelberger Forschungsabteilung im Detail rekonstruiert werden konnten, vor die Aufgabe, eine Ethik zu entwickeln, die von einem kritisch reflektierten und solidarischen Umgang mit den betroffenen Menschen her denkt. Diese 'Ethik der Beziehung' sollte die Funktionalität der betroffenen Menschen für einen vermeintlichen „Fortschritt" oder ein anderes gesellschaftliches Gut nicht zum Ausgangspunkt ihrer Beurteilung nehmen.

Für die psychiatrische Ethik ergibt sich hier eine besondere Verantwortung, aber auch eine besondere Herausforderung. Die Psychiatrie ist dasjenige medizinische Fach, dem die größte gesellschaftliche Verfügungsgewalt über als abnorm definiertes menschliches Verhalten gegeben ist. Deshalb muß die Psychiatrie sich selbst als gesellschaftliche Institution permanent kritisch auf die Legitimation ihres eigenen, oftmals auch gewaltsamen Tuns hin befragen. Aus der besonderen Verletzlichkeit psychisch kranker Menschen gegenüber gesellschaftlicher Repression und Ausgrenzung erwächst der Psychiatrie die besondere Verpflichtung, krankheitsfördernde gesellschaftliche Zustände kritisch zu hinterfragen.

Auf der anderen Seite obliegt es der Psychiatrie, zusammen mit der Psychosomatik, sich der Herausforderung zu stellen, den einseitig naturwissenschaftlich und wissenschaftspositivistisch orientierten methodischen Zugang zum kranken Menschen zu überwinden und in eine verstehende (hermeneutische) Begegnung mit dem Kranken einzutreten. Es gilt, das Gegenüber in der Subjektivität seines Leidens und in der Fremdheit seines Erlebens und Verhaltens voraussetzungslos anzuerkennen und den kranken Menschen gleichzeitig in seinen lebensweltlichen und sozialen Bezügen zu begreifen zu suchen. Von daher hat die Frage, mit welcher Haltung, mit welcher Intention und mit welcher wissenschaftlichen Methode die Psychiatrie ihren Patienten begegnet, eine eminent ethische Bedeutung. So besehen, kann die vorliegende Arbeit auch als Anregung verstanden werden, im Bereich der psychiatrischen Ethik einige Orientierungspunkte zu setzen.

Anmerkungen:

1 Die Autoren sind an der Psychiatrischen Universitätsklinik Heidelberg bzw. am Medizinhistorischen Institut der Universität Bonn tätig. Sie sind Mitglieder des Arbeitskreises Medizin im Nationalsozialismus Heidelberg. Unser Dank gilt den übrigen Mitarbeitern des Arbeitskreises, Thomas Geisse, Michael Hudelmayer, Katharina Schulz, Achim Magull-Seltenreich, Franz Wagner und Stephan Weibel. Unsere Arbeit wurde gefördert durch Prof. Dr. Ch. Mundt (Heidelberg) und Prof. Dr. E. Seidler (Freiburg), sowie durch Mittel der Stadt-Heidelberg-Stiftung.

2 Vgl. etwa Gisela Bockenheimer-Lucius, Die „Bioethik-Konvention" – Entwicklung und gegenwärtiger Stand der Kontroverse, in: Ethik in der Medizin 7 (1995) S. 146-153.

3 Vgl. Ute Daub und Michael Wunder (Hg.), Des Lebens Wert. Zur Diskussion über Euthanasie und Menschenwürde, Freiburg/Br. 1994. Der Aufweis von Kontinuitäten und Parallelen meint dabei nicht in naiver Weise eine Gleichsetzung historischer und gegenwärtiger Praktiken; vielmehr zielt er auf die heutiger und früherer Praxis gemeinsam zugrundeliegenden Wertentscheidungen und politisch-gesellschaftlichen Rahmenbedingungen, analysiert also die Bedingungen für die Möglichkeit gleichläufiger Praxis.

4 Vgl. z.B. Johann S. Ach und Andreas Gaidt, Am Rande des Abgrunds? Anmerkungen zu einem Argument gegen die moderne Euthanasie-Debatte, in: Ethik in der Medizin 6 (1994) S. 172-188. Ach und Gaidt halten den Hinweis auf die NS-"Euthanasie" in der aktuellen Diskussion um die Sterbehilfe für verfehlt. In allgemeinerer Weise vertritt Honnefelder die Ansicht, die aus der Geschichte stammenden Formen der Thematisierung medizinethischer Konfliktfelder und der resultierenden „Lösungsstrategien" seien überholt, und es sei an der Zeit, eine neue Form der professionalisierten biomedizinischen Ethik oder „Bioethik" zu etablieren, vgl. Ludger Honnefelder und Günter Rager (Hg.), Ärztliches Urteilen und Handeln. Zur Grundlegung einer medizinischen Ethik, Frankfurt/M. 1994, insbesondere das Vorwort.

5 Vgl. E. D. Pellegrino, Medical Ethics: Entering the Post-Hippocratic Era, in: The Journal of the American Board of Family Practice, 5(1988). Beispiele für den deutschsprachigen Raum finden sich bei Honnefelder und Rager (Hg.), Ärztliches Urteilen und Handeln, und Hans-Martin Sass, Hippokratisches Ethos und nachhippokratische Ethik, Bochum 1994 (Medizinethische Materialien 92). Zur (diskreditierenden) Instrumentalisierung von Geschichte im Kontext der „posthippokratischen" Ethik vgl. kritisch die Einleitung zu Thomas Rütten, Geschichten vom hippokratischen Eid, Habilitationsschrift Medizische Fakultät der Universität Münster 1994. Wir danken dem Verfasser für die Überlassung einer Kopie dieser Einleitung sowie für den Hinweis auf die Arbeit von Pellegrino.

6 Carl Schneider, Prof. Dr. med. (1891-1946); von 1919-1922 Assistent an der Psychiatrischen Universitätsklinik Leizig, 1922-1930 psychiatrische Tätigkeit in der Anstalt Arnsdorf/Sachsen, 1930-1933 ärztlicher Leiter der von Bodelschwinghschen Anstalten Bethel, von 1933-1945 Direktor der Psychiatrisch-Neurologischen Klinik der Universität Heidelberg, Mitglied der NSDAP seit 1932, Mitarbeiter des Sicherheitsdienstes des Reichssicherheitshauptamtes, Gaudozentenbundführer, Leiter des Rassenpolitischen Amtes der NSDAP in Baden und Obergutachter der „Euthanasie"aktion T4, nahm sich in amerikanischer Haft 1946 das Leben, vgl. auch Christine Teller, Carl Schneider – Zur Biographie eines deutschen Wissenschaftlers, Geschichte und Gesellschaft 16 (1990) S. 464-478.

7 Julius Deussen, Dr. med. et Dr. phil., (1906-1970), Promotion in Philosophie und Medizin; ab 1939 kommissarischer Leiter der erbpsychologischen Abteilung an der Deut-

schen Forschungsanstalt für Psychiatrie in München, ab 1943 an das Lazarett der Heidelberger Klinik kommandiert, gleichzeitig Mitarbeit in der „Forschungsabteilung" der Psychiatrisch-Neurologischen Klinik der Universität Heidelberg, 1944 habilitiert; nach 1945 zunächst als praktischer Arzt tätig, 1956 bis 1966 Psychiater bei der Bundeswehr.

8 vgl. Götz Aly, Der saubere und der schmutzige Fortschritt, in: Beiträge zur nationalsozialistischen Gesundheits- und Sozialpolitik 2 (1985) S. 9-78, Volker Roelcke, Gerrit Hohendorf, Maike Rotzoll, Psychiatric research and 'euthanasia'. The case of the psychiatric department at the University of Heidelberg, 1941-1945; in: History of Psychiatry 5 (1994) S. 517-532, Gerrit Hohendorf, Volker Roelcke, Maike Rotzoll, „Euthanasie" und psychiatrische Forschung am Beispiel Heidelberg, in: Schriftenreihe des Arbeitskreises „Die Heil- und Pflegeanstalt Wiesloch in der Zeit des Nationalsozialismus", Heft 3 (1995) S. 22-34, Gerrit Hohendorf, Volker Roelcke, Maike Rotzoll, Innovation und Vernichtung. Psychiatrische Forschung und „Euthanasie" an der Heidelberger Psychiatrischen Klinik 1939 – 1945, in: Der Nervenarzt 67 (1966), S.935-946.

9 Paul Nitsche, Prof. Dr. med. (1876-1948); Schüler von Emil Kraepelin, 1918-1928 Direktor der Landesheilanstalt Leipzig-Dösen, 1928-1939 Direktor der Landesanstalt Pirna-Sonnenstein, 1939-1941 Stellvertreter von Prof. Heyde als medizinischer Leiter der zentralen Dienststelle Tiergartenstraße 4, ab 1941 Leiter der Dienststelle und Obergutachter der „Euthanasie"aktion. Am 25.3.1948 Hinrichtung in Dresden.

10 Die sogenannten Heidelberger Dokumente werden im folgenden HD abgekürzt und mit anschließender Foliierung zitiert. Sie sind eine Mischung von deutschen und amerikanischen Dokumenten, die in den fünfziger und sechziger Jahren in Heidelberg beim Judge Advocate General der US-Army aufbewahrt wurden. Der hier interessierende Teil stellt den Nachlaß von Paul Nitsche, dem medizinischen Leiter bei den „Euthanasie"dienststellen, dar, der 1945 von den amerikanischen Besatzungsbehörden beschlagnahmt wurde. Die Originaldokumente wurden später in die National Archives nach Washington gebracht und dort verfilmt (NAW T 1021 File 707 Roll 10-12 Vol. 13.14.18-20). Die Mikrofilme sind sowohl im Bundesarchiv in Koblenz als auch in den Abteilungen Potsdam (Filmnr. 411049-41151) verfügbar.

11 Ernst Rüdin, Prof. Dr. med. (1874-1952); Mitarbeiter von Emil Kraepelin an den Psychiatrischen Kliniken Heidelberg und München, ab 1918 Leiter der Genealogisch-Demographischen Abteilung der Deutschen Forschungsanstalt für Psychiatrie in München, 1925-1928 Ordinarius für Psychiatrie in Basel, 1931-1945 Direktor der Deutschen Forschungsanstalt für Psychiatrie, 1933 Mitautor des offiziellen Kommentars zum „Gesetz zur Verhütung erbkranken Nachwuchses", 1935-1945 Vorsitzender der Gesellschaft deutscher Neurologen und Psychiater.

12 Maximilian de Crinis, Prof. Dr. med. (1889-1945); ab 1934 Ordinarius für Psychiatrie in Köln, ab 1938 Professor für Psychiatrie in Berlin, Referent im Reichsministerium für Wissenschaft, Erziehung und Volksbildung, beteiligt am Entwurf eines „Euthanasie"-Gesetzes (1940), beratender Psychiater der Wehrmacht; Selbstmord am 2.5.1945.

13 Hans Heinze, Prof. Dr. med. (1896-1983); seit 1938 Leiter der Heil- und Pflegeanstalt Brandenburg-Görden, Mitarbeiter und Gutachter der zentralen „Euthanasie"dienststellen Tiergartenstraße 4, beteiligt an der „Kindereuthanasie" und den Forschungsaktivitäten im Rahmen der „Euthanasie"aktion; 1945-1952 in sowjetischer Haft, 1954 Leiter der jugendpsychiatrischen Abteilung des Niedersächsischen Landeskrankenhauses Wunstorf, 1966 wegen dauernder Verhandlungsunfähigkeit vom Landgericht Hannover außer Verfolgung gesetzt.

14 Dieses Dokument wurde von C. Schneider in Absprache mit Ernst Rüdin, Max de Crinis, Hans Heinze und Paul Nitsche verfaßt, es liegt ein Entwurf von C. Schneider vor: vgl. HD 126 437-442: „dass die Euthanasie nur dann volkspsychologisch richtig durch-

geführt werden kann, wenn sicher steht, dass der Kranke nicht nur medizinisch ausreichend behandelt, sondern auch sozial, d.h. durch Arbeit genügend wertmässig eingestuft werden konnte."

15 vgl. H.-H. Knaape, Die medizinische Forschung an geistig behinderten Kindern in Brandenburg-Görden in der Zeit des Faschismus, in: Samuel Mitja Rapoport, Achim Thom (Hrsg.), Das Schicksal der Medizin im Faschismus, Berlin 1989, S. 224-227.

16 Carl Friedrich Wendt, Prof. Dr. med. (1912-1989); ab 1939 Assistent, später Oberarzt an der Psychiatrischen Universitätsklinik Heidelberg, 1944 Habilitation, 1949 apl. Prof., 1960 wissenschaftlicher Rat.

17 Johannes Suckow, Prof. Dr. med. (1896-1994); Psychiater an der Heil- und Pflegeanstalt Leipzig-Dösen, 1942-1943 Mitarbeiter in der „Forschungsabteilung" Wiesloch der Heidelberger Psychiatrisch-Neurologischen Klinik, seit 1950 Dozent an der Universität Leipzig, seit 1955 Professor an der Medizinischen Akademie Dresden.

18 Friedrich Schmieder, Prof. Dr. med. (1911-1988); seit 1938 Mitarbeiter an der Psychiatrisch-Neurologischen Klinik der Universität Heidelberg, Forschungsgebiete: Anthropometrie/Konstitutionstypologie, psychiatrische Schocktherapien, 1943/1944 Habilitation; 1945 kurzfristig in amerikanischer Kriegsgefangenschaft, 1950 Gründung einer psychiatrisch-neurologischen Rehabilitationsklinik am Bodensee, 1973 Bundesverdienstkreuz.

19 Ernst-Adolf Schmorl, Dr. med. (1906- ?); psychiatrische Tätigkeit in den Anstalten Pirna-Sonnenstein, Waldheim und seit 1942 in der Anstalt Brandenburg-Görden, 1942-1943 in der „Forschungsabteilung" Wiesloch der Heidelberger Psychiatrisch-Neurologischen Klinik tätig.

20 Hans-Joachim Rauch, Prof. Dr. med. (1909-1997); seit 1938 Mitarbeit an der Psychiatrischen Universitätsklinik Heidelberg, 1944 Habilitation, 1950 apl. Professor, 1963 Abteilungsleiter, Arbeitsschwerpunkte: Neuropathologie und forensische Psychiatrie.

21 Von den genannten Untersuchungen kam lediglich Schmorls Arbeit zur Unterscheidung von spontanen und provozierten Krampfanfällen zu einem gewissen Abschluß (vgl. HD 127 884f: Schneiders Nachtragsbericht vom 2.2.1944).

22 Schreiben Allers an die Anstalt Wiesloch, zitiert nach Franz Peschke, Die Heidelberg-Wieslocher Foschungsabteilung Carl Schneiders im Zweiten Weltkrieg, in: Schriftenreihe des Arbeitskreises „Die Heil- und Pflegeanstalt Wiesloch in der Zeit des Nationalsozialismus", Heft 2 (1993) S. 42-77, S. 60. Das Original der Akte Heil- und Pflegeanstalt Wiesloch: Generalia IX. Medizinalwesen. 7. Krankenbehandlung und Verpflegung. Forschungsabteilung für Psychiatrie 1942-1977 ist z.Z. nicht auffindbar.

23 Johann Duken, Prof. Dr. med. (1889-1954); von 1937-1945 Leiter Universitätskinderklinik Heidelberg, 1945 von der amerikanischen Besatzungsmacht amtsenthoben.

24 Die Forschungsakten der in Heidelberg untersuchten Kinder befinden sich im Archiv der Psychiatrischen Universitätsklinik Heidelberg und sind von F 1 bis F 54 durchnumeriert. Im folgenden zitiert als "Akte Nr. ..."

25 Es handelt sich um das Kind F. Sch., vgl. StA Heidelberg I Js 1698/47 (Generallandesarchiv Karlsruhe 309 Zug 1992/34 No. 4) und StA Heidelberg 10 Js 32/83 (Zentrale Stelle der Landesjustizverwaltungen Ludwigsburg 439 AR-Z 40/83), AS 417-421.

26 Monika Schneider, Stoffwechselbelastungsproben bei schwachsinnigen Kindern, Medizinische Dissertation Leipzig 1946. Ein Hinweis auf den Zusammenhang dieser Untersuchungen mit der nationalsozialistischen „Euthanasie" fehlt selbstredend.

27 So heißt es in einem Brief von Deussen an das zuständige Staatliche Gesundheitsamt vom 21.9.1944: „Die [Name der Mutter des Kindes] ist nicht nur eine asoziale Persönlichkeit (4 uneheliche Schwangerschaften, bei denen dreimal nicht die Vaterschaft festgestellt wurde), sondern auch schwachsinnig. (Häufiger Berufswechsel, nur in unterge-

ordneten Stellungen tätig, macht nach den Akten des Wohlfahrtsamtes – Stadtjugendamt – [...] einen schwachsinnigen Eindruck, hat schwachsinnige bezw. idiotische Kinder). Es besteht erhebliche Fortpflanzungsgefähr. [...] Falls die [...] nach hier eingewiesen werden könnte [...] würden wir nach unserer Untersuchung den Sterilisationsantrag von hier aus stellen. Es liegt unsererseits besonderes wissenschaftliches Interesse an dem Fall vor. Wir haben das Kind [...] der [...] hier untersucht. Die Mutter ist bisher nicht auf unsere Bitte erschienen." (Akte F45).

28 Der „Schimpansengarten" geht auf Untersuchungen Wolfgang Köhlers zum Werkzeuggebrauch bei Menschenaffen zurück, die von Kurt Gottschaldt auf die Entwicklung des kindlichen Verhaltens übertragen wurden; vgl. Wolfgang Köhler, Intelligenzprüfungen an Menschenaffen, Berlin 1921, S. 22ff und Kurt Gottschaldt, Der Aufbau des kindlichen Handelns. Vergleichende Untersuchungen an gesunden und psychisch abnormen Kindern, Zeitschrift für angewandte Psychologie Beiheft 68, Leipzig 1933, S. 120ff.

29 Vgl. die Akten F 16, F 21, F 36.

30 Vgl. LG Frankfurt 4a Is 13/46 (Hessisches Hauptstaatsarchiv Wiesbaden 430/1-32442); StA Heidelberg I Js 1698/47 (Generallandesarchiv Karlsruhe 309 Zug 1992/34 No. 4); StA Heidelberg 10 Js 32/83 (Zentrale Stelle der Landesjustizverwaltungen Ludwigsburg 439 AR-Z 40/83).

31 Vgl. StA Mosbach Js 5067/47 (Generallandesarchiv Karlsruhe 309 No. 6074).

32 Das Selbstverständnis von C. Schneider und Deussen, innovativ zu sein, entspricht auch der Beurteilung von Schneiders Veröffentlichungen durch die zeitgenössische psychiatrische Wissenschaft. Selbst nach 1945 fanden Schneiders wissenschaftliche Beiträge Beachtung und teilweise Zustimmung, vgl. Karl Jaspers, Allgemeine Psychopathologie, 4. völlig neu bearbeitete Auflage Heidelberg 1946, S. 490-495 und Klaus Dörner, Carl Schneider: genialer Therapeut, moderner ökologischer Systemtheoretiker und Euthanasiemörder. Zu Carl Schneiders „Behandlung und Verhütung der Geisteskrankheiten", in: Psychiatrische Praxis, 13 (1986) S. 112-114.

33 Vgl. Staatsanwaltschaft Heidelberg I Js 1698/47 Sonderheft Fall Forschungsabteilung GLA Karlsruhe Zug 1992/34 Abt. 309 No. 4.

34 Zitiert nach Schott, Heinz (Hg.), Chronik der Medizin, Dortmund 1993, S. 617: der englische Originaltext ist abgedruckt in: Warren Thomas Reich (Ed), Encyclopedia of Bioethics, rev. Edition, New York 1995, vol. V, Appendix IV, 2763-2764: „The voluntary consent of the human subject is absolutely essential. This means that the person involved should have legal capacity to give consent [...]".

35 Entwurf eines Übereinkommens zum Schutz der Menschrechte und der Menschenwürde im Hinblick auf die Anwendung von Biologie und Medizin: Bioethik-Konvention im Fassung vom 8.3.1996 vorlegt vom Lenkungsausschuß für Bioethik des Europarates, Artikel 16, Typoskript Straßburg 1996, S. 9. Die hier zitierte Version des Artikels 16 ist vom Lenkungsausschuß für Bioethik gegen die Stimmen der österreichischen und der deutschen Delegation angenommen worden.

36 Vgl. Gisela Bockenheimer-Lucius (vgl. Anm. 2) S. 148, die hier die Argumente der Kritiker der „Bioethik-Konvention" zusammenfaßt. Gisela Bockenheimer-Lucius kritisiert den Ablauf des Verfahrens der Ausarbeitung der Konvention, drei Jahre hinter verschlossenen Türen, insbesondere die mangelhaft vorbereitete öffentliche Diskussion über die angeschnittenen medizinethischen Grundsatzfragen.

37 Eine Schutzvorschrift für die Wahrung der Würde menschlicher Embroyen fand im neuen Entwurf von 1996 keine qualifizierte Mehrheit mehr.

38 Vgl. auch die grundsätzliche Kritik an der „Bioethik-Konvention", wie sie in der Grafenecker Erklärung des „Arbeitskreises zur Erforschung der 'Euthanasie'-Geschichte"

formuliert wird: Die moderne „Bioethik" verlasse das Fundament der bedingungslosen Anerkennung der Menschenrechte und der Menschenwürde, mache die individuellen Schutzrechte des Einzelnen von bestimmten personalen Eigenschaften abhängig und ermögliche so eine Güterabwägung zwischen Individualrechten und Forschungsinteresse. Somit solle der wissenschaftliche Zugriff auf nichteinwilligungsfähige Personen, auf menschliche Embryonen und das menschliche Genom ermöglicht werden: Michael Wunder, Grafenecker Erklärung zur Bioethik, Typoskript Hamburg 1996.

39 Hanfried Helmchen, Prof. Dr. med., Direktor der Psychiatrischen Klinik und Poliklinik an der FU Berlin.

40 Hans Lauter, Prof. Dr. med., Professor für Psychiatrie an der TU München.

41 Hanfried Helmchen, Hans Lauter (Hg.), Dürfen Ärzte mit Demenzkranken forschen?, Stuttgart, New York 1995, S. 65. In dem genannten Buch wird explizit die Ermöglichung von „Forschung ohne potentiellen individuellen Nutzen mit einwilligungsunfähigen Patienten" gefordert, die durch eine zentrale Ethik-Kommission kontrolliert werden sollte. Bedingung für solche Forschung sei, daß „überindividueller Nutzen und individuelles Risiko in einem vertretbaren Verhältnis zueinander" stünden. Das individuelle Risiko für die teilnehmenden Patienten dürfe das Maß nicht überschreiten, das auch im Fall einer vorhandenen Standardbehandlung zu akzeptieren wäre (a.a.O. S. 69f.). Demgegenüber hat Hanfried Helmchen in einem Gespräch mit der Frankfurter Rundschau seine Position dahingehend präzisiert, daß nichttherapeutische Krankheitsursachenforschung an nicht einwilligungsfähigen Patienten einen „potentiell zumindest mittelbaren individuellen Nutzen" aufweisen müßte. „Ausgeschlossen bleiben muß eine ausschließlich fremdnützige Forschung bei nicht einwilligungsfähigen Patienten." (Frankfurter Rundschau vom 23.2.1996, S. 18).

42 Vgl. auch schon Hanfried Helmchen, Versuche mit psychisch Kranken – Versuche ohne Freiwilligkeit?, in: Hanfried Helmchen und Rolf Winau (Hg.), Versuche mit Menschen in Medizin, Humanwissenschaft und Politik, Berlin, New York 1986, S. 172-187.

43 Der Begriff der „Bioethik" steht zunächst für ethische Ansätze, die sich mit Problemen des biomedizinischen Fortschritts auseinandersetzen. Innerhalb der öffentlichen Debatte um die sogenannte Bioethik-Konvention hat der Begriff einen besonderen politischen Akzent gewonnen. Wir wollen unter „Bioethik" genauer alle diejenigen ethischen Positionen verstehen, die die Möglichkeiten der modernen Biologie und Medizin, ohne sie grundsätzlich zu hinterfragen, als Ausgangspunkt für jeweils pragmatisch orientierte Problemlösestrategien nehmen und im Kontext einer meist analytisch und insbesondere utilitaristisch orientierten ethischen Theorie auf metaphysisch oder religiös begründbare grundsätzliche ethische Wertentscheidungen (wie die der Unverletzlichkeit des menschlichen Lebens) verzichten. Als radikalster Vertreter bioethischer Positionen kann der australische Philosoph Peter Singer gelten. Ein in der Rezeption des Utilitarismus ähnlicher und weit rezipierter Ansatz findet sich bei John Harris, Der Wert des Lebens, Eine Einführung in die medizinische Ethik, Berlin 1995 (engl. Originalausgabe London, New York 1985). Zur Position Singers im Kontext des Utilitarismus vgl. W. David Solomon: Normative Ethical Theories, in: Warren Thomas Reich (Ed.), Encyeclopedia of Bioethics, rev. Edition, New York 1995, vol II, S. 736-747, hier S. 737.

44 Begründungspapier für die „Bioethik-Konvention" des Europarates, zit. nach Michael Wunder (vgl. Anm. 38) S. 3.

45 Hans Jonas, Über Versuche an menschlichen Subjekten, in: ders., Medizin, Technik, Ethik, Frankfurt/M. 1985, S. 109-145, S. 127.

46 Ebd. S. 128.

47 Zur Leistungsmedizin im Nationalsozialismus vgl. Ingrid Kästner, Der Mißbrauch des Leistungsgedankens in der Medizin unter der faschistischen Diktatur und die Folgen für die Gesundheits- und Sozialpolitik, in: Achim Thom und Genadij Ivanovic Caregorodcev (Hg.), Medizin unterm Hakenkreuz, Berlin 1989, S. 183-204; Martin Höfler-Waag, Die Arbeits- und Leistungsmedizin im Nationalsozialismus 1939-1945 (Abhandlungen zur Geschichte der Medizin und der Naturwissenschaften 68), Husum 1994 und Peter Reeg, „Deine Ehre ist die Leistung“ – Auslese und Ausmerze durch Arbeits- und Leistungsmedizin im Nationalsozialismus, in: Johanna Bleker und Norbert Jachertz (Hg.), Medizin im „Dritten Reich“, Köln 2. Aufl. 1993, S. 191-200.

48 Viktor von Weizsäcker, Prof. Dr. med. (1886-1957); Neurologe und Psychosomatiker, Habilitation in Heidelberg, ab 1941 Ordinarius für Neurologie in Breslau, ab 1946 Lehrstuhl für Allgemeine Klinische Medizin an der Universität Heidelberg, Repräsentant der Heidelberger Schule der „anthropologischen Medizin“.

49 Viktor von Weizsäcker, „Euthanasie“ und Menschenversuche, in: Psyche 1 (1947) S. 68-102, S. 76f.

50 Vgl. Viktor von Weizsäcker, Ärztliche Fragen, Leipzig 2. Aufl. 1935, S. 72: „Auch als Ärzte sind wir verantwortlich beteiligt an der Aufopferung des Individuums für die Gesamtheit. Es wäre illusionär, ja es wäre nicht einmal fair, wenn der deutsche Arzt seinen verantwortlichen Anteil an der notgeborenen Vernichtungspolitik glaubte nicht beitragen zu müssen.“

51 Vgl. Helga Kuhse und Peter Singer, Should the Baby Live – The Problem of Handicapped Infants, Oxford, New York, Melbourne 1985, S. 140-171.

52 Zur Diskussion um aktive und passive „Euthanasie“ in Deutschland (Forderung nach autonomer Selbstbestimmung über den eigenen Tod) und zur Rezeption der utilitaristischen Argumentation Singers unter Einbeziehung der historischen Erfahrung des Nationalsozialimus vgl. Christoph Mundt, Dignified death: A German perspective, in: Psychiatriy and Clinical Neurosciences (1995), Suppl. 1, S. 149-154.

53 Die Diskussion um die Tötung bzw. das Sterbenlassen von Patienten im Wachkoma (mittels Nichtbehandlung von Infektionen oder Nahrungsentzug) wird zunehmend auch in Deutschland vorangetrieben, so auf einer Konferenz des Instituts für Wissenschaft und Ethik Bonn in Zusammenarbeit mit dem Centre of Medical Law and Ethics (King's College), London über „The moral issues surronding the treatment and health care of patients in persistent vegetative state (PVS)“ am 8./9. 12. 1995 in Bonn.

54 Norbert Groeben analysiert die psychologischen Voraussetzungen der medizinischen Menschenversuche im Nationalsozialismus und nennt neben autoritärem Gehorsam, Gruppendruck, entschuldigender Rechtfertigung des eigenen Handelns die (ethnozentrische) Dehumanisierung der Opfer als psychologisches Erklärungsmodell, vgl. Norbert Groeben, Wie war es möglich? – Zur psychologischen Erklärbarkeit von Menschenversuchen im Dritten Reich, in: Gerrit Hohendorf und Achim Magull-Seltenreich (Hg.), Von der Heilkunde zur Massentötung – Medizin im Nationalsozialismus, Heidelberg 1990, S. 203-228.

55 Vgl. Peter Singer, Praktische Ethik, Stuttgart 1984, S. 101ff, S. 178ff. „Kein Säugling – mag er nun mißgebildet sein oder nicht – hat in gleichem Maß Anspruch auf das Leben wie Wesen, die fähig sind, sich selbst als distinkte Entitäten zu sehen, die in der Zeit existieren.“ (a.a.O. S. 180).

56 Zum Begriff der Grenzsituation bei Jaspers vgl. Karl Jaspers, Psychologie der Weltanschauungen, 6. Aufl. 1971, S. 229-280 und ders., Allgemeine Psychopathologie, 9. Aufl. 1973, S. 271.

Dorothee Roer

„Lebens-unwert"

Kinder und Jugendliche in der NS-Psychiatrie

Die Frage

Ausgehend von den Gutachten für den Nürnberger Ärzte-Prozeß durch Alexander Mitscherlich und Fred Mielke[1] sowie Alice Platen-Hallermund[2] differenzierte die Forschung bis Mitte der 80er Jahre zwischen Erwachsenen- und Kinder-"Euthanasie" und unterschied die erstere als brutal industriemäßig organisiertes Morden von der zweiten als einem „wohl [...] zielbewußter, geordneter und 'wissenschaftlicher'"[3] durchgeführten Tötungsprogramm.

Es wurde ein enger Zusammenhang zwischen dem „Reichsausschuß zur wissenschaftlichen Erfassung von erb- und anlagebedingten schweren Leiden" (im folgenden Reichsausschuß), dem geheimen Runderlaß VIb 3088/39-1079 Mi des Reichsministers des Innern vom 18. 8. 1939, betr. Meldepflicht für mißgestaltete usw. Neugeborene,[4] und dem Wirken der sogenannten Kinder-Fach-Abteilungen angenommen. In dieser Perspektive gewinnen die gängigen Hypothesen zum Kindermord in der NS-Psychiatrie oft fälschlicherweise den Anschein überprüfter Fakten, z.B.:

- die alleinige Zuständigkeit des Reichsausschusses für die Entscheidung über Leben und Tod psychiatrisierter Kinder;
- eine weitgehende Verrechtlichung der Tötungsentscheidungen, basierend auf ethisch und wissenschaftlich skrupulösen Einzelfallprüfungen;
- Kinder-"Fach"-Abteilungen als Orte der Tötung unter verantwortlicher ärztlicher Kontrolle;
- die Einbeziehung nur schwerstbehinderter, nicht lebensfähiger, sehr junger Kinder in das Mordvorhaben;
- eine relativ geringe Zahl von Opfern (etwas mehr als 5000).

Zwar fehlt es auch in früheren Arbeiten nicht an Hinweisen auf „Unregelmäßigkeiten" im Ablauf des Kindermordprogramms, darauf, daß

- fortschreitend immer mehr ältere Kinder und Jugendliche umgebracht wurden,
- auch weniger schwer gestörte und behinderte junge Menschen ihr Leben lassen mußten,
- auch im Rahmen der Erwachsenen-"Euthanasie" (sog. Aktion T4, im folgenden kurz „T4"), d.h. unter Umgehung wissenschaftlich und ethisch hochstehender Selektionskriterien und -prozesse, „Kinder und Jugendliche quasi waggonweise in die Vergasungsanstalten geschafft wurden".[5]

Und doch setzte sich bis in die Mitte der 80er Jahre bei den AutorInnen immer wieder die Auffassung durch, T4 und Reichsausschuß seien zwei voneinander unabhängige, mit unterschiedlichen Aufgaben betraute, nach unterschiedlichen wissenschaftlichen (und ethischen?) Standards arbeitende, auf unterschiedliche Personengruppen zielende Organisationen gewesen. Bezüglich der Erforschung der Schicksale von Kindern und Jugendlichen in der NS-Psychiatrie hat dieses Verständnis, wie im folgenden gezeigt wird, zu einer Verzerrung der Perspektiven und einer Verharmlosung begangenen Unrechts geführt.[6]

Neuere Arbeiten – meist Monographien über Heil- und Pflegeanstalten oder Kinder-"Fach"-Abteilungen[7] – zeichnen ein differenzierteres, aber auch diversifiziertes Bild vom Leben und Sterben der Kinder in der NS-Psychiatrie, allerdings ohne die neugewonnenen Detailinformationen unter spezifizierten Forschungsfragen neu zu ordnen.[8] Auch mir wird es in diesem Beitrag nicht gelingen, eine solche Gesamtdeutung vorzulegen. Dazu wäre ein neuer, regionale Begrenzungen der Anstaltsforschung überwindender Ansatz nötig. Allerdings können schon heute Fragen gestellt werden, die zu einer Systematisierung der Forschungsergebnisse beitragen.

Zu diesem Zweck werde ich zunächst die empirisch gesicherten Fakten über Kindermord und Kindersterben darstellen. Dabei werden immer wieder Differenzen zwischen Empirie und bisher anerkannter Theorie festzuhalten sein; so wird die Alleinzuständigkeit von Reichsausschuß und Kinder-"Fach"-Abteilung für die Verbrechen an Kindern und Jugendlichen in der NS-Psychiatrie widerlegt werden. In einem weiteren Schritt wird dann deutlich gemacht, daß sich die Kinder-"Fach"-Abteilungen zudem in Zielsetzung, Organisation und Arbeitsweise sehr unterschieden und in ihrer Mehrzahl dem bisher gängigen Bild der Forschung von dieser Institution nicht entsprechen. Mit dieser doppelten Argumentation möchte ich dafür plädieren, das Konstrukt Kinder-"Euthanasie" als spezifisches, eigenständiges Programm zugunsten einer umfassenderen Sicht des Krankenmordes aufzugeben.

Morden und Sterbenlassen von Kindern und Jugendlichen in der Psychiatrie 1933 – 1945

Verlegungen vor September/Oktober 1939

Zwangsverlegungen in kleineren und großen Sammeltransporten sind seit 1933 reichsweit und aus allen untersuchten Anstalten belegt, vermehrt seit 1936. Sie stehen im Zusammenhang mit der Integration von psychiatrischen und Behinderteneinrichtungen unter freier – insbesondere konfessioneller – Trägerschaft in das NS-Gesundheitssystem. Durch Schließung von Einrichtungen, Zusammenlegungen, Unterstellung der Leitungen unter das Führerprinzip sollten Kosten gesenkt und der staatliche Zugriff auf die PatientInnen gesichert werden.[9] Art, Ausmaß und Zielsetzungen dieser Verlegungen bis 1939 variierten von Anstalt zu Anstalt und scheinen von der damals aktuellen und geplanten Psychiatriepolitik der jeweiligen überörtlichen Verwaltungseinheit[10] und der daraus resultierenden Funktion der psychiatrischen Einrichtungen für die Region abhängig gewesen zu sein.

Ernst Klee nennt diese Zwangsverlegungen „'Euthanasie'-Transporte vor Beginn der 'Euthanasie'"[11] und verweist – wie andere „Euthanasie"-ForscherInnen – auf deren mordvorbereitende Funktion. Daß die aus den Massenverlegungen resultierenden Überbelegungen, verbunden mit Senkungen der Pflegesätze und einer Verschlechterung der medizinisch-psychiatrischen Versorgung, für die Überlebenschancen der PatientInnen und BewohnerInnen schlimme Folgen hatten, ist vielfach belegt, unter anderem auch in den Berichten der bis 1938/39 durchgeführten offiziellen Visitationen der Heil- und Pflegeanstalten.[12] Zumindest in einem Teil der untersuchten Psychiatrien stieg unter diesen Bedingungen auch schon vor 1939/40 die Zahl der Todesfälle drastisch an.[13]

Viele, die unter solch menschenfeindlichen Bedingungen ums Überleben kämpften, durchhielten oder starben, waren Kinder und Jugendliche. Keine Anstaltsmonographie gibt systematisch und verläßlich über den relativen Anteil dieser Opfergruppe an der Gesamtzahl der Psychiatrie-Toten zwischen 1933 und 1939/40 Auskunft. Aber auch Zahlen, die lediglich Näherungswerte darstellen, sprechen eine beredte Sprache. Zum Beispiel Uchtspringe: in der Anstalt, die sich seit ihrer Gründung in der Förderung und Therapie psychisch gestörter und geistig behinderter Minderjähriger einen Namen gemacht hatte, starben zwischen1933 und 1939 (von 1300 aufgenommenen) 210 Kinder und Jugendliche; d.h. mehr als 16% der Todesopfer dieses Zeitraums waren minderjährig.[14] Ein ähnliches Verhältnis von Aufnahmen und Todesfällen findet Heike Bernhardt in Ueckermünde.[15]

Die Sterbediagnosen unterscheiden sich weder inhaltlich noch in der Häufigkeit ihrer Nennung von denen, die wir ab 1939/40 in ausgewiesenen Mordeinrichtungen vorfinden werden. Dies stützt die Annahme, ÄrztInnen hätten auch schon vor dem offiziellen Anlaufen der Mordmaschine das Sterben – auch der Kinder und Jugendlichen – billigend in Kauf genommen und/oder durch Pflichtvergessenheit, wenn nicht gar gezielt, herbeigeführt.[16]

In der Regel erfolgten Deportationen vor Beginn der ersten Mordphase bei Auflösung (selten: Verkleinerung) der abgebenden Anstalten. Sofern diese keine reinen Kinder- oder Erwachseneneinrichtungen waren, wäre zu erwarten, daß die Abtransporte in altersgemischten Gruppen erfolgten. Demgegenüber lassen sich für mehrere Anstalten, besonders ab 1936, altershomogene Kindertransporte nachweisen,[17] die die Frage aufwerfen, ob bereits in dieser Zeit (d.h. *vor* der zentral organisierten Krankentötung) in der Kinder- und Jugendpsychiatrie Selektionsprozesse wirksam wurden. Weitere Beobachtungen deuten in diese Richtung. So wurde 1936 eine große Gruppe von Kindern und Jugendlichen aus den Kückenmühler Anstalten nach Ueckermünde transportiert, die nicht die Kriterien der in der Kückenmühle Verbliebenen erfüllte: „anstaltsbedürftige Kinder [zu sein, D.R.], die noch mit einiger Erfolgsaussicht die Anstaltsschule in Kückenmühle besuchen"[18] könnten. Deportation heißt hier Selektion.

Ähnliche Vorgänge habe ich in Uchtspringe zwischen Februar 1934 und April 1938 gefunden.[19] Weitere Forschung wird in diesem Punkt mehr Klarheit bringen. Schon jetzt drängt sich allerdings die Vermutung auf, daß bereits deutlich vor der zentralen Organisation der Selektion zum Tode gefährliche Aussonderungsprozesse in der Kinder- und Jugendpsychiatrie stattgefunden haben.

In dieselbe Richtung weisen die Forschungen von Hans-Hinrich Knaape in Brandenburg-Görden. Sie zeigen, daß im April 1936 die Brandenburgische Prosektur von Landsberg/Warthe nach Potsdam verlegt wurde und im gleichen Jahr[20] epileptische Kranke aus der Landesanstalt Potsdam in andere psychiatrische Einrichtungen Brandenburgs, vor allem nach Lübben verlegt wurden und dafür aus Lübben eine entsprechende Gruppe[21] „bildungsunfähiger" Schwachsinniger nach Potsdam umquartiert wurde. Dort wurde anschließend im Jahr 1937 das Standardforschungsprogramm für geistig schwer behinderte Kinder und Jugendliche entwickelt und realisiert – verantwortlich: Dr. Hans Heinze -, das routinemäßig die Durchführung von Pneumenzephalographien einschloß. Zwischen dem 1. 4. 37 und dem 31. 3. 38 verstarben (dabei?) 13 von 113 „bildungsunfähigen Schwachsinnigen" im Durchschnittsalter von 5,8 Jahren.[22] Photographien der Kinder weisen diese in einem guten Pflegezustand aus."[23]

Zusammenfassend: Schon vor Gründung und Wirksamwerden von T4 und Reichsausschuß konnte die Psychiatrie für Kinder und Jugendliche zur Todesfalle werden. Schon zu dieser Zeit scheinen Bildbarkeit und Leistungsfähigkeit Kapitalien dargestellt zu haben, deren Besitz die Überlebenschancen der kleinen PatientInnen wenn nicht sichern, so doch verbessern half.

Kindertötungen 1939/40 vor dem offiziellen T4-Beginn

Es ist das Verdienst Heike Bernhardts, nachgewiesen zu haben, daß die Morde an etwa 2000 pommerschen Psychiatrie-PatientInnen in Neustadt/Danzig und Kosten (Koscian)/Warthegau zwischen November 1939 und Februar 1940 unabhängig von (und vor Beginn) der T4 und in alleiniger regionaler Verantwortung organisiert wurden.[24] Unter den Opfern der Erschießungskommandos und in den Gaswagen befand sich auch eine bisher unbekannte Zahl von Kindern.[25]

Systematischen Kindermord vor dem eigentlichen Beginn der T4 vermuten Andrea Berger und Thomas Oelschläger auch für die Heilerziehungsanstalt Kalmenhof/Idstein Ts. Dort war die Sterblichkeit zwischen Oktober 1939 und Januar 1940 (also *vor* Eintreffen der ersten Transportlisten) sechsmal höher als im Durchschnitt in der Vorkriegszeit. „Nach dem Eintreffen der Meldebögen sank die Zahl der Todesfälle wieder deutlich und stagnierte auf dem Vorkriegsniveau, bis Anfang 1941 die Tötungsmaschinerie im Kalmenhof endgültig in Gang kam. Die direkte Umsetzung des 'Euthanasieprogramms' in der als zuverlässig geltenden Anstalt Kalmenhof geschah von Oktober 1939 bis Januar 1940 demnach auf eigene Verantwortung und ohne [...] Anweisung aus Berlin."[26]

Ich vermute, die Liste der tatsächlichen Opfer dieser Art „Kinder-'Euthanasie' vor der 'Euthanasie'" ist länger, als wir bisher ahnen. Mord an psychisch kranken und geistig behinderten Menschen war offenbar nicht nur bei der politischen Führung, sondern auch in der Psychiatrie ein anerkanntes Mittel zur Lösung der sozialen Frage, das ohne persönliche Bedenken und ohne rechtliche Absicherung angewendet wurde. Kinder genossen keinen besonderen Schutz.

Kinder und Jugendliche als Opfer der T4

Schon 1983 machte Ernst Klee darauf aufmerksam, daß im Rahmen der T4 auch Kinder und Jugendliche „quasi waggonweise in die Vergasungsanstalten geschafft wurden".[27] Seither gibt es eine Vielzahl von Hinweisen auf die Einbeziehung dieser Opfergruppe in das industriemäßig organisierte Massenmorden. So scheint inzwischen unstrittig, daß alle hospitalisierten Kinder und Jugendliche in die T4-Selektion einbezogen waren. Darauf verweisen zum einen die verschiedenen Versionen der T4-Begutachtungskriterien aus der Feder von Brandt und Bouhler,[28] die die „Abgabe" von Kindern an den Reichsausschuß vorsahen. Zweitens belegen dies zahlreiche Berichte über Selektion und Deportation, vor allem von Menschen aus Behinderteneinrichtungen: hospitalisierte Kinder wurden mit den Erwachsenen zusammen von T4-Gutachtern selektiert und mit ihnen, ohne Ansehung ihres Alters, auf Transport geschickt.[29] Außerdem sind – für Einrichtungen, in denen vor allem Minderjährige untergebracht waren – doppelte Meldungen bekundet, einmal monatlich an den Reichsausschuß, halbjährlich, auf dem Dienstweg, an die T4-Zentrale.[30] Trotzdem wurde die Opferrolle von Kindern und Jugendlichen im Rahmen der ersten Mordphase bisher nicht systematisch analysiert.[31]

Neuere Anstaltsforschung rückt das Schicksal von Kindern und Jugendlichen in dieser Zeit mehr in den Vordergrund. So wurden in Hadamar Transportlisten gefunden, anhand derer sich allein mehr als 200 Mädchen und Jungen identifizieren ließen, die zusammen mit ihren erwachsenen LeidensgenossInnen ins Gas geschickt wurden.[32] Die Gesamtopferzahl in Hadamar liegt mit etwa 500 aber sehr viel höher.[33] Auch aus Kaufbeuren-Irsee wurden Kinder „im Rahmen der T4 in die Vernichtungslager gebracht".[34] Vergleichbare Informationen gibt Knaape,[35] der zudem auf ein besonders deprimierendes Kapitel des PatientInnenmordes in der Psychiatrie hinweist: die Tötung von „Forschungskindern" in der Gaskammer des alten Zuchthauses Brandenburg.[36] Auch von den etwa 800 in Ueckermünde aufgenommenen Jungen und Mädchen wurden knapp 15% der Gesamtgruppe, unter ihnen Kleinkinder, im Rahmen der T4 deportiert (und mit an Sicherheit grenzender Wahrscheinlichkeit getötet).[37]

Weitere Beweise für Kindermord im Rahmen der T4 stammen aus Uchtspringe, Zwischenanstalt für die Mordstätten Altes Zuchthaus Brandenburg und Bernburg. Von den 1787 von dort in die Gaskammern deportierten Menschen lassen sich 1645 altersmäßig identifizieren; 284, das sind mehr als 17% aller Opfer, sind jünger als 18 Jahre.[38]

Kinder und Jugendliche, die das „Glück" hatten, nicht auf Transport geschickt zu werden, vegetierten in Uchtspringe (wie wohl in vielen anderen Anstalten auch) unter so miserablen Bedingungen, daß auch an dem „sicheren" Ort, während Uchtspringes Zwischenanstalts-Zeit, 40 von ihnen starben. Das ist ein Viertel aller in dieser Periode in der Anstalt Verstorbener.[39]

Welche Mädchen und Jungen mußten in der ersten Mordphase sterben? Vieles verweist darauf, daß die minderjährigen Opfer *nicht* in die Gruppe der Schwerstbehinderten gehörten, wie sie im Runderlaß des Reichsinnenministers vom 18.8.1939 aufgelistet sind.[40] Vielmehr haben sie sich nach Alter, Geschlecht, sozialer Herkunft, Diagnose usw. kaum wesentlich von den Überlebenden und den Opfern der zweiten Mordphase unterschieden.[41] Und: ein Großteil der jungen Menschen, davon ist auszugehen, wurde erst durch die menschenverachtende Behandlung in Heimen und Psychiatrien dem Anschein nach zu dem, was nach der NS-Ideologie ausgemerzt werden sollte: aktuell nicht bildungs- und langfristig nicht arbeitsfähig.

Töten und Sterbenlassen

Kinder und Jugendliche in der zweiten Mordphase

In diesem Abschnitt wird es darum gehen, darzustellen, welche Verbrechen an welchen Opfergruppen in dieser Zeit begangen wurden. Die Frage nach dem organisatorischen Kontext anschließend diskutiert werden.

Meist wird in der Beschreibung des Umfangs der Kinder-"Euthanasie"[42] auf Aussagen der Koordinatoren im Reichsausschuß, Hefelmann und von Hegener, zurückgegriffen; danach wurden insgesamt ca. 5200 Kinder umgebracht.[43] Diese Opferzahl beschreibt aber wohl eher die Spitze eines Eisbergs. Zwar gibt es einige Anstaltsmonographien, die, in der Regel nur punktuell, nicht durchgängig, altersdifferenzierte Angaben zum Leben und Sterben der PatientInnen enthalten. Sie erlauben zwar keine verläßlichen Schätzungen, lassen aber ahnen, daß das Verbrechen an Kindern und Jugendlichen in der zweiten Mordphase weitaus größer war als bisher angenommen.[44]

Die Angaben über das Alter der Todesopfer widersprechen der Annahme, Kinder-"Euthanasie" habe sich zunächst und wesentlich gegen Säuglinge und Kleinkinder gerichtet. Sie belegen zudem erhebliche Altersunterschiede der Umgebrachten (und Verstorbenen) von Anstalt zu Anstalt[45] und gelegentlich eine Veränderung der Altersstruktur der Opfer über die Jahre innerhalb der einzelnen Anstalten.[46] Darin könnten sich die unterschiedlichen Funktionen der einzelnen Anstalten und Abteilungen im Rahmen zentraler und regionaler NS-Psychiatrie-Politik widerspiegeln.

Was wissen wir über Probleme und Handicaps der verstorbenen Kinder in der zweiten Mordphase? Als sicher gilt heute, daß sich unter den minderjährigen Toten, neben schwer behinderten, viele Jungen und Mädchen befanden, deren Störungen wenig gravierend waren: lernbehinderte, leicht körperbehinderte, durch Hospitalisierung gestörte und verstörte, unangepaßte, protestierende Kinder ...[47]

Zur Gruppe der „Unangepaßten" in den Heil- und Pflegeanstalten zählten die dort untergebrachten Fürsorgezöglinge. Diese Klientel hatte sich die Kinder- und Jugendpsychiatrie im Zuge ihrer Professionalisierung in den 20ern angeeignet, indem sie sie als „Psychopathen" klinifizierte und so ihre Zuständigkeit für diese durchsetzte. Verbunden mit der Einverleibung der neuen Zielgruppe entwickelte die Disziplin das Aufgabenfeld der Diagnostik weiter und beanspruchte fortschreitend stärker die Funktion einer Meta-Selektionsinstanz für alle Fälle gestörter, behinderter, abweichender kindlicher Entwicklung.[48]

Über die Einbeziehung von Fürsorgezöglingen in das Vernichtungsprogramm der NS-Psychiatrie ist bisher wenig bekannt.[49] Einiges deutet aber darauf hin, daß ein Teil von ihnen, besonders in der zweiten Mordphase, selektiert und getötet wurde.[50] Bekannt dagegen ist das Schicksal einer speziellen Gruppe unter den Fürsorgezöglingen, der sogenannten jüdischen Mischlinge 1. Grades. Im Frühsommer 1943 wurde in der „Heil"-Anstalt Hadamar auf Veranlassung des Reichsinnenministers ein „Erziehungsheim" in Betrieb genommen,[51] in dem zwischen Mai 1943 und März 1944 mindestens 34 (von 39 eingewiesenen) Jungen und Mädchen im Alter von 6 bis 17 Jahren umgebracht wurden.[52]

Ebenfalls in Hadamar wurden in der zweiten Mordphase polnische und sowjetische Kinder und Jugendliche getötet. Sie gehörten zu den etwa 600 sogenannten

OstarbeiterInnen, die, an Tbc erkrankt, als nicht heilungswürdig selektiert und im Rahmen der T4 in dieser hessischen Anstalt ermordet wurden. 61 der Opfer waren jünger als 18 Jahre, unter ihnen 4 Säuglinge, 3 Kleinkinder und 48 Jugendliche zwischen 14 und 17 Jahren.[53]

Außer in Hadamar wurden in mindestens fünf weiteren psychiatrischen Anstalten kranke ZwangsarbeiterInnen getötet.[54] Meines Wissens wurde bisher nicht ermittelt, ob sich auch dort unter den Opfern Kinder und Jugendliche befanden.

Auch in der zweiten Mordphase wurden also Minderjährige in unterschiedlichen institutionellen Zusammenhängen und wegen ihrer Zugehörigkeit zu verschiedenen Opfergruppen um ihr Leben gebracht.

„Endlösung"?

Die Ermordung jugendlicher Zeugen der Verbrechen der Psychiatrie

Eines der erschütterndsten Zeugnisse der Verbrechen der Psychiatrie an Kindern und Jugendlichen stammt von Ludwig Heinrich Lohne,[55] Kalmenhof-Bewohner, gezwungen, die Ermordeten zu beerdigen. Als die amerikanischen Truppen sich Idstein näherten, wurde auch Ludwig Heinrich Lohne ins Krankenhaus zitiert. Er wußte, was die Stunde geschlagen hatte. Als er dem Mordarzt Wesse gegenüberstand und kein Zweifel mehr an dessen Absicht, ihn niederzuspritzen, bestehen konnte, warf Lohne den Arzt zu Boden, flüchtete und überlebte, versteckt in einer Scheune.[56]

Berger und Oelschläger stellen für den Kalmenhof auch den Fall der 18jährigen „Halbjüdin" Ruth Pappenheimer in den Zusammenhang der Zeugenbeseitigung: möglicherweise mußte Ruth sterben, weil sie als ehemalige Geliebte von Landesrat Bernotat zu viel wußte.[57]

Wie viele Kinder und Jugendliche in den letzten Monaten des „Tausendjährigen Reichs" ihr Leben lassen mußten, weil sie zu viel gesehen hatten, wird sich nicht mehr herausfinden lassen. In Ueckermünde[58] und Uchtspringe[59] fällt der relative Anstieg älterer Kinder und Jugendlicher unter den Toten der letzten Kriegsmonate auf. So waren in Uchtspringe unter den 29 verstorbenen Minderjährigen allein 20 zwischen 10 und 20 Jahren alt, fast alle mit den Diagnosen „Schwachsinn" *und* „Psychopathie".[60] Zeugenbeseitigung?

Kinder-"Fach"-Abteilungen und der Kindermord in der Psychiatrie

Zur Quellenlage

Bisher hat die Anstaltsforschung in keinem Fall zusammenhängende Schriftwechsel zwischen Anstalten/Kinder-"Fach"-Abteilungen, dem Reichsausschuß oder anderen zentralen T4-Stellen, Verwaltungsakten o.ä. zu Tage gefördert.[61] Diese Tatsache könnte sich durch die Existenz eines Systems doppelter Buchführung in den Kinder-"Fach"-Abteilungen erklären, wie sie der Verwaltungsleiter des Kalmenhofs, Großmann, beschreibt.[62] Danach fand er bei Amtsantritt einen Schnellhefter vor: „[...] darin stand ein Erlaß über die Bildung des Reichsausschusses [...] Außerdem

[...] statistisches Material, die sogenannten 'Monatsberichte', wo alle Monate gemeldet werden mußte, wieviele Zöglinge vom Reichsausschuß in der Anstalt sind, die Zu- und Abgänge und die Sterbefälle."[63] Offenbar wurde solches hochbrisante „Material" in der Regel kurz vor der Kapitulation vernichtet.[64]

Unser Wissen über die hier zur Diskussion stehenden Vorgänge stammt zum einen aus Krankenakten und Patienten-Registern (wie Aufnahme-, Abgangs-, Hauptbücher etc.), zum anderen von den TäterInnen selbst.

Die Registraturen sind selten wirklich verläßliche Quellen,[65] vermutlich wurden sie zum Teil bewußt gefälscht. Die Auswertung von Krankenakten, die inhaltlich sehr ergiebig sein können, ist zeit- und geldaufwendig und wurde deshalb bisher kaum in größerem Maßstab unternommen. Und selbst wenn ForscherInnen sich einer solchen Mühe unterziehen,[66] werfen ihre Ergebnisse beim gegenwärtigen Wissensstand eher weitere Fragen auf, als Fragen zu beantworten.

Die Aussagen der TäterInnen (Organisatoren, Gutachter, MordärztInnen, Schwestern und Pfleger) bieten ein sehr klares Bild des Kindermordes in der NS-Psychiatrie. Ihre Version der Vorgänge, die die Geschichtsschreibung bis heute nicht unwesentlich geprägt hat, habe ich eingangs zusammengefaßt. Sie imponiert zunächst durch ihre Schlüssigkeit. Es bedurfte erst vielfältiger Einzeluntersuchungen, um diesen „Entwurf" als historische Lüge und Strategie kollektiver Entschuldung (vgl. dazu im folgenden besonders die Ausführungen zu den Implikationen 4 und 5) zu enttarnen. Mehr und mehr Unklarheiten und Widersprüche tun sich in diesem geschlossenen Bild auf. Einige dieser Fragen will ich im folgenden diskutieren, ohne sie immer schlüssig beantworten zu können.

Kinder-"Fach"-Abteilungen

Ideologie und Wirklichkeit

Der Runderlaß des Reichsinnenministers vom 1.7.1940[67] stellt einen Zusammenhang her zwischen der „Meldepflicht für mißgestaltete usw. Neugeborene"[68] und den Kinder-"Fach"-Abteilungen. Diese Konstruktion bildet bis heute die Grundlage unseres Verständnisses von Kinder-"Fach"-Abteilungen als Einrichtungen des Reichsausschusses, innerhalb derer Kinder, die unter die Meldepflicht fielen, getötet wurden. Im folgenden möchte ich einige Implikationen dieser Setzung hinterfragen.

Erste Implikation:

> Kinder-"Fach"-Abteilungen seien zu dem Zweck gegründet worden, "Reichsausschußkinder" in ihnen zu töten.

Danach wäre zu erwarten, daß zumindest das Gros dieser Abteilungen in zeitlicher Nähe zur Verbreitung des Runderlasses vom August 1939 hätte eröffnet werden müssen. Mit ziemlicher Sicherheit ist demgegenüber anzunehmen, daß *keine* schon 1939 offiziell und unter zentraler Organisation ihre Mordtätigkeit aufnahm,[69] einige wenige 1940 zu „arbeiten" begannen.[70] Die meisten dieser Abteilungen dürften ihre Gründung oder den Etikettenverleih im Jahre 1941, mehrheitlich in der zweiten Hälfte, erfahren haben;[71] es gab aber auch 1942 noch Inbetriebnahmen.[72] Die überwiegende Mehrzahl entstand also nach dem sogenannten „Euthanasiestopp" im August 1941, was darauf hindeutet, daß diese Einrichtungen eher im Zusammenhang der zweiten Mordphase (Tötung durch Medikamente, Hunger, medizinische Nicht-Behandlung) spezifische Aufgaben übernommen hatten.[73]

Nach der 1. Implikation wäre zudem zu erwarten, daß die Kinder-"Fach"-Abteilungen *Neu*gründungen waren. Dies stimmt bereits nicht für die erste unter ihnen, Brandenburg-Görden (bezeichnenderweise als „Jugendpsychiatrische Fachabteilung" angekündigt),[74] die nichts weiter als eine „Spezialisierung" der in Görden existierenden, sehr großen Kinder- und Jugendpsychiatrie darstellte.[75] Dies scheint ein typischer Vorgang:[76] Kinder-"Fach"-Abteilungen, das waren neue Etiketten auf alten kinder- und jugendpsychiatrischen Abteilungen, gelegentlich in neuen/anderen Räumen der Anstalt[77] und/oder mit personellen Veränderungen/Erweiterungen.[78]

Die Beobachtung, daß Kinder-"Fach"-Abteilungen Umnutzungen, keine Neugründungen sind, könnte auch erklären, warum die Inbetriebnahme einiger Einrichtungen so „fließend" wirkt: Angaben über das Datum der Arbeitsaufnahme streuen zum Teil erheblich.[79]

Zweite Implikation:

In Kinder-"Fach"-Abteilungen seien nur „Reichsausschußkinder" behandelt worden.

Danach müßten die Kinder der Kinder-"Fach"-Abteilungen als „Reichsausschußkinder" in Krankenregistern und -akten bestimmte Spuren des Reichsausschusses hinterlassen haben.[80] Neuere Untersuchungen, die dieser Frage nachgehen, zeigen, daß nur ein sehr kleiner Prozentsatz der Kinder-"Fach"-Abteilungs-Kinder „Reichsausschußkinder" waren.[81]

„Die Kinderfachabteilungen waren in der Regel keine gesonderten Stationen. 'Fachabteilung' besagte lediglich, daß sich hier auch durch den Reichsausschuß eingewiesene Kinder befanden." (Martina Krüger)[82]

Wenn schon eine Gleichsetzung von Kinder-"Fach"-Abteilungs-Kindern mit „Reichsausschußkindern" nicht möglich ist: gibt es zumindest Kriterien, hinsichtlich derer die beiden Gruppen sich unterscheiden ließen (etwa: „Reichsausschußkinder" sind schwerer gestört als Nicht-"Reichsausschußkinder", jünger, kommen eher aus Familien etc.)? Und: wird in ihrer „Behandlung" unterschieden? Heike Bernhardt kommt im Vergleich der Krankenakten der zwei Gruppen zu dem Ergebnis: „Es gibt in diesen Krankengeschichten sichtbar keinen wesentlichen Unterschied [der Vergleichsgruppe, D.R.] zu den 'Reichsausschuß-Kindern'".[83] Dies betrifft unter anderem Alter, Geschlecht, Art und Schwere der Störung/Behinderung, soziale Herkunft sowie die Behandlung. *Beide* Gruppen entsprechen darin, von einigen wenigen Fällen abgesehen, auch nicht den Selektionskriterien des Runderlasses vom 18. 8. 1939.

Damit wird auch die seit Gerhard Schmidt immer wieder vorgetragene These obsolet, die Nicht-"Reichsausschußkinder" in den Kinder-"Fach"-Abteilungen seien

Ausnahmen, die durch einen Exzeß der "Euthanasie" bedingt seien:[84] dies als Resultat einer Verwilderung der „Euthanasie"-Sitten, wie sie etwa der Aktivist Hans Heinze im Januar 1944 in einem Schreiben an einen der Organisatoren beklagte.[85]

Die von den TäterInnen ständig aufs neue vorgetragene Konstruktion, der Reichsausschuß sei lediglich zur Durchsetzung des Runderlasses vom 18.8.1939 gegründet worden und habe sich zu diesem Zwecke von ihm initiierter Spezialeinrichtungen bedient, ist ein Phantom, das allerdings, wie zu zeigen sein wird, zur Exkulpierung der Verantwortlichen gute Dienste geleistet hat.

Nach dem Gesagten läßt sich auch die folgende Behauptung empirisch nicht mehr halten, die besagt:

Dritte Implikation:

> Kinder-"Fach"-Abteilungen seien Einrichtungen gewesen, die vorrangig der Selektion behinderter, noch nicht hospitalisierter Kinder gedient hätten.

Dem ist *nicht* zuzustimmen. Ein nicht unerheblicher Teil der in Kinder-"Fach"-Abteilungen untergebrachten Mädchen und Jungen kam eben *nicht* aus ihren Familien, sondern aus Heimen und kinder- und jugendpsychiatrischen Einrichtungen. Dies gilt für „Reichsausschußkinder" wie für Nicht-"Reichsausschußkinder". Das Zahlenverhältnis zwischen direkt von zu Hause eingewiesenen und aus anderen Einrichtungen in die Abteilungen deportierten Minderjährigen differiert von Kinder-"Fach"-Abteilung zu Kinder-"Fach"-Abteilung erheblich.[86] Es ist zu vermuten, daß solche Unterschiede sich aus den jeweiligen Funktionen einzelner Abteilungen erklären.

Die hospitalisierten Kinder wurden in der Regel durch die „GeKraT" in die Kinder-"Fach"-Abteilungen transportiert.[87]

Vierte Implikation:

> In den Kinder-"Fach"-Abteilungen seien die PatientInnen sorgfältig untersucht, seien diagnostische und therapeutische Ergebnisse wissenschaftlich hochstehend dokumentiert worden.

Diese Position, von den TäterInnen immer wieder vor Gericht vorgetragen, haben sich auch eine Reihe von „Euthanasie"-ForscherInnen zu eigen gemacht.[88] Demgegenüber findet schon Schmidt bei den wohl frühesten Anstaltsrecherchen, es „konnten undifferenzierte Befundberichte [...] genügen, um als Basis für das Votum des Obergutachters und mittelbar für die Unterschrift des 'Reichsleiters' zu dienen",[89] d.h. denTod der Kinder zu besiegeln.

Die Feststellung unqualifizierter Diagnostik und schlampiger Aktenführung in Kinder-"Fach"-Abteilungen zieht sich durch die Prozeß-[90] wie durch die Forschungsgeschichte,[91] betrifft aber nur einen Teil der Einrichtungen. Anderen dieser „Fach"Abteilungen wird auch aus heutiger Forschungsperspektive zumindest wissenschaftlich ernstzunehmende Diagnostik und saubere Dokumentation attestiert.[92] Es sind diejenigen, in denen vorwiegend oder schwerpunktmäßig (auch) Forschung betrieben wurde. Zum Beispiel Brandenburg-Görden: der dortige Leiter Hans Heinze hatte bereits seit 1936/37, also lange *vor* Eröffnung seiner „Fach"-Abteilung, an geistig behinderten Kindern und Jugendlichen geforscht und war am

2.2.1938 offiziell zum Sachverständigen für die Forschung in diesem Bereich ernannt worden.[93]

Eine weitere mit Forschungsschwerpunkt versehene Kinder- und Jugendpsychiatrie war der Wiesengrund; die dort agierenden ÄrztInnen Hefter und KollegInnen erhielten die Genehmigung zu Menschenversuchen wohl erst bei „Eröffnung" der Kinder-"Fach"-Abteilung.[94] Zum Teil wurden ambitionierten KollegInnen auch kleine PatientInnen zu sogenannten Forschungszwecken überlassen, so zum Beispiel in Kaufbeuren-Irsee, wo Dr. med. habil. Georg Hensel sie für seine verbrecherischen TB-Impfversuche mißbrauchte; nach einem Jahr waren alle Opfer „an TB gestorben".[95] Martina Krüger vermutet, daß vergleichbare Testreihen in Eglfing-Haar und Wiesengrund liefen.[96]

Eine bis vor kurzem weithin geteilte Annahme der NS-PsychiatrieforscherInnen betrifft die Einbettung der Kinder-"Fach"-Abteilungen in übergreifende Forschungsprogramme. Es wurde als gesichert angesehen, daß *alle* Abteilungen den Auftrag hatten, die Gehirne der getöteten Kinder und Jugendlichen zu sezieren, die dann zentralen Stellen wie dem Kaiser-Wilhelm-Institut für Hirnforschung oder der Forschungsabteilung der Heidelberger Universitätsnervenklinik (Carl Schneider) zur Verfügung gestellt wurden.[97] Diese Position ist heute fraglich.[98]

Die These, zentrale Aufgabe der Kinder-"Fach"-Abteilungen sei vor allem „die Registrierung, Erforschung und wissenschaftliche Einordnung des 'Materials'"[99] gewesen, muß danach in jedem Fall relativiert werden. Es gab Abteilungen, in denen geforscht wurde, und andere, in denen das nicht der Fall war.[100]

Fünfte Implikation:

> Kinder-"Fach"-Abteilungen hätten sich in ihrer Arbeit an hohen ethischen und rechtlichen Standards orientiert (und sich damit von der „normalen" T4-Mordpraxis positiv abgehoben).

Vor allem die TäterInnen vor Ort haben es verstanden, Gerichte und Öffentlichkeit in diesem Punkt mit drei Argumenten zu irritieren, wenn nicht gar zu überzeugen:

- Sie hätten nur die schwersten Fälle getötet, in hoher medizinischer Verantwortung gehandelt, damit einen schweren Dienst an der Menschheit geleistet.
- Sie hätten dies aus Empathie und Mitleid mit den dahinvegetierenden Opfern getan, und
- sie hätten in der sicheren Überzeugung gehandelt, sich, wenn nicht auf dem festen Boden der Legalität, so doch im Rahmen der Legitimität bewegt zu haben.[101]

Dies erreichten sie vor allem durch geschickte Verknüpfung der Hitlerschen Pseudolegitimation „Führererlaß" mit dem ordentlich auf den Verwaltungsweg gebrachten Runderlaß vom August 1939 und dem Hinweis auf die Wissenschaftlichkeit der Arbeitsweise des „Reichsausschusses zur wissenschaftlichen Erfassung von erb- und anlagebedingten schweren Leiden".

Das Postulat hoher medizinischer Standards im Kindermordprogramm der NS-Psychiatrie ist nach dem bisher Gesagten nicht haltbar. Neben möglicherweise fachlich bemühter Einzelfalldiagnostik in der geringeren Zahl von Fällen stand die Praxis oberflächlicher Massenbegutachtung von Kindern und Jugendlichen durch die (Mord-)ÄrztInnen in den Kinder-"Fach"-Abteilungen. Die z.B. von Hermann und Hildegard Wesse behauptete Doppelbeurteilung (vor Abgabe der Daten an den Reichsausschuß) fand selten statt. Die Reichsausschußgutachter entschieden in der Regel auf der Basis völlig unzureichender Information und ohne persönliche Kenntnis der Betroffenen. Wie groß die Zahl der Jungen und Mädchen ist, die noch nicht einmal in dieses pseudoseriöse Selektionsverfahren einbezogen, sondern „nur" nach kruden T4-Kriterien be- und abgeurteilt wurden, wird weitere Forschung zeigen. Die Behauptung der TäterInnen, in der ihnen deutsche Gerichte immer wieder gefolgt sind, es sei „rechtlich sauber" getötet worden, wirkt beim heutigen Wissensstand fast wie eine Provokation.

Zum einen wurde über das Schicksal der Minderjährigen in den Kinder-"Fach"-Abteilungen nach den gleichen Gesichtspunkten, unter Zugrundelegung der gleichen pragmatischen und ökonomistischen Erwägungen, entschieden wie über Leben und Sterben erwachsener PsychiatriepatientInnen. Auch hier galt kein Gesetz, sondern die Willkür des „Führererlasses". Zum anderen: es existierte im Reichausschuß kein innerer Zirkel, der quasi-gesetzlich operierte, Tötungen per Beschluß legitimierte und deren Umsetzung vor Ort erzwang.

Die ÄrztInnen in den Kinder-"Fach"-Abteilungen" handelten nicht gemäß Tötungs*befehl*, wie sie die Mitwelt glauben machen wollten,[102] sondern auf der Basis von *Ermächtigungen* oder – was sich für gut untersuchte Kinder-"Fach"-Abteilungen inzwischen vielfach belegen läßt[103] – auf eigene Faust.[104]

Verantwortung trugen sie alle: die Bürokraten in Berlin und in den Ländern, die Gutachter, die TäterInnen mit und ohne akademischen Grad, wenn auch in unterschiedlicher Form. Bästlein sieht in der in diesem System praktizierten Verflechtung von Schuld und Verantwortungsdelegation ein Prinzip: typisches Schmiermittel für das Funktionieren von Lobbies und Cliquen, das „Karussell der Verantwortlichkeit".[105]

Fazit

Kinder-"Euthanasie" ist ein Begriff, der heute eher Fragen aufwirft als daß er geeignet wäre, Fragen zu beantworten.

Kinder und Jugendliche wurden aus den verschiedensten Gründen und auf unterschiedlichsten Wegen in die NS-Psychiatrie eingewiesen, in selteneren Fällen therapiert, „geheilt" oder „ungeheilt" entlassen, häufig verwahrt; man ließ sie sterben oder ermordete sie, oft, nachdem sie als Versuchskaninchen einer entmenschten Wissenschaft ausgedient hatten. Tötungs- und Mordmethoden waren: Gaskammer, Erschießung, Hunger, Nicht-Behandlung, überdosierte Vergabe von Medikamenten. Die TäterInnen spritzten selber oder ließen morden.

Opfer waren: störende, gestörte, behinderte, als unwert angesehene, aus sozialen Beziehungen gefallene oder herausgedrängte, sozial isolierte junge Menschen; KlientInnen der Kinder- und Jugendpsychiatrie und der Heil- und Sonderpädagogik im Alter von weniger als einem Jahr bis 16 Jahren oder auch älter. Die Motive, sie zu „behandeln", erscheinen so vielfältig wie die organisatorischen und institutionellen Kontexte, die bedingten, daß viele von ihnen ihr Leben gelassen haben.

Angesichts dieser Forschungslage von Kinder-"Euthanasie" als einem „Kernbereich erbhygienisch orientierter Gesundheitsstrategie"[106] zu sprechen, kommt einer Verdeckung der Realitäten in der NS-Kinder- und Jugendpsychiatrie gleich. Opfer, TäterInnen, Tathergänge, Mordmethoden, Gründe für die Verbrechen unterscheiden sich von Fall zu Fall und zum Teil erheblich. Die Unterschiede spiegeln die Unterschiede zwischen den einzelnen Kinder-"Fach"-Abteilungen (als *einer Art* von Orten der Zuständigkeit für diese Taten). Dies habe ich in einigen Punkten zu zeigen versucht.

Solche Vielfalt zu typisieren ist *eine* Möglichkeit, sie zu ordnen.[107] Mir scheint aber fraglich, ob dies wirklich ein Weg zur Klärung der anstehenden Fragen darstellt, zumal weitere Forschung weitere Dimensionen und Typen von Kinder-"Fach"-Abteilungen hervorbringen wird.[108]

Das Denkmuster, das mir derzeit am überzeugendsten das Schicksal von Kindern und Jugendlichen in der NS-Psychiatrie zu erklären scheint, möchte ich so beschreiben:

1. Für die Geschehnisse existierte ein (tendenziell) einheitlicher Rahmen:
– „rechtlich":
  - die „Euthanasie"-Ermächtigung Hitlers vom 1.9.1939;
  - die Runderlasse des Reichsinnenministers z.B. vom18.8.1939, vom 1.7.1940, vom 20.9.1941;
– politisch/ökonomisch:
  - Strategien zur Eliminierung "unproduktiver Volksgenossen", die in der Gesundheits- und Sozialpolitik umgesetzt wurden;
– ideologisch:
  - Rassenideologie und "Rassenhygiene",
  - Philosophie des "lebensunwerten Lebens";
– organisatorisch:
  - die für die Endlösung der sozialen Frage (in der Psychiatrie und durch die Psychiatrie) geschaffenen Institutionen und Strukturen (wie der Reichsausschuß, die Reichsarbeitsgemeinschaft Heil- und Pflegeanstalten, die gemeinnützige Krankentransportgesellschaft, die gemeinnützige Stiftung für Anstaltspflege und die Zentralverrechnungsstelle Heil- und Pflegeanstalten);
– berufsständisch:
  - besonders bei den ÄrztInnen: Bereitschaft zur Umsetzung des Mordprogramms aus wissenschaftlichen, weltanschaulichen und politischen Gründen.

2. Innerhalb dieses Rahmens operierten Entscheidungsträger und ihre Handlanger, orientiert an den je eigenen Interessen, die teilweise in Übereinstimmung mit, teils in Konkurrenz oder Widerspruch zu den Zielen und Orientierungen anderer in diesem Bereich engagierter Personen und Institutionen standen:
– politische Funktionäre interessierten sich vordringlich für die „Effektivierung" des Gesundheitssystems, die Senkung öffentlicher Ausgaben usw.;
– Verwaltungen sorgten sich um das reibungslose Funktionieren der von ihnen organisierten Vorgänge sowie um den Erhalt oder die Erweiterung eigener Macht- und Einflußsphären;
– Wissenschaftler verwerteten "lebensunwertes" Leben zum "Nutzen" der Wissenschaft und für die eigene Karriere;

- Psychiater trieben die Professionalisierung ihres Berufsstandes voran, engagierten sich beim Aufbau einer deutschen Psychiatrie des Heilens *und* Vernichtens;
- Anstaltsleiter hielten unter Kriegs-Bedingungen den Betrieb in ihren Einrichtungen aufrecht, indem sie sich lästiger Verpflichtungen und schwieriger PatientInnen entledigten;
- Tötungs-ÄrztInnen, -Schwestern, -Pfleger verschafften sich persönliche Privilegien: gesellschaftliches Ansehen, politische Kontakte, zusätzliche Einnahmen (aus den sogenannten Schmutzgeldern: Sonderzahlungen für Beteiligte in den Mordprogrammen);
- Gutachter nahmen die Chance wahr, Abwechslung in ihr Leben zu bringen: Reisen, französischer Cognac...

Eines war allerdings in diesem System gründlich abhanden gekommen: der Respekt vor dem menschlichen Leben. So wurden psychiatrisierte Kinder und Jugendliche auf höchst unterschiedliche Weise zu ein und demselben: zu Gegenständen, Opfern herrschender Praxis und herrschender Interessen.

Anmerkungen:

1 Alexander Mitscherlich, Fred Mielke, Medizin ohne Menschlichkeit, Frankfurt/M. [3]1995.

2 Alice Platen-Hallermund, Die Tötung Geisteskranker in Deutschland, Frankfurt/M., 1948.

3 Ebenda, S. 45.

4 Ernst Klee (Hg.), Dokumente zur „Euthanasie“, Frankfurt/M. 1985, S. 239.

5 Ernst Klee, „Euthanasie“ im NS-Staat, Frankfurt/M. 1983, S. 294.

6 So wurde und wird das Tätigwerden des Reichsausschusses häufig auf dem Hintergrund eines humanitär motivierten Handlungsbedarfs erklärt: betroffene Eltern hätten bei Hitler darum nachgesucht, ihren schwerst mißgebildeten Kindern den Gnadentod zu gewähren. Regelmäßig findet in diesem Zusammenhang der „Fall Knauer“ Erwähnung, eines stark behinderten Kindes, dessen Eltern über den Leipziger Professor für Kinderheilkunde, Werner Catel, bei Hitler um Genehmigung der Tötung gebeten haben sollen. Dieses Ereignis sei, unter anderem, auslösendes Moment für die Einrichtung der Reichsausschusses gewesen. Vgl. z.B.Klee (Anm.5), S. 77 f; Hans-Ludwig Siemen, Das Grauen war vorprogrammiert, Gießen 1982, S. 150 f; oder Friedrich K. Kaul, Die Psychiatrie im Strudel der „Euthanasie“, Frankfurt/M. 1979, S. 33 ff, der das entsprechende Kapitel überschreibt: „5000 folgten dem Kind Knauer“.

7 Z.B. Susanne Scholz, Reinhard Singer, Die Kinder in Hadamar, in: Dorothee Roer, Dieter Henkel (Hg.), Psychiatrie im Faschismus, Bonn 1986, S. 214 ff; Andrea Berger, Thomas Oelschläger, „Ich habe sie eines natürlichen Todes sterben lassen“, Das Krankenhaus im Kalmenhof und die Praxis der nationalsozialistischen Vernichtungsprogramme, in: Christian Schrapper, Dieter Sengling (Hg.), Die Idee der Bildbarkeit, München 1988, S. 269 ff; Dorothee Roer, Psychiatrie im Faschismus – das Schicksal der Kinder, in: Renate Cogoy, Irene Kluge, Brigitte Meckler (Hg.), Erinnerung einer Profession, Münster 1989, S. 161 ff; Martina Krüger, Kinderfachabteilung Wiesengrund, die Tötung behinderter Kinder in Wittenau, in: Arbeitsgruppe zur Erforschung der Geschichte der Karl-Bonhoeffer-Nervenklinik (Hg.), Totgeschwiegen, 1933-1945, zur Geschichte der Wittenauer Heilstätten, seit 1957 Karl-Bonhoeffer-Nervenklinik, Berlin 1989[2], S. 151 ff; Linda Orth, Die Transportkinder aus Bonn, Köln, Bonn 1989; Heike Bernhardt, Die Anstaltspsychiatrie in Pommern – Ein Beitrag zur Aufhellung nationalsozialistischer Tötungsaktionen unter besonderer Berücksichtigung der Landesheilanstalt Ueckermünde, Leipzig/Berlin 1992; Dorothee Roer, Psychiatrie in Deutschland 1933-45: ihr Beitrag zur „Endlösung der sozialen Frage“, in: Psychologie und Gesellschaftskritik 62/92, S. 15 ff; Dorothee Roer, Kinder und Jugendliche in Uchtspringe zwischen 1933 und 1945, hekt., Frankfurt/M. 1993; Susanna Misgajski, Geschichte der Kinder- und Jugendpsychiatrie in Schleswig bis 1945, in: Landesarchiv Schleswig-Hoslstein (Hg.), Der Hesterberg – 125 Jahre Kinder- und Jugendpsychiatrie und Heilpädagogik in Schleswig-Holstein, Schleswig 1997, S.7 ff.

8 Insofern ist der Stand der NS-Psychiatrie-Forschung vergleichbar dem der pädagogischen Faschismusforschung, vgl. dazu z.B. Detlev Peukert, Rassismus als Bildungs- und Sozialpolitik, in: Cogoy, Kluge, Meckler (Hg., Anm.7), S. 111 ff.

9 Wie chaotisch und gegenläufig diese Prozesse sich, trotz allgemein anerkannter Zielsetzung, gestalteten, belegt exemplarisch ein Ereignis aus Hessen: In Zeiten psychiatrischen Sparens und rapider Verschlechterung der Lebensbedingungen der Anstaltsinsassen wurde 1933 eine neue staatliche Heil- und Pflegeanstalt in Weilmünster eröffnet, die weniger gehandicapte, therapiefähig erscheinenende PatientInnen aus den drei bisher bestehenden Landesheilanstalten aufnahm (vgl. Heidi Schmidt-von Blit-

tersdorff, Dieter Debus, Birgit Kalkowski, Die Geschichte der Anstalt Hadamar von 1933 bis 1945 und ihre Funktion im Rahmen der T4, in: Roer, Henkel [Anm.7], S. 58 ff, hier S. 71).

10 Wie unterschiedlich, bei zentraler Planung und allgemeinem Konsens über Zielsetzungen, sich diese gestaltete, zeigt ein Vergleich der Psychiatriepolitik in Hessen-Nassau (z.B. Adelheid Rüter-Ehlermann, C.F. Rüter [Hg.], Justiz und NS-Verbrechen, Bd I, Amsterdam 1968, S. 224 ff; Schmidt-von-Blittersdorff, Debus, Kalkowski [Anm.9], S. 52 f; Berger, Oelschläger [Anm.7], S. 293 ff) und Pommern (z.B. Bernhardt [Anm.7], S. 23 ff, S. 74 ff) mit den Rheinprovinzen (z.B. Adelheid Rüter-Ehlermann, C.F. Rüter [Hg.], Justiz und NS-Verbrechen, Bd III, Amsterdam 1969, S. 465 ff).

11 Klee (Anm.5), S. 66.

12 Exemplarisch für Hessen-Nassau: zum Eichberg z.B. Andreas Kreis u.a., Der Eichberg – Opfer und Täter, lebensunwertes Leben in einer hessischen psychiatrischen Anstalt, hekt., Geisenheim 1983; zu Hadamar z.B. Schmidt-von Blittersdorff, Debus, Kalkowski (Anm.9), S. 62 ff; Dieter Debus, Birgit Kalkowski, Heidi Schmidt-von Blittersdorff, Neuere Überlegungen zur Vorbereitung und Organisation der Verbrechen der Psychiatrie im Faschismus, in: Roer, Henkel (Anm.7), S. 42 ff; zum Kalmenhof z.B. Berger, Oelschläger (Anm.7)., S. 274 ff.

13 Die Entwicklung der Sterblichkeit in der Zeit vor 1939/40 scheint von Anstalt zu Anstalt sehr unterschiedlich verlaufen zu sein; neben psychiatrischen Einrichtungen, die eine konstante Sterblichkeit über die gesamte Zeitspanne aufweisen, z.B. Hadamar (vgl. Roer, Henkel [Anm.7], S. 369 ff, eigene Berechnungen) und solchen, für die kontinuierlich steigende Todeszahlen zu registrieren sind, z.B. Kaufbeuren-Irsee (vgl. Michael von Cranach, Robert Kuhlmann, Martin Schmidt, Die Psychiatrie in der Heil- und Pflegeanstalt Kaufbeuren 1933-1945, Kaufbeuren o.J.), finden sich solche, die einen ersten Gipfel des Todeskurve ihrer Insassen in den Jahren 1936/37 verzeichnen, z.B. Ueckermünde (vgl. Bernhardt [Anm.7], S. 9) und Uchtspringe (vgl. Roer, 1992, a.a.O., S. 27), ein Faktum, das bisher noch keine schlüssige Erklärung gefunden hat. Zu der insgesamt komplizierten Frage der Hungertoten in der Psychiatrie vgl. auch Heinz Faulstich, Von der Irrenfürsorge zur „Euthanasie". Geschichte der badischen Psychiatrie bis 1945, Freiburg 1993.

Generell gilt, auch für das folgende, daß mit dem verwendeten Zahlenmaterial vorsichtig umzugehen ist. Die Zahlen stellen in der Regel allenfalls Näherungswerte dar, da die zugrundeliegenden Quellen zu vergleichbaren Sachverhalten meist stark differieren.

14 Im Vergleich dazu lag die Sterblichkeit der Erwachsenen unter 15% der Aufnahmen. Eigene Berechnung: Auswertung der Aufnahmelisten 1933-39 und der Sterbebeurkundungen des Standesamts Uchtspringe.

15 Zwischen 1933 und 1939 224 Aufnahmen und 31 Tote in der Gruppe der bis zu 16jährigen; ihr Anteil an allen Verstorbenen in diesem Zeitraum beträgt ca. 14% (vgl. Bernhardt [Anm.7], S. 84 ff.).

Häufigste Sterbediagnosen hier, wie in Uchtspringe und anderen Anstalten: „Entkräftung"/"Marasmus"/"Siechtum" o.ä., häufig in Verbindung mit „Idiotie"; „Lungenentzündung", „Bronchopneumonie", „Bronchialkatarrh", o.ä.; „Durchfall", „Magen-Darm-Katarrh" o.ä.; Lungen- und andere Tuberkulose"; „Herzschwäche", „Kreislaufschwäche" o.ä.; zu Ueckermünde vgl. Bernhardt (Anm.7), S. 91; für Uchtspringe eigene Berechnung aufgrund der Standesamtunterlagen.

16 Diese Interpretation drängt sich z.B. aufgrund der Daten und Fakten von Uchtspringe auf: hier sind es nicht die jungen und jüngeren PatientInnen, die quasi einer „natürlichen Auslese" zum Opfer fallen, wie es beispielsweise Bernhardt für Ueckermünde

nachgewiesen hat (Anm.7, S. 85 ff), sondern gerade 1936 und 1937, in den Jahren, in denen dort vermehrt Kindertransporte aus anderen Einrichtungen eintreffen, vor allem die 11- bis 20jährigen, deren Tod zu beklagen ist; weitere Forschung wird nötig sein, um zu klären, ob bereits zu diesem frühen Zeitpunkt PsychiatriepatientInnen aktiv ermordet wurden. Die Grenzziehung zwischen Mord, Totschlag, unterlassener Hilfeleistung und Verletzung der ärztlichen Fürsorgepflicht erscheint angesichts der historischen Wirklichkeit jedenfalls schwierig.

17 Z.B. für den Kalmenhof (vgl. Berger, Oelschläger [Anm.7]., S. 295), für Uchtspringe (vgl. Roer, Aufnahmelisten, eigene Auszählung), für Ueckermünde (vgl. Bernhardt [Anm.7], S. 54 f).

18 Bernhardt (Anm.7), S. 54.

19 In dieser Zeit verließen Kinder und Jugendliche in elf altershomogenen Transporten die Anstalt. Krankenakten der wenigen Zurückverlegten charakterisieren diese als eher bildungswillig, anstrengungsbereit und anpassungsfähig. Zwischen März 1936 und März 1939 wurden im Gegenzug mindestens 125 Minderjährige in reinen Kindertransporten nach Uchtspringe geschickt. Am Tag der Verlegung der renommierten Anstaltsschule, teils in die Landesheil- und Pflegeanstalt Weißenfels, teils ins Landeswaisenheim Langendorf, erreichte ein Transport mit 36 Kindern aus Weißenfels Uchtspringe, während am gleichen Tag 48 junge Menschen von dort nach Langendorf geschickt wurden. Im April des gleichen Jahres gab es einen zweiten, vergleichbaren Patientenaustausch (am 28.4. gingen 18 Kinder von Uchtspringe nach Langendorf, 7 Kinder von dort nach Uchtspringe ab), einen dritten Austausch am 12.4.1938 (6 Kinder verließen Uchtspringe in Richtung Langendorf, 4 wurden von dort angeliefert). Vgl. Roer 1992 (Anm.7), S. 19 f.

20 Einem Antrag Dr. Julius Hallervordens vom November 1935 folgend (vgl. Hans-Hinrich Knaape, Kinderpsychiatrie und Euthanasie in Görden und Brandenburg, in: Diakonisches Werk der Kirche in der DDR [Hg.], Fachtagung des Diakonischen Werkes in Fragen der „Euthanasie"forschung, Berlin 1990, S. 7-35, hier S. 10).

21 Zwischen 160 – 230 PatientInnen (vgl Knaape [Anm.20], S. 10).

22 Vgl. Knaape (Anm.20), S. 11.

23 Knaape (Anm.20), S. 11.

24 Verantwortlich: Gauleiter von Pommern und Oberpräsident Franz Schwede-Coburg (vgl. Bernhardt [Anm.7], S. 23 ff).

25 Vgl. Bernhardt (Anm.7), S. 29, S. 31.

26 Leider ohne Angabe von Opferzahlen, Berger, Oelschläger (Anm.7)., S. 297.

27 Klee (Anm.5), S. 294.

28 Vgl. z.B. Klee (Anm.4), S. 100 f; Knaape (Anm.20), S. 30. Siehe auch dazu den Beitrag von Harms in diesem Band.

29 Stellvertretend für viele: Gerhard Schmidt, Selektion in der Heilanstalt 1939-1945, Frankfurt/M. 1983, S. 52 ff; Klee (Anm.5), S. 200 ff, S. 242 ff; Maria Kiss, Gabriele Caspari-Steffen, Thomas Grotjahn, Michael Quelle, Unter dem Schatten Deiner Flügel? – die Rotenburger Anstalten der Inneren Mission in den Jahren 1933 – 1945, Rotenburg 1992, S. 42 ff.

30 So z.B. für den Kalmenhof (vgl. Berger, Oelschläger [Anm.7], S. 298, S. 314).

31 Und dies, obwohl seit Gerhard Schmidts Pioniertat 1945 die Tatsache bekannt oder zumindest jedem Interessierten zugänglich ist, daß in der ersten Mordphase Kinder ins Gas geschickt wurden, vgl. Schmidt (Anm.29), S. 78.

32 Zwei Drittel von ihnen waren Jungen, ein Drittel Mädchen, das Durchschnittsalter der Jugendlichen wurde mit 15 Jahren errechnet; es handelte sich bei den Opfern keines-

falls um Minderjährige mit schweren Behinderungen (vgl. Scholz, Singer [Anm.7], S. 219).

33 Sie wird auf etwa 500 geschätzt, das wären etwa 5% aller in Hadamar im Gas gemordeten Menschen (vgl. Roer 1989 [Anm.7], S. 167).

34 Leider fehlen genauere Angaben, vgl. von Cranach, Kuhlmann, Schmidt (Anm.13), S. 30.

35 Vgl. Knaape (Anm.20)., S. 13.

36 Im Oktober 1940 wurden 50 von ihnen dorthin deportiert und umgebracht. „Von den 58 namentlich bekannten Patienten sind 37 Gehirne in der Sammlung Hallervordens nachzuweisen." Vgl. Knaape (Anm.20)., S. 28.

37 Das Durchschnittsalter dieser Opfer liegt deutlich unter dem der Vergleichsgruppe in Hadamar. Von den 106 „Transportkindern" waren:
jünger als 3 Jahre: 7
3 – 8 Jahre: 26
8 – 12 Jahre: 30
12 – 16 Jahre: 28
17 Jahre: 15 (vgl. Bernhardt (Anm.7), S. 85).

38 Die Akten zweier von der Gaskammer zurückgestellter Mädchen führen uns den Irrsinn der T4 grell vor Augen. Eine der beiden „leeren Menschenhülsen" hat ihr Schicksal inzwischen in einem erschütternden Dokument niedergelegt und kämpft engagiert für ihre Anerkennung als Opfer des Faschismus. Elvira Manthey, Die Hempelsche, das Schicksal eines deutschen Kindes, das 1940 vor der Gaskammer umkehren durfte, Lübeck 1994.

39 Die Akten enthüllen, stellvertretend für viele andere, zugleich einen unerträglichen Zynismus: die pädagogische Gleichgültigkeit und ärztliche Pflichtvergessenheit, durch die die „Defekte", die als Selektionskriterien für Lebens-"Unwert" dienten, selbst erst hervorgebracht wurden. Vgl. Roer 1993 (Anm.7), S. 7.

40 Z.B. Roer, eigene Berechnung; vgl. Klee 1985, S. 239.

41 Vgl. Scholz, Singer (Anm.7), S. 220.

42 Gemeint ist der Kindermord in Kinder-"Fach"-Abteilungen (in der Regel) in der zweiten Mordphase.

43 So z.B. in der Anklageschrift gegen Richard von Hegener, Staatsanwaltschaft Schwerin vom 9.9.1949, zit. n.: Götz Aly, Der saubere und der schmutzige Fortschritt, in: Beiträge zur nationalsozialistischen Gesundheits- und Sozialpolitik 2/85, S. 9 ff, hier S. 37.

44 Todesfälle von Minderjährigen am Beispiel von Anstalten mit altersmäßig aufgeschlüsselten Sterbestatistiken. (Da die ermittelten Zahlen weder exakt die Zeit der zweiten Mordphase abdecken, noch sich auf identische Zeiträume beziehen, haben sie allenfalls Hinweischarakter. Die Angaben beinhalten nicht in diesen Zeiträumen erfolgte Deportationen in andere Mordanstalten. D.h. sie beschreiben nur einen Teil der Verluste an Menschenleben der jeweiligen Institution.)

Anstalt	Zeitrahmen der Sterbestatistik statistik	Zahl der Opfer	Alter der Opfer	Altersstruktur	Quelle
Brandenburg-Görden	10/40 – 04/45	„monatl. zwischen 15 – 32"	bis 14 Jahre	o.A.	Knaape (Anm.20)

Anstalt	Zeitrahmen der Sterbestatistik statistik	Zahl der Opfer	Alter der Opfer	Alters-struktur	Quelle
Eglfing-Haar*	01/41 – 04/45	326	bis 16 Jahre	– 1 J: 24 – 3 J: 94 6 – 15 J: „über 150"	Schmidt (Anm.29) Rüter-Ehlermann Rüter, Bd.VIII, 1972 (s.u.)
Kalmenhof	01/41 – 03/45	etwa 620	„die weitaus größte Altersgruppe stellten die bis 15-jährigen..."	o.A.	Sick (s.u)
	01/41 – ?/45	etwa 450	Kinder und Jugendliche	o.A.	Berger, Oelschläger (Anm.7)
Kaubeuren-Irsee*	01/41 – 02/45 12/41 – 05/45	209 209	„Kinder" 9 – 18 Jahre	o.A. o.A.	Mader (s.u.) von Cranach, Kuhlmann, Schmidt (Anm.13)
Lüneburg*	10/41 – 03/45	403	O.A.	o.A.	Reiter (s.u.)
Schleswig-Hesterberg (bzw. Stadtfeld)*	01/41 – 04/45	196	bis 16 Jahre	o.A.	Bästlein (s.u.)
Uchtspringe	01/41 – 04/45	809	bis 20 Jahre	– 5 J: 214 – 10 J: 252 – 20 J: 343	Roer
Uckermünde	01/41 – ?/45	334	bis 17 Jahre	– 3 J: 62 – 8 J: 121 – 12 J: 69 – 16 J: 51 17 J; 31	Bernhardt (Anm.7)
Waldniel*	12/41 ? 10/42 – 07/43	93	„RA"-Kinder Zwischen 2 und 8 Jahren	o.A.	Rüter-Ehlermann, Rüter, 1969 (Anm.70)
Wiesengrund, Städt. Nervenklinik für Kinder und Jugendliche*	02/42 – 01/45	nicht ermittelt, allein 95 (von 175 idendifiz.) „RA"Kindern	o.A.	„zwei Drittel von Ihnen waren unter 5 Jahren alt."	Krüger (Anm.7)

* (nur für Kinder-"Fach"Abteilung)

Klaus Bästlein, Die Kinderfachabteilung Schleswig 1941-1945, in: Schleswig-Holsteinisches Ärzteblatt 6/91, S. 19 ff. Ernst T. Mader, Das erzwungene Sterben von Patienten in der Heil- und Pflegeanstalt Kaufbeuren-Irsee zwischen 1940 und 1945 nach Dokumenten und Berichten von Augenzeugen, Blöcktach 1982. Raimond Reiter, Die Kinderfachabteilungen in der Psychiatrie im Drittem Reich, das Beispiel Lüneburg (Manuskript). Adelheid Rüter-Ehlermann, C.F. Rüter (Hg.), Justiz und NS-Verbrechen, Bd VIII, Amsterdam 1972, S. 280 ff. Dorothea Sick, „Euthanasie" im Nationalsozialismus – am Beispiel des Kalmenhofs in Idstein im Taunus, Frankfurt/M. 1983.

45 Sowohl in den Durchschnitten als auch hinsichtlich der Streuungen.

46 Z.B. im Kalmenhof (vgl. Berger, Oelschläger [Anm.7], S. 317 ff), in Ueckermünde (vgl. Bernhardt [Anm.7], S. 90), in Uchtspringe (Roer, eigene Berechnungen).

47 Gerhard Schmidt nennt deren Einbeziehung in die Mordmaschinerie „Überschreitung des Solls". Schmidt (Anm.29), S. 110. Angesichts der großen Zahl unterschiedlichster „Sollüberschreitungen" frage ich mich, ob ein solches, von außen/oben vorgegebenes Soll überhaupt existierte.

48 Zur „Psychopathenfrage" in der Kinder- und Jugendpsychiatrie und der Entwicklung ihrer diagnostischen Kompetenz in den 20er Jahren vgl. z.B. Aly 1985, a.a.O., S. 38 ff; Karl-Friedrich Masuhr, Götz Aly, Der diagnostische Blick des Gerhard Kloss, in: Beiträge zur nationalsozialistischen Gesundheits- und Sozialpolitik 2/85, S. 81 ff, bes. S. 88 f; Susanne Köhler, Von den Blödenanstalten zur klinischen Abteilung für Kinderneuropsychiatrie – 100 Jahre Kinderneuropsychiatrie Stadtroda, Stadtroda 1986, S. 11 ff; Ruth Baumann, Auslese im Spannungsfeld zwischen Ausmerzung und spezialisierter Förderung, in: Cogoy, Kluge, Meckler (Hg., Anm.7), S. 152 ff.; Carola Kuhlmann, Sozialer Rassismus als „Endlösung" der sozialen Frage, in: Schrapper, Sengling (Anm.7), S. 245 ff, bes. S. 266 ff; Berger, Oelschläger (Anm.7)., S. 271 ff.

49 Zur Rolle des Kinder- und Jugendpsychiaters Hans Heinze in der „Psychopathen"Frage vgl. u.a. Klee (s.Anm.5), S. 380 f; Aly 1985, (Anm.43), S. 38 f; Knaape (Anm.20), S.22 ff; Bernhardt (Anm.7), S. 80 ff.

50 Vgl. z.B. Knaape (Anm.20), S. 23 f; Bettina Winter, Jugendfürsorge, Psychiatrie und „Euthanasie" am Beispiel hessen-nassauischer Anstalten, hekt., Kassel/Hadamar1993.

51 Die Funktion des Hadamarer Erziehungsheims im Gesamtsystem der NS-Mordpsychiatrie ist immer noch ungeklärt.

52 Sie standen unter Amtsvormundschaft, stammten aus strukturell unvollständigen Familien oder solchen, in denen ein Elternteil, meist der jüdische, aus Gründen rassischer oder politischer Verfolgung nicht für sie sorgen konnte. Sie wurden in der Regel durch die Jugendämter eingewiesen, psychiatrisiert, als rassisch und sozial minderwertig („Halbjude", Fürsorgezögling) mit Phantasiediagnosen versehen und durch überdosierte Medikamentengabe ermordet. Vgl. Scholz, Singer (Anm.7), S. 229 ff.

53 Während anzunehmen ist, daß die älteren Jugendlichen unter den unerträglichen Arbeits- und Lebensbedingungen erkrankt waren, ist zu vermuten, daß Säuglinge und Kleinkinder in den Tod geschickt wurden, weil nach der Ermordung ihrer kranken Mütter niemand für sie zu sorgen bereit wäre. Vgl. Holker Kaufmann, Klaus Schulmeyer, Die polnischen und sowjetischen Zwangsarbeiter in Hadamar, in: Roer, Henkel (s.Anm.7), S. 257 ff.

54 Auf dem Eichberg (vgl. Kreis u.a., Anm.12, S. 51), in Haina/Merxhausen (vgl. Manfred Klüppel, „Euthanasie" und Lebensvernichtung am Beispiel der Landesheilanstalt Haina und Merxhausen, eine Chronik der Ereignisse1933 – 1945, Kassel 1984), in Mauer-Öhling (vgl. Wolfgang Neugebauer, Zur Psychiatrie in Österreich 1933-1945. Euthanasie und Sterilisation, in: Bundesministerium für Justiz/Österreich [Hg.], Justiz und Zeitgeschichte – Schutz der Persönlichkeitsrechte am Beispiel der Behandlung Geisteskranker, Wien 1983, S. 197 ff), in Pfafferode (vgl. Klee 1983, [Anm.5], S. 365) und in Kaufbeuren-Irsee (vgl. Mader [Anm.44], S. 42 f; v. Cranach, Kuhlmann, Schmidt [Anm.13], S. 28 f).

55 Vgl. Sick (Anm.44), S. 82 ff.

56 Margarethe Schmidt dagegen, Mitbewohnerin auf dem Kalmenhof, Hausmädchen und Hilfspflegerin auf der „Reichsausschußstation", Zeugin vieler Morde, konnte sich nicht retten. Sie wurde im Januar 1945 von Wesse aus dem Wege geschafft, „abgespritzt" und starb einen langsamen, qualvollen Tod. Vgl. Sick (Anm.44), S. 39.

57 Vgl. Berger, Oelschläger (Anm.7)., S. 335.

58 Vgl. Bernhardt (Anm.7), S. 90.

59 Vgl. Roer, eigene Berechnungen.

60 Vgl. Roer, eigene Berechnungen.

61 Z.B. Eglfing-Haar (vgl. Schmidt (Anm.29), S. 106), Hadamar (vgl. Scholz, Singer (Anm.7), S. 227 f), Wiesengrund (vgl. Krüger (Anm.7), S. 161), Kalmenhof (vgl. Berger, Oelschläger (Anm.7)., S. 310), Brandenburg-Görden (vgl. Knaape (Anm.20)., S. 26), Ueckermünde (vgl. Bernhardt (Anm.7), S. 95), Uchtspringe (vgl. Roer 1993 (Anm.7), S. 5).

62 Vgl. Rüter-Ehlermann, Rüter 1968 (Anm.10), S. 243.

63 Großmann, zit.n. Berger, Oelschläger (Anm.7)., S. 310.

64 Ein Vorgang, der für Ueckermünde bezeugt ist (vgl. Bernhardt (Anm.7), S. 120).

65 Z.B. im Kalmenhof: dort waren in den Hauptbüchern weniger als die Hälfte der Sterbefälle festgehalten, die das Standesamt für den gleichen Zeitraum registriert hatte (vgl. Sick (Anm.44), S. 37 ff).

66 Z.B. Bernhardt (Anm.7), die neben allen Krankenregistern Krankenblätter von 211 zwischen 1933 und 1945 aufgenommenen Minderjährigen auswertete.

67 Vgl. Klee (s.Anm.5), S. 300.

68 Runderlaß des Reichsinnenministers vom 18.8.1939 (vgl. Klee 1985, (Anm.4), S. 239).

69 Bezüglich Brandenburg-Görden folge ich in diesem Punkt (gegen Klee, 1983 [Anm.5], S. 300) Knaape (Anm. 20, S. 13, S. 25).

70 Brandenburg-Görden (vgl. Anm.65), Eglfing-Haar, vgl. Rüter-Ehlermann, Rüter, 1969 (Anm.10), S. 19, Die Universitätskinderklinik Leipzig, vgl. Ulrich Schultz, Dichtkunst, Heilkunst, Forschung: der Kinderarzt Werner Catel, in: Beiträge zur nationalsozialistischen Gesundheits- und Sozialpolitik 2/85, S. 107 ff, hier S. 118 ff.

71 Wiesloch, vgl. Adelheid Rüter-Ehlermann, C.F. Rüter (Hg.), Justiz und NS-Verbrechen, Bd VI, Amsterdam 1971, S. 478 ff, hier S. 504 ff; Eichberg, vgl. ebd. Bd I 1968, S. 145, S. 148; Uchtspringe, vgl. ebd. Bd XI 1974, S. 734 ff, hier S. 735; Lüneburg, vgl. Reiter (Anm.44) S. 4; Sachsenberg, vgl. Rüter-Ehlermann, Rüter Bd XII, 1974, S. 2 ff, hier S. 9 f; Schleswig-Hesterberg, vgl. Bästlein, (Anm.44) S. 24; Waldniel, vgl.Rüter-Ehlermann, Rüter Bd. III 1969, S. 483; Kaufbeuren und Irsee, vgl. von Cranach, Kuhlmann, Schmidt (Anm.13), S. 29; Kalmenhof ?, vgl. Sick (Anm.44), S. 36, Berger, Oelschläger (Anm.7)., S. 314; Ueckermünde ?, vgl. Bernhardt (Anm.7), S. 90.

72 Kalmenhof ?, vgl. Sick (Anm.44), S. 36; Wiesengrund, vgl. Krüger (Anm.7), S. 159; Stadtroda, vgl. Köhler, a.a.O., S. 22; Ueckermünde ?, vgl. Bernhardt (Anm.7), S. 98.

73 Vgl. dazu auch Bernhardt (Anm.7), S. 114.

74 Im Runderlaß des Reichsinnenministers vom 1.7.1940.

75 Vgl. Knaape (Anm.20)., S. 7.

76 Deutliche Ausnahme: Waldniel, eine aufwendige Neugründung, die aber bereits im Juli 1943 wieder aufgelöst wurde (vgl. Rüter-Ehlermann, Rüter 1969, a.a.O., S. 485 ff).

77 So in Eglfing-Haar, wo die Kinder-"Fach"-Abteilung außerhalb des „Kinderhauses" installiert wurde (vgl. Schmidt (Anm.29), S. 105), oder in Sachsenberg/Schwerin, wo die gesamte Kinder- und Jugendpsychiatire der Anstalt vom Lewenberg nach Sachsenberg umzog (vgl. Rüter-Ehlermann, Rüter 1974 (Anm.71, S. 9 ff).

78 Z.B. in der Kinder-"Fach"-Abteilung Wiesengrund (vgl. Krüger (Anm.7), S. 157), dies aber wohl nur in solchen Abteilungen, die als Forschungseinrichtungen mit weitreichenden Aufgaben konzipiert waren.

79 Z.B. Brandenburg-Görden: zwischen „Oktober 1939" (vgl. Klee [s.Anm.5], S. 300) und: „Juli 1940" (vgl. Knaape [Anm.20]., S. 13), Kalmenhof: zwischen „Anfang 1941" (vgl. Berger, Oelschläger [Anm.7]., S. 314) und: „Ende 1941/Anfang 1942" (vgl. Rüter-Ehlermann, Rüter 1968, a.a.O., S. 231 f), Ueckermünde: zwischen „im Laufe des Jahres 1941" (vgl. Bernhardt [Anm.7], S. 90) und: „April 1943" (vgl. Bernhardt [Anm.7], S. 98).

80 Auch wenn die Korrespondenz zwischen den Kinder"Fach"Abteilungen und dem Reichsausschuß wahrscheinlich doppelt verbucht und in den Anstalten in der Regel bei Kriegsende vernichtet worden war.

81 Martina Krüger hat das Thema zwar nicht ausdrücklich bearbeitet, ihrer Darstellung der Archivsituation in der Karl-Bonhoeffer-Nervenklinik (Kinder-"Fach"-Abteilung Wiesengrund) ist aber zu entnehmen, daß dort neben „Reichsausschußkindern" eine nicht genannte Zahl von Minderjährigen behandelt (auch getötet?) wurden, die in keiner Beziehung zum Reichsausschuß standen. Vgl. Krüger (Anm.7), S.151.

Knaape fand, daß von den 1264 in Brandenburg-Görden zwischen 1938 und April 1945 verstorbenen Mädchen und Jungen lediglich 130, das sind etwa 10%, durch den Reichsausschuß eingewiesen worden waren. Für alle anderen Minderjährigen konnte er eine, wie auch immer geartete, Beziehung ihres Schicksals zu diesem Ausschuß nicht nachweisen. Vgl. Knaape (Anm.20)., S. 24 ff.

Heike Bernhardt bestätigt diesen Fund für Ueckermünde. Vgl. Bernhardt (Anm.7), S. 95.

Auswertungen der PatientInnenregister in Uchtspringe ergeben zwischen 1939 und 1945 drei Eintragungen „RA" in den Aufnahmelisten, einen Eintrag „RA" im Patientenverzeichnis. Stichproben von Krankenakten brachten keinen Hinweis auf den Ausschuß.

82 Krüger (Anm.7), S. 154.

83 Bernhardt (Anm.7), S. 107.

84 Vgl. Schmidt (Anm.29), S. 110 ff.

85 Vgl. Knaape (Anm.20), S. 30.

86 Z.B. Hadamar: von den 175 mindestens in der zweiten Mordphase in der Anstalt umgebrachten Kindern kamen nur 3 direkt aus ihren Familien (vgl. Scholz, Singer [Anm.7], S. 220); ähnlich muß die Situation im Kalmenhof gewesen sein (vgl. Berger, Oelschläger [Anm.7], S. 313); z.B. Uchtspringe: dort kamen zwischen Herbst 1941 und Februar 1945 allein in altershomogenen Transporten mindestens 550 Jungen und Mädchen aus Heimen und Psychiatrien in die Anstalt. Die Auswertung der Mädchenkrankenakten, ergab etwa die Hälfte Direkteinweisungen und Einweisungen aus anderen Institutionen (vgl. Roer 1993 [Anm.7], S. 10); z.B. Wiesengrund: ein gutes Drittel der identifizierten „Reichsausschußkinder" stammte aus Heimen und Anstalten, der andere, größere Teil war direkt eingewiesen worden (vgl. Krüger [Anm.7], S. 161); ähnliche Zahlen berichtet Heike Bernhardt für Ueckermünde (vgl. Bernhardt [Anm.7], S. 83).

87 Vgl. dazu z.B. Kiss, Caspari-Steffen, Grotjahn, Quelle, (Anm.29) S. 47; Joachim Klieme, Die Neuerkeröder Anstalten in der Zeit des Nationalsozialismus, Sickte-Neuerkerode, 1984, S. 91 f.

88 U.a. Krüger (Anm.7), S. 152 ff.

89 Schmidt (Anm.29), S. 106 f.

90 Z.B. die Äußerung Professor Ewalds, Gutachter im Uchtspringe-Prozeß, die Führung der Krankenakten der verstorbenen Jungen und Mädchen habe „... teilweise in ihrer Gründlichkeit zu wünschen übriggelassen ..." (Rüter-Ehlermann, Rüter 1974 (Anm.71), S. 752).

91 Z.B. Bernhardt (Anm.7), S. 112; Roer 1992 (Anm.7), S. 26. 100.

92 Neben Krüger, vgl. Fußnote 88, z.B. auch Knaape (Anm.20), S. 26.

93 Vgl. Knaape (Anm.20), S. 9 ff. – Verwirrend in unserem Kontext ist die Feststellung Knaapes, daß es gerade nicht die „Reichsausschußkinder" waren, die bevorzugt als Forschungsmaterial benutzt wurden. „Kinder, die unter die Aufgaben des Reichsausschusses fielen, wurden nur vereinzelt in der Forschungsabteilung untersucht." (Knaape [Anm.20], S. 33)

94 Vgl. Krüger (Anm.7), S. 157 ff.

95 Vgl. von Cranach, Kuhlmann, Schmidt (Anm.13), S. 34 ff.

96 Vgl. Krüger (Anm.7), S. 164 ff.

97 Daß dies, sofern es überhaupt verabredet war, häufig nicht funktionierte, ist verschiedentlich belegt. So mußten die Mitarbeiter der Heidelberger Forschungsabteilung ständig hinter den Hirnen ihrer Forschungsopfer herhetzen. Von den 20 auf dem Eichberg ermordeten Heidelberger „Forschungs"-Kindern wurden offenbar nur drei sezierte Hirne nach Heidelberg abgegeben, Grund für Carl Schneider, sich bei Nitsche bitter über die Kooperationsunwilligkeit der Kollegen zu beklagen (vgl. Aly 1985 [Anm. 43], S. 63 und Gerrit Hohendorf, Volker Roelcke, Maike Rotzoll, Von der Ethik des wissenschaftlichen Zugriffs auf den Menschen: Psychiatrische Forschung und „Euthanasie" am Beispiel der Heidelberger Psychiatrischen Klinik 1939-1945, Heidelberg/Bonn; im vorliegenden Band S. 81-106.

98 Heike Bernhardt fand in Ueckermünde keinerlei Hinweise auf eine wie auch immer geartete Forschungsarbeit, auch keine regelmäßigen Sektionen. Vgl. Bernhardt (Anm.7), S. 112. Zum gleichen Ergebnis bin ich bisher bei meinen Recherchen in Uchtspringe gekommen.

99 Krüger (Anm.7), S. 154.

100 Gelegentlich gingen Mordärzte in Kinder-"Fach"-Abteilungen mit ihren vermeintlichen Forschungsprojekten auch pseudowissenschaftlichen Hobbies nach, wie Dr. Hermann Wesse, der im Kalmenhof Bettnässer u.a. mit Stierhormonen zu heilen versuchte. Über die Folgen für die Opfer dieser Menschenversuche ist bisher nichts bekannt. Vgl. Berger, Oelschläger (Anm.7), S. 326.

101 Besonders „rührende" Beispiele dieser Art geben die Herren Dr. Leu, Sachsenberg (vgl. Rüter-Ehlermann, Rüter 1974 [Anm.71], S. 9 ff), Dr. Burkhardt, Schleswig-Hesterberg (vgl. Bästlein [Anm.44], S. 26) sowie Frau Dr. Irmgard Wesse, Uchtspringe (vgl. Rüter-Ehlermann, Rüter 1974 (Anm.71, S. 747 f) ab.

102 So z.B. Dr. Leu in seinem Kölner Verfahren (vgl. Rüter-Ehlermann, Rüter 1974 (Anm.71, S. 9 ff).

103 Z.B. für den Kalmenhof (vgl. Berger, Oelschläger [Anm.7], S. 314 f, S. 333 ff).

104 So berichteten Heimzöglinge im Prozeß gegen die ehemalige Kalmenhof-Ärztin Dr. Weber, wie mit Luminal erzogen wurde. Die habe einen Transport nach Scheuern begleitet und den Kindern gedroht, wer nicht brav sei, bekäme eine Spritze; sie habe den Kindern diese Spritze auch gezeigt, „damit wir Angst bekommen sollten. Wir waren aber brav, und sie hat uns keine Spritze gegeben." Luise Friedrich, zit. n. Berger, Oelschläger (Anm.7), S. 331.

105 Vgl. Bästlein (Anm.44), S. 31.

106 Hans Mausbach, Barbara Bromberger, Kinder als Opfer der NS-Medizin, unter besonderer Berücksichtigung der Kinderfachabteilungen in der Psychiatrie, in: Landeswohl-

fahrtsverband Hessen (Hg.), „Euthanasie“ in Hadamar, Kassel 1991, S. 145 ff, hier S. 146.

107 Z.B. zu unterscheiden zwischen Kinder-"Fach"-Abteilungen im eigentlichen Sinn versus Kinderabteilungen (z.B. Roer 1992 (Anm.7), S. 25) oder zwischen Vernichtungs- versus Forschungs- und Vernichtungseinrichtungen (vgl. z.B. Bernhardt [Anm.7], S. 115) oder zwischen Selektions- versus Tötungsabteilungen (vgl. z.B. Aly 1985, [Anm.43], S. 38) usw.

108 So stellte sich mir bei der Arbeit an diesem Artikel die Frage, ob unter allen diesen Abteilungen nicht eine zu finden wäre, die sich qualifizierte psychotherapeutische Behandlung von Minderjährigen als eine ihrer Aufgaben gesetzt hätte.

Bronwyn McFarland-Icke

Zur beruflichen Erziehung des psychiatrischen Pflegepersonals im Nationalsozialismus:

Ethische und administrative Perspektiven*

Die Beteiligung von Pflegepersonen an den Maßnahmen gegen psychisch Kranke in der NS-Zeit ist besonders schwer begreiflich, weil ihr Beruf eng mit der Tradition der christlichen Barmherzigkeit verbunden ist; Fragen nach dem Wert des Menschen sollten besonders in diesem Beruf überflüssig sein. Tatsächlich hat jedoch das Pflegepersonal der Anstalten meistens keinerlei Widerstand bei der Durchführung geleistet.[1] Im Gegenteil, PflegerInnen haben Transporte zu den Tötungsanstalten vorbereitet und begleitet; sie haben Hilfe bei der Ankunft in den Tötungsanstalten und bei der ärztlichen Vorführung geleistet und die PatientInnen nachher zu den Gaskammern gebracht; und sie haben sich nach der Ermordung darum gekümmert, was Eigentum der PatientInnen und was Anstaltseigentum war.[2] PflegerInnen, die im Rahmen der zweiten Phase der 'Euthanasie'-Maßnahmen ab Sommer 1941 tätig waren, haben ebenfalls Transporte vorbereitet und begleitet. Sie haben PatientInnen ins Sterbezimmer geführt, tödliche Dosen von Medikamenten verabreicht und bei der Verabreichung von Hungerdiäten sowie bei Nahrungsentzug mitgemacht.[3]

Pflegepersonen der Wittenauer Heilstätten in Berlin, auf die hier näher eingegangen werden soll, haben nicht nur Listen von PatienInnen mit einer der acht meldepflichtigen Erbkrankheiten zusammengestellt; sie haben im Rahmen der zunehmenden aggressiven und schmerzhaften Cardiazol-, Insulin- und Elektroschockbehandlungen (die keineswegs, wie ein Arzt in *Geisteskrankenpflege* behauptete, „ärztlich gesehen recht wirksam und erfreulich" waren!)[4] widerstrebende PatientInnen gewaltsam vor- und abgeführt und Hilfe beim Behandlungsvorgang selbst geleistet.[5] Bei den Selektionen für das T4-Programm haben Stationspfleger und Oberpfleger Listen von Patienten zusammengestellt, die nicht arbeitsfähig oder aus anderen Gründen in Ungnade gefallen waren.[6] Auch hier wurden PflegerInnen als Begleitpersonal bei den Transporten beschäftigt.

Für Wittenau läßt sich außerdem aus den noch erhaltenen Krankengeschichten und dem Sterberegister schließen, daß Patienten nicht nur in die Tötungsanstalten verlegt wurden, sondern auch vor Ort durch Medikamentenvergiftung und Hunger umgebracht wurden.[7] Mit Sicherheit wäre das Pflegepersonal dann auch an dieser Form des beabsichtigten Mordes beteiligt gewesen. Allerdings waren Lebensbedin-

* Die Forschungsarbeit für diesen Beitrag wurde von einem Stipendium des „Berlin Program for Advanced German and European Studies" der Freien Universität Berlin und des Social Science Research Council mit Fonds der Stiftung Volkswagenwerk unterstützt.

gungen und Kost so schlecht, daß 1940 die spätere Tötungsanstalt Meseritz-Obrawalde eine Beschwerde über den verwahrlosten Zustand der Wittenauer Patienten an das Hauptgesundheitsamt Berlins richtete.[8] Pflegepersonen, die nach Vorschrift den ihnen anvertrauten Patienten mit aller Hingabe und Sorge pflegen sollten, haben inmitten dieser menschenverachtenden Zustände gearbeitet und gelebt.

Läßt sich eine solche (Mit-)Täterschaft dadurch erklären, daß die PflegerInnen das von der NS-Propaganda vermittelte Bild des Geisteskranken als eines minderwertigen Menschen akzeptiert hatten? Wenn man, wie es im folgenden geschehen wird, die Grundsätze der zeitgenössischen pflegerischen Theorie und Praxis näher betrachtet, gelangt man zu dem Schluß, daß diese Interpretation nicht völlig überzeugt. Das Pflegepersonal war nämlich weder beauftragt noch berechtigt, im Dienst seine eigenen Wertungen eines Menschenlebens – also auch nicht irgendwelche durch Propaganda vermittelten – zu vertreten. Es geht bei der Mittäterschaft des Pflegepersonals eher um die unkritische Anpassung an die be- und entstehenden Verhältnisse; sie wurde dadurch erleichtert, daß in der Fachliteratur die NS-Psychiatrie nach wie vor als „menschlich" dargestellt wurde und daß auf moralische Alibis zurückgegriffen werden konnte, wie die Gehorsamspflicht oder das Primat des Gemeinwohls.

Elend und Verachtung in der Psychiatrie

Wenn man bestimmte Ereignisse und Umstände in der Geschichte der Psychiatrie in den ersten Jahrzehnten dieses Jahrhunderts betrachtet, scheinen die Maßnahmen gegen die psychisch Kranken geradezu „vorprogrammiert" gewesen zu sein.[9] Während des Ersten Weltkrieges zum Beispiel starben doppelt so viele Patienten in deutschen Anstalten wie vorher. Die Anstalten bekamen keine zusätzliche Kost außer der, die der allgemeinen Zuteilung entsprach, und sie hatten weder Zugang zum schwarzen Markt noch die Möglichkeit, erhaltbare Kost zu hamstern.[10] Psychiater haben auf diese Katastrophe nach dem Kriege meistens mit Stillschweigen reagiert, als ob sie sich schon darüber einig gewesen wären, daß man die Schwachen opfern durfte, damit die Gesunden überlebten. Die Schrift „Über die Freigabe der Vernichtung lebensunwerten Lebens" von Karl Binding und Alfred Hoche wurde nur von wenigen kritisiert; es scheint so, als sei sie „[...] in den Rahmen des Denkbaren fest eingefügt gewesen."[11]

Das Ansehen des psychiatrischen Pflegepersonals litt unter diesen Vorstellungen. Schon Mitte der zwanziger Jahre wurde in Regierungskreisen behauptet, die Irrenpflege sei keine Krankenpflege, sondern hauptsächlich mit der Bewahrung beschäftigt,[12] weshalb das Gesetz zur Ordnung der Krankenpflege von 1938 auf das psychiatrische Pflegepersonal keine Anwendung fand.[13] Die finanziellen Probleme der Weimarer Regierung und die Weltwirtschaftskrise führten zu erheblichen Sparmaßnahmen in der öffentlichen Anstaltspsychiatrie, die den Bestrebungen der psychiatrischen Mitarbeiter, die Anstalten als Heilstätten statt als Haft- oder Strafanstalten darzustellen, entgegenwirkten. Als sich in der NS-Zeit das Pflegepersonal um immer mehr Patienten kümmern mußte, entsprach das Aussehen der Patienten zunehmend der Vorstellung der Öffentlichkeit: Geisteskranke seien grundsätzlich unsauber, unbrauchbar, unerziehbar und daher eine Belastung für die Allgemeinheit.[14]

Die NS-Propaganda hat diese Vorstellungen gefördert. Um die NS-Gesetzgebung zu legitimieren, bestätigten Filme, Zeitungsberichte und Aufgaben im Schulunterricht über die Kosten der Anstaltsunterbringung existierende Vorurteile, wonach die Geisteskranken nur „Ballastexistenzen" seien. Die Verbreitung solcher Propaganda und der reale verwahrloste Zustand in den Anstalten schufen eine psychologische Bereitschaft in der Öffentlichkeit und unter den psychiatrischen Mitarbeiter, die späteren, zunehmend aggressiven Maßnahmen gegen psychisch kranke Menschen zu begrüßen, mit ihren eigenen moralischen Ansichten zu vereinbaren oder ihnen zumindest nicht zu widerstehen.

Wie sich entsprechende Einstellungen unter dem Pflegepersonal verbreiteten, zeigt sich etwa am Beispiel der Wittenauer Pflegerin Flora Lenz,[15] die sich energisch über ihre Versetzung von einem Altersheim in eine Nervenabteilung beschwerte: „Ich habe mein Staatsexamen in der Krankenpflege, und Irrenpflege sowie die Nervenpflege liegt mir garnicht und ich gehe bei dieser Tätigkeit seelisch zu Grunde."[16] Zwei Jahre später sagte sie, es gehe nicht an, einer geisteskranken Patientin Herzmittel zur Erhaltung des Lebens zu spritzen.[17] In einem anderen Fall sagte eine Pflegerin namens Anja Reuter 1933 beim Frühstücksverteilen: „Nu kriegt die hier noch Belag auf Wohlfahrtskosten."[18] Solche Haltungen stützen sich auf die Idee, bestimmte Gruppen von Menschen hätten weniger „Wert" und daher weniger Anspruch auf das, was sie am Leben hält.

Die Berufsethik der NS-Zeit und der Fortbestand der humanistischen Grundsätze

Vor diesem Hintergrund könnte man wohl vermuten, daß sich eine menschenverachtende NS-Ideologie ziemlich einfach und unverblümt in die Berufsethik des psychiatrischen Pflegepersonals integrieren ließ. Wenn man aber ein Beispiel aus der Fachliteratur betrachtet, fällt interessanterweise auf, daß viele der „humanistischen" Grundsätzen der pflegerischen Theorie und Praxis erhalten blieben.

Wie es im Originaltitel hieß, wurde *Geisteskrankenpflege: Monatschrift für Geisteskranken- und Krankenpflege* im Jahre 1896 „zur Belehrung und Fortbildung des Pflegepersonals an Heil- und Pflegeanstalten und zur Hebung seines Standes" gegründet.[19] Sie wurde in den ersten vierzehn Jahren von verschiedenen Psychiatern herausgegeben, bis Dr. Carl Wickel 1910 die Redaktion übernahm. Die Autoren gehörten zu allen Berufsgruppen, die mit geisteskranken Menschen zu tun hatten, es waren z.B. Psychiater, PflegerInnen, Heilpraktiker, FürsorgerInnen und Geistliche. Die Ausgaben bestanden aus mehreren Artikeln, Buchbesprechungen und kurzen Berichten zum Anstaltswesen: Tagungen, Gedenktage, Personalien, Statistiken und evtl. gewerkschaftliche und organisatorische Informationen.

Die Zeitschrift zielte natürlich darauf, das Pflegepersonal über die Ursachen, Symptome und Behandlungsmethoden der Geisteskrankheiten und ggf. über wissenschaftliche Entwicklungen zu informieren. Hinzukamen Informationen über Hygiene auf den Abteilungen, Sparsamkeit, allgemeinen Krankenpflege (z.B. Erste Hilfe, Umbetten, Diät) und zu aktuellen Themen wie z.B. Kriegsneurosen, Bekämpfung von Seuchen, Epidemien und Alkoholismus.

In Friedenszeiten beschäftigten sich die Autoren insbesondere mit der Bewältigung eines hartnäckigen Problems: Viele Pflegepersonen betrachteten ihre Tätigkeit nicht als ein Lebens-, sondern eher als ein Durchgangsberuf. Häufiger Personalwechsel und mangelhafte Dienstauffassung waren die Folgen. Die Autoren bemühten sich daher jahrzehntelang, die Geisteskrankenpflege als einen anständigen und anerkannten Beruf darzustellen. Ab und zu konnte man Artikel zu seiner Geschichte (die die erfreuliche wissenschaftlichen und moralischen Entwicklungen des letzten Jahrhunderts hervorhoben) sowie zur Geisteskrankenpflege in anderen Ländern finden. Die Autoren betonten auch, die Pflege von Geisteskranken sei ein besonders verantwortungsvoller Beruf, der nur von Menschen mit den wertvollsten Tugenden und Fähigkeiten – Barmherzigkeit, Hingabe, Geschick, Selbstbeherrschung, Geduld, Sittlichkeit, Beobachtungsgabe, Einfühlungsvermögen – ausgeübt werden dürfe.

Auch schien wichtig, den Schattenseiten des Pflegealltags entgegenzuwirken. Detailliert wurde dazu der Umgang mit Geisteskranken beschrieben und erklärt. Pflegepersonen sollten nicht nur verstehen, wie sie sich z.B. einem widerstrebenden Patient gegenüber verhalten sollten, sondern auch, warum der Patient aggressiv geworden war, und aus diesem Verständnis heraus sollten sie etwa lernen, die Ruhe zu bewahren. Diese und ähnliche Artikel verdeutlichten humane Prinzipien, die das Verhältnis zwischen Pflegeperson und Patient prägen sollten.

Wenn wir uns den Ausgaben der 30er Jahre zuwenden, fällt auf, daß die Autoren die oben skizzierten Vorstellungen der Öffentlichkeit und die NS-Propaganda entschieden zurückweisen. So legt z.B. ein guter Kolonnenpfleger viel Wert auf das anständige Aussehen seiner Patienten bei der Arbeit, um genau solchen Vorurteilen entgegenzuwirken.[20] Besondere Rücksicht auf das Aussehen der Patienten sei vor der Besuchsstunde angesagt.[21] Zwar geht es bei diesen Ratschlägen nicht in erster Linie um das Wohl der Patienten, sondern um das Ansehen der Anstalt und um die Existenzberechtigung der Psychiatrie; in jedem Fall aber stehen sie im Widerspruch zur Propaganda der Nationalsozialisten, die schlechtgekleidete erbkranke Menschen in ihren Filmen vorführten und sie absichtlich als kriminell veranlagt darstellten.[22]

Die Artikel in *Geisteskrankenpflege* widersprechen auch der Idee, die Irrenpflege sei keine Krankenpflege. In der NS-Zeit haben Psychiater und PflegerInnen Geisteskrankheit nach wie vor als eine „Krankheit des Gehirns" dargestellt. Der Patient, schrieb ein Pfleger, „ist genau so krank wie einer, der an Herz, Lunge oder Leber leidet."[23] Für das Pflegepersonal bedeutete dieses Prinzip, daß das gewalttätige, störende, querköpfige Benehmen der Patienten nichts mehr als ein Symptom sei, für das sie nicht verantwortlich zu machen seien.[24] Gewalt mit Gewalt zu erwidern wurde verboten: „Das wäre unmenschlich und wird auch von ärztlicher Seite nie gebilligt."[25]

Die Aufrechterhaltung der Ordnung und der Disziplin sei wohl eine grundlegende Pflicht des alltäglichen Dienstes; der Erfolg sei aber am besten durch gutes Zureden zu erreichen. Körperlicher Zwang, wenn unbedingt nötig, sollte ohne emotionale Betroffenheit durchgeführt werden. Isolation sei nur als letztes anzuwenden, um den Patienten von der Ursache der Beunruhigung zu entfernen und um andere in seiner Umgebung vor ihm zu schützen.[26]

Über die Euthanasie wurde in *Die Irrenpflege* (der Vorläuferin der *Geisteskrankenpflege*) der Weimarer Zeit nicht viel diskutiert; sie wurde aber 1926 von einem Psychiater aus moralischen Gründen ausdrücklich zurückgewiesen.[27] Selbstmordabsichten sollte ohne Ausnahme entgegengewirkt werden.[28] Während der NS-Zeit wurden ähnliche Meinungen vertreten: Das Pflegepersonal wurde ausdrücklich aufgefordert, niemals einen unheilbaren Geisteskranken sterben zu lassen, wenn er körperlich krank wurde; und nach wie vor sollten Selbstmorde verhindert werden, gleichgültig um welchen Patienten es sich handelte.[29]

Obwohl man erwartete, daß Pflegepersonen alle ärztlichen Anordnungen ohne weiteres durchführten und ihre eigenen diagnostischen Meinungen während der ärztlichen Besuche nicht äußerten, war von einer Unterordnung des Pflegepersonals im Sinne einer Entmündigung nicht die Rede. Das Verhältnis zwischen Pflegeperson und Arzt sei statt dessen eine „Gleichgewichtsbeziehung zweier Partner, welche dazu berufen sind, erkrankten Volksgenossen zu helfen und ihre Gesundheit zu fördern" mit dem Ziel, ihnen die Rückkehr in die Gesellschaft zu ermöglichen.[30] Zwar seien die Pflegepersonen von der Arbeitsteilung her untergeordnet, soweit sie Anordnungen durchführten; aber „Die Arbeit des Pflegers ist darum nicht weniger wert."[31]

Im Gegenteil: Gerade weil der Arzt tagsüber in unmittelbarer Nähe der Patienten nur wenig Zeit verbringe, sei die Tätigkeit des Pflegepersonals ein wichtiger Teil der Behandlung. Seine Pflichten beständen nicht nur in der routinemäßigen Disziplin, in der Überwachung und in der Verhinderung der Flucht, sondern auch im intellektuellen Einsatz: So war das Personal beauftragt, die Freizeit der Patienten zu gestalten und deren freiwillige Teilnahme an der Beschäftigungstherapie durch gutes Zureden zu erreichen.[32] Durch ihre ständige Präsenz im Krankensaal seien PflegerInnen wichtige Bezugspersonen, diejenigen, welche die Patienten am besten kannten.

Der Umgang sollte von freundlicher Entschiedenheit geprägt sein. Das Pflegepersonal dürfe einen Patienten weder verspotten noch anlügen; ein Kommandoton sei auch zu vermeiden.[33] Verachtende Ausdrücke in bezug auf die Patienten wie das Wort „verrückt" waren verpönt:[34] statt Verachtung sollte das Pflegepersonal Mitgefühl und Takt zeigen, „um die berechtigten Gefühle unserer Volksgenossen zu schonen."[35] Höflicher, ehrlicher und anständiger Umgang mit den Kranken habe auch eine praktische Seite, indem er beruhigend und erzieherisch auf die Patienten einwirke.[36] Als Vermittler der „sittlichen" Regeln und als Teilnehmer an der Beschäftigung legten psychiatrische PflegerInnen den Grund für die Genesung.

Zur Lösung des Widerspruchs zwischen Berufsethik und Realität: „Geisteskrankenpflege" im Dienst der Nationalsozialisten

Solche Dienstvorschriften und diese Berufsethik mit ihren humanitären Zügen hatten anscheinend sehr wenig mit dem Alltag in psychiatrischen Anstalten der 30er Jahre und den realen Tätigkeiten des Pflegepersonals zu tun. Wenn wir aber die Einführung der NS-Ideologie in die pflegerische Berufsethik näher betrachten, ist dieser Widerspruch nicht so kraß. Ein Aspekt: Obwohl die dienstlichen Pflichten des Pflegepersonals nach wie vor auf die einzelnen Patienten gerichtet waren (tägliche Überwachung und Pflege, Verhütung der Entweichung, Führung bei der Beschäftigungstherapie), wurden solche Pflichten jetzt als Teil einer größeren Pflicht dem Staat gegenüber gesehen: „Wir müssen die beinahe Tradition gewordene Einstellung auf den einzelnen krank gewordenen Menschen aufgeben und uns dem viel bedeutungsvolleren Problem der Betrachtung des ganzen Volkes zuwenden."[37] Diese grundsätzliche Verschiebung der Position hat natürlich eine gravierende moralische Tragweite: das Wohl des einzelnen Kranken stand jetzt nicht mehr im Vordergrund der pflegerischen Tätigkeit. Der Mensch sei nicht wertvoll in sich selbst, sondern nur durch seinen Beitrag zum Wohl des Ganzen.

Es stellt sich die Frage, wie die Autoren der *Geisteskrankenpflege* es schafften, diesen Grundsatz des NS-Gedankenguts und die Prinzipien einer „humanistischen" Ethik unter einen Hut zu bringen. Um diese Frage zu beantworten, müssen nicht nur die Vorschriften selbst, sondern auch der Kontext und die rhetorischen Strategien berücksichtigt werden. Dabei stellt man fest, daß die Autoren der Artikel gewisse innere Widersprüche vertuschten und die ethische Kontinuität hervorhoben, um Gewissenskonflikte zu vermeiden.

Was zunächst die Eugenik betrifft, so stelle diese erstens keine völlige Verabschiedung der pflegerischen Ethik dar. Laut Artikeln in *Die Irrenpflege* der Weimarer Zeit sollte die Psychiatrie zweierlei Funktionen haben: kranke Menschen heilen *und* dadurch das Wohl der Allgemeinheit fördern. Die Idee, daß sich die Pflichten der psychiatrischen Mitarbeiter auf die Gesellschaft erstreckten, war keineswegs neu, sondern schon fest mit der Barmherzigkeit im beruflichen Selbstverständnis verankert. Es ging jetzt darum, die Priorität der zweiten Funktion festzusetzen, ohne daß der Wunsch, kranken Menschen zu helfen, völlig aufgegeben werden mußte.

Zweitens sei die Eugenik eine Wissenschaft, die schon seit Jahrzehnten existiere; das Neue sei lediglich ihr Einsatz im Dienste eines ganzen Volkes.[38] Ein solcher Einsatz sei genauso vernünftig wie der der Immunologie: Es sei doch besser, Krankheiten zu verhüten, als sie ausbrechen zu lassen.[39] Die Sterilisation sei übrigens keine Strafe, sondern nur ein Eingriff, der keine langfristige Spuren hinterlasse (!):

„Selbst die Geschlechtslust und die Begattungsfähigkeit bleibt dem Sterilisierten erhalten, lediglich die Zeugungsfähigkeit ist ihm genommen. Man wird aus menschlich verständlichen Gründen diese Punkte nicht genug hervorheben können."[40]

Die Pflicht, ihre „bedauernswerten" Patienten mit aller Sorge weiter zu pflegen, bleibe davon unberührt.[41]

Dieser Versuch, die eugenischen Bestrebungen des Nationalsozialismus mit den humanistischen Grundsätzen der Psychiatrie der Weimarer Republik zu vereinbaren, ist aus heutiger Sicht wenig überzeugend; seine Botschaft war aber von großer potentieller Bedeutung. Aus der Sicht des Pflegepersonals gab es nämlich keinen Umbruch in der allgemeinen psychiatrischen Theorie und Praxis – nur kleine Änderungen im positiven Sinne – und daher keinen Grund, an den humanitären Absichten der Psychiatrie zu zweifeln, sich Gedanken über fragwürdige Entwicklungen zu machen oder gar Stellung zu diesen zu beziehen.

Gleichzeitig und auf raffinierte Weise untergraben aber die Autoren der *Geisteskrankenpflege* die Unschuld der Patienten und deren Anspruch auf die Hilfe, die ihnen als kranken Menschen zukam. Diejenigen Erbkranken z.B., die sich gegen die Sterilisation wehrten, sind nach diesen Psychiatern ohne vernünftige Einsicht. Ihre Weigerung, die „Notwendigkeit" der eugenischen Maßnahmen anzuerkennen, und ihre weitere Fortplanzung seien unverantwortlich und asozial. „Sittliche Hochwertigkeit" schrieben sie dagegen den Erbkranken zu, die ihre „Pflicht" dem Volk gegenüber leisteten und die schwierige Entscheidung trafen, sich dem Eingriff freiwillig zu unterziehen.[42] Dabei haben die Psychiater Kriterien eingeführt, nach denen Erbkranke ihre Verantwortungsgefühle dem Volke gegenüber zeigen konnten und sollten – obwohl in anderen Zusammenhängen eingeräumt wurde, daß Geisteskranke für ihr Tun und Lassen nicht verantwortlich zu machen seien. Zwar waren nicht alle Erbkranke geisteskrank, aber eine große Zahl von Geisteskranken war angeblich doch erbkrank im Sinne des Gesetzes. Pflegepersonen, welche die *Geisteskrankenpflege* lasen, konnten diese Vorurteile gegen zuwiderhandelnde Erbkranke auf ihre Pfleglinge übertragen.

Die Zuschreibung von Schuld tauchte auch im Rahmen der alltäglichen Pflege, der Beschäftigung und der Überwachung auf. Nach wie vor hieß es, die Patienten müßten zu Disziplin und Ordnung erzogen werden; diese Tugenden waren aber nun nicht mehr eine Voraussetzung für die Heilung, sondern wurden ein Endziel für alle Mitarbeiter und Insassen gleichermaßen. Im Bewahrhaus z. B. sollte

„ein korrigierendes Prinzip [....] als herrschender Geist das ganze Haus erfüllen, jegliche Erscheinung und jeglichen Ablauf des Tagesgeschehens innerhalb des Hauses in seinen Bann ziehen, Arzt, Pfleger, und Insassen gleicherweise verpflichten.“[43]

Obwohl das Pflegepersonal dieses Prinzip am besten auf suggestive Weise durchsetzen sollte, wurden die Patienten unter zunehmenden Druck gesetzt, sich der erwarteten Verhaltensweise anzupassen.

Diejenigen, die gegen die Hausordnung und die Gemeinschaft verstießen, sollten in Gegenwart anderer Patienten belehrt werden. Falls dies ohne Erfolg blieb, kam Bedrohung dazu: „Wer allzu schwerhörig ist für diese Gebote, wird vom Personal 'vertraulich' darüber belehrt, daß unangenehme Maßnahmen zu erwarten sind, wenn weiter gegen den verlangten Anstand verstoßen wird.“[44] Die Isolation in eine „unangenehme Umgebung“ bot eine weitere Möglichkeit, Anpassung zu erreichen, obwohl man den Anschein einer Strafe nach wie vor vermeiden sollte.[45]

Es stellt sich die Frage, warum die Umgebung „unangenehm“ sein mußte, wenn die Isolation wirklich keine Strafe war. Sie läßt sich teilweise dadurch beantworten, daß „freundliche Entschiedenheit“ nicht nur Freundlichkeit, sondern auch Autorität mit sich bringen sollte: Das Pflegepersonal müsse immer freundlich sein, dürfe aber das gewonnene Zutrauen der Patienten nie erwidern. Die Pflegeperson sei immer noch der Vorgesetzte, der in der Lage sein müsse, „Kaltblütigkeit“ zu zeigen.[46] Diese Kaltblütigkeit sollte aber niemals zur Strafe oder Mißhandlung werden, obwohl Ratschläge wie die oben genannten in deren nächste Nähe kommen. (Es fehlt auch nicht an Beweisen, daß solche Mißhandlungen und Mißstände tatsächlich keine Seltenheit waren.) Die Psychiater bewahrten also an der Oberfläche den Diskurs einer auf Erziehung angelegten, humanistischen Theorie und Praxis und untergruben gleichzeitig deren wichtigsten Grundsatz: die Unschuld des kranken Menschen.

Die Einführung eines aggressiven Tons wurde von anderen berufsethischen Regeln begleitet, die eine Kritik dieser Entwicklungen von Seiten der PflegerInnen verhinderten. Wie schon oben bemerkt, sollten moralische Wertungen bei der täglichen Pflege nicht am Platz sein; Pflegepersonen mußten alle Patienten sorgfältig pflegen, ob sie heilbar waren oder nicht; Selbstmordabsichten und frühzeitiger Tod der körperlich erkrankten Patienten mußten verhindert werden. Interessanterweise galt diese Forderung auch, wenn die PflegerInnen zu der primitiven „völkischen" Pseudomoral der Nationalsozialisten neigten:

„Es ist ...nicht zulässig, Überlegungen Raum zu geben, die – an sich und in anderem Zusammenhange vielleicht diskutabel – dem Ziele der Krankenpflege fremd sind; wir meinen hier etwa Überlegungen wie die, ob der Selbstmord eine im Sinne der Erhaltung der Art wünschenswerte Selbstauslese darstelle u.A."[47]

Es war kaum die Absicht des Autors, hier den Grundsatz der Unantastbarkeit des menschlichen Lebens zu vermitteln, sondern vielmehr Klarheit darüber zu schaffen, daß Entscheidungen über den Wert eines Menschen niemals im pflegerischen Bereich getroffen werden dürften (während „Selbstauslese" in „anderem Zusammenhange" durchaus diskutabel sei). Moralische und intellektuelle Zurückhaltung unter den PflegerInnen, nicht selbstbewußtes Eintreten für Gesinnungen war bei der Arbeit angesagt.

Zusammenfassend läßt sich vermuten, daß ein von *stillschweigender Zustimmung* geprägtes professionelles Verhalten erwünscht war und daß diejenigen PflegerInnen, die dem eugenischen Gedankengut nur zögernd oder gar nicht zustimmten, zu einer kritiklosen Anpassung erzogen werden sollten. Die Umsetzung eigener Ideen, gleichgültig welcher, hätte schließlich die reibungslose Leitung des Anstaltsbetriebs von oben gefährden können. Es war nicht nötig und anscheinend auch nicht gewünscht, das Pflegepersonal in überzeugte Nazis zu verwandeln; besser schien es, einen pragmatischen Grundsatz aus dem NS-Gedankengut zu vermitteln: „Disziplin nach oben, Autorität nach unten. Nur so klappt es."[48]

Das „Gesetz zur Wiederherstellung des Berufsbeamtentums" als Instrument des administrativen Opportunismus

Die Forderung an die PflegerInnen, zu einem möglichst reibungslosen Betriebsverlauf durch Meinungsunauffälligkeit beizutragen, spiegelt sich in der Personalpolitik der Wittenauer Heilstätten wider. Die Personalverwaltung wurde von Karl Braasch geleitet, der sich den „König von Wittenau" nannte;[49] die Einstellung und Entlassung von Pflegepersonen wurde in gemeinsamer Beratung mit dem Berliner Hauptgesundheitsamt betrieben.

Aufgrund des *Gesetzes zur Wiederherrstellung des Berufsbeamtentums* (auch *Berufsbeamtentumsgesetz* oder *BBG*) von 1933 wurden nach Augenzeugen zwischen dreißig und vierzig Wittenauer Ärzte, Pflegepersonen und Arbeiter, die Juden waren oder sich im kommunistischen Sinne betätigt hatten, entlassen.[50] Bei der Durchsetzung des Gesetzes hatten die Pflegepersonen Fragebogen auszufüllen, wobei sie Angaben zu ihrer bisherigen politischen Tätigkeit machen mußten. Dabei konnten sie auch alle mildernden Umstände und jegliche Bestrebungen, für ihren politischen „Fehler" zu sühnen, erwähnen. Aussagen von Dritten über die politische Zuverlässigkeit einer Pflegeperson wurden von der Verwaltung ebenfalls gern angenommen. Das Überprüfungsverfahren hatte daher aus der Sicht des Personals den Anschein der Milde und Unparteilichkeit; ehemalige SPD- und KPD-Mitglieder sollten nicht sofort entlassen werden, sondern die Gelegenheit erhalten, sich zu verteidigen. Wenn man freilich die Personalakten liest, ergibt sich ein anderes Bild:

Friedrich Blau z.B. gehörte der KPD von1929 bis Ende 1932 an; nach seinen Angaben hatte aber seine Mitgliedschaft nichts mit politischer Neigung zu tun. Er war kriegsbeschädigt und hatte eine Frau und fünf Kinder zu ernähren. Nur mit der Hilfe der KPD habe er die nötige Unterstützung und Arbeit bekommen, und er sei nach dieser Zeit unter Druck gesetzt worden, der Partei beizutreten.[51] Die Verwaltung war nicht überzeugt, und Blau wurde Ende Juli 1933 entlassen. Robert Wendel erfuhr die gleiche Behandlung, obwohl seine zehnmonatige Mitgliedschaft über zehn Jahre zurücklag und obwohl er Aussagen von Dritten vorlegte, nach denen er sich für die „nationale Bewegung" ausgesprochen hatte.[52]

Auch NSDAP-Mitgliedschaft brachte keine Garantie der administrativen Gnade mit sich. Peter Winkler gehörte der KPD von 1. Januar bis 15. Februar 1933 an und trat der NSDAP im April 1933 bei. Er wurde entlassen und sein Einspruch zurückgewiesen, denn: *„Durch seinen Eintritt in die KPD im Januar 1933 hat sich W. bewußt in die Kampffront gegen die nationalsozialistische Bewegung gestellt [...]"*[53]. Winkler habe sich als ein Chamäleon erwiesen, dessen politische Wandlung wenig glaubhaft erscheine.

Auch andere, nicht-politische Faktoren waren von administrativem Interesse. Die Pflegerin Heide Turner z.B. wurde 1933 aufgrund des Verdachts staatsfeindlicher Einstellung gekündigt. Sie wies diesen Verdacht zurück und behauptete, sie sei der SPD nur unter dem Druck ihrer damaligen Kolleginnen beigetreten und emotional und politisch unberührt geblieben. Sie legte auch die Namen von drei Personen vor, die ihre politische Zuverlässigkeit bestätigen könnten.[54] Braasch war nicht überzeugt; er hatte sowieso seine eigenen Gründe, ihre Entlassung zu befürworten. Sie sei nicht nur Mitglied der SPD gewesen, schrieb er an das Hauptgesundheitsamt, sie habe auch sehr viel im Dienst gefehlt (400 Tage seit 1927). Ferner hatte Pflegerin Turner bei der Verwaltung Zweifel an ihrer „sittlichen" Eignung zum öffentlichen Dienst erweckt:

„Wie uns bekannt geworden ist, lebt die T. mit dem im März d.J. wegen Entwendung von Lebensmitteln aus Anstaltsbeständen von uns fristlos entlassenen Hausdiener R.B. in wilder Ehe. B. ist verheiratet und Vater von 2 Kindern. Er hat seine Familie unversorgt verlassen und ist zu der T. gezogen, mit der er zusammen wohnt. Im Interesse des Ansehens der Anstalt und des Pflegepersonals halten wir es daher für angebracht, die Pflegerin T. aus dem städt. Dienst zu entfernen [...]"[55]

Diese letzteren Erwägungen blieben aber im Hintergrund des Überprüfungsverfahrens, wahrscheinlich weil die „Beweise" der politischen Unzuverlässigkeit – ja der politischen Gegnerschaft – für eine Entlassung mehr als ausreichend waren: mehrere Kolleginnen sagten gegen sie aus.[56]

Nun konnten nach dem BBG nicht-politische Faktoren aber durchaus als Gründe für die Entlassung ausreichen, und zwar nach dem Paragraphen 6 – der, laut Vertrauensmann Dr. Lippert, „gerade der 'unpolitische' § des BBG" war, „durch den der Verwaltung die Möglichkeit gegeben werden soll, ungeeignete Kräfte ohne langwierige Verfahren zu entlassen..."[57]. Diesen Paragraphen, der die Entlassung von Personen „zur Vereinfachung der Verwaltung" erlaubte,[58] hat die Wittenauer Verwaltung ausgenutzt. Z.B. konnte man der Pflegerin Inge Rupenthal keine politische Zugehörigkeit anlasten, wohl aber eine zehnjährige Vorgeschichte häufigen Fehlens. Sie wurde 1934 auf Grund des § 6 entlassen; nach dem Zellenobmann der

NSBO hatte sie „nicht [...] durch persönliches Verhalten erwiesen, daß sie am Aufbau des Staates im Sinne des Nationalsozialismus mitarbeiten kann und hierzu auch geeignet ist, da oft krank!"[59]

Diese Fälle geben einen Eindruck von der Hilflosigkeit des Pflegepersonals, das dem Zynismus und dem Opportunismus der Verwaltung ausgeliefert war. Die Scheinlegalität des Gesetzes konnte durch die Wittenauer Verwaltung ausgenützt werden, die damit ihre eigenen personalpolitischen Ziele zu erreichen suchte. Das Gesetz wurde dabei zum administrativen Deckmantel für Entlassungen von Personen, die nicht – oder nicht nur – „politisch unzuverlässig" waren, sondern oft im Dienste fehlten, nicht die erwartete „Sittlichkeit" in ihrem Privatleben zeigten oder sonst von der Idealvorstellung einer Pflegeperson abwichen. Für PflegerInnen, die politisch nicht engagiert waren, kam es jetzt darauf an, künftig ihren Dienst pünktlich und ohne Kommentar zu verrichten, sich von NS-Anhängern und anderen potentiellen Denunzianten fernzuhalten und auf keinen Fall irgendwie aufzufallen.

Ruhe als oberstes Gesetz: Die Wittenauer Personalpolitik nach 1933

Die PflegerInnen, die die „Säuberungsaktion" überstanden, konnten sich darauf verlassen, daß sich das alltägliche Leben bei den Wittenauer Heilstätten künftig auf das ideologische Weltbild der Partei einstellen würde – insbesondere weil der neueingestellte Direktor Gustav Waetzoldt sich enthusiastisch für die Zwangssterilisation einsetzte und seine Frau, eine überzeugte Nationalsozialistin und Ärztin, infolge einer Augenkrankheit ihres Mannes laut ehemaligen PflegerInnen „mehr und mehr die führende Rolle übernahm."[60]

Unter Braaschs Leitung förderte die Verwaltung der Wittenauer Heilstätten NSDAP-Mitglieder und „alte Kämpfer"; dabei brachte sie auch ihre ideologische Sympathie zum Ausdruck. So wurde z.B. der SS-Mann Roland Eichel nur zwei Tage nach seiner schriftlichen Bewerbung im September 1933 als Pfleger eingestellt. Als er 1939 beschuldigt wurde, einem Patienten ein blaues Auge geschlagen zu haben, kam sein Kollege K. (der angeblich nichts von der Mißhandlung in der fraglichen Nacht mitbekommen hatte) zu Hilfe: Der Patient, der die Mißhandlung bezeugt hatte, sei ein „gebildeter Jude", der sich einfach an dem Pfleger Eichel habe rächen wollen.[61] Dazu meinte Braasch:

„Durch die Vernehmungen konnte ein Dienstvergehen des Pflegers R.E. nicht nachgewiesen werden. Es dürfte m.E. auf die Aussagen von Geisteskranken weniger Wert gelegt werden, zumal es sich um Juden handelt, die an und für sich zur Unwahrheit neigen."[62]

Die Verwaltung hatte auch 1938 Verständis dafür gehabt, als die Pflegerin Flora Lenz ihre Schwierigkeiten äußerte, jüdische Angehörige einer Patientin wie andere Volksgenossen zu behandeln.[63]

Wenn wir aber den Fall Lenz näher betrachten, scheint die Personalpolitik der Wittenauer Verwaltung von den Zielen der Partei abzuweichen. Obwohl eine „alte Kämpferin", war Flora Lenz an den verschiedenen Berliner Anstalten, bei denen sie in den 30er Jahren beschäftigt war, weder beliebt noch erwünscht. Im Gegenteil, sie drohte ihren Kolleginnen bei Zusammenstößen, sie würde Meldung bei der Partei erstatten. Sie wurde auch wiederholt für Mißhandlung und Beunruhigung der Patienten diszipliniert.

Da „alte Kämpfer“ einen sicheren Arbeitsplatz genossen, konnten Verwalter an den verschiedenen Anstalten nur versuchen, das Verhalten von Pflegerin Lenz einigermaßen unter Kontrolle zu halten. Einer Wittenauer Oberschwester wurde zum Beispiel empfohlen, „daß sie versuchen solle, [der Lenz] stets klar zu machen, was sie dienstlich zu tun habe und daß sie auf jede Weise darauf bedacht sein soll, die Schwester L. nicht zum Widerstand herauszufordern“ (als ob solches Verhalten das Resultat eines Mißverständnisses wäre!)[64]. Nachdem Pflegerin Lenz den obengenannten Zusammenstoß mit jüdischen Angehörigen gehabt hatte, beschwerte sich der Verwaltungsdirektor beim Hauptgesundheitsamt: Seit 1933 seien „eine ganze Anzahl“ PflegerInnen, unter ihnen mehere „alte Kämpfer“, zur Anstalt versetzt worden, weil sie Konflikte an anderen Anstalten gehabt hätten. Einige hätten sich in Wittenau als untragbar erwiesen, und es sei äußerst schwierig, sie loszuwerden.[65]

Flora Lenz' Verhalten blieb untragbar, und nach einem weiteren Zusammenstoß mit der Stationsoberschwester im Mai 1939 entschied die Verwaltung: „in keinem Falle kann sie hier weiter beschäftigt werden“.[66] Sie hätte sich keine Sorgen machen müssen, denn Flora Lenz wurde innerhalb eines Jahres zum Dienst im Rahmen der ersten organisierten Phase der „Euthanasie“, des T4-Programms, nach Hadamar versetzt.[67] Die Wittenauer Verwaltung war wahrscheinlich erleichtert, weil sie endlich von einer hartnäckigen Unruhestifterin befreit war.

Wenn wir Lenz' antisemitische Aussage näher betrachten, finden wir weitere Gründe dafür, die Wichtigkeit der politischen Neigungen des Personals in der Wittenauer Personalpolitik nicht zu überschätzen. Obwohl die Verwaltung wohl Verständnis dafür hatte, daß es Lenz außerordentlich schwerfiel, jüdische Angehörige wie andere Patienten zu behandeln, lehnte sie antisemitisches Verhalten unter Pflegepersonen theoretisch ab. Der erste Vermerk dazu hieß: „Allgemein stehe man hier auf dem Standpunkt, daß es für den Pfleger oder die Schwester gleich sein müsse, ob es sich um Juden handele oder nicht“.[68] Es ging hier natürlich nicht darum, die Juden zu verteidigen, sondern darum, ein Prinzip von großer administrativer Wichtigkeit durchzusetzen: Ruhe, Ordnung und Disziplin hatten auf den Abteilungen zu herrschen, das war die Hauptsache. Eigenständiges, störendes Verhalten des Pflegepersonals – auch wenn es politisch gesehen recht lobenswert war – bedrohte den reibungslosen Verlauf des Anstaltsbetriebs. Es mußte daher unterbunden werden.

Pflegerin Lenz ist außerdem kein Einzelfall; die Verwaltung weigerte sich, die rechts eingestellte Pflegerin Lena Holstein zu halten, nachdem es zu störenden Zwischenfällen gekommen war. Schließlich wurde die Pflegerin sogar beschuldigt, eine Patientin mißhandelt zu haben.[69] Sie beteuerte energisch ihre Unschuld und machte die Wittenauer Direktion darauf aufmerksam, sie sei in der Weimarer Republik bei ihrer pflegerischen Tätigkeit der Willkür der linksstehenden Betriebsräte und Anstaltsverwaltungen ausgesetzt gewesen.[70] Braasch blieb aber unbeindruckt, und Holstein wurde gekündigt.[71] Nach einem gescheiterten Arbeitsgerichtsverfahren gegen das Hauptgesundheitsamt schied sie im April 1936 aus dem städtischen Dienst aus.

Dabei ist höchst bemerkenswert, daß das Arbeitsgericht einen Kompromiß vereinbarte, in dem das Hauptgesundheitsamt als Beklagter den Vorwurf der Krankenmißhandlung als unbewiesen zurücknahm und auch die Klägerin „die von ihr gemachten Vor- und Anwürfe gegen die Oberpflegerin E. [...] mit bedauern" zurücknahm.[72] In ihrem Zeugnis sollte es heißen, Pflegerin Holsteins Dienstverhältnis „endete im beiderseitigen Verständnis."[73] Es ging bei der Kündigung nicht um „Justiz" oder um die Rechte der mißhandelten Patientin, sondern nur um die Beseitigung einer untragbaren Pflegerin.

Die Verwaltung wollte die rechts eingestellten Pflegepersonen loswerden, die nicht nur die Anstaltsdisziplin störten, sondern auch das Ansehen der Anstalt in der Öffentlichkeit gefährdeten. Pfleger Anton Harz z.B. war ein langjähriger Anhänger der NSDAP und treues SA-Mitglied, das der örtliche Sturmführer 1934 an die Wittenauer Heilstätten empfahl.[74] Kurz darauf stellte sich heraus, daß er beträchtliche Schulden hatte und 1936 seine Wohnung aufgeben mußte. Es ergab sich aus einer NSV Ermittlung, daß sich sein Haushalt in einem „unbeschreiblich verwahrlosten Zustand" befand. Seine Kinder hätten Vorgeschichten mit Schulschwänzerei, Diebstahl und sexueller Promiskuität, und seine Frau sei „liederlich, unwirtschaftlich, und verlogen, offenbar auch geistig minderwertig."[75] Pfleger Harz wurde kurz darauf gekündigt; seine Unfähigkeit, ein geordnetes Familienleben zu führen, gefährde das Ansehen der Anstalt.[76] Auch Parteimitglieder konnten in Ungnade fallen.

Ein letztes Beispiel aus der Wittenauer Personalakten deutet darauf hin, daß es es manchmal auch Auseinandersetzungen innerhalb der Verwaltung gab, die das Bild einer einhellig von der NS-Ideologie geprägten Personalpolitik in Frage stellen. Peter Zewen war Mitte 1940 als Krankenpfleger eingestellt worden, trotz ernster Widersprüche in seinen bei vorherigen Einstellungen angegebenen Personalien (1937 gab er an, katholisch zu sein – in dem Jahr, in dem die Gauleitung der NSDAP behauptete, daß er Halbjude sei: siehe unten – und 1940 gab er an, evangelisch zu sein). Im Juli 1941 entwich ein Patient unter seiner Aufsicht. Zewen wurde trotz seines bis dahin zufriedenstellenden Dienstes im festen Hause zum 30. September gekündigt. Wie Braasch in den Akten notierte, lag der Grund darin, daß Zewen laut eines Schreibens der Gauleitung aus dem Jahr 1937 (ausgestellt während seiner Aushilfstätigkeit beim Horst-Wessel-Krankenhaus) Halbjude war.

Zewen scheint nichts über seine Diskriminierung als Jude gewußt zu haben, da er schriftlich versuchte, seine Stelle durch den Hinweis auf mildernde Umstände zu verteidigen.

Dazu bemerkte Braasch in den Akten:

„Gewiß ist die Strafe hart, ich hätte Z. auch nicht entlassen, wenn er nicht Halbjude wäre. Halbjuden dürfen wir hier nicht beschäftigen. Wenn die Beschäftigung während der Kürze doch möglich ist, habe ich keine Bedenken, die Kündigung zurückzuziehen."[77]

Zum zweiten Mal schrieb Zewen einen langen Brief an die Verwaltung und versuchte dabei, ihre Aufmerksamkeit diesmal auf seine traurigen Lebensumstände zu lenken. Seit Ende 1940 sei er schweren Schicksalsschlägen ausgesetzt gewesen: Krankheit seiner drei Kinder, Tod des Schwiegervaters und der Schwiegermutter und daraus resultierende finanzielle Not:

„Wenn ein Mensch nun nach diesen Fehlschlägen mal etwas von dem ihm vorgeschriebenen Weg abweicht, so ist es doch wohl nach menschlichem Dafürhalten nicht unbedingt notwendig, daß man denselben mit der Entlassung bestraft, zumal er doch durch

die Fehlschläge genug bestraft ist [...]. Ich habe trotz alldem meinen Dienst so versehen, als sei überhaupt nichts geschehen, pünktlich und aufmerksam[...]"[78]

Anscheinend zeigte das bei Braasch Wirkung, dessen Kommentar zu den Akten lautet:

„Falls eine Beschäftigung als Mischling möglich ist, und [...] der Arzt gegen eine Weiterbeschäftigung keine Bedenken hat, bin ich bereit, die Kündigung aufzuheben [...]."[79]

Der Arzt hatte aber doch Bedenken; er verwies auf die maßgebenden Bestimmungen für die Einstellung und Beschäftigung von Personen in städtischem Dienst von 1933 und 1935, die Personen nichtarischer Abstammung ausschlossen. Zewen könne auch deshalb nicht beschäftigt werden, weil er „Mischling" sei. Es sei aber gesetzlich gestattet, und er sei auch dazu bereit, Zewen als Arbeiter einzustellen.[80] Es bestand aber kein Bedarf, und Zewen ist Ende September 1941 aus dem städischen Dienst ausgeschieden.[81] Die Verwaltung war also nicht bereit, die personalpolitischen Regeln der Partei zu umgehen; Braasch war aber anscheinend bereit, die Regeln so auslegen, daß der zuverlässige Pfleger Zewen hätte weiterbeschäftigt werden können.

Es trifft demnach nicht zu, daß die Wittenauer Verwaltung den parteipolitischen Regeln unkritisch gefolgt wäre, indem sie rechtsstehendes Personal förderte und politisch unerwünschte „Elemente" automatisch entfernte. Sie nutzte die personalpolitischen Richtlinien der NSDAP für ihre eigenen betriebsbezogenen Zwecke. Obwohl linksfeindlich, antisemitisch und rechts eingestellt, war die Verwaltung hauptsächlich daran interessiert, daß das Pflegepersonal die Anstaltsdisziplin aufrechterhielt und das Ansehen der Anstalt nicht gefährdete. Die Verwaltung hatte anscheinend am liebsten diejenigen PflegerInnen, die ihren Dienst ohne aufhetzenden Einsatz von NS-Propaganda leisteten; die mit ihren Kollegen, mit Patienten und den Angehörigen gut auskamen und ein anständiges Privatleben führten.

Bemerkenswert ist dabei, daß das Verhalten der Verwaltung manchmal der NS-Ideologie entsprach und manchmal nicht – und daher vielleicht als unberechenbar erschien. Ohne Einsicht in den Entscheidungsprozeß und mehr oder weniger hilflos gegenüber Denunziation und disziplinarischen Maßnahmen, waren PflegerInnen wahrscheinlich am sichersten, wenn sie unauffällig blieben. Die ständige Androhung der beruflichen und sozialen Ausschließung hatte vielleicht zur Folge, daß sich Pflegepersonen nur um sich selbst – und ihr eigenes berufliches Überleben – kümmerten. Solche Umstände haben mit Sicherheit die zwischenmenschlichen Beziehungen nicht gefördert, geschweige denn den Willen oder den Mut, wehrlose Patienten gegen ihre spätere Vernichtung zu verteidigen.

* * *

Diese gewünschte Unauffälligkeit im Dienst kam der Vernichtungspoltik zugute; die T4-MitarbeiterInnen wurden in den meisten Fällen nicht aufgrund sadistischer Neigungen, sondern wegen ihrer Anpassungsfähigkeit und Zuverlässigkeit ausgewählt.[82] Und diejenigen, die während der dezentralisierten „Euthanasie" tätig waren, paßten sich einer Situation an, die sich anscheinend nicht verändern ließ. Die Aussagen von Pflegerinnen aus Meseritz-Obrawalde nach dem Krieg z. B. deuten darauf hin, daß sie versuchten, sich von der moralischen Tragweite ihrer Tätigkeit zu distanzieren:[83] Der Tod des Patienten sei eine Erlösung; sie selbst seien zu absolutem Gehorsam verpflichtet gewesen; sie hätten an ein Gesetz über Sterbehilfe geglaubt; wie die Soldaten im Krieg hätten auch sie ihren Beitrag zu den vom Staat bestimmten Aufgaben leisten müssen. Zudem sei man überall auf Zustimmung oder doch Billigung gestoßen; die Verweigerung hätte bedeuten können, als egoistischer Mensch aus der Sphäre der „anständigen" Volksgenossen ausgeschlossen zu werden – auch wenn sich die von mehreren PflegerInnen angesprochenen Angst, ins KZ zu kommen, nicht als begründet erwiesen hat.[84]

Wichtig war, daß die Verantwortung anderswo lag. Diejenigen, die kein Alibi hatten, suchten – und fanden – ein moralisches Alibi.

Anmerkungen:

1 Hilde Steppe hat aber einzelne Beispiele von Widerstand unter PflegerInnen in ihrem Kapitel „Widerstand des Pflegepersonals. Ein Fragment“ genannt. (Krankenpflege im Nationalsozialismus, 5. Auflage, Frankfurt 1989.)

2 Steppe (Anm.1), S. 142. Antje Wettlaufer, Die Beteiligung von Schwestern und Pflegern an den Morden in Hadamar; in: Dorothee Roer u. Dieter Henkel, Psychiatrie im Faschismus. Die Anstalt Hadamar 1933-1945, Bonn 1986, S. 297-300.

3 Steppe (Anm.1), S. 145-150.

4 Dr. med. Erwin Bücken, Die gerichtliche Unterbringung von Geisteskranken in Heilanstalten; in: Geisteskrankenpflege, Nr. 2, Februar 1940, S. 12. Diese Behandlungen waren in Wirklichkeit schmerzhaft, gesundheitsschädlich und nur in wenigen Fällen wirksam. (Hans-Ludwig Siemen, Menschen blieben auf der Strecke. Psychiatrie zwischen Reform und Nationalsozialismus, Gütersloh 1987, S. 156-159. Michael Burleigh, Death and Deliverance: 'Euthanasia' in Germany, c. 1900-1945, Cambridge 1994, S. 84.) Zum Behandlungsvorgang aus der Sicht einer ehemaligen Pflegerin, s. Norbert Emmerich, Die Wittenauer Heilstätten, 1933-1945; in: Arbeitsgruppe zur Erforschung der Geschichte der Karl-Bonhoeffer-Nervenklinik, Hrsg., Totgeschwiegen. Zur Geschichte der Wittenauer Heilstätten, seit 1957 Karl-Bonhoeffer-Nervenklinik, Berlin, 1989, S. 84.

5 Emmerich (Anm. 4), S. 83-84.

6 Christina Härtel, Transporte in den Tod; in: Totgeschwiegen (Anm. 4), S. 196.

7 Christina Härtel, Marianne Hühn, Norbert Emmerich, Krankenmorde an den Wittenauer Heilstätten; in: Totgeschwiegen (Anm. 4), S. 188.

8 Emmerich (Anm. 4), S. 84.

9 Siemen (Anm. 4), S. 32; und Sabine Damm und Norbert Emmerich, Die Irrenanstalt Dalldorf-Wittenau bis 1933; in: Totgeschwiegen (Anm. 4), S. 33.

10 Siemen (Anm. 4), S. 29-31.

11 Hans-Georg Güse und Norbert Schmacke, Psychiatrie zwischen bürgerlicher Revolution und Faschismus, Kronberg 1976, S. 417. Siehe auch Siemen (Anm. 4), S. 32 und J. E. Meyer, Die Freigabe der Vernichtung lebensunwerten Lebens von Binding und Hoche im Spiegel der deutschen Psychiatrie vor 1933; in: Nervenarzt, 59 (1988), S. 85-91.

12 Henkrik Graf, Die Situation der Patienten und des Pflegepersonals der rheinischen Heil- und Pflegeanstalten in der Zeit des Nationalsozialismus; in: Verlegt nach Unbekannt. Sterilisation und Euthanasie in Galkausen, 1933-1945, Köln 1987, S. 39-40.

13 Graf (Anm. 12), S. 17.

14 Wettlaufer (Anm. 2), S. 310; Angelika Ebbinghaus, Kostensenkung, „Aktive Therapie“ und Vernichtung; in: Angelika Ebbinghaus, Heidrun Kaupen-Haas und Karl-Heinz Roth, Hrsg., Heilen und Vernichten im Mustergau Hamburg, Hamburg 1984, S. 140; und Burleigh (Anm. 4), S. 251.

15 Dieser Name, wie alle der erwähnten PflegerInnen in diesem Beitrag, ist ein Pseudonym.

16 KBoN, PA F.L., F.L. an das Hauptgesundheitsamt, 8.1.1935.

17 KBoN, PA F.L., Oberarzt Dr. K. an die RVK Direktion, 2.2.1927.

18 KBoN, PA A.R., Meldung, Juni 1933.

19 Der Titel bis 1930 hieß „Die Irrenpflege: Monatschrift für Irrenpflege und Krankenpflege zur Belehrung und Fortbildung des Pflegepersonals an Heil- und Pflegeanstalten und zur Hebung seines Standes.“ Die Zeitschrift wurde umbenannt, weil das Wort „Irre“ negative Assoziationen hervorrief.

20 Pfleger Clemens Köhler, Der Kolonnenpfleger; in: Geisteskrankenpflege, Nr. 10, Oktober 1938, S. 149.

21 Pfleger A. Erbe, Auf was wird der Pfleger achten, wenn er einen Patienten zum Besucher bringt?; in: Geisteskrankenpflege, Nr. 6, Juni 1937, S. 90.
22 Burleigh (Anm. 4), S. 184.
23 Pfleger W. Philippi, Ein Pfleger für Geisteskranke schildert seinen Beruf; in: Geisteskrankenpflege, Nr. 5, Mai 1936, S. 78.
24 Dr. Wickel, Der Umgang mit Geisteskranken, ihre Beobachtung und Pflege; in: Geisteskrankenpflege, Nr. 10, Oktober 1935, S. 151.
25 Pfleger Georg Roos, Aus der Praxis eines Pflegers für Geisteskranke; in: Geisteskrankenpflege, Nr. 7, Juli 1937, S. 109.
26 Dr. Wickel (Anm. 24), S. 151.
27 Dr. Johann Susmann Galant, Psychohygiene (Gesunderhaltung des Geistes) und die Irrenpflege; in Die Irrenpflege, Nr. 3, März 1926, S. 34-35.
28 Hermann Haymann, Lehrbuch der Irrenheilkunde für Pfleger und Pflegerinnen. Berlin: J. Springer, 1922, S. 128.
29 Dr. med. W. Wittneben, Erziehung, Behandlung und Pflege Geistesschwacher; in: Geisteskrankenpflege, Nr. 10, Oktober 1934, S. 153; und Dr. med. Gustav Donalies, Die Verhütung des Selbstmordes in der Anstalt; in: Geisteskrankenpflege, Nr. 6, Juni 1934, S. 86.
30 Pfleger Georg Roos, Beziehung des Krankenpflegers zum Arzt; in: Geisteskrankenpflege, Nr. 12, Dezember 1937, S. 180-181.
31 Pfleger Georg Roos (Anm. 30), S. 181.
32 Pfleger Heirich Becker, Einiges zur Pflege unserer Kranken; in: Geisteskrankenpflege, Nr. 6, Juni 1937, S. 92.
33 Pfleger Albert Erbe, Schwachsinnige, ihr Leiden und ihre Behandlung durch den Pfleger; in: Geisteskrankenpflege, Nr. 7, Juli 1938, S. 106; Roos (Anm. 25), S. 108.
34 Dr. med. Reimann, Einige Ausführungen über den Beruf eines Krankenpflegers; in: Geisteskrankenpflege, Nr. 8, August 1937, S. 122.
35 Dr. Spaar, Das Gesetz zur Verhütung erbkranken Nachwuchses vom 14. Juli 1933; in: Geisteskrankenpflege, Nr. 4, April 1934, S. 55-56.
36 Roos (Anm. 25), S. 108.
37 Spaar (Anm. 35), S. 50.
38 Spaar (Anm. 35), S. 45 und, fünf Jahre später, Dr. Enge, Welchen Irrtümern und Mißverständnissen begegnet man bei Laien über die Erbpflegegesetze?; in: Geisteskrankenpflege, Nr. 3, März 1938, S. 33.
39 Geh. Sanitätsrat Dr. Snell, Die Notwendigkeit der Steriliseriung der Erbkranken; in: Geisteskrankenpflege, Nr. 9, September 1939, S. 140.
40 Dr. med. Hans Hoffmann, Die Sterilisierung (Unfruchtbarmachung) Minderwertiger aus eugenischen Gründen; in: Geisteskrankenpflege, Nr. 10, Oktober 1933, S. 155. Siehe auch Spaar (Anm. 35), S. 51, und Enge (Anm. 38), S. 35.
41 Dr. R. Herrmann, Geisteskrankenpfleger und Erbkunde; in: Geisteskrankenpflege, Nr. 2, Februar 1934, S. 21.
42 Enge (Anm. 38) S. 35 und Wettlaufer (Anm. 2), S. 294.
43 Dr. Ferdinand Hürten, Das Bewahrhaus unter besonderer Berücksichtigung der Diestaufgaben des Pflegepersonals; in: Geisteskrankenpflege, Nr. 3, März 1936, S. 43.
44 Dr. M. Kesselring, Bedeutung und Pflege des geistigen Lebens in der Anstalt; in: Geisteskrankenpflege, Nr. 12, Dezember 1935, S. 183.
45 Kesselring (Anm. 44), S. 184.
46 Philippi (Anm. 23), S. 78-79, und Wickel (Anm. 24), S. 145-146.
47 Dr. med. Gustav Donalies, Die Verhütung des Selbstmordes in der Anstalt; in: Geisteskrankenpflege, Nr. 6, Juni 1934, S. 86.

48 Hürten (Anm. 43), S. 44.
49 Damm und Emmerich (Anm. 9), S. 87.
50 Emmerich (Anm. 4), S. 77. Nach §15 des Gesetzes und dem zweiten Durchführungsordnung vom 4 Mai 1933 waren nicht nur Beamte, sondern auch Angestellte und Arbeiter des öffentlichen Dienstes dem Gesetz unterworfen.
51 KBoN, PA F.B., BBG Fragebogen, 8.7.1933.
52 KBoN, PA R.W., R.W. an die Wittenauer Heilstätten, September 1933 und Vermerk, Oberbürgermeister, September 1933.
53 KBoN, PA PW., Braasch an das Hauptgesundheitsamt, 5.1.1934.
54 KBoN, PA H.T., Fragebogen gemäß Anordnung des Staatskommissars in der Hauptstadt Berlin vom 8. August 1933, 21.8.1933.
55 KBoN, PA H.T., Braasch an das Hauptgesundheitsamt, 5.9.1933.
56 KBoN, PA H.T., Verhandlung, 23.9.1933.
57 KBoN, PA M.W., Vermerk, 20.9.1933.
58 Bei Beamten hieß es: "Zur Vereinfachung der Verwaltung können Beamte in den Ruhestand versetzt werden, auch wenn sie noch nicht dienstunfähig sind" (BBG, in RG-Bl., Nr. 34, 7. 4. 1933). Die Entlassung von Angestellten im öffentlichen Dienst wurde durch § 6 der zweiten Durchführungsverordnung geregelt: "Zur Vereinfachung der Verwaltung oder Betriebsführung kann Dienstverpflichteten auch dann gekündigt werden, wenn die Kündigung vertragsgemäß dauernd oder für mehr als ein Jahr ausgeschlossen oder an das Vorliegen eines wichtigen Grundes geknüpft war [...]" (Zweite Verordnung zur Durchführung des BBG, in RGBl., Nr. 46, 4. 5. 1933).
59 KBoN, PA I.R., Äußerung, Zellenobmann der NSBO, August 1933, Kündigung, 5.10.1933, und Zeugnis, 31.3.1934.
60 Damm & Emmerich (Anm. 9), S. 80-81.
61 KBoN, Personakte R.E., Verhandlung, Pfleger K., 15.3.1939.
62 KBoN, PA R.E., Verfügung, Braasch, 23.3.1939. Interessanterweise war den letzten Satz durchgestrichen, als ob der antisemitische Teil des Vermerks nicht in der Kopie der Verfügung erscheinen sollte, die laut Nr. 2 der Verfügung zum dir. Arzt zur Kenntnis gesandt werden sollte.
63 KBoN, PA F.L., Verfügung, 26.3.1938.
64 KBoN, PA F.L., Verfügung, 26.3.1938.
65 KBoN, PA F.L., Verfügung, 26.3.1938.
66 KBoN, PA F.L., 22.5.1939.
67 KBoN, PA F.L., Zeugnis, Mai 1943.
68 KBoN, PA F.L., Verfügung, 26.3.1938.
69 KBoN, PA L.H., Rücksprache mit Frl. [Pat.] D., von Ärztin Frl. Dr. N., März 1936.
70 KBoN, PA L.H., Bericht an die Direktion der Wittenauer Heilstätten von Pflegerin L.H., 15.12.1935.
71 KBoN, PA L.H., Braasch an das Hauptgesundheitsamt, 14.3.1936.
72 KBoN, PA L.H., Beschluß, 24.4.1936.
73 KBoN, PA L.H., Oberbürgermeister an die Wittenauer Verwaltung, 25.4.1936.
74 KBoN, PA A.H., Verfügung, Braasch an die Zentrale H.V. – Ausgl. Stelle für Angestellte und Arbeiter, 23.4.1934.
75 KBoN, PA A.H. Bericht der NSV, Kreis Reinickendorf, an das Bezirkswohlfahrt- und Jugendamt Wedding, 19.3.1936.
76 KBoN, Personakte A.H., Kündigung, 14.4.1936 und Braasch an das Hauptgesundheitsamt, 18.4.1936.
77 KBoN, PA P.Z., Vermerk auf den 12.8.1941. vom P.Z. zugeschickte Brief, Braasch.
78 KBoN, PA P.Z., P.Z. an die Direktion, 23.9.1941.

79 KBoN, PA P.Z., Vermerk auf den 23.9.1941. vom P.Z. zugeschickte Brief, Braasch.

80 KBoN, PA P.Z., Vermerk, Dr. F., 26.9.1941. Obwohl das Gesetz vom 14.11.1935 die Nichtarier in Juden und Mischlinge verteilte, und die letztere Gruppe von den späteren Maßnahmen gegen die „Juden" mehr oder weniger unbetroffen war, blieben Mischlinge Nichtarier bei der Durchführung früherer Gesetze und Verordnungen. (Raul Hilberg, The Destruction of the European Jews, Student Edition, New York, 1985, S. 32.)

81 KBoN, PA P.Z., Verfügung, Braasch, 26.9.1941 und Zeugnis, P.Z., 24.9.1941.

82 Wettlaufer (Anm. 2), S. 296.

83 Für Zitierungen der Prozeßakten, siehe Steppe (Anm. 1), Wettlaufer (Anm. 2), und Graf (Anm. 12).

84 Steppe (Anm. 1), S. 138.

Ingo Harms

„Aktion Brandt" und die Asylierung Tuberkulöser

Die Räumung der Bewahr- und Pflegeanstalt Kloster Blankenburg, der Umbau zum „Sonderkrankenhaus Aktion Brandt" und die Nutzung als „Asylierungsheim" 1941 – 1945

Das nationalsozialistische „Euthanasie"-Programm, mit dem das Regime sich des „lebensunwerten Lebens" entledigen wollte, beschränkte sich zunächst auf die sogenannten „biologisch und sozial Minderwertigen". Deren „ungünstiges Erbgut" tendierte nach der herrschenden Lehre einer biologistischen Genetik zu einer schnelleren Vermehrung als das „hochwertige"; daraus konstruierten die Nationalsozialisten eine fundamentale Bedrohung der „Volksgemeinschaft", gegen die man sich mit allen Mitteln „wehren" müsse. Sie entwickelten das Programm zur Zwangssterilisierung „erbbiologisch Minderwertiger",[1] dessen Opfer im Laufe der dreißiger Jahre in die Hunderttausende gingen. Mit Kriegsbeginn zeigte sich Adolf Hitler entschlossen, sich nicht länger auf die Verstümmelung der Opfer zu beschränken, sondern sie zu töten. Damit entsprachen die Nazis den Forderungen derjenigen Eugeniker, die neben dem erbbiologischen auch den ökonomischen Ballast, den sie in den unheilbar Pflegebedürftigen sahen, beseitigen wollten. In der Kriegssituation mit ihrer Konzentrierung aller gesellschaftlichen Kräfte auf die Produktivität erwarteten sie, mit der Vernichtung der „Unbrauchbaren" zumindest auf Duldung, wenn nicht auf Zustimmung zu stoßen. Das „Euthanasie"-Programm hatte folglich mit Sterbehilfe oder dem Töten aus Mitleid wenig zu tun, sondern war im wesentlichen eine kriegswirtschaftliche Maßnahme. Das beweist schon Hitlers Tötungsbefehl vom 1. 9. 1939, der sich nicht auf die rassenhygienisch „Minderwertigen" beschränkt, sondern „alle unheilbar Kranken" umfaßt.[2]

Wie sehr die „Euthanasie" ökonomisch motiviert war, verdeutlicht auch die Codebezeichnung „planwirtschaftliche Maßnahmen", unter der die Deportationen und Massenmorde offiziell firmierten. Im Vordergrund der Selektionen stand dabei stets die Frage der Arbeitsfähigkeit. Einer der von Hitler direkt beauftragten Organisatoren der „Euthanasieaktion" war Karl Brandt, Hitlers „Leibarzt". Die Richtung seiner Aktivitäten nach dem offiziellen „Stopp" dieses Mordprogramms im Herbst 1941 konnte von der Forschung bisher nicht eindeutig bestimmt werden.[3] Jedenfalls wurde er am 28. 7. 1942 durch „Führer"-Erlaß zum „Bevollmächtigten für das Sanitäts- und Gesundheitswesen" ernannt, am 5. 9. 1943 zum „Generalkommissar" und am 25. 8. 1944 zum „Reichskommissar". Seine Behörde sollte unter dem Siegel „Aktion Brandt" sogenannte Ausweich- oder „Sonderkrankenhäuser" betreiben, in denen evakuierte Patienten der Krankenhäuser aus den luftkriegsgefährdeten Gebieten aufgenommen und behandelt werden sollten.

Die Forschung kann nicht entscheiden, welchem wahren Zweck diese Einrichtungen dienten. Ernst Klee vermutete als erster, daß sie auch der Vernichtung „Unbrauchbarer" dienten.[4] Götz Aly sieht in der „Aktion Brandt" die dritte Phase des „Euthanasie"-Programms, die neben der zweiten Phase, dem dezentralen Krankenmord in den Anstalten, im Laufe des Jahres 1943 mehr und mehr an Bedeutung gewann.[5] Dieser Ansicht schließt sich im wesentlichen auch Hans-Walter Schmuhl an.[6] Ute Daub meint in der Vorsilbe „Sonder-" des Namens dieser Kliniken einen Beweis dafür gefunden zu haben, daß es sich um Vernichtungseinrichtungen handelte. Uwe Kaminsky hingegen betont, daß Karl Brandts Absichten vorrangig einem effizienten zivilen Katastrophenschutz gegolten hätten.[7] Allerdings sei es im Verlauf dieser „Aktion" situativ auch immer wieder zu Patientenmorden gekommen. Doch wie Schmuhl in Brandt nach 1941 den unermüdlichen Betreiber einer Renaissance der „Aktion T4" sieht,[8] arbeitet auch Kaminsky das „Euthanasie"-Motiv bei Brandt heraus.[9] Zur abschließenden Entscheidung dieses Forschungsstreits mangelt es insgesamt an einer Reihe regionaler Untersuchungen. Uwe Kaminsky hat als einer der ersten mit der Auswertung von Anstalts- und Behördenakten im Zusammenhang mit der „Aktion Brandt" im Rheinland für konkretere Daten gesorgt.

Im ehemaligen Land Oldenburg wurden mindestens drei der genannten „Sonderkrankenhäuser" errichtet. Nur für eine dieser Einrichtungen, die Anlage Kloster Blankenburg, liegt eine Fülle von Material vor. Im vorliegenden Text soll der momentane Forschungsstand zu der Frage bilanziert werden, in welchem Umfang Blankenburg letztendlich in die „Aktion Brandt" einbezogen wurde und welche Rolle dabei den anderen Anlagen – in Huntlosen (heute Gemeinde Großenkneten) und bei Hahn in der Gemeinde Rastede – zukam.

Die Geschehnisse in der Pflegeanstalt Kloster Blankenburg bei Oldenburg unter der Gewaltmedizin der Nationalsozialisten sind bisher kaum untersucht worden.[10] Ebensowenig wurde die Geschichte der Zwangssterilisationen und der „Euthanasie" in den Anstalten des ehemaligen Landes Oldenburg umfassend erforscht. Lediglich die Frage der „Euthanasie" in der Heil- und Pflegeanstalt Wehnen bei Oldenburg wurde untersucht.[11]

Kloster Blankenburg

Das Dominikeranerinnenkloster Blankenburg bei Oldenburg wurde im Jahre 1294 eingeweiht. 1566 wurde das Klostergut im Zuge der Reformation eingezogen und 66 Jahre später den Armen und Waisen gestiftet.[12] Nach einer Änderung ihres Statuts im Jahre 1786 sollte die Anstalt auch „Wahnwitzige, Tolle und Rasende" sowie „Leute, welche andern zum Scheusal und Schrecken einhergehen", aufnehmen.[13] Ende des 18. Jahrhunderts lebten dort insgesamt 100 Personen.[14] Allgemein galt das Kloster als „Siechen- und Irrenhaus",[15] wobei es mehr und mehr zur reinen „Irrenbewahranstalt" wurde.[16] Nach einem Umbau wurde die „Bewahr- und Pflegeanstalt" Blankenburg im Jahre 1860, zwei Jahre nach Eröffnung der „Irrenheilanstalt zu Wehnen",[17] in Betrieb genommen.[18] Hinzu kam 1887 die „Unterrichts- und Verwahranstalt" Gertrudenheim in der Stadt Oldenburg.[19] Blankenburg fungierte als Pflegeanstalt und beherbergte die als unheilbar geltenden Fälle. In dieser Eigenschaft nahm die Anstalt auch Wehner Patienten auf. Im ersten Weltkrieg handelte es sich unter anderem um Kranke und Sieche, die zum Sterben nach Blankenburg verlegt wurden.[20] In den zwanziger Jahren ging die ärztliche Aufsicht über die Anstalt an Wehnen über. Anfang der 1930er Jahre war Blankenburg mit 200 Patienten belegt.[21]

Die oldenburgischen Gesundheitsbehörden waren schon vor der „Machtergreifung" der Nazis im Juni 1932[22] zu empfindlichen Kürzungen der Verpflegungssätze in den psychiatrischen Anstalten des Landes geschritten.[23] Unterm Nationalsozialismus wurden die Pflegesätze dann weiter gesenkt, was mit einer Zunahme der Sterblichkeit in der Heil- und Pflegeanstalt Wehnen einherging. Lag deren Quote hier 1933 bei 5,6%, so stieg sie bis 1936 auf 10%, hielt diesen Wert bis 1939, stieg 1940 auf 15 und 1942 auf 24%, um 1945 ihr Maximum von 31% zu erreichen.[24] Damit wies die Anstalt unter sieben Vergleichsanstalten bis 1942 die höchste Sterblichkeit auf; lediglich in den letzten Kriegsjahren wurde sie von Zwiefalten, Wittenau und Ueckermünde überboten.[25] Im niedersächsischen Vergleich wies Wehnen zusammen mit Königslutter die mit Abstand höchsten Sterblichkeiten auf.[26] Die Todesursachen bestanden, wie in vielen „Euthanasie"-Anstalten, in der Auszehrung und den daraus folgenden Infektionen sowie in anderen, in der Regel fingierten Leiden.

Die Blankenburger Sterblichkeitsstatistik lag zwischen 1929 und 1934 deutlich höher als 5%. In den zwanziger Jahren lag die Quote in der Regel über 7% mit zwei Peaks von 12% im Jahre 1920 und 14% im Jahre 1924.[27] Von 1934 an vermied es der Direktor der Anstalt Wehnen, Kurt Mönch, der gleichzeitig die ärztliche Aufsicht in Blankenburg wahrnahm,[28] die Sterbestatistik schriftlich zu dokumentieren: „Die Bewahr- und Pflegeanstalt Kloster Blankenburg wird ihre Todesfälle [...] telephonisch mitteilen".[29] Da zudem feststeht, daß Mönch Sterblichkeitswerte der Anstalt Wehnen nach unten „korrigiert" hat,[30] muß man damit rechnen, daß sich auch in Blankenburg die Sparmaßnahmen der oldenburgischen Landesregierung in einer erhöhten, nicht mehr exakt zu ermittelnden Mortalität niederschlugen.

Im Laufe der dreißiger Jahre wurde die wirtschaftliche Situation der Anstalt wegen dauernder Unterbelegung unhaltbar. Am 28. 3. 1935 wurde ihre Stillegung beschlossen.[31] Die meisten der knapp 200 „Klösterlinge" wurden nach Wehnen verlegt, einige in Privatpflege gegeben.[32] Das Klostergut wurde in ein „SA-Hilfslager" umgewandelt, das jedoch im März 1937 wieder aufgelöst wurde. Am 1. September 1937 übernahm der Landesfürsorgeverband (LFV) die Zuständigkeit für Blankenburg.[33] In den folgenden Jahren wurde die Anstalt mit Patienten unterschiedlicher Herkunft mehrfach belegt, geräumt und wieder belegt, bis Blankenburg Anfang der vierziger Jahre „der Unterbringung von geistesschwachen und epileptischen Kindern"[34] diente. Tatsächlich nahm das nach der Oldenburger Institution, aus der ein Teil der Patienten stammte, jetzt „Gertrudenheim Kloster Blankenburg" genannte Haus neben Patienten des eigentlichen Psychiatriebereichs auch sogenannte Fürsorgezöglinge auf, darunter auch verhaltensauffällige Kinder.[35]

Der Abtransport der Patienten und ihr weiteres Schicksal

Am 20. 3. 1941 fragte der Kreisleiter der NSDAP „aus gegebenem Anlaß [...] zu meiner persönlichen Information" beim Verwalter der Anstalt Blankenburg, Diakon Alfred Guhlke,[36] nach Zahl und Zusammensetzung der Insassen:

„Insbesondere bitte ich Sie zu unterscheiden zwischen den dort untergebrachten Geisteskranken, die sich noch in Behandlung befinden, nicht mehr behandlungsfähigen Geisteskranken und evtl. anderen Insassen, die wegen ihrer asozialen oder antisozialen Haltung dort untergebracht sind".[37]

Im August erhielt Guhlke nach eigenen Angaben „einen Anruf von einem von mir nicht verstandenen Ministerium" mit der Aufforderung: „'Sie haben Ihre Anstalt in 14 Tagen zu verlegen". Einige Tage darauf sei „ein Herr Stuhl" mit den Unterlagen erschienen.[38] Am 29. August tauchte in Oldenburg eine Gruppe von zehn Beamten aus Berlin auf, unter ihnen die „T4"-Mitarbeiter Dr. Aquillin Ullrich und Ludwig Trieb, um die Heil- und Pflegeanstalt Wehnen und Kloster Blankenburg zu besichtigen.

Mit Schreiben vom 12. September 1941 erhielt das Innenministerium die Anordnung der „Gemeinnützigen Krankentransport GmbH (Gekrat)", einer der Tarnfirmen der „Euthanasieaktion", daß die Anstalt Blankenburg „im Auftrag des Herrn Reichsverteidigungskommissars" zum 19. September zu räumen sei.[39] Mit Schreiben vom 13. September teilte die „Reichsarbeitsgemeinschaft Heil- und Pflegeanstalten" (RAH), eine weitere Tarnorganisation der „T4", dem Innenministerium erläuternd mit, daß „der Führer angeordnet hat, daß für besonders luftgefährdete Orte, so auch in Wilhelmshaven, Ausweichkrankenhäuser geschaffen werden" sollten.[40]

Damit wird klar, daß die reichsweiten Anstrengungen für eine zivile Katastrophenmedizin schon im Herbst 1941 einsetzten.

Zu diesem Zeitpunkt lebten in der Anstalt 285 Patienten, von denen 220 zum Abtransport mit der Bahn vorgesehen waren. Der überwiegende Teil der Patienten war minderjährig: 107 waren jünger als 21 Jahre; von den unter 14jährigen waren zwanzig jünger als 10; die jüngsten waren drei Zweijährige.[41]

Der Transport erfolgte am 19. 9. 1941; zunächst mit Vorortbussen zum Bahnhof, wo man die Patienten nach über den Güterbahnhof schleuste,[42] statt sie am Bahnsteig zusteigen zu lassen. Ihre Namen mit Leukoplaststreifen auf dem Rücken, wurden sie an der Rampe durch den ärztlichen Direktor der Anstalt Wehnen, Dr. Carl Petri, gesichtet.[43] Offenbar fürchteten einige BetreuerInnen, womöglich noch unter dem Eindruck der Galen-Predigt vom 3. August, das Schlimmste. Nach Angaben von Zeitzeugen versuchten sich Diakonissen in den Transport zu schmuggeln.[44] Einer sei es gelungen, so eine vielzitierte Legende, mit einem Teil ihrer Schützlinge unterwegs irgendwo zu entkommen und nach einer einjährigen Odyssee auf den Schienen des Reichsbahnnetzes wohlbehalten nach Oldenburg zurückzukehren.[45] Gegen diese Verklärung der Geschehnisse sprechen allerdings die Dokumente: die Blankenburger Abgangslisten stimmen mit den Empfangslisten der Zielanstalten überein.[46]

Zeitlich stellt die Räumung von Kloster Blankenburg eine historische Besonderheit dar, die gleichsam eine Nahtstelle zwischen der „Aktion T4" und der nun einsetzenden Phase der dezentralen „Euthanasie" bildet. Sie erfolgte nach dem Ende der „T4" im August 1941 und diente dem Freimachen von Anstaltsraum im Dienst der Katastrophenmedizin des „totalen Krieges", aus der die „Aktion Brandt" hervorgehen sollte. Sie muß damit der Phase der dezentralen „Euthanasie" zugerechnet werden. Die Räumung und der Abtransport folgten jedoch dem Muster der abgebrochenen „Aktion T4" insofern, als die Patienten zunächst in die Zwischenanstalten Kutzenberg und Erlangen verlegt wurden.[47] Deshalb kann angenommen werden, daß sie ursprünglich der Vernichtung zugeführt werden sollten.[48] Es ist nicht undenkbar, daß sich in diesem Fall zwei Planungen überschnitten. Bekanntlich war das NS-Regime ein Konglomerat von sich überlappenden, teilweise bekämpfenden und lähmenden Kompetenzen. Die „Euthanasieaktion" lag sowohl in Händen der „Kanzlei des Führers" – und war damit an Hitlers persönliche Anweisungen gebunden –, als auch der Abteilung IV des Reichsinnenministeriums – und unterstand damit dem ministerialen Dienstweg. Daneben agierte der im Gesundheitswesen mit ganz eigenen Kompetenzen ausgestattete Karl Brandt.

Den Angehörigen ging kurz nach der Räumung eine Nachricht der Verwaltung der Anstalt Blankenburg zu, nach der die Patienten „in eine andere Anstalt verlegt [wurden], deren Name und Anschrift mir noch nicht bekannt sind".[49] Als Vorlage für diesen Wortlaut diente ein Vordruck der Heil- und Pflegeanstalt Waldheim (Sachsen).[50] Schon am 12. September hatte der Oldenburgische Minister des Inneren Georg Joel notiert, daß der Transport „nach Regensburg" gehe,[51] und am Tag des Abtransports selbst vermerkte der Leiter des Landesfürsorgeverbandes (LFV), Oberregierungsrat Oltmanns, auf der Transportliste: „befördert nach Erlangen und Umgegend".[52] Es ist nicht ersichtlich, wann den Angehörigen die hektographierte Nachricht zuging. Der Bischof von Münster, Clemens August Graf von Galen, muß sie jedenfalls wenige Tage nach dem Abtransport in Händen gehalten haben, unterzeichnete er doch am 26. September die Verordnung zur Öffentlichmachung dieses Textes.[53] Die gemeindlichen Fürsorgeverbände erfuhren mit Schreiben vom 24. September, daß ihre Pfleglinge „in die Heil- und Pflegeanstalt Kloster Kutzenberg in Lichtenfels/ Erlangen verlegt" worden seien.[54] Aus dem Vorgang wird klar, daß die oldenburgischen Gesundheitsbehörden das Ziel der Verlegung zu verheimlichen trachteten.

Der Öffentlichkeit blieb das Schicksal der Verschleppten auch nach dem Krieg unbekannt. Eine Untersuchung fand nicht statt. Der Fall wurde in den unterschiedlichsten Versionen erwähnt, ohne daß der Nachweis von Quellen erbracht worden wäre. Je nach Interessenlage vertraten die Autoren die „frohe Botschaft", daß den Patienten nichts geschehen sei, oder die „Vernichtungsthese", nach der man alle umgebracht habe. Eine beteiligte Diakonisse schrieb 1978, daß „unsere damals abtransportierten Kinder [...] durch Gottes Segen [...] vor der brutalen Vernichtung bewahrt" geblieben seien.[55] Diese Ansicht vertritt auch Peter Löffler.[56] Vermutlich stützt sie sich auf den Mythos, daß Bischof von Galen die Vernichtung der Patienten habe abwenden können, wie auch die Meinung verbreitet ist, daß der Kirchenfürst tatsächlich einen „Euthanasie-Stopp" bewirkt habe.[57] Selbst der ehemalige Patient Adolf Heine, der als fünfzehnjähriger Knabe nach Kutzenberg verschleppt wurde, ist überzeugt, daß dank der Intervention der „Bischöfe von der Evangelischen und katholischen Kirche" das „Morden der Behinderten" beendet worden sei.[58] Der Tod fast der Hälfte seiner Mitpatienten in Kutzenberg war ihm nicht bewußt.[59] Sein Leidensgenosse Ernst B., beim Abtransport zwölf Jahre alt, glaubt heute, daß ihn die Gebete der Schwestern vor der Gaskammer bewahrt hätten. Er erinnerte sich allerdings an eine Reihe von Beerdigungen, insbesondere mit kleinen Kindersärgen: „Von den Kindern sind ein Teil gestorben". Auf Nachfrage, wieviele es gewesen seien, bekräftigte er: „Doch, da war ein ganzer Teil von gestorben".[60]

Die andere Version vom Schicksal der Blankenburger Patienten lautete, daß „nur zwei der Blankenburger Kinder" zurückgekehrt seien und daß man sie nicht habe bewegen können, über ihre Erlebnisse zu sprechen.[61] Tatsächlich leben noch mindestens fünf der damals Deportierten, von denen lediglich eine Frau sich nicht erinnern kann oder möchte. Die anderen waren zu Auskünften bereit.[62] Eine dritte Version, die sich auf Aussagen Dr. Petris stützte, kommt der Wahrheit am nächsten. Petri gab nach dem Krieg an, „daß noch etwa 70 – 80 Kinder in der Anstalt Kutzenberg lebten, die anderen seien gestorben".[63] Die Quelle dieser Information blieb allerdings unbekannt, denn Petri schied am 27. Juni 1948 im Alter von 45 Jahren freiwillig aus dem Leben.

Die oberfränkische Anstalt Kutzenberg lag im Geltungsbereich des „Bayrischen Hungererlasses" vom 30. 11. 1942, der für die Heil- und Pflegeanstalten verfügte, daß „diejenigen Insassen, die nutzbringende Arbeit leisten, zu Lasten der übrigen besser verpflegt werden".[64] Auf einer Konferenz der bayrischen Anstaltsleiter, auf der dieser Erlaß vorgestellt wurde und der Kaufbeurer Anstaltsdirektor Valentin Faltlhauser seine fettfreie „E-Kost" empfahl, war auch der Kutzenberger Direktor Dr. Josef Entres anwesend.[65] Damit liegt die Vermutung nahe, daß in Kutzenberg die Hungermethode angewandt wurde. Diese Anstalt fungierte außerdem, jedenfalls zeitweise, als Zwischenanstalt und damit als Teil des „Euthanasie"-Programms.[66]

Allerdings geben die Zeitzeugen übereinstimmend an, daß die Verpflegung in Kutzenberg sehr gut gewesen sei.[67] Sollte also der Hungererlaß dort angewandt worden sein, dann möglicherweise in einer besonders drastischen Form: um die arbeitsfähigen Patienten überdurchschnittlich gut ernähren zu können, sind die ausgesonderten vielleicht extrem unterernährt worden. Andernfalls muß eine medikamentöse Tötungsmethode angenommen werden; jedenfalls scheiden angesichts der hohen Sterblichkeit und des niedrigen Durchschnittsalters der Blankenburger Gruppe „natürliche" Todesursachen für die überwiegende Zahl der Todesfälle aus. Über die allgemeine Sterblichkeit in Kutzenberg konnten keine Erkenntnisse gewonnen werden.[68]

Nicht alle Blankenburger Insassen waren abtransportiert worden. Eine Gruppe von 65 Patienten blieb zurück, von denen 28 nach Wehnen verlegt und zwei in ein Pflegeheim gegeben wurden. Den übrigen 35 fiel die Aufgabe zu, „einen beschränkten Anstaltsbetrieb unter Beibehaltung der rund 90 ha großen Landwirtschaft" aufrechtzuerhalten.[69] Im Februar 1943 kamen acht der nach Kutzenberg verlegten Patienten nach Blankenburg zurück.[70]

Die Haltung der Oldenburger Behörden und des Landesfürsorgeverbandes zur Deportation und der hohen Sterblichkeit ihrer Patienten in Erlangen und Kutzenberg folgte dem gleichen Muster wie in den zahllosen Fällen von Deportation und Vernichtung jener Jahre: Die Verlegung wurde rasch und unauffällig vollzogen und über das weitere Schicksal der Deportierten Stillschweigen gewahrt. Dennoch fühlte man sich offenbar zu einer „Informationsreise" nach Kutzenberg bemüßigt; im Herbst 1942, also ein Jahr nach der Deportation, wurde der Hausvater der Anstalt

Blankenburg, Diakon Guhlke, nach Kutzenberg entsandt. Er sagte nach dem Krieg aus:

„Das war für mich eine große Freude, weil ich nach so langer Trennung meine lieben Kranken wieder sehen und sprechen durfte. Zwei volle Tage durfte ich mich in Kutzenberg aufhalten und erhielt von dem ärztlichen Leiter die Erlaubnis, alles zu besichtigen, was ich nur sehen wollte [...] Ich konnte also meine Kranken früh und spät beobachten und habe es auch getan. Zu meiner Freude stellte ich fest, daß die Verpflegung eine sehr gute war. Die Anstalt Kutzenberg verfügt über 2 landwirtschaftliche Betriebe. Die Erzeugnisse werden alle in der ca. 900 Köpfe zählenden Anstalt verbraucht. Am Schluß meines Besuches hatte ich noch eine fast einstündige Unterredung mit dem ärztlichen Direktor. Bei der Gelegenheit habe ich dann auch [...] gefragt, ob und was denn nun an diesen Gerüchten wahres sei, daß lebensunwertes Leben künstlich vernichtet würde. Darauf erklärte mir der alte Herr, was in anderen Anstalten geschieht, entzieht sich meiner Kenntnis, hier in Kutzenberg geschieht so etwas nicht und so lange ich hier bin, wird das auch nicht geschehen. Ebenso ist mein Kollege und Studienfreund in Erlangen gesonnen. Auch dort wird keinem Kranken ein Unrecht zugefügt. Das muß betont werden, auffallend groß ist die Zahl der Todesfälle an Tuberkulose und zwar an Darmtuberkulose. Wir besitzen hier eine eigene Untersuchungsmöglichkeit und haben jeden Verstorbenen aus ihrem Heim gründlich untersucht und immer wieder Darmtuberkulose festgestellt. Zu seiner Beruhigung konnte ich ihm mitteilen, daß wir diese Beobachtung in Oldenburg durch das Landeshygiene-Institut ebenfalls gemacht haben. Nach dieser Unterredung schied ich von dieser ausgezeichneten Anstalt mit ihrem charitativen Pflegepersonal mit dem beruhigenden Gefühl, daß die Kranken es dort sehr gut haben. Wenn schon die Ernährungsfrage bei jedem Menschen eine nicht unerhebliche Frage darstellt, so ist das bei einem schwachsinnigen Kranken in vielfach gesteigertem Maße der Fall."[71]

Der Bericht des Diakons stimmt in der Hervorhebung einer auffallend guten Verpflegung mit den Angaben der Zeitzeugen überein. Auch die Bemerkung über eine hohe Sterblichkeit an Tuberkulose trifft zu. Damit ist ihre Häufung jedoch nicht erklärt, ebensowenig die der übrigen Todesfälle, auf die Guhlkes Bericht gar nicht eingeht. Angesichts der Tatsache, daß die Oldenburger Behörden die hohe Sterblichkeit ihrer Patienten in Kutzenberg und Erlangen kennen mußten, scheint die Reise Guhlkes vorwiegend der Beruhigung von Pflegepersonal und Öffentlichkeit gedient zu haben. Hätte der LFV über die hohe Sterblichkeit der Blankenburger Patienten wahrheitsgetreu berichtet, wäre dies eine Bestätigung der von Bischof Galen geäußerten Befürchtungen gewesen und hätte dessen erneuten Protest herausfordern können. Im übrigen geht aus Guhlkes Aussage von 1946 nicht hervor, was der Inhalt seines Berichts an den LFV im Jahre 1942 war und was mit diesem Bericht im weiteren geschah.

Anfang 1943 wurde in Oldenburg die Möglichkeit diskutiert, die Patienten wieder zurückzuholen, da in Wehnen vermehrt Betten frei wurden. Der LFV verwarf sie schließlich, nachdem der Leiter der Abteilung Gesundheitswesen im RMdI, Fritz Cropp, abgeraten hatte. Der Vorstandsvorsitzende des LFV, Ross, schloß sich Cropps Vorschlägen mit den Worten an, auch er halte es für „das richtigste, daß bis zur Fertigstellung der Ausweichkrankenhäuser für Wilhelmshaven und Oldenburg die Betten frei bleiben". Er habe sich deshalb „bereit erklärt, daß der LFV dieses Opfer für die Allgemeinheit brächte".[72]

Interessant ist, daß der LFV den Verbleib seiner Patienten in Erlangen und Kutzenberg als „Opfer" verstanden wissen wollte. Damit wollte er möglicherweise einen finanziellen Ausgleich reklamieren, obwohl die Pflegekosten von der „Zentralverrechnungsstelle Heil- und Pflegeanstalten" (ZVS) erstattet wurden, während die Kosten der Deportation bei der „Gekrat" lagen. Trotzdem klagt der LFV in seinem Bericht vom 15.10.1950: „Der Mehraufwand an Verpflegungskosten für die nach Kutzenberg und Erlangen verlegten 220 Pfleglinge kann nur schätzungsweise berechnet werden".[73] Demgegenüber hatte er nach dem Abtransport der Patienten festgestellt: „Die durch den Aufenthalt in Kutzenberg entstandenen Mehrkosten hat das Reich übernommen".[74] Das Bemühen des LFV, die Räumung, den Abtransport und den Aufenthalt seiner Patienten in den fränkischen Anstalten nach dem Krieg als hohe Kostenbelastung darzustellen, fügt sich zu dem Bild, daß Machtlosigkeit gegenüber den Geschehnissen demonstriert werden sollte.

Tatsächlich wurde kein Versuch gemacht, die Verlegung abzuwenden, sondern man zeigte sich mit den Maßnahmen grundsätzlich einverstanden. Schon die Reibungslosigkeit, mit der die Vorbereitung binnen einer Woche getroffen und die Räumung abgewickelt worden war, legt dafür Zeugnis ab. Als sechs Wochen nach der Räumung die Fragen der Kostenträgerschaft, der Verwaltung und der weiteren Verwendung von Blankenburg noch nicht geklärt waren, verlangte Ross vom Oldenburgischen Minister des Inneren, der Reichsarbeitsgemeinschaft Heil- und Pflegeanstalten (RAH) ein Ultimatum zu stellen. Unter anderem beklagte er die „vielseitigen Mißstände, die sich durch die unorganische Räumung des Klosters Blankenburg ergeben haben".[75] Daraufhin notierte Ministerpräsident Joel: „Unorganische Räumung ist nicht zu erkennen, da die Räumung unsere Zustimmung gefunden hatte".[76]

Von „Opfern" kann nicht auf Seiten des LFV, sondern ausschließlich auf Seiten der Patienten und ihrer Angehörigen gesprochen werden. Anfang 1943 waren bereits 38, bis Kriegsende insgesamt 110 der 220 Deportierten in Kutzenberg und Erlangen gestorben.[77] Der Landesfürsorgeverband konnte sich darüber kaum im unklaren befinden, denn mit jedem Todesfall entfielen weitere Pflegekosten. Zwar ist es möglich, daß die ZVS die Sterbefälle mit erheblicher Verzögerung an den LFV weitergab,[78] jedoch wäre ein solcher Abrechnungsbetrug nicht unbegrenzt aufrechtzuerhalten gewesen, so daß dem LFV die Sterbemeldungen irgendwann zugegangen sein müssen. Die entsprechenden Unterlagen waren jedoch nicht mehr aufzufinden.

Im Jahre 1950 legte der ehemalige Landesfürsorgeverband und heutige Bezirksverband den schon erwähnten Bericht über Räumung und Weiternutzung des Klosters Blankenburg vor. Unter anderem geht er in bedauerndem Ton darauf ein, daß „die weite Entfernung schmerzlich gewesen" sei und man den Angehörigen „in besonderen Fällen Reisekostenbeihilfen" habe gewähren wollen (ob jemals davon Gebrauch gemacht wurde, ließ sich nicht feststellen). Der LFV erinnert an seine Absicht, „daß die Pfleglinge nach dem Kriege in die Heimat zurückgeführt werden" sollten.[79] Dabei verschweigt der Bericht die Situation Anfang 1943, als die Rückkehr der noch lebenden Patienten ohne Not verhindert wurde.[80] Der Text hinterläßt insgesamt den Eindruck, als habe sich das Schicksal der im Herbst 1941 Verlegten irgendwie in den Kriegswirren verloren und sei unaufklärbar. So mußte der

LFV keine Rechenschaft über seine Kenntnis vom Schicksal der Patienten in Kutzenberg und Erlangen ablegen und brauchte nicht zu rechtfertigen, warum er keine Maßnahmen zur Rettung der Patienten getroffen hatte.

Bischof von Galen und Blankenburg

In einer bewegenden Predigt klagte der Münsteraner Bischof Clemens August Graf von Galen am 3. August 1941 in der Lambertikirche Münster den Abtransport und das plötzliche Sterben von Patienten im Bereich der psychiatrischen Kliniken im Deutschen Reich an:

„Allgemein herrscht der an Sicherheit grenzende Verdacht, daß diese zahlreichen unerwarteten Todesfälle von Geisteskranken nicht von selbst eintreten, sondern absichtlich herbeigeführt werden, daß man dabei jener Lehre folgt, die behauptet, man dürfe so genanntes 'lebensunwertes Leben' vernichten, also unschuldige Menschen töten, wenn man meint, ihr Leben sei für Volk und Staat nichts mehr wert. Eine furchtbare Lehre, die die Ermordung Unschuldiger rechtfertigen will! Die die gewaltsame Tötung der nicht mehr arbeitsfähigen Invaliden, Krüppel, unheilbar Kranken, Altersschwachen, grundsätzlich frei gibt. Dem gegenüber erklären die deutschen Bischöfe: 'Nie, unter keinen Umständen, darf der Mensch außerhalb des Krieges und der gerechten Notwehr einen Unschuldigen töten.'"[81]

Bis zu diesem Zeitpunkt war die Anklage gegen die „Euthanasieaktion" von keinem Inhaber eines öffentlichen Amtes so eindeutig vorgetragen worden. Hellsichtig erklärte Galen, daß mit dem Krankenmordprogramm einer Entwicklung Tür und Tor geöffnet werde, die in der Vernichtung aller im wirtschaftlichen Sinne unproduktiven Mitmenschen enden müsse.

„Wenn man den Grundsatz aufstellt und anwendet, daß man den 'unproduktiven' Mitmenschen töten darf, dann wehe uns allen, wenn wir alt und altersschwach werden! Wenn man die unproduktiven Mitmenschen töten darf, dann wehe den Invaliden, die im Produktionsprozeß ihre Kraft, ihre gesunden Knochen eingesetzt, geopfert und eingebüßt haben! Wenn man die unproduktiven Mitmenschen gewaltsam beseitigen darf, dann wehe unseren braven Soldaten, die als Schwerverletzte, als Krüppel, als Invaliden in die Heimat zurückkehren. Wenn einmal zugegeben wird, daß Menschen das Recht haben, 'unproduktive' Mitmenschen zu töten [...] braucht nur irgendein Geheimerlaß anzuordnen, daß das bei Geisteskranken erprobte Verfahren [...] auch bei den unheilbar Lungenkranken, bei den Altersschwachen, bei den Altersinvaliden, bei den schwerkriegsverletzten Soldaten anzuwenden sei. [...] Wer kann dann noch Vertrauen haben zu einem Arzt?"[82]

Galens Worte verdeutlichen die zwingende Logik des utilitaristischen Motivs, einer der beiden Triebfedern der „Vernichtung lebensunwerten Lebens". Die 1939 begonnene „Euthanasieaktion" wurde von ihren Organisatoren kaum noch als ein eugenisches Programm verstanden. In den Vordergrund hatten sich die ökonomische Erwägungen geschoben. Galen erkannte die sich daraus ergebenden Konsequenzen und sprach sie aus. Damit antizipierte er nicht nur die spätere Phase der „Euthanasie", der mehr und mehr auch Alte, Verletzte, Verwundete und Sieche zum Opfer fielen, sondern in gewisser Weise auch die „Vernichtung durch Arbeit", die Verbindung von Sklavenarbeit und Massenmord im Konzentrationslager-System. Galen sah, daß die nationalsozialistische Gesundheits- und Sozialpolitik der Maxime „alles für die Kriegsproduktion" gehorchte, aus der im Umkehrschluß die

Vernichtung alles hinderlichen und unbrauchbaren „Menschenmaterials" folgte. Besonders erbittert reagierten die Nationalsozialisten auf Galens prophetischen Vorwurf, daß das Mordprogramm auch vor schwerverletzten Soldaten nicht haltmachen würde.[83] In einem Lagebericht des cloppenburgischen Landrats zur Situation in Südoldenburg nach Galens Predigt heißt es:

„Er spricht [...] von der Möglichkeit, daß eines Tages auch die Arbeitsinvaliden und die Schwerkriegsverletzten auf diese Weise getötet werden. Allein eine solche Möglichkeit in aller Öffentlichkeit aufzustellen, ist ein Verbrechen. Man trägt dadurch die größte Unruhe in das Volk hinein, man lockert den Abwehrwillen gleichermaßen der Front wie der Heimat, kurzum, man führt bereits wieder den berüchtigten Dolchstoß in den Rücken der Front."

Aus diesem Grund müsse „selbst ein Bischof Graf Galen an die Wand gestellt werden".[84]

Die Predigt vom 3. August kann als unmittelbarer Anlaß zum Abbruch der „Aktion T4" gesehen werden[85], auch wenn Galens Protest nicht die einzige Opposition gegen den Krankenmord war. Von Beginn an hatten die Nationalsozialisten Probleme gehabt, das „Euthanasie"-Programm zu legitimieren. Im Laufe des Jahres 1940 war die Unruhe unter den betroffenen Angehörigen nicht mehr zu übersehen. In Tageszeitungen häuften sich Todesanzeigen mit versteckten Hinweisen auf die Tötungsanstalten, die plötzlichen Todesumstände und die eiligen Einäscherungen.[86] Solche Anzeigen unterband die Pressezensur ab 30. 4. 1941.[87] Die Opposition gegen die „Vernichtung lebensunwerten Lebens" konnte damit jedoch nicht zum Schweigen gebracht werden. Gelegentlich kam es zu demonstrationsähnlichen Ansammlungen gegen die grauen Omnibusse der „Gekrat". Sogar gegen den „Führer" soll sich eine Spontankundgebung gerichtet haben.[88] Die öffentliche Gesundheitsfürsorge registrierte ein steigendes Mißtrauen in der Bevölkerung. Der SD berichtete, daß sich „viele Volksgenossen" aus Furcht vor einer „Ausscheidung (Euthanasie) als 'unproduktive Menschen'" der Röntgenreihenuntersuchung verweigerten.[89]

Neben dieser öffentlichen Unruhe und der kirchlichen Opposition[90] gab es interne Gründe, einen vorgeblichen Stopp der „Euthanasie" auszurufen: Im Sommer 1941 war gleichsam das erste Tötungssoll erfüllt. Nach den Planungen sollten 20 Prozent der insgesamt 370 000 Patienten der deutschen Psychiatrien getötet werden.[91] Im Sommer 1941 überschritt die Zahl der Getöteten das 70. Tausend und hatte damit die Planungen der ersten Phase weitgehend erfüllt. Die Beendigung des Mordprogramms war jedoch nicht beabsichtigt.

Reaktionen der Oldenburger Bevölkerung auf „Euthanasie"- Maßnahmen vor dem Abtransport der Blankenburger Patienten sind nicht überliefert. Durch die Räumung von Blankenburg wurde die Öffentlichkeit allerdings aufgeschreckt. So teilte Oberregierungsrat Oltmanns auf eine Anfrage Herbert Lindens hin mit, daß kaum noch Aufnahmeanträge für das Gertrudenheim gestellt würden:

„Seitdem diese Umlegung bekannt geworden ist, sind nur drei Anträge insgesamt auf Aufnahme von Kindern wieder eingegangen, während vorher der Durchschnitt 10 bis 20 monatlich betragen hat. Diese Verlegung hat die Bevölkerung ganz erheblich beunruhigt [...]".

Für die Anstalt Wehnen stellte er zwar keinen Aufnahmerückgang fest, jedoch seien „auch in verstärktem Maße an [die Anstalt Wehnen] Anfragen gerichtet, wie es mit einer Verlegung der Kranken in Wehnen stehe und es sind bei den Besuchen der Kranken die Besucher nicht mehr mit einer Auskunft des Direktors zufrieden gewesen, sondern haben die direkte Fühlungsnahme mit den Kranken verlangt".[92]

Hitlers „Stopp-Befehl" vom 24. August war zumindest teilweise eine politische Reaktion auf Galens Protest und diente damit auch dem Zweck, den Widerstandswillen des Bischofs zu beschwichtigen. Demgegenüber mußte die Räumung des Klosters Blankenburg, so kurz nach dem Stopp-Befehl, auf Galen wie eine Provokation wirken und seine Opposition erneut herausfordern. Zumal die Räumung eine Anstalt seines Bistums betraf, war eine Reaktion des Bischofs unausbleiblich. In einem Brief an den Oldenburger Klerus vom 26. September drückte er seine „größte Sorge um das Schicksal der aus der genannten Anstalt fortgeschafften Pfleglinge" aus und wies alle „Pfarrer, Kapellen- und Missionsgeistlichen des Landes Oldenburg" an, seine Predigt vom 3. August „von allen Kanzeln des Offizialatsbezirks zu verlesen".[93] Am 7. Oktober sandte von Galen dem oldenburgischen Ministerpräsidenten das Schreiben der „Bischöfe der Kölner und Paderborner Kirchenprovinz" an den RMdI vom 28. August mit der Bemerkung zu, daß „leider auch im Lande Oldenburg mit dem Abtransport der als 'unproduktiv' erklärten Pfleglinge aus den Heilanstalten für Geisteskranke begonnen ist". In diesem Schreiben protestieren die Bischöfe „gegen die gegen das göttliche und natürliche Sittengesetz und gegen die Bestimmungen des Strafgesetzbuches verstoßende vorsätzliche Tötung unschuldiger Menschen". Galen fuhr fort:

„In Ausführung der Ankündigung, daß wir Bischöfe pflichtmäßig zur Aufklärung des katholischen Volkes auch öffentlich dagegen Stellung nehmen werden, habe ich [...] die abschriftlich beiliegenden Ausführungen in allen katholischen Kirchen des Landes Oldenburg verlesen lassen".[94]

Sollten die Pläne tatsächlich darin bestanden haben, die Blankenburger Patienten zu vernichten, so kann man Galen als ihren einstweiligen Retter sehen. Dies war allerdings nicht seiner Intervention bei den Blankenburger Vorgängen zu verdanken, sondern der Beendigung von „T4", deren unmittelbarer Anlaß eben seine Predigt vom 3. August war. Fest steht jedenfalls, daß er und die anderen engagierten katholischen Bischöfe die allgemeine Fortsetzung der „Euthanasieaktion" nicht verhindern konnten: Das Krankenmordprogramm etablierte sich. Infolge der Verstrickung von immer mehr Ärzten – einem im Konzept der dezentralen „Euthanasie" angelegten Effekt – erhielt das Krankenmordprogramm das Einverständnis einer großen Zahl von Beteiligten in den oberen Ebenen der sozialen Hierarchie.[95] Hinzu kam die Verschärfung des Krieges und mit ihm die Vereinzelung der Menschen, in der immer weniger Raum für politische Fragen blieb, da sich das Leben auf den privaten Überlebenskampf in der Katastrophe reduzierte.[96]

Umbau und Nutzung der Anlage Blankenburg

Am 4. 10. 1941 erschien in Blankenburg eine Kommission unter der Leitung von Dr. med. Carl-Heinz Grabe, „Sanitätswesen Organisation Todt" (OT), Hamburg. Grabe war auch Mitglied der Ullrich/Trieb-Gruppe gewesen, die Blankenburg im August inspiziert hatte. Die Kommission bezeichnete sich als vom Reichsinnenministerium beauftragt, was dieses jedoch zurückwies und erklärte, die Angelegenheit sei „zunächst vollkommen am Ministerium vorbeigegangen", und dieses sei „erst

[...] vor wenigen Wochen unterrichtet worden".[97] Der Unterzeichnete war Herbert Linden, der spätere „Reichsbeauftragte für die Heil- und Pflegeanstalten" und leitende Beamte des „Euthanasie"-Programms. Für eine enge Zusammenarbeit zwischen „T4"-Zentrale und Organisation Todt spricht die Tatsache, daß eines ihrer Mitglieder der Inspektionsgruppe angehörte, die Blankenburg besucht hatte: Carl-Heinz Grabe, der einer der Hauptverantwortlichen für den Umbau wurde; seine Dienststelle war zunächst die „Rübau",[98] später wurde er Generalinspektor des „Beauftragten für Bauanlagen 'Aktion Brandt'";[99] gegen Kriegsende arbeitete er offenbar als Arzt in dem „Sonderkrankenhaus Aktion Brandt Huntlosen".[100]

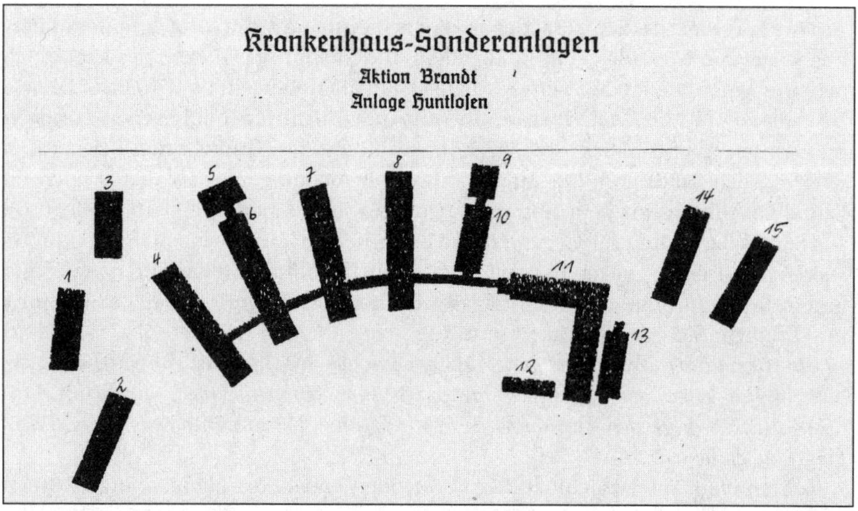

Lageskizze der Anlage „Sonderkrankenhaus Aktion Brandt" Hosüne/Huntlosen (Gemeinde Großenkneten). Die Gebäude und ihre Nutzung, soweit sie rekonstruierbar waren: (1) Ärztehaus (massiv), (2) Schwesternhaus, (3) unbekannt, (4,6,7,8,10): Krankenräume, (5 u.9): Operationsräume, (11) Wirtschaftsgebäude (massiv), (12) Pathologie (massiv), (13) Vorratskeller, (14 u. 15) Tbc-Baracken (nach dem Krieg errichtet).

Ministerpräsidet Joel, der mit der OT-Kommission verhandelte, notierte am 6. Oktober 1941, daß in Blankenburg eine „Anstalt mit rd. 500 Betten" geschaffen würde. Zusätzlich zu den Klostergebäuden sollten „vier große Baracken" aufgestellt[101] und das Personal auf 170 Angestellte erhöht werden.[102] Offiziell galt das Projekt als „Ausweichkrankenhaus", wie der Ministerialdirektor der Abteilung IV im RMdI, Fritz Cropp, dem LFV erst am 27.3.1942 mitteilte.[103]

Um zusätzliche Baufläche zu erhalten, wurde der Klosterfriedhof am 1.12.1941 kurzerhand eingeebnet.[104] Lediglich von 52 der einige Hundert zählenden Gräber waren die Leichen auf den Osternburger Friedhof in Oldenburg umgebettet worden.[105] Die Bauarbeiten begannen am 24. Oktober unter der Leitung der Rübau.[106] Zur „landschaftlichen Einpassung", d.h. zum Schutz vor Luftaufklärung, wurde die Anlage „tarnungsmäßig bearbeitet".[107]

Aufgrund eines Fliegerangriffs auf den nahegelegenen „Scheinflugplatz" am 21. 7. 1942, bei dem auch Klostergebäude getroffen worden waren,[108] wurden die Bauarbeiten mit Verfügung der Rübau gestoppt. Der LFV wurde angewiesen, „sofort für den Rückbau der Baracken, Installationen usw." zu sorgen.[109] Das geschah auch unverzüglich. Die ursprünglich in Blankenburg errichteten Baracken wurden wieder abgebaut und in Huntlosen als komplettes „Sonderkrankenhaus – Aktion Brandt" neu erstellt.

Der LFV versuchte daraufhin, die Rübau zur Herrichtung der fertiggestellten Teile der Anlage soweit zu veranlassen, daß sie als Krankenhaus benutzbar waren. Dabei handelte es sich offenbar um die alten Hauptgebäude des Klosters.

„Diese Anstalt ist von der Organisation Todt in vorbildlicher Weise ausgebaut und mit allen für eine Krankenanstalt erforderlichen modernen Einrichtung versehen. Sie bietet Raum für 160 bis 180 Kranke [...] und alle notwendigen Unterkunftsräume, Speiseräume, Aufenthaltsräume und dergleichen [...]".[110]

Dabei schwebte dem LFV die Nutzung als Tuberkulose-Klinik vor. Sein Antrag wurde von der Bezirksstelle des Reichs-Tuberkulose-Ausschusses unterstützt. Ihr Leiter, der Chefarzt der Lungenheilanstalt Wildeshausen, Dr. Gerhard Slotty, schrieb seiner Zentrale in Berlin am 20. 11. 1942:

„Über die besondere Luftgefährdung des geplanten Tuberkulosekrankenhauses habe ich mit dem Landesarzt [...] und dem Leiter des Landesfürsorgeverbandes ausführlich gesprochen. Wir sind alle der Überzeugung, daß trotzdem die Unterbringung von Lungenkranken dort verantwortet werden kann. Die Frage der geeigneten Unterbringung schwerkranker Offentuberkulöser ist so dringend, daß dieses besondere Risiko mit in Kauf genommen werden kann. Die Frage läuft schließlich darauf hinaus, welches das größere von beiden Übeln ist, entweder, daß Schwertuberkulöse durch ungeeignete Unterbringung in ihrer Umgebung viel Unheil anrichten und so der Volksgemeinschaft viel Schaden zufügen, oder die Lungenkranken, deren schicksalmässiger Ablauf nicht mehr aufzuhalten ist und die somit der Volksgemeinschaft verloren sind, einer besonderen Luftgefahr ausgesetzt sind. Wenn das Kloster Blankenburg als Ausweichkrankenhaus nicht zu brauchen ist, so entspricht das wohl der Vorstellung, daß es sich bei den dort unterzubringenden Allgemeinkranken um solche handelt, die wieder brauchbare Glieder der Volksgemeinschaft werden. Dieser Standpunkt hat unserer Überzeugung nach hier keine Berechtigung. Zudem verfügt das massiv gebaute Kloster Blankenburg über gute Luftschutzräume, die 300 Personen Platz bieten. Es wird sich kaum ein für Asylierungszwecke so geeigneter Gebäudekomplex im Lande Oldenburg finden. Zudem wäre es wirklich bedauerlich, wenn die vielen jetzt hineingebauten Sachwerte verloren gingen bzw. nicht ausgenutzt würden. Später, wenn für Kloster Blankenburg keine besondere Luftgefährdung mehr bestehen sollte, könnte dasselbe, wenn es mit Asylierungskranken nicht voll belegt ist, sehr gut auch für konservativ zu behandelnde heilungsfähige Kranke benutzt werden. [...]"[111]

Slottys Andeutungen lassen wenig Zweifel am Zweck der vorgeschlagenen Einrichtung. Mit einer Klinik zur „Asylierung" Lungenkranker, „deren schicksalsmäßiger Ablauf nicht mehr aufzuhalten ist" und die deshalb keine „brauchbaren Glieder der Volksgemeinschaft" mehr werden können, ist offenbar eine Sterbeanstalt gemeint. In der Hierarchie des rassenhygienischen Paradigmas bildet die Asylierung eine Vorstufe der „Euthanasie".[112] Es ging nicht im Kern darum, unheilbar Tuberkulöse zusammenzufassen, sondern Sterbehäuser zu etablieren, die der Tarnung der „Euthanasieaktion" dienten. In diesen „Kliniken" war der Tod weniger eine Folge der Krankheit als eine Folge der Einlieferung.

Im Zuge des „Euthanasie“-Programms forderte die „Arbeitsgruppe Arbeitstherapie und Asylierung des Reichstuberkuloseausschusses“ vom Reichsbeauftragten für die Heil- und Pflegeanstalten, Herbert Linden, „die Absonderung asozialer Tuberkulöser in psychiatrische Anstalten“.[113] Inwieweit Linden dieser Aufforderung nachkam, ist nicht dokumentiert; feststeht, daß im Verlauf des Krieges in Polen Tausende und in Hadamar einige Hunderte tuberkulosekranke Zwangsarbeiter ermordet wurden.[114]

Am 28. November 1942 reisten der „Reichsgesundheitsführer“ und Leiter der Abteilung IV des RMdI, Leonardo Conti, und sein Mitarbeiter Fritz Cropp nach Oldenburg, um sich ein persönliches Bild vom Stand der Bauarbeiten zu machen. Cropp war bis 1934 Oldenburgischer Landesarztes und eifriger Wegbereiter der Durchführung des GzVeN gewesen.[115] Nun war er leitender Mitarbeiter der Abteilung IV des RMdI und gleichzeitig Vorgesetzter von Linden, dem „Reichsbeauftragten für die Heil- und Pflegeanstalten“ und leitenden Organisator der „Euthanasie“.[116] Mit seinem Besuch in Oldenburg hatten seine „alten Kollegen“ Hoffnungen auf unbürokratische Hilfe verknüpft, die Cropp jedoch zunächst nicht zu erfüllen schien. Er bekräftigte, daß angesichts der Bedenken der OT, nach Rücksprache mit Speer und durch „die klare Entscheidung“ Karl Brandts eine Nutzung der Anlage ausgeschlossen sei. Allerdings sollten im Altbau der Anlage keine Veränderungen vorgenommen werden, „so daß das Haus gleich nach dem Kriege für Krankenhauszwecke brauchbar ist, während des Krieges soll es aber hierfür nicht verwendet werden“.[117] Der Vorstandsvorsitzende des LFV, Ross, suchte Cropp daraufhin in Berlin auf, um wenigstens die Zusage für den Weiterbau in Blankenburg zu erhalten. Überraschend war Cropp „damit einverstanden, daß das Kloster als Krankenhaus für ausländische Arbeiter verwandt würde, oder sonstwie notfalls an die Luftwaffe vermietet würde“, jedenfalls sollte es „fertig gebaut werden“.[118]

Am 24. 3. 1943 erschien Karl Brandt auf der Baustelle und erklärte, daß der LFV vorläufig noch nicht über die Anstalt verfügen könne. Außerdem sei die Benutzung der Anstalt wegen des Scheinflugplatzes „unmöglich“.[119] Ende April wurde dem LFV jedoch telefonisch mitgeteilt, daß der „Scheinflugplatz“ aufgegeben werde.[120] Mit Schreiben vom 11. Mai erklärte Grabe, daß „die Anlage Blankenburg in das allgemeine Ausbauprogramm mit aufgenommen worden“ sei.[121] Welches Programm damit gemeint war, geht aus dem Schreiben nicht hervor. Auf der Vorstandssitzung des LFV im Mai wurde protokolliert, „daß die Anstalt [...] jetzt doch durch die OT zu einem Krankenhaus ausgebaut wurde, nachdem die Arbeiten längere Zeit unterbrochen und größtenteils eingestellt waren. Über die spätere Verwendung der Anstalt ist noch nichts bekannt“.[122]

Mit Schreiben vom 30. 6. 1943 kündigte Grabe die „Wiederaufnahme der Bauarbeiten für die Krankenhaus-Sonderanlage Blankenburg“ an.[123] Die Bezeichnung „Sonderkrankenhaus“ brachte das Projekt erstmals in einen verbalen Zusammenhang mit der „Aktion Brandt“. Daß Brandt von Anfang an dahintersteckte, dürfte durch sein Telegramm vom Herbst 1941, mit dem er Ansprüche an das Projekt Blankenburg erhob, unzweifelhaft sein.[124] Hier liegt möglicherweise ein Hinweis darauf vor, daß die „Aktion Brandt“ nicht erst 1943, sondern schon im Jahr 1941 begann.[125] Diese Ansicht vertritt auch Ute Daub, die einem Schreiben Brandts an Bormann vom 24. 8. 1941 „alle wesentlichen äußeren Elemente der späteren 'Aktion Brandt'" entnimmt.[126]

Auf den bereits vorhandenen Fundamenten wurden nun sieben Massivbauten errichtet[127] – für die „Aktion Brandt", deren Kennzeichen die normierten Baracken „in holzsparender Bauweise" waren, eine untypische Ausführung.[128] Zu den Leichtbaubaracken der „Aktion Brandt" zählten die ursprünglich in Blankenburg errichteten, dann demontierten und in Huntlosen erneut aufgestellten Gebäude. Doch auch diese Anlage schloß massive Backsteinhäuser ein.[129]

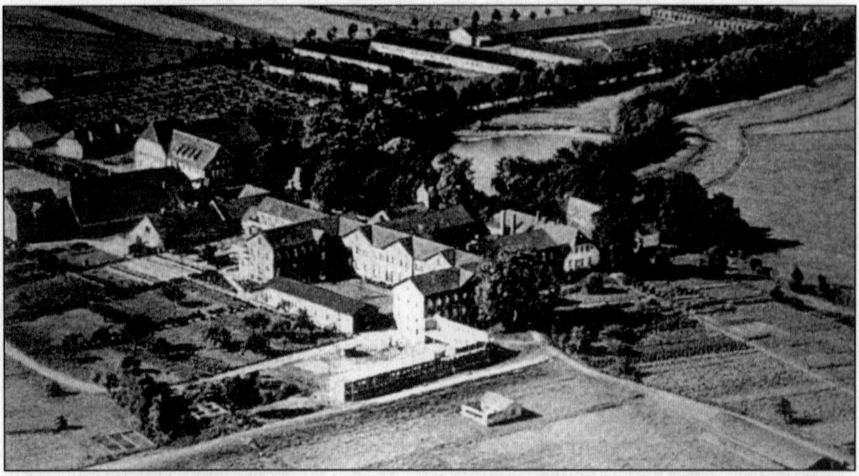

Kloster Blankenburg (Nachkriegsaufnahme). Neben dem Friedhof die fertiggestellten, langegezogenen, eingeschossigen Steingebäude des Ausweichkrankenhauses (Bild oben, Mitte bis rechts); ganz im Vordergrund ein zweigeschossiger Rohbau

Ende Juni 1943 traf der leitende Stabsarzt der Organisation Todt und „T4"-Gutachter, Dr. Curt Schmalenbach von der Rübau, in Blankenburg ein und übertrug dem LFV, wie Oltmanns am 9. Juli schriftlich erklärte, „mit sofortiger Wirkung die Verwaltung der Krankenhaus-Sonderanlage -Aktion Brandt- Blankenburg"[130]. Er hinterließ den Entwurf eines Vertrages, dessen Vertragspartner „das Deutsche Reich, vertreten durch den Generalkommissar für das Sanitäts- und Gesundheitswesen" und der LFV waren. Darin verpflichtete sich das Reich zum Um- und Ausbau der Anstalt zu einer „Krankenhaus-Sonderanlage" (§ 1). Dem Reich wurde ein Nießbrauchsrecht eingeräumt (§ 2). Der leitende Arzt wurde vom Generalkommissar berufen (§ 8). Dem LFV oblag die Betriebsführung im Auftrag des Reiches (§ 9), dem Generalkommissar die Unterhaltung der Gebäude und Einrichtungen (§ 13). Letzterer behielt sich vor, die Anlage zu einem von ihm bestimmten Zeitpunkt an den LFV zu übereignen (§ 14).

Ende Juli erschien Conti ein zweites Mal in Blankenburg zu einer Besprechung über medizinische Katastrophenmaßnahmen. Unter anderem nannte er Cropp als zuständige Anlaufstelle im Reichsinnenministerium.[131] Auf keinen Fall dürfe das

Ausweichkrankenhaus der Aufnahme ausländischer Arbeiter und Offentuberkulöser dienen.[132] Zum 1. August sollte die Klinik bezugsfertig sein.[133] Unter anderem sollten dreißig Kinder aus Wilhelmshaven aufgenommen werden. Weiter waren eine Ärztin, vier Schwestern, vier DRK-Helferinnen und zwei „Russinnen" vorgesehen.[134] Obwohl die Rübau bestätigte, daß nach einer Vereinbarung zwischen Brandt und Gauleiter Wegener die Anlage „baldmöglichst" belegt werden solle,[135] war bis Anfang September immer noch kein Patient aufgenommen worden. Oltmanns schrieb an die OT: „Sie wissen nicht, welche außerordentliche Unzufriedenheit hier in weitesten Kreisen darüber besteht, daß die fertige Anstalt Blankenburg nicht für Krankenhauszwecke ausgenutzt wird".[136] Dem Leiter des Staatlichen Gesundheitswesens des Reichsstatthalters Oldenburg-Bremen, Wex, war vom Gauleiter Wegener am 3. 9. 1943 die „zusammenfassende und überörtliche Bearbeitung für den RV-Bezirk Weser-Ems" der „Ausweichkrankenhäuser (Aktion Professor Dr. Brand [=Brandt, I.H.])" übertragen worden.[137] Ihm schrieb Oltmanns, daß das „Ausweichkrankenhaus" fertiggestellt sei, „so daß es für 150 – 200 Betten eingerichtet werden könnte, wenn endlich entschieden wäre, welche Stelle die Verwaltung des künftigen Ausweichkrankenhauses führen soll".[138] Anscheinend war der zwischen Oltmanns und Schmalenbach ausgehandelte Vertrag nicht in Kraft getreten.

Am 3. 11. 1943 wurde ein erneuter Baustopp verhängt. Nun sollte der Ausbau auf die alten Klostergebäude beschränkt werden.[139] Resigniert stellte Oltmanns in einem Bericht an das Oldb.MdI fest, wenn so weitergearbeitet werde, „so besteht vielleicht die Möglichkeit, die Anlage im Herbst '44 in Benutzung zu nehmen".[140] Da die Verwaltungsfrage noch immer ungeklärt war, beschloß Brandts Dienststelle Anfang 1944, die Baustelle im Wege einer Schenkung dem Reichsstatthalter in Oldenburg und Bremen zu übereignen. Dieser übertrug die Verwaltung an den LFV,[141] der zur Finanzierung des Weiterbaus unverzüglich vorsorgliche Rückstellungen vornahm.[142] Mit Schreiben vom 18. 4. 1944 ließ Brandt jedoch mitteilen, daß Ausbau und Einrichtung der Anlage auf Kosten des Reiches erfolgten.

Wieder stagnierten die Bauarbeiten. „Im Juli 1944 waren von den seit dem Sommer 1943 im Bau begriffenen sieben Massivbaracken drei eingedeckt und mit Fenstern versehen, von den anderen standen lediglich die Mauern".[143] „Die Entwicklung in Blankenburg ist entweder ein Ärgernis für die Bevölkerung geworden oder sie dient dem Spotte der Bevölkerung. Ich würde es außerordentlich bedauern, wenn durch den Verfall der Baracken, die Bevölkerung gegen Blankenburg noch mehr aufgebracht wird, wie es heute schon der Fall ist", warnte der LFV den Baubevollmächtigten.[144] Im November erging die Anordnung des Reichsstatthalters zum verstärkten Ausbau.[145] Noch immer hatte der LFV keine Verfügung über die Anlage. Trotz des Schenkungsvertrages galt anscheinend während der Bauarbeiten ein Eigentumsvorbehalt des Reiches. Bei einer Besprechung mit einem Beauftragten der OT „wegen Übernahme der bis dahin fertiggestellten Anlage" wurde dem LFV am 17. November eröffnet, daß die Altanlage fertiggestellt und übergeben werden solle, daß die OT aber eine Weiterarbeit an den Baracken ablehne und ebensowenig die Leichenhalle weiterbauen wolle.[146] Nun finanzierte der LFV den Weiterbau aus seinen Rückstellungen.[147] Am 24. 4. 1945 erfolgte die formelle Übergabe.[148] Unter anderem wurden 236 Krankenhausbetten und das zugehörige Bettzeug, ein OP-Tisch, ein Zahnarztstuhl, 6 Patientenstühle usw. protokolliert. Außerdem war ein „augenärztliches Instrumentarium" vorhanden.[149] Dies läßt auf die ursprüngliche Absicht schließen, die Anstalt tatsächlich als Ausweichkrankenhaus zu nutzen. In seinem Bericht von 1950 bilanzierte der LFV:

„Bei der Auflösung des Großdeutschen Reichs war nach dreieinhalbjähriger Bauarbeit und einem Baukostenaufwande, der in einem Schreiben des Reichsstatthalters mit ca 3 Mill. Reichsmark genannt wird, eine unfertige Anlage vorhanden."[150]

Situation der Patienten und Arbeiter

Die von der Räumung am 19. 9. 1941 verschont gebliebenen 35 und die acht aus Kutzenberg zurückgeholten Patienten wurden in einer Baubaracke untergebracht und sollten anscheinend, zumindest gelegentlich, auch zu Bauarbeiten herangezogen werden. Schon bald rügte der LFV die unangemessene Unterbringung der Pfleglinge. Unter anderem gebe es „fingerbreite Löcher" in den Außenwänden, so daß eine ausreichende Beheizung bei Frostwetter „ausgeschlossen" sei und infolgedessen „Erkrankungen unter den Pfleglingen nicht ausbleiben" könnten. Zudem verhindere der zersplitterte Fußboden eine ausreichende Reinigung. Drittens sei die Abortanlage nicht zu belüften und die daraus folgende Geruchsbelästigung weder für das Personal noch für die Pfleglinge zumutbar.[151] Die Mängel wurden jedoch nicht behoben, so daß der LFV zum nächsten Winter erneut bei der Rübau anmahnte. Wieder blieben die Forderungen unerfüllt, und die Patienten verbrachten ihren zweiten Winter in der zugigen Baracke. Im Sommer 1943 bestand die Gruppe aus 42 Patienten, fünf landwirtschaftlichen Vorarbeitern und drei polnischen Zwangsarbeitern.[152] Auch den dritten Winter mußten sie in der Hilfsbaracke verbringen, obwohl Oltmanns insistierte:

„Diese Menschen müssen arbeiten, und müssen infolge dessen auch wenigstens in einem gewissen Umfange gegen die Einflüsse des Winters geschützt werden".[153]

Hier scheint hinter der humanen Geste das ökonomische Kalkül auf. Wenn der LFV betont, die Baracke reiche „kaum noch für die Unterbringung von Vieh aus",[154] klingt daraus neben der Sorge um eine menschenwürdige Unterbringung auch eine Degradierung der Patienten zu bloßen Arbeitskräften. Noch in dem Appell zur besseren Unterbringung findet sich die Verachtung für die Patienten: „Jetzt geht es in den dritten Winter, in welchem die Unterbringung in der selbst für diese Menschen ganz unzureichenden Baracke erfolgen muß".[155] Schon bei der Überlegung, nach dem Baustopp vom 5. 10. 1942 die Pfleglinge aus Kutzenberg und Erlangen zurückzuholen und im fertig ausgebauten Alttrakt des Klosters unterzubringen, waren dem LFV „erhebliche Zweifel gekommen, ob die [...] einwandfrei ausgebaute und ganz modern eingerichtete Anstalt in Blankenburg wirklich idiotischen Kindern dienen soll, die keine Empfindungen für die schöne Ausgestaltung der Anstalt haben".[156] Für die Patienten des geplanten Krankenhauses befürchtete Oltmanns gar „eine nahezu unerträgliche Belästigung [...] wenn sie der Beobachtung dieser Schwachsinnigen ausgesetzt würden".[157] Auch aus diesen Äußerungen klingt eine unheilvolle, menschenverachtende Diskriminierung der Patienten.

Neben den regulären Arbeitskräften und den Patienten wurden beim Ausbau in Blankenburg auch polnische und sowjetische ZwangsarbeiterInnen eingesetzt. So rechnete der LFV die Verpflegung für sechs „weibliche russische Arbeitskräfte" ab.[158] Hinzu kamen Kriegsgefangene verschiedener Nationalitäten sowie eine Gruppe von Strafgefangenen. Zusätzlich war der Einsatz von „80 Russenfrauen" geplant.[159] Anscheinend kam es aber nicht dazu, denn es fanden sich keine weiteren Listen oder Hinweise auf den Einsatz einer solchen Gruppe. In dem „Gemeinschaftslager Blankenburg"[160] lebten mindestens sieben sowjetische bzw. polnische Kriegsgefangene und mindestens ebenso viele aus den Niederlanden, Frankreich und Italien[161] sowie die ZwangsarbeiterInnen. Am 24. April trafen 50 Strafgefangene aus Linz in Blankenburg ein.[162] Ihre Zahl nahm bald ab: betrug sie am 1. Mai noch 47, so verringerte sie sich bis zum 9. Oktober auf 41. Dann sank sie bis zur Auflösung des Lagers am 22. Dezember kontinuierlich auf 29.[163] Ob daraus zu schließen ist, daß die Gruppe durch Krankheit und Tod dezimiert, möglicherweise das Opfer des Programms „Vernichtung durch Arbeit" wurde, konnte nicht festgestellt werden.

Belegungen

Am 27. 11. 1943 wurde das zum „Sonderkrankenhaus Aktion Brandt" ausgebaute Kloster Blankenburg erstmals belegt, obwohl es noch nicht fertiggestellt war. Es wurde ein Gruppe von Patienten aus der Bremer Nervenklinik Ellen aufgenommen:[164] „Durch den Bombenterrorangriff auf Bremen mußten im Ausweichkrankenhaus Kloster Blankenburg 200 Kranke untergebracht werden".[165] Ihr Aufenthalt war jedoch nur von kurzer Dauer. Am 13. Dezember wurden sie nach Meseritz weiterverlegt,[166] wo sie höchstwahrscheinlich getötet wurden.[167] Auf diese Weise spielte Blankenburg kurzfristig die Rolle einer Zwischenanstalt des „Euthanasie"-Programms.

Nach einem weiteren Bombenangriff auf Bremen, bei dem die Beschädigungen an den Städtischen Krankenanstalten so massiv waren, daß sie als „Ausfall" bezeichnet wurden, nahm Blankenburg am 20. 12. 1944 erneut Bremer Patienten, diesmal körperlich kranke, auf.[168] Damit erfüllte Blankenburg erstmals den eigentlichen Zweck eines „Ausweichkrankenhausese". Zwischen den beteiligten Verwaltungen kam es dabei zu einem Kompetenzgerangel. Hatte der LFV während der Bauphase die faktische Verwaltung der Anlage wahrgenommen, so wurde diese nach seiner Ansicht „mit Inanspruchnahme der Stiftung für die Zwecke eines Ausweichkrankenhauses [...] vom Baubevollmächtigten des Reichsministeriums Speer im Bezirk der Rüstungsinspektion X in Anspruch genommen und der Landesfürsorgeverband ausgeschaltet [...] [gleichzeitig] scheint die Direktion der Krankenanstalten in Bremen [...] die Verwaltung führen zu wollen", wie sich der LFV beschwerte. Daraufhin schloß die Stadt Bremen mit ihm einen Nutzungsvertrag. Die Bremer Patienten blieben bis einschließlich März 1944 in Blankenburg.[169]

„Auf Drängen der Ärzteschaft" wurden diese Teile der Anstalt, die Räume des alten Hauptgebäudes des Klosters, im April 1944 als Tuberkulosekrankenhaus in Betrieb genommen, „obwohl noch manche Einrichtungsgegenstände, besonders auch medizinische Geräte, fehlten und die Abwässeranlage noch nicht fertig war".[170] Damit erfüllten sich die Pläne Slottys, während Contis Anordnung vom Juli 1943, die eine Unterbringung Offentuberkulöser ausschloß, übergangen

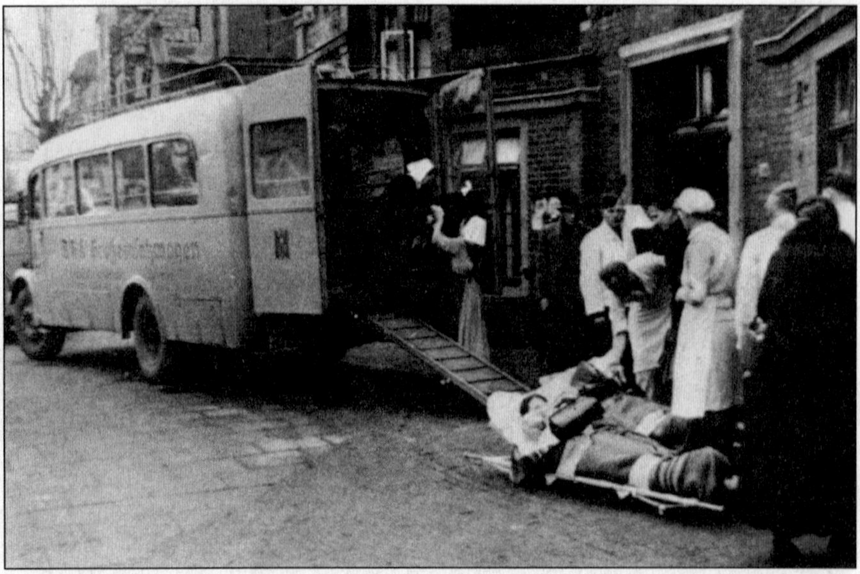

Abtransport von Kranken aus dem Bremer Diakonissenkrankenhaus in ein Ausweichkrankenhaus nach dem 117. Bombenangriff auf Bremen vom 26. November 1943.

wurde. Slotty stellte auch die Richtlinien auf, die den Zweck der Anlage wie folgt bestimmen:

„Die Anstalt dient der Absonderung solcher Offentuberkulöser, die wegen Bettenmangel im eigenen Gebiet nicht untergebracht werden können. Für Kranke die noch einer erfolgversprechenden Behandlung zugänglich sind, ist die Anstalt zunächst nicht vorgesehen. Es sollen vorwiegend solche Kranke aufgenommen werden, die nicht dauernd bettlägerig sind und bei denen noch mit längerer Lebensdauer zu rechnen ist. Die aktiv-therapeutischen Maßnahmen müssen endgültig oder zur Zeit erschöpft sein. Kranke, bei denen die Aussichten eines Heilverfahrens zweifelhaft sind, können zur weiteren Beobachtung auf Heilstättenfähigkeit dem Krankenhaus überwiesen werden. Bei der Einweisung in die Anstalt ist unbedingt darauf Rücksicht zu nehmen, daß dieselbe nicht in den Ruf eines Sterbehauses kommt. Fiebernde, weit fortgeschrittene Tuberkulöse mit dauernder Bettlägerigkeit, deren Ende in absehbarer Zeit zu erwarten ist, sind daher nicht in das Krankenhaus einzuweisen. Derartige Tuberkulöse sind nach wie vor in den eigenen Krankenhäusern unterzubringen. [...] Die Absicht, die Sterbezahl im Tuberkulose-Krankenhaus Blankenburg niedrig zu halten, liegt lediglich im Interesse der Gesundheitsämter, da diese mit den Einweisungen Schwierigkeiten bekommen, falls Blankenburg in den Ruf eines Sterbehauses kommt. Aus diesem Grunde sollen die Kranken, mit deren Ableben in Kürze zu rechnen ist, soweit es die äußeren Umstände zulassen, in die Heimatkrankenhäuser zurückverlegt werden. Auf keinen Fall darf es durch die Eröffnung eines Tuberkulosekrankenhauses im hiesigen Gebiet zu einer Verminderung und gar Aufhebung von Tuberkulosebetten in den Krankenhäusern kommen. [...]".[171]

Slottys „Richtlinien" wurden von einem Teil der Ärzteschaft abgelehnt.[172] Zu diesem Zeitpunkt nannte sich die Anlage „Krankenhaussonderanlage Aktion

Brandt, Kloster Blankenburg (Oldbg.), Gau-Tuberkulose-Krankenhaus".[173] Am 1. Juni übernahm die LVA Oldenburg-Bremen den Betrieb der Anstalt. Bis dahin waren drei der 29 aufgenommenen Patienten gestorben, eine Patientin wurde vor dem 31. Mai verlegt. Möglicherweise gehörte sie zu den „Kranken, mit deren Ableben in Kürze zu rechnen ist" und die deshalb in die Heimatkrankenhäuser verlegt werden sollten:[174] in diesem Fall würde sich die Sterblichkeit auf vier von 29 Patienten zwischen Ende April und dem 31. Mai 1944 erhöht haben. Die gestorbenen Patienten hatten im Gegensatz zu den meisten anderen keine Medikamente erhalten. Nur der 32jährigen Margarethe F. war einmal 2 ccm zweiprozentiges Morphium gegeben worden.[175]

Am 1. 6. 1944 ging die Anlage in den Besitz der LVA Oldenburg-Bremen über. Aufzeichnungen der LVA über den Betrieb der Anlage in dieser Zeit existieren nicht mehr.[176] Im Archiv des ehemaligen LFV sind wenige Dokumente erhalten; auf ihrer Grundlage kann lediglich festgestellt werden, daß Pläne zur Nutzung der Anlage für die „Asylierung tuberkulöser Ausländer" bestanden, die aber wieder „in Fortfall" kamen.[177] Diese Patientengruppe sollte „durch Aufstellung von Baracken an einem anderen Platz im Gau bezw. Inanspruchnahme schon bestehender Anlagen" untergebracht werden.[178] Die Standorte dieser Anlagen konnten bisher nicht ausfindig gemacht werden. An den Baracken wurde weitergebaut. Sie sollten 100 „Notwohnungen" aufnehmen. Bauleitung hatte nunmehr die Stadt Oldenburg, als Bauherrin trat die LVA und als Bauträger der LFV auf.

Schlußfolgerungen

Um zunächst die wichtigsten Fakten noch einmal zusammenzufassen:

Kloster Blankenburg wurde im Herbst 1941 geräumt, um einem *Ausweichkrankenhaus* Platz zu machen. Die Patienten wurden von der Gekrat in die Anstalten Kutzenberg und Erlangen verlegt, die zeitweise als *Zwischenanstalten* des „Euthanasie"-Programms dienten. Alle äußeren Umstände deuten auf einen typischen „Euthanasie"-Transport. In den Zielanstalten starben von den überwiegend jugendlichen Patienten bis Kriegsende 50 Prozent. Natürliche Todesursachen scheiden dabei weitgehend aus. Bischof von Galen, dessen Predigt vom 3.8.1941 den Ausschlag für den Stopp der „Aktion T4" gegeben hatte, gelang es nicht, die Patienten vor ihrem Schicksal zu bewahren, obwohl sie zu seiner Diözese gehörten.

Der Umbau Blankenburgs wurde offenbar von Karl Brandt veranlaßt und von einer „T4"-Kommission unter Becker und Trieb vorbereitet. Verwaltung und Finanzierung lagen bei der OT, als Bauleitung trat die Rübau Hamburg auf. Alle diese Organisationen standen in personeller Verbindung: Schmalenbach war sowohl „T4"-Gutachter als auch für Blankenburg zuständiger Bevollmächtigter der OT; Grabe war Mitglied der Becker/Trieb-Kommission und zugleich Baubeauftragter der OT wie auch Generalinspektor der „Aktion Brandt"; schließlich wurde er Arzt an einer der von ihm erbauten Kliniken. Darin offenbart sich ein enger Zusammenhang zwischen der „Euthanasie"-Aktion und dem medizinische Katastrophenschutz.

Schon kurz nach der Räumung erhob Karl Brandt Ansprüche auf die Anlage als „Ausweichkrankenhaus". Obwohl die „Aktion Brandt" noch nicht unter diesem Namen in Erscheinung getreten war, bestand sie offenbar schon in ihren Grundzügen. Brandts besonderes Interesse wird durch seinen zweimaligen Besuch in

Blankenburg unterstrichen. Trotz ihrer Bezeichnung als „Sonderkrankenhaus Aktion Brandt" wurde die Anlage jedoch kaum als solches genutzt. Sie wurde nie fertig. Nur teilweise nutzbar, diente sie kurzfristig als Zwischenanstalt für Bremer Psychiatriepatienten, die danach in Meseritz-Obrawalde getötet wurden, dann als Ausweichklinik für ausgebombte Krankenhauspatienten aus Bremen, später als Asylierungsheim für schwere Tuberkulosefälle und schließlich als Gau-Tuberkulosekrankenhaus der LVA.

Die Untersuchung hat keinen Aufschluß darüber erbracht, was das tatsächliche Wesen der „Aktion Brandt" war. Sie öffnet jedoch den Blick auf einen Kompetenzwirrwarr in Fragen des medizinischen Katastrophenschutzes, in den die „T4", die OT und das Reichsministerium Speer, die „Aktion Brandt" und das Reichsinnenministerium, Abteilung IV, verwickelt waren. Sollte es dabei zu einem Tauziehen zwischen Karl Brandt und Leonardo Conti um Blankenburg gekommen sein, muß wohl festgestellt werden, daß Conti den kürzeren zog. Aber auch Brandt konnte seine Pläne, wie immer sie lauteten, nicht am Standort Blankenburg verwirklichen.

Damit steht fest, daß der Umbau Blankenburgs nicht dem „Euthanasie"-Programm, sondern den Plänen eines umfassenden, reichsweiten Katastrophenschutzes im Krankenwesen diente. Gleichzeitig wird deutlich, daß die Patienten, die im Zuge dieser Maßnahmen „verlegt" wurden, teilweise Opfer der dezentralen „Euthanasie" geworden sind, daß also die „Aktion Brandt" und die Aufgaben des „Generalreferenten für Luftkriegsschäden" Fritz Cropp mindestens hinsichtlich der Räumungen nicht vom „Euthanasie"-Programm zu trennen sind. So wurden viele der deportierten Blankenburger Patienten Opfer der „Euthansie" in Erlangen und Kutzenberg. Bremer Geisteskranke wurden nach kurzem Aufenthalt in Blankenburg nach Meseritz verlegt und dort getötet. Wieviele Opfer die Asylierung Tuberkulöser forderte, ist unbekannt. Zu den Opfern der nationalsozialistischen Rassenpolitik zählen auch die Zwangsarbeiter, über deren Zahl keine abschließenden Angaben möglich sind.

Für die Regionalforschung ergibt sich der interessante Schluß, daß der für die Deportation der Patienten mitverantwortliche LFV nach dem Krieg um eine Vertuschung der Ereignisse bemüht war, vermutlich, um nicht in den Verdacht einer Beteiligung am „Euthanasie"-Programm zu geraten. Damit verhinderte er nicht nur jahrzehntelang, daß das Schicksal der Patienten aufgeklärt wurde, sondern machte sich mitschuldig an einer historischen Legendenbildung, die eine Erforschung der nationalsozialistischen „Euthanasie" in Oldenburg lange Zeit blockiert hat.

Anmerkungen:

1 Gesetz zur Verhütung erbkranken Nachwuchses vom 14. Juli 1933 (GzVeN), Reichsgesetzblatt (RGBl), 1933, Teil1, S.529-531. Das Gesetz trat am 1.1.1934 in Kraft.

2 In seinem Tötungsbefehl erteilt Hitler dem Leiter seiner Kanzlei, Philip Bouhler, und seinem „Begleitarzt" Karl Brandt die Vollmacht, „die Befugnisse namentlich zu bestimmender Ärzte so zu erweitern, dass nach menschlichem Ermessen unheilbar Kranken bei kritischster Beurteilung ihres Krankheitszustandes der Gnadentod gewährt werden kann", zt. b. Armin Trus, "...vom Leid erlösen", Frankfurt 1995, S. 99.

3 Der „Stopp" der „Aktion T4" ging bruchlos in eine zweite Phase der Krankenmorde über, bei der nicht mehr die Vernichtungsanstalten die Hauptrolle spielten, sondern die im Zeichen des dezentralen Krankenmordes in den Heimatanstalten stand. Diese Phase wurde von beteiligten Ärzten und Funktionären nach Kriegsende – den Charakter des Massenmordes verschleiernd – als „wilde Euthanasie" bezeichnet.

4 Nach Klee hat der Eichberger Arzt Walter Schmidt in einer Aussage im November 1946 eidesstattlich beschworen, daß die Tötungen seit Dezember unter dem Stichwort „Aktion Brandt" gelaufen seien (Ernst Klee, „Euthanasie" im NS-Staat. Die „Vernichtung lebensunwerten Lebens", Frankfurt a.M. 1985 [1991], S. 441).

5 Vgl. vor allem Götz Aly, Die „Aktion Brandt" – Katastrophenmedizin und Anstaltsmord, in: Beiträge zur nationalsozialistischen Gesundheits- und Sozialpolitik, 1 (1985/1987), S. 56-74.

6 „Die im Zusammenhang mit der Räumung von Heil- und Pflegeanstalten im Einzugsbereich luftgefährdeter Gebiete stehende Krankentötung in den Jahren 1943/44 wurde, da sich die Euthanasie-Zentrale vom Bevollmächtigten für das Sanitäts- und Gesundheitswesen (Karl Brandt, I.H.) autorisiert glaubte, als 'Aktion Brandt' bezeichnet. Wie in der Phase der 'wilden Euthanasie' vom Herbst 1941 bis zum Frühjahr 1943 wurde die Krankentötung dezentral ausgeführt [...]" (Hans-Walter Schmuhl, Rassenhygiene, Nationalsozialismus, Euthanasie, Göttingen 1987, S. 233 – 234).

7 Uwe Kaminsky, „Euthanasie" im Rheinland, Köln 1995, S. 410 – 411.

8 Vgl. Schmuhl (Anm.6), S. 232-233.

9 Läßt Kaminsky Brandt einerseits betonen, daß die „Arbeit im großen Stil ohne Zweifel kommen wird", wenn auch nicht im Krieg (Januar 1944: Uwe Kaminsky 1995, S. 428), so verweist er andererseits auf Brandts Äußerung gegenüber Runckel im Zusammenhang mit der Räumung von Heil- und Pflegeanstalten und Fürsorgeheimen, daß „eine Aktivierung unserer spezifischen Therapie [...] unauffällig in die Wege zu leiten" sei (Brandt an Runckel, 18.7.1944, Kaminsky (Anm.7),S. 429).

10 Vgl. Peter Tornow/Heinrich Wöbcken, 700 Jahre Kloster Blankenburg, Oldenburg 1994. In dieser Biographie des Klosters werden die Räumung der Anstalt und das Schicksal der verlegten Patienten erwähnt, S. 101 – 112. Vgl. auch Annette Thies, Zur Sozialgeschichte von Normierung und Ausgrenzung durch totale Institutionen – vom Armen- und Arbeitshaus zur Irrenverwahranstalt. Das Beispiel Kloster Blankenburg, Diplomarbeit Psychol. Univ. Oldenburg 1984.

11 Ingo Harms: Im Schatten von Rassenhygiene und „Euthanasie". Die Heil- und Pflegeanstalt Wehnen im „Dritten Reich". His. Diss. Univ. Oldenburg, 1996.

12 Zur Geschichte des Klosters Blankenburg, BVA,o.pag..

13 Tornow/Wöbcken (Anm.10), S. 61.

14 Ebd., S. 65.

15 Ebd., S. 67.

16 Ebd., S. 72.

17 Christel Maeder, Gründungsgeschichte des Niedersächsischen Landeskrankenhauses Wehnen bei Oldenburg, Bad Zwischenahn 1991, S. 92.

18 Tornow/Wöbcken (Anm.10), S. 86 f.

19 Ebd. 1994, S. 101.

20 „Auffallend viele Abgänge durch Todesfall sind ferner unter den im Jahre 1917 neu aufgenommenen Pfleglingen vorgekommen... Diese aus Wehnen und anderen Krankenhäusern in die Pflegeanstalt Blankenburg übergeführten Personen zeigten sich schon bei ihrer Aufnahme derart geschwächt oder körperlich krank, daß ein baldiges Lebensende von vorneherein zu befürchten war", schrieb der Verwalter der Anstalt Blankenburg, zur Loye, an die Kommission der Verwaltung der Fonds und milden Stiftungen, der Trägerin der Anstalt, am 5.2.1918, BVA 206/F-10 Bd. II, Bl. 111, S. 9.

21 Thies (Anm.10), S. 166.

22 Mit 46,9% wurde die NSDAP bei den Landtagswahlen im Juni 1932 stärkste Fraktion und errang die absolute Mehrheit der Sitze im Landtag: Wolfgang Günther, Freistaat und Land Oldenburg (1918 – 1946); in: Albrecht Eckhardt/Heinrich Schmidt, Geschichte des Landes Oldenburg, Oldenburg 1987, S. 403-490, S. 440 f.

23 Dem Hungersterben in der Heil- und Pflegeanstalt Wehnen während des „Dritten Reiches" folgten nach dem Krieg gegenseitige Schuldzuweisungen der Verantwortlichen. Der Verwaltungsleiter Siems belastete den Landesfürsorgeverband (LFV) mit dem Vorwurf der Hungerrationierung. Schon ab 1929 sei zur Kostendämpfung eine zunehmend „einseitige" Kost vorgeschrieben worden (Siems an den Vorstand des LFV, 12.1.1946, BVA 01-02/S, Bl. 69).

24 Direktion Wehnen an Staatsanwaltschaft Hannover, 19.5.1948, StAH, Nds.721 Hann.Acc.61/81 Nr.28, Sonderheft Wehnen, Bl. 3, S. 2.

25 Heinz Faulstich, Von der Irrenfürsorge zur „Euthanasie". Geschichte der badischen Psychiatrie bis 1945, Freiburg 1993, S. 317.

26 Raimond Reiter, Wurden Hamburger Geisteskranke 1941-1945 in der Anstalt Königslutter getötet? In: Zeitschrift des Vereins für Hamburger Geschichte Bd. 81 (1995), S. 223-233, S. 229.

27 Nur das Jahr 1931 lag mit 4,5% darunter; der Höchstwert betrug im Jahr 1932 sechs Prozent: BVA 206/F-10 Bd. II.

28 Seit 1934 lag die ärztliche Betreuung und Verwaltung bei der Wehner Direktion: StAO 136/20633, Bl. 55.

29 Mönch an das Oldb.MdI, 7.7.1934, StAO 136/20669, Bl. 18.

30 Die Werte der Jahre 1931 und 1933 minderte er von tatsächlichen 33 bzw. 32 Todesfällen (entsprechend 7,11 bzw. 5,64%) auf 17 bzw. 25 Todesfälle (entspr. 3,97 bzw. 4,70%). Errechnung der Sterblichkeitsraten anhand von Mönchs Angaben: LWA, „Zu- und Abgänge 1931/32", o.S., und LWA, „Jahresbericht 1933/34", o.S..

31 Tornow/Wöbcken (Anm.10) S. 100.

32 Ebd., S. 101.

33 Annette Thies (Anm.10), S. 166.

34 LFV an den Kreisleiter der NSDAP, 26.3.1941; Ute Kwast, Die evangelische Kirche und die „Euthanasie"-Aktion im Dritten Reich unter besonderer Berücksichtigung Oldenburger Verhältnisse. Exam.Univ.Oldenburg, 1994, Anl. X.

35 So z.B. der ehemalige Patient Hans N., Interviews am 13.1. und 24.2.1994.

36 Blankenburg war keine Diakonie, sondern wurde nach wie vor vom LFV getragen, von dem die Diakone und Diakonissen angestellt wurden. Die Innere Mission hatte sich vom Land Oldenburg schon in den zwanziger Jahren in den staatlichen Anstalten feste Plätze vertraglich zusichern lassen. Dafür waren ihre Diakone und Diakonissen der Behörde gegenüber weisungsgebunden.

37 BVA/ HH-21, Bl.4.

38 Aussage am 11.8.1946, (Anm.24), Bl. 13

39 BVA 202/F-5X I, Bl. 2/4.

40 Ebd. Bl. 2/6. Luftangriffe auf Bremen und insbesondere Wilhelmshaven gehörten seit 1940 zum Kriegsalltag.

41 Transportliste Nr. II, Gertrudenheim Kloster Blankenburg an Heil- und Pflegeanstalt Erlangen, 20. Sept. 1941, BVA/HH-3a-198 II.

42 Zeitzeugin Frieda G., Brief vom 17.2.1994, privat.

43 Ebd.; das bestätigen auch Petris Aussagen am 20.6.1946 vor dem Landesentnazifizierungsausschuß (Anm.24), Bl. 15.

44 Der ehemalige Patient Adolf H.: Bericht über Blankenburg, 1991, privat.

45 Elke Suhr und Andreas Wojak, „Nonnen, Waisen, Irre und Alte". Zur Geschichte des Klosters Blankenburg. Protokoll einer Hörfunksendung vom 23.10.1986. BVA, Ordner „Blankenburg, Quellen", S. 6-8.

46 BVA/HH-3a-198 II u. III; BVA 04-01 o.pag, o.Dat; Alfons Zenk, Liste der Blankenburger Patienten in Kutzenberg, Schreiben an Gerda Engelbracht vom 16.3.1994, privat; H.L. Siemen, Bezirkskrankenhaus Erlangen, Liste der Blankenburger Patienten in Erlangen, Schreiben an Gerda Engelbracht vom 28.3.1994, privat.

47 Zwar konnten mangels Krankenakten keine Meldebögen aufgefunden werden, aber es wurden die üblichen Transportlisten erstellt.

48 Mit dem Konzept der Zwischenanstalten verwischten die Verwalter der „Euthanasie" die Spuren der Verschleppungen, um vor den Nachfragen der Angehörigen erst einmal Ruhe zu haben und spätere Nachforschungen zu erschweren. Aus Kutzenberg hatte die „Gekrat" noch im Juni 1941 Patienten in die Vernichtungsanstalten verlegt; Klee (Anm.4), S. 105. Die Blankenburger Kranken sollten diese Betten anscheinend auffüllen.

49 BVA 202/ F-5 XI, o.pag., o.Dat.

50 Vordruck: „Direktion der Landes-Heil- und Pflegeanstalt Waldheim (Sachs)" (folgt das Adressenfeld), „Waldheim (Sachs), den... Auf Grund eines Erlasses des zuständigen Herrn Reichsverteidungungskommissars wurde heute Herr" (handschr. geändert in „der Pflegling") „durch die Gemeinnützige Kranken-Transport-GmbH, Berlin W 9, Potsdamer Platz 1, in eine andere Anstalt verlegt, deren Name und Anschrift mir noch nicht bekannt sind. Die aufnehmende Anstalt wird Ihnen eine entsprechende Mitteilung zugehen lassen. Ich bitte Sie, bis zum Eingang dieser Mitteilung von weiteren Anfragen abzusehen. Sollten Sie jedoch innerhalb 14 Tagen von der aufnehmenden Anstalt keine Mitteilung erhalten haben, so empfehle ich Ihnen, sich bei der Gemeinnützigen Kranken Transport GmbH zu erkundigen. Den etwaigen sonstigen Angehörigen des Kranken bitte ich erforderlichenfalls hiervon Mitteilung zu geben. Heil Hitler! Der Anstaltsdirektor, I.V., Regierungsmedizinalrat". Der Text wurde in den entsprechenden Passagen von der Blankenburger Verwaltung handschriftlich geändert, ebd., Bl. 2/8a.

51 BVA 202/ F-5 XI, Bl. 2/5.

52 Ebd., Bl. 2/8.

53 Peter Löffler [Bearbeiter], Bischof Clemens August Graf von Galen. Akten, Briefe und Predigten 1933-1946, Veröffentlichungen der Kommission für Zeitgeschichte, hrsg. v. Konrad Repgen, in Verbindung mit Dieter Albrecht, Heinz Hürten, Rudolf Morsey, Mainz 1988, II, Dok. 351, S. 911.

54 LFV, Benachrichtigung der Fürsorgeverbände vom 24.9.1941, BVA/ HH-3, Bl. 9.

55 Anna Strudthoff, Unsere Arbeit im Gertrudenheim. Erinnerungen einer alten Diakonisse; in: Freundesbrief Nr. 3, „Die Schwester", Zeitschr. des Oldenburgischen Diakonissenhauses Elisabethstift, Oldenburg 1978.

56 Löffler (Anm.53), S. 912, Anm. 3.

57 „Sein Protest hat [...] dazu beigetragen, daß die Morde an Geisteskranken im wesentlichen eingestellt wurden". Tatsächlich gingen die Anstaltsmorde unter höherer Geheimhaltung weiter; Joachim Kuropka, Hat Bischof Clemens August Graf von Galen Widerstand gegen den Nationalsozialismus geleistet? In: ders. (Hg.), Clemens August Graf von Galen. Neue Forschungen zum Leben und Wirken des Bischofs von Münster, Münster 1992/1994, S. 371-390, S. 382.

58 Adolf Heine, Bericht über Blankenburg, Oldenburg 1991, privat.

59 Interview mit Adolf Heine, 9.5.1994.

60 Interview mit Ernst B., 6.6.1995.

61 Elke Suhr/A.Wojak (Anm.45), S. 8. Diese Version wird auch von dem Heimatforscher W. Vahlenkamp vertreten; ders.: Die Deportation von Blankenburg, Nordwestzeitung vom 19.6.1993.

62 Interviews mit Adolf Heine 9.5.1994, E. Becker 6.6.1995, Anton W. 9.6.1995; briefl. Auskunft der jetzigen Heimatanstalt über Angaben von Elfriede G., 17.2.1994 sowie telefonische Auskunft darüber, daß die ehemalige Blankenburger Patientin Edith A. nicht zu einem Gespräch bereit sei, 19.2.1994.

63 Am 20.8.1946 vor dem Landesentnazifizierungsausschuß (s.Anm24), Bl. 15. Petri gehörte sicherlich zu den in die „Euthanasie" Eingeweihten in Oldenburg. Daß er durch den LFV über den Sterbestand seiner Patienten in Kutzenberg und Erlangen auf dem Laufenden gehalten wurde, ist eine naheliegende Vermutung.

64 Faulstich (Anm.25), S. 318 ff.

65 Martin Schmidt, Robert Kuhlmann, Michael von Cranach, Die Psychiatrie in der Heil- und Pflegeanstalt Kaufbeuren 1933 – 1945 in: Arbeitskreis „Euthanasie"-Forschung, Schleswig 12.-14.5.1995, S. 21 – 60, hier S. 44.

66 Thomas Stilter, „Euthanasie" in Pirna-Sonnenstein, Vortrag vor dem Arbeitskreis „Euthanasie"-Forschung, Bedburg-Hau, 10.-12.5.1996. Am 26.11.1940 wurden beispielsweise 130 Patienten nach unbekannt verlegt. Auch war die Anstalt von einer T4-Gutachterkommission unter Mennecke und Steinmeyer besucht worden.

67 Interview mit Ernst B., 6.6.1995; Interview mit Adolf Heine, 9.5.1994; Aussage Guhlkes über seine Reise nach Kutzenberg (Anm.24), 11.8.1946, Bl. 13.

68 Nach A. Zenk hat die Forschung zu den Kutzenberger Akten keinen Zugang (Anm.46).

69 Die Landwirtschaft Kloster Blankenburg umfaßte 92 ha. „Im Frieden" wurden 100 Rinder, 40 Milchkühe, 6 Pferde und Schweine und Hühner gehalten. Das Gemüse wurde ebenfalls selbst angebaut. Zu diesen Arbeiten waren „40 bis 60 [...] Pfleglinge" erforderlich, die unter der Aufsicht von Pflegern und Pflegerinnen arbeiteten; Vorstand des LFV an den Oldb.MdI, 30.10.1942, BVA 202/ F-5X I, Bl. 2/73, S. 3 f.

70 LFV, Die Krankenhaus-Sonderanlage im Kloster Blankenburg. Darstellung über die Entstehung der Krankenhaus-Sonderanlage und ihre Einwirkung auf die Stiftung und die im Kloster Blankenburg untergebrachte Unterrichts- und Pflegeanstalt Gertrudenheim, Oldenburg, 15.10.1950, BVA 202/ F-5 XI, Bl. 79.

71 Hausvater Diakon Guhlke am 11.8.1946 zu Protokoll (Anm.24).

72 Bericht Ross' von seinem Treffen mit Cropp, 16.2.1943, BVA 202/ F-5X I, Bl. 11/14.

73 LFV-Bericht 1950 (Anm.70), S. 6 f.

74 Vorstand des LFV an das Oldb.MdI, 30.10.1942, BVA 202/ F-5X I, Bl. 2/73, S. 2. Die Mehrkosten übernahm die „Zentralverrechnungsstelle Heil- und Pflegeanstalten" (ZVS).

75 Die oldenburgische Staatsregierung sollte drohen, „daß, wenn nicht binnen 8 Tagen eine Inanspruchnahme des Klosters erfolgt sei, das Gertrudenheim im Kloster Blankenburg seinen Betrieb in unverändertem Umfange wieder aufnehmen würde"; Ross an den Oldb.MdI, 4.10.1941, BVA 202/ F-5X I, Bl. 2/26.

76 Randnotiz auf dem Schreiben des LFVA an den Oldb.MdI, ebd.

77 Zenk; Siemen (beide Anm.46).

78 Mit dieser Methode bereicherte sich die ZVS um Millionen, vgl. Götz Aly (Hg.), Aktion T4. 1939 – 1945. Die „Euthanasie"-Zentrale in der Tiergartenstr. 4. Berlin 1989, S. 12.

79 LFV-Bericht 1950 (Anm.70).

80 Bericht Ross (Anm.72).

81 In dieser Passage wiederholte Galen, was er bereits am 6. Juli gepredigt hatte; Galen, maschinenschriftliches Manuskript der Predigt vom Sonntag, den 3. August 1941; Joachim Kuropka, Clemens August Graf von Galen. Sein Leben und Wirken in Bildern und Dokumenten. Schriften des Insntituts für Geschichte und Historische Landesforschung – Vechta, Bd. 1, Münster 1992(1993), S. 217 -219. Auf die Darstellung der zahlreichen Tippfehler dieser Quelle wurde hier verzichtet.

82 Löffler (Anm.53), S. 878.

83 Mit diesem Argument stritten auch der evangelische Landesbischof Württembergs, Wurm, und sein Oberkirchenrat Sautter gegen das Krankenmordprogramm, womit sie ein vorläufiges Ende der Tötungen in Grafeneck erreichten; vgl. Schmuhl (Anm.6), S. 318 ff.

84 Landrat Münzebrock an das Staatsministerium Oldenburg, 6.10.1941, BAM, Sammlung Galen, Nr. 31, B. 191/6. Mit dem „Euthanasie"-Programm als solchem war Münzebrock durchaus einverstanden: „Gegen eine 'Tötung lebensunwerten Lebens' wird kein vernünftiger Mensch etwas einwenden, soweit sie angewandt wird gegenüber unheilbar Geisteskranken. Aber weswegen ist insoweit nicht von Anfang an die gesetzliche Grundlage geschaffen worden? Stattdessen wird die Aktion seit Jahr und Tag in aller Heimlichkeit durchgeführt"; ebd.

85 Vgl. Schmuhl (Anm.6), S. 354. Vgl. auch Ernst Klee (Anm.4), S. 335: „Die Predigt hat eine ungeheure Wirkung" und wurde in Tausenden Flugblättern verbreitet – „die Geheimhaltung ist durchbrochen"; vgl. ebenso Dirk Blasius, „Einfache Seelenstörung". Geschichte der deutschen Psychiatrie 1800-1945, Frankfurt a.M. 1994, S. 176: „Die Predigt... war ebenso Ausdruck wie Verstärker einer gesllschaftlich breitgefächerten Regimeverdrossenheit in der 'Euthanasie'-Frage".

86 So erschienen beispielsweise in den „Leipziger Neueste Nachrichten" vom 13.10.1940 auf einer Seite vier Anzeigen, in denen die Tötungsanstalten Grafeneck, Sonnenstein/Pirna und Hartheim (Linz) genannt wurden; Schmuhl (Anm.6), S. 209.

87 Beschluß der Gaupressekonferenz vom 30.4.1941, ebd., S. 209.

88 Im Sommer 1941 sei Hitlers Zug auf einem Bahnhof durch die Verladung von Anstaltsinsassen aufgehalten und von einer Menschenmenge mit Schmäh- und Hohnrufen bedacht worden; nach einer Aussage des „Euthanasie"-Arztes Mennecke im „Eichberg-Prozeß" am 3.12.1946, Klee (Anm.4), S. 340 f.

89 Schmuhl (Anm.6), S. 210.

90 Der Widerstand der Kirchen gegen die „Euthanasie" muß in institutioneller und konfessioneller Hinsicht differenziert gesehen werden, d.h. nicht vorwiegend die Kirche, sondern Einzelpersonen bzw. Teile der Kirche haben opponiert, wobei die katholische Seite die geschlossenere Front aufwies. Bis zur Enzyklika „Mit brennender Sorge" im Jahre 1937 gab es sogar ein gemeinsames Vorgehen der katholischen Bischöfe gegen den Nationalsozialismus. Danach entzog sich insbesondere Kardinal Bertram, dem die Hirtenbriefe zu radikal gerieten und der sich auf Denkschriften an die Reichsregierung

beschränken wollte, der gemeinsamen Linie, während vor allem von Galen die „Flucht in die Öffentlichkeit" antrat; vgl. Maria Anna Zumholz, Clemens August Graf von Galen und der deutsche Episkopat 1933-1945, in: Kuropka (Anm. 47), S. 179-220.

91 Wie Hans Hefelmann, in der KdF für „Gnadensachen" zuständig, bei einer Vernehmung 1960 aussagte, sei „bei Beginn der Heilanstaltsaktion [...] allgemeines Einvernehmen darüber erzielt, daß die durch die Euthanasie eingesparten Anstaltskräfte, sowie Medikamente sowie Therapiemöglichkeiten den voraussichtlichen bleibenden restlichen 80% der Anstaltsinsassen zugute kommen sollten"; Götz Aly, Der saubere und der schmutzige Fortschritt. Psychiatriereformer der Weimarer Republik; in: Beiträge zur nationalsozialistischen Gesundheits- und Sozialpolitik 2 (1985), S. 9-78, S. 50.

92 LFV an das Oldb.MdI, 5.2.1942, StAO 136/16138, o. pag.

93 Galen am 26.9.1941 an die „Katholiken des Landes Oldenburg", Löffler (Anm.53), Dok. Nr. 351, S. 911 f. Der Offizialatsbezirk war geographisch identisch mit dem Land Oldenburg.

94 Galen an den Oldb. Ministerpräsidenten, 7.10.1941, ebd., S. 912.

95 Vgl. Blasius (Anm. 85), S. 179.

96 Ebd., S. 177.

97 Linden an Oltmanns, November 1941 (ohne Angabe des Tagesdatums, eingegangen im oldenburgischen Innenministerium am 24.11.41), BVA 202/ F-5 XI, Bl. 1/4.

98 Die „Abteilung Rüstungsbau des Reichsministeriums für Bewaffnung und Munition"; war von der OT als Bauleitung beauftragt. Nach der Übernahme der OT durch den Rüstungsbauminister Speer änderte sich ihre Bezeichnung und lautete nun: „Der Bevollmächtigte des Reichministeriums Speer im Bezirk der Rüstungsinspektion X" (Schreiben des LFV an ebendiesen, 12.6.1943, BVA 202/F-5XI, Bl. 9/22). Da die Dienststelle sich nicht änderte, soll zur Vereinfachung das Kürzel „Rübau" beibehalten werden.

99 Beim "Generalkommissar des Führers für das Sanitäts- und Gesundheitswesen" in Berlin-Hohengatow; Grabe an Oltmanns, 15.6.1944, Az. 2952/44, Dr.Gr./zw., BVA 202/F-5XI, Bl. 14/17.

100 Nach Kriegsende wohnte Carl-Heinz Grabe in Huntlosen. Dort hatte er von 1943 an den Bau und Betrieb der „Aktion Brandt"-Klinik beaufsichtigt. Mit Schreiben vom 17.11.1945 stellte er Antrag auf Niederlassung als praktischer Arzt im Land Oldenburg (StAO 136/16096, G).

101 BVA 202/ F-5XI, Bl. 1/1, S. 2.

102 BVA 202/ F-5XI, Bl. 3.

103 Ebd., Bl. 1/5.

104 BVA 202/ F-5X II, Bl. 6.

105 BVA 04/01, o.pag.

106 BVA 202/ F-5X I, Bl. 7, S. 2.

107 Den Auftrag zur Tarnung übernahm ein Landschaftsgestalter aus dem Künstlerdorf Worpswede; Baubesprechung am 25.März 1942, ebd., Bl. 2/55, S. 2.

108 LFV-Bericht 1950 (Anm.70), S. 3. Über den Scheinflughafen und den Zeitpunkt seiner Errichtung waren keine Einzelheiten zu erfahren.

109 Rübau an LFV, 5.10.1942, BVA 202/ F-5X I, Bl. 2/70.

110 LFV an Oldb.MdI, 30.10.1942, BVA 202/ F-5X I, Bl. 2/73, S. 3.

111 Slotty an den Reichstuberkuloseausschuß Berlin, BVA 202/ F-5X I, Bl. 11/5.

112 Schmuhl (Anm.6), S. 324.

113 Aly (Anm.78), S. 201.

114 Schmuhl (Anm.6), S. 249. Vgl. auch Matthias Hamann, Die Morde an polnischen und sowjetischen Zwangsarbeitern in deutschen Anstalten; in Beiträge (Anm.5), S. 121-187.

115 Cropp war als Landesarzt und damit oberster Medizinalbeamter des Landes Oldenburg selbstverständlich die zuständige Instanz für die Aufführungen des GzVeN. Er nahm diese Aufgabe jedoch mit einem außerordentlichen Engagement in Angriff, bestimmte persönlich die Ärzte der „Erbgesundheitsgerichte“, machte sich selbst zum Kammervorsitzenden des „Erbgesundheitsobergerichts“ und bestimmte die Sterilisationsärzte an den Oldenburger Kliniken. Dem Inneminister schrieb er: „Sämtliche Mitglieder der oldenburgischen Ärztekammer sind außerdem vom Landesarzt persönlich zur regen Mitarbeit an den Zielen des Gesetzes ermahnt worden“ (Cropp an den Oldenburgischen MdI, 18.1.1934, StAO 136/16179).

116 Vgl. Beiträge (Anm.5), S. 57. Im Jahr 1943 erhielt Cropp das „Generalreferat 'Luftkriegsschäden'“; er war Ministerialdirektor und SA-Oberführer (Schnellbrief des Reichsgesundheitsführers vom 2.6.1943, ZG 752/43, an die Reichsstatthalter (u.a.), StAO 136/20710, o.pag.

117 Cropp am 23.1.1943 an den LFV, BVA 202/ F-5X I, Bl. 2/79.

118 Bericht Ross (Anm.72), Bl. 11/14.

119 Notiz Oltmanns, 29.3.1943, ebd., Bl. 2/82.

120 Notiz des LFV vom 24.4.1943, ebd., Bl. 2/85.

121 Ebd., Bl. 11/18.

122 LFV-Vorstandssitzung vom 24.5.1943, BVA 202/ F-5X I, o.pag.

123 BVA 202/ F-5XI, Bl. 2/87.

124 Funkspruch Brandts, Führerhauptquartier, an den Gauleiter Röver (Auszug), Abschrift, vom 3.10.1941 (fs.Nr. 430 1600 Uhr), BVA 202/ F-5X I, Bl. 2/27.

125 Götz Aly hatte die „Aktion Brandt“ als späte Phase des NS-Euthanasie-Programms wiederentdeckt; vgl. Aly in Beiträge (Anm.5), S. 56 – 74; vgl. auch Schmuhl (Anm.6), S. 233 f.

126 Ute Daub, Krankenhaus-Sonderanlage Aktion Brandt in Köppern im Taunus. Die letzte Phase der „Euthanasie“; in: Psychologie & Gesellschaftskritik, 62, 16 (1992), S. 43. In diesem Schreiben wird die „Aktion Brandt“ ihrem Inhalt nach beschrieben, ohne daß der Begriff erwähnt wird. Interessant ist an dem Schreiben auch die enge Verbindung der genannten Maßnahmen mit der Organisation Todt, die auch die Umbaumaßnahmen von Blankenburg von Anfang an leitete.

127 LFV-Bericht, 1950 (Anm.70), S. 5.

128 Aly (Anm.78), S. 68.

129 Anlage Hosüne bei Huntlosen, Gemeinde Großenkneten, heute Wohnanlage und Ökologische Akademie.

130 Oltmanns an Schmalenbach, 9.7.1943, BVA 202/ F-5X I, Bl. 12/4.

131 Cropp war mit Schnellbrief vom 2.6.1943 zum Generalreferenten für Luftkriegsschäden ernannt worden, Conti an die Reichsstatthalter pp., Az. ZG 752/43, StAO 136/20710, o. pag.

132 Aktenvermerk des LFV vom 31.7.1943, StAO 136/20710, o.pag.

133 LFV an die Rübau, BVA 202/ F5-X I, Bl. 12/5.

134 Ebd., Bl. 12/3.

135 OT an LFV, 24.8.1943, StAO 136/20757, o. pag.

136 LFV an OT, 11.9.1943, ebd., Bl. 12/12.

137 Reichsstatthalter in Oldenburg und Bremen (Reichsverteidungungskommissar Weser-Ems) am 3.9.1943 an das Oldb.MdI, StAO 136/16179, Bl. 79; „RV“ steht für „Reichsverteidigung“.

138 LFV an die Gauleitung Oldenburg-Bremen, BVA 202/ F-5X I, Bl. 12/21.

139 Aktennotiz des LFV, BVA 202/ F-5X I, B. 2/92.

140 Bericht vom 1.12.1943, ebd., o. pag.

141 Ebd., Bl. 14/12.
142 LFV-Vorstandssitzung vom 10.2.1944, ebd., Bl. 62/1.
143 LFV-Bericht, 1950 (Anm. 61).
144 LFV an den Baubevollmächtigten der Rübau, BVA 202/ F-5X I, Bl. 14/18.
145 Gauleiter und Reichsstatthalter (Reichsverteidigungskommissar) an LFV, 3.11.1944, ebd., Bl. 30.
146 LFV-Bericht, 1950 (Anm.70), S. 6.
147 LFV-Vorstandssitzung vom 10.2.1945, BVA OO-01, Bl. 15a/2, S. 2, TOP I.
148 Als Unterzeichner für das Reich war das Ingenieurbüro Ricken in Hamburg beauftragt; BVA 202/ F-5X I, Bl. 67/6 und 67/7.
149 Ebd., Bl. 54a.
150 LFV-Bericht, 1950 (Anm.70), S. 6 f.
151 LFV an Rübau, 4.2.1942, BVA 202/ F-5X I, Bl. 9/5.
152 Ebd., Bl. 26/4.
153 LFV an Rübau, 11.9.1943, ebd., Bl. 12/12.
154 LFV an den Baubeauftragten der „Aktion Brandt" in Berlin, 23.5.1944, ebd., Bl. 14/14, S. 2.
155 LFV an Grabe/OT, 11.9.1943, ebd., Bl. 12/12.
156 Oltmanns an das Oldb.MdI, 30.10.1942, ebd., Bl. 2/73, S. 2 (Abschrift).
157 Oltmanns an den Baubeauftragten in Berlin, 23.5.1944, ebd., Bl. 14/14, S. 2.
158 Vom 26.9.-2.10.1942, BVA 2o2/ F-5X II, Bl. 196.
159 Aktenvermerk des LFV am 15.7.1942, ebd., o.pag.
160 Gertrudenheim im Kloster Blankenburg an den LFV, 1.7.1943, ebd., Bl. 26/12.
161 BVA 202/ F-5X I, Bl. 62.
162 BVA 202/ F-5X II, o.pag.
163 BVA/ F-3 J, Bl. 144.
164 LFV an die Städt. Krankenanstalt Bremen, 26.5.1944, BVA 202/ F-5X I, Bl. 13/10.
165 Der Landesarzt Jacobs an das RMdI, Nov. 1943, StAO 136/16106, Bl. 97 b.
166 Aktennotiz des LFV, BVA 202/ F-5X I, Bl. 13/9, Rückseite.
167 Film über das Schicksal von Patienten aus Bremen-Ellen, die nach Meseritz-Obrawalde verlegt wurden und dort starben. D. Hansen/Gerda Engelbracht: Zug um Zug in den Tod, Deutschland, N3 am 12.5.1994.
168 „Das Kloster Blankenburg ist nach Ausfall der Städtischen Krankenanstalten Bremen durch den Fliegerangriff am 20. Dezember 1943 mit inneren Kranken aus der Städtischen Krankenanstalt Bremen belegt worden", schrieb der bremische Klinikleiter am 31.12.1943 an den LFV, BVA 202/ F-5X I, Bl. 13/1.
169 Ebd., Bl. 13/8.
170 LFV-Bericht, 1950 (Anm.70).
171 Richtlinien für die Einweisungen in das Tuberkulose-Krankenhaus Blankenburg, Slotty als Bezirksleiter des Reichs-Tuberkulose-Ausschusses an den LFV, 17.4.1944, BVA 202/ F-5X III, Bl. 1/4.
172 „Diese Richtlinien haben nicht die Billigung der Ärzte gefunden (Besprechung am 19.4.44).", notierte Oltmanns am Rande des Textes, ebd.
173 Stempel im Briefkopf, BVA 202/ F-5X I, Bl. 10/8.
174 Richtlinien, Slotty an LFV, 17.4.1944, BVA 202/ F-5X III, Bl. 1/3.
175 BVA 202/ F-5X III, Bl. 17/1.
176 Nach Auskunft des Archivs der LVA Oldenburg, Dezember 1995.
177 Protokoll einer Besprechung von Vertretern der NSDAP, des LFV, der Baubehörden unter der Leitung von Ministerpräsident Joel am 23. 10.1944, BVA 202/ F-5X I, Bl. 30.

178 Anordnung des „Reichsverteidigungskommissars des Gau- und Reichsstatthalters über den Ausbau der Sonderanlage Brandt auf dem Gelände des Klosters Blankenburg bei Oldenburg“, 3.11.1944, Pkt. 4, ebd.

Willi Dreßen

Mord, Totschlag, Verbotsirrtum

Zum Wandel der bundesrepublikanischen Rechtssprechung in NS-"Euthanasie"-Prozessen

Nach dem Krieg behielten sich die alliierten Besatzungsbehörden zunächst die Strafverfolgung insbesondere von nationalsozialistischen Verbrechen vor. Das alliierte Kontrollratsgesetz Nr. 2 ordnete die vorübergehende Schließung aller ordentlichen Gerichte und Verwaltungsgerichte an. Etwa im Spätsommer bis Herbst 1945 wurden sie auf schriftliche Anweisungen der Militärregierungen mit verschiedenen Zuständigkeitsbeschränkungen wieder in Funktion gesetzt. Danach konnten Verbrechen, die Deutsche an deutschen Staatsangehörigen und später auch an Staatenlosen begangen hatten, im Gegensatz zu den Verbrechen, die der NS-Staat an Alliierten begangen hatte, von der deutschen Justiz verfolgt werden (vgl. Kontrollratsgesetz Nr. 4 vom 30. Oktober 1945 und Kontrollratsgesetz Nr. 10 vom 20. Dezember 1945).

Zu den Verbrechen, die in diesem Rahmen eine erhebliche Rolle spielten, zählten von Anfang an die von dem nationalsozialistischen Staat geplanten und durchgeführten „Euthanasie"-Verbrechen.

Sie bilden deswegen ein gutes Anschauungsmaterial dafür, wie die Rechtsprechung in der Bundesrepublik Deutschland diese Art von Straftaten eingeordnet und wie sie die Täter – falls es zum Prozess kam – verurteilt bzw. nicht verurteilt hat.

Um das darzustellen, muß ich mich bei dem ungeheuren Umfang des vorhandenen Materials auf einige Beispielsfälle beschränken. Es handelt sich dabei im wesentlichen um Verfahren, die auch in der Presse und sonstigen Medien ihren Niederschlag gefunden und meist Anlaß zu öffentlichen und privaten Diskussionen gegeben haben.

Grundlage für die Durchführung der NS-"Euthanasie" war der sogenannte Ermächtigungserlaß Hitlers, der auf den 1. 9. 1939 (Kriegsanfang) zurückdatiert war (siehe Abb.).

In keinem der nach dem Krieg durchgeführten „Euthanasie"-Prozesse ist dieser sogenannte Ermächtigungserlaß, der auf einem Papierbogen von Hitlers Privatkanzlei mit dem Reichsadler in der linken oberen Ecke geschrieben war, als Rechtfertigungsgrund für die Krankenmorde anerkannt worden, obwohl das in Teilen des juristischen Schrifttums nach dem Kriege vielfach gefordert wurde. Dagegen spielte er bei vielen Verfahren im Rahmen der Schuldfrage, d.h. bei der Beurteilung der Frage, ob der jeweilige Angeklagte zwar irrtümlich, aber entschuldbar an die Rechtmäßigkeit seines Tuns glaubte, eine erhebliche Rolle.

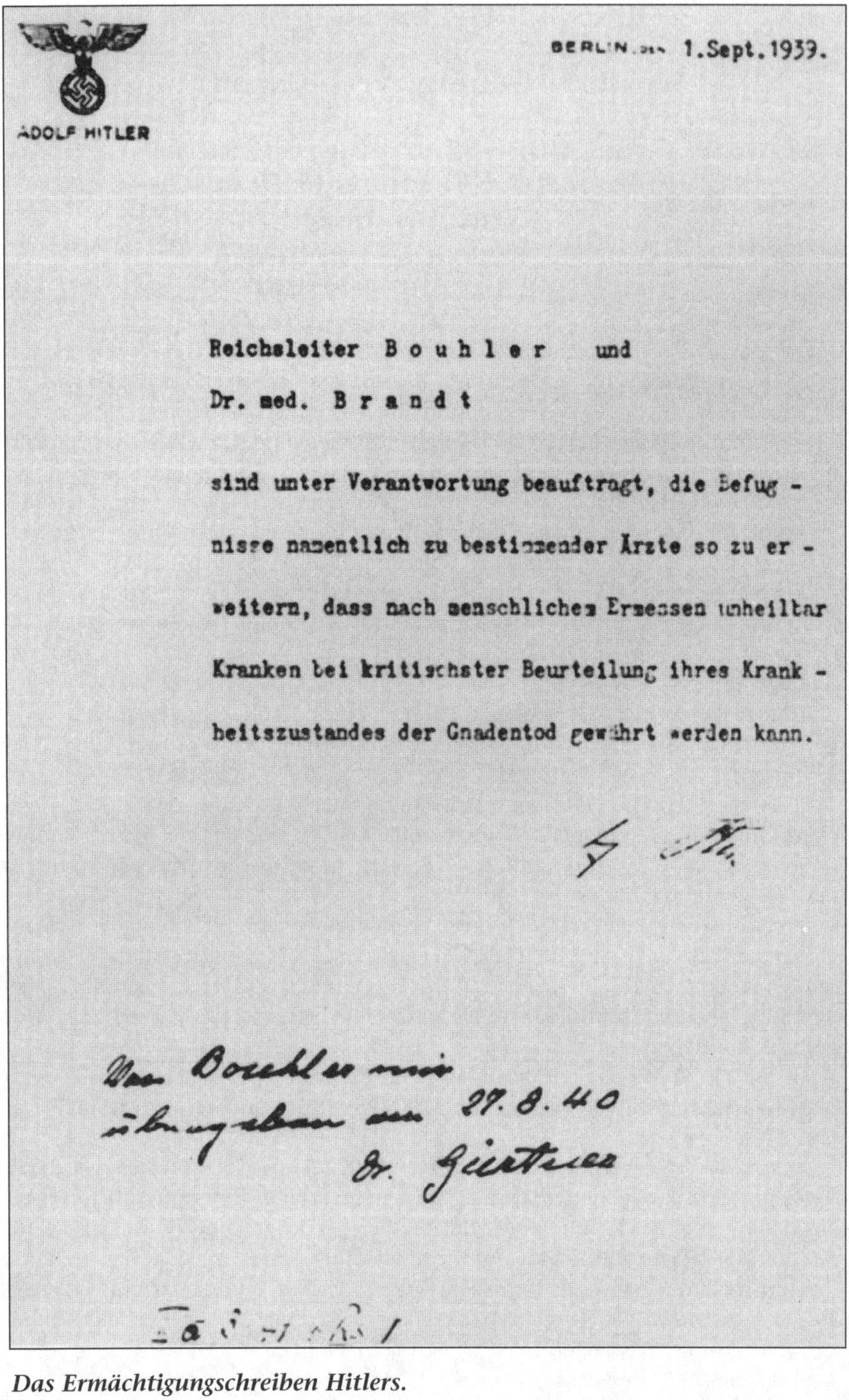

ADOLF HITLER

BERLIN, den 1.Sept.1939.

Reichsleiter B o u h l e r und

Dr. med. B r a n d t

sind unter Verantwortung beauftragt, die Befug - nisse namentlich zu bestimmender Ärzte so zu er - weitern, dass nach menschlichem Ermessen unheilbar Kranken bei kritischster Beurteilung ihres Krank - heitszustandes der Gnadentod gewährt werden kann.

Von Bouhler mir übergeben am 27.8.40 Dr. Gürtner

Das Ermächtigungschreiben Hitlers.

In objektiver Hinsicht haben die Gerichte den Erlaß deswegen nicht als echte Rechtsgrundlage, d.h. als gültiges Gesetz, angesehen, weil er bereits zur Zeit seiner Entstehung nicht den Formvorschriften für den Erlaß eines Gesetzes entsprochen habe (er bezeichnete weder die staatsrechtliche Stellung seines Unterzeichners, noch war er veröffentlicht, und er tarnte auch die Absicht, die in Wirklichkeit mit ihm verbunden war) und sein Zweck nicht der Gnadentod unheilbarer Kranker, sondern die Ausmerzung der nicht Arbeitsfähigen, der „Lebensunwerten" bzw. der „rassisch Minderwertigen" als überflüssige Esser gewesen sei. Er sei lediglich von Nützlichkeitserwägungen beherrscht gewesen. Es wurde auch darauf hingewiesen, daß der Erlaß, weil jeder Mensch kraft Naturrechts einen unabdingbaren Anspruch auf Leben habe, das auch der Staat bei Schuldlosen nicht antasten dürfe, selbst dann keine bindende Kraft gehabt hätte, wenn er als Gesetz anzusehen gewesen wäre.

Der erste westdeutsche Prozeß wegen der Tötung von Geisteskranken dürfte das Verfahren vor dem Schwurgericht beim Landgericht Berlin gewesen sein, in dem im März 1946 die Ärztin Dr. Hilde WERNICKE und die Pflegerin Helene WIECZOREK wegen der Tötung von geisteskranken Kindern und Erwachsenen mit Hilfe von Morphium-Scopolamin-Spritzen in der Zeit von 1943 bis 1944 in der Heil- und Pflegeanstalt Meseritz-Obrawalde zum Tode verurteilt wurden (Dr. WERNICKE wegen Mordes an 600 Personen und Helene WIECZOREK wegen Mordes an mindestens 100 Personen).[1]

Das Gericht wendete als Straftatbestand den heute noch gültigen § 211 des Strafgesetzbuches in der Fassung des Gesetzes vom 4. September 1941 an. Auf den „Euthanasie"-Komplex bezogen liegen die Voraussetzungen dieser Vorschrift dann vor, wenn die Tötungen der Kranken aus niedrigen Beweggründen oder heimtückisch oder grausam erfolgt sind. Dr. WERNICKE wurde vorgeworfen, die Entscheidungen über die Tötungen ausschließlich in ihren Händen gehabt zu haben, auch wenn sie mit dem „Abspritzen" der Opfer Untergebene betraut habe. Helene WIECZOREK wurde vorgeworfen, z.T. selber Kranke getötet, z.T. der Oberpflegerin dabei geholfen zu haben.

Niedrige Beweggründe wurden bejaht, weil die Auswahl der Opfer nicht aus menschlichem Mitgefühl erfolgt sei. Die Verteidigung Dr. WERNICKES in der Hauptverhandlung, sie habe ausländische Kranke aus Mitleid von der Tötung ausgenommen, ist durch ihre weitere Einlassung, deutsche weibliche Geisteskranke „aus Mitleid" für die Tötung ausgesucht zu haben, widerlegt worden, da die beiden Einlassungen sich ausschlössen. Zudem haben die Angeklagten ihre Mitarbeit bei den Tötungen z.T. nach längeren Überlegungen zugesagt, was deutlich macht, daß kein Zwang ausgeübt worden sei, und beide haben Plan und Durchführung der Tötungen nach ihren Angaben auch aus eigener Überzeugung gebilligt. Damit haben sie sich die der Aktion zugrunde liegende sittlich verwerfliche Gesinnungsart zu eigen gemacht.

Zum Mordmerkmal der Heimtücke war das Gericht der Auffassung, die beiden Angeklagten hätten in ihrer Eigenschaft als Oberärztin und Krankenpflegerin das Vertrauen der Kranken auf eine heilende Behandlung in einer Weise mißbraucht, die jeglichem menschlichem Empfinden grob widerspreche. Sie hätten dadurch unsägliches Leid über viele hundert Menschen gebracht.

Mangels Rechtfertigungs-, Schuldausschließungs- oder Strafausschließungsgründen sind sie deshalb wegen gemeinschaftlichen Mordes verurteilt worden.

Für die Annahme eines „besonderen Ausnahmefalles" von der Anwendung der Todesstrafe fehlte nach Ansicht des Gerichtes jeder Anhaltspunkt. Eine lebenslängliche Zuchthausstrafe hätte nach seiner Meinung in diesem schweren Fall keine „angemessene" Sühne dargestellt. (Vor dem Inkrafttreten des Grundgesetzes konnte nach der alten Fassung des § 211 ausnahmsweise nur dann von der Todesstrafe abgesehen werden, wenn dafür besondere, für den Angeklagten günstige Umstände sprachen).

Beide Angeklagten legten gegen dieses Urteil Revision ein, im wesentlichen mit der Begründung, ihnen habe das Bewußtsein der Rechtswidrigkeit ihres Tuns gefehlt. Der Revisionssenat hat jedoch die Revisionen verworfen und darauf hingewiesen, die Vernichtung des Lebens der unheilbaren Geisteskranken unter dem Gesichtspunkt ihrer dauernden völligen Arbeitsunfähigkeit verstoße gegen das allgemein anerkannte Sittengesetz.[2] Niemand könne sich auf eine Einstellung berufen, die dazu im Gegensatz stehe. Zudem hätten sich die Angeklagten die niedrige Gesinnung des Anstaltsleiters Walter Ferdinand GRABOWSKI, der sie angewiesen habe, die Tötungen durchzuführen, zu eigen gemacht. Eine Notstandssituation habe nicht vorgelegen, weil sie sich GRABOWSKI gegenüber auch anders hätten entscheiden können.

Das Urteil war damit rechtskräftig, und die beiden Angeklagten wurden am 14.1.1947 hingerichtet.

Fast auf den Tag genau ein Jahr nach Erlaß dieses Urteils verurteilte das Schwurgericht Frankfurt am Main im März 1947 u.a. die beiden Ärzte der Tötungsanstalt Hadamar, Dr. Hans Bodo GORGASS und Dr. Adolf WAHLMANN zum Tode, und

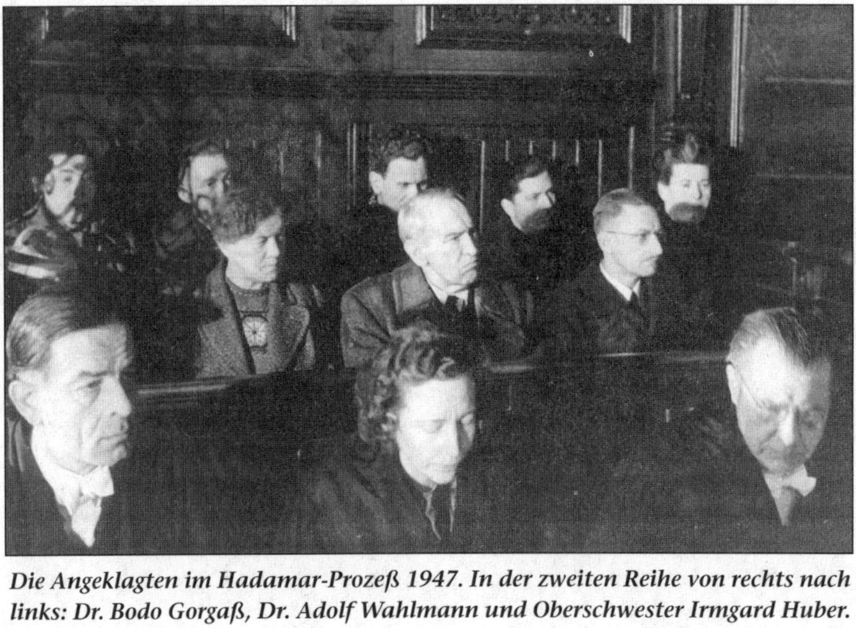

Die Angeklagten im Hadamar-Prozeß 1947. In der zweiten Reihe von rechts nach links: Dr. Bodo Gorgaß, Dr. Adolf Wahlmann und Oberschwester Irmgard Huber.

zwar GORGASS wegen Mordes in mindestens 1000 Fällen und WAHLMANN wegen Mordes in mindestens 900 Fällen.[3] Die Todesurteile wurden später in lebenslange Freiheitsstrafen umgewandelt und die beiden Verurteilten vorzeitig aus der Haft entlassen. (Dr. WAHLMANN 1953, Dr. GORGASS Weihnachten 1956).

Auch das Schwurgericht Frankfurt hat die Tötungen der Kranken in Hadamar als Mord qualifiziert.

Allerdings hat es, anders als das Berliner Gericht, das Merkmal der niedrigen Beweggründe bei den Angeklagten verneint. Die Angeklagten seien kleine Ärzte gewesen und hätten sich für die Mitwirkung an der geheimen Reichssache eben über alle Hemmungen hingeweggesetzt und in die „Aktion" hineintreiben lassen. Das seien aber keine Gründe, die nach dem Empfinden eines anständig denkenden Menschen verabscheuungswürdig, gemein und im besonderen Maße verwerflich seien.

Zum Mordmerkmal der Heimtücke liegen dagegen zwischen der Entscheidung des Schwurgerichts Berlin und des Schwurgerichts Frankfurt keine Divergenzen vor. Allerdings hat Frankfurt sich weitaus intensiver mit diesem Punkt befaßt. Danach ist den Angeklagten Dr. WAHLMANN die Hinterhältigkeit und Verschlagenheit, mit der vorgegangen wurde, bekannt gewesen. Er habe seinerseits das Vertrauen der Kranken mißbraucht, als er ihnen Tabletten und Spritzen gab, von denen diese annahmen, daß sie ihnen Heilung oder Linderung bringen würden. Dr. WAHLMANN habe eigenhändig falsche Todesursachen beurkundet und den Angehörigen der Ermordeten scheinheilig seine aufrichtige Teilnahme versichert.

Beide Ärzte hätten besonders verantwortungslos gehandelt und das ärztliche Berufsethos verraten. Das sei so ungeheuerlich, daß eine Freiheitsstrafe auf keinen Fall als angemessen bezeichnet werden könne. Zwar liege ein Ausnahmefall im Sinne des Mordparagraphen vor, aber nicht nach der positiven, sondern nach der negativen Seite. Die Taten seien nämlich besonders verwerflich und das Ausmaß der Schuld ungeheuer groß.

Diese Begründung läßt die negative Entscheidung der Frage der niedrigen Beweggründe und das milde Beurteilen des Mitwirkens der beiden Ärzte an der Mordaktion noch überraschender erscheinen, da dabei das Verhalten der Angeklagten als „gewisse menschliche Schwäche bzw. eine gewisse Trägheit des Willens" gewertet wurde, „die dem menschlichen Empfinden zufolge weder verabscheuungswürdig, noch gemein, noch im besonderen Maße verwerflich, noch sittlich verachtenswert" sei.

Sowohl GORGASS als auch WAHLMANN legten gegen das Urteil Revision ein. Beide Revisionen wurden verworfen, die von WAHLMANN mit der Maßgabe, daß statt Mittäterschaft nunmehr Anstiftung zum Mord angenommen wurde.[4] Am Strafmaß änderte das jedoch nichts. Der Einwand WAHLMANNS, er sei bereits durch ein amerikanisches Militärgericht in Wiesbaden verurteilt worden und könne daher wegen des Grundsatzes ne bis in idem (niemand darf wegen derselben Tat mehrfach strafrechtlich belangt werden) wegen der Tötungen nicht mehr verurteilt werden, wies das Gericht zurück, weil er in Wiesbaden nur wegen Mordes an alliierten, nicht aber deutschen Staatsangehörigen verurteilt worden war. Die Ermordung der deutschen Geisteskranken wertete das Gericht als neue, bisher noch nicht erfaßte Straftat.

Nach der Gründung der Bundesrepublik Deutschland und dem Erlaß des Grundgesetzes von 1949 änderte sich die Rechtsprechung in „Euthanasie"-Sachen. In vielen Fällen wurden nunmehr freisprechende Urteile verkündet.

Eines dieser Urteile fällte das Schwurgericht Köln im Oktober 1951 gegen den Arzt Dr. Alfred LEU, der in der Anstalt Sachsenberg an Erwachsenen- und Kindereuthanasie beteiligt gewesen war.[5] Dr. LEU hatte behauptet, er habe bei den Tötungen nur mitgemacht, um Schlimmeres zu verhindern und möglichst wenige Kranke – besonders Kinder – zu opfern. Anderenfalls wäre nämlich ein anderer Arzt an seine Stelle getreten, und dann wären viel mehr Kranke getötet worden.

Anders als das Frankfurter Gericht hat das Schwurgericht Köln wiederum das Vorliegen von niedrigen Beweggründen bejaht.

Von Sterbehilfe aus humanen Gründen könne nicht die Rede sein. Die Kranken sollten umgebracht werden, weil „ihre Erhaltung und Pflege als eine unerträgliche Last für den Staat angesehen wurde". Nicht Barmherzigkeit und Nächstenliebe, sondern ein krasser Staatsutilitarismus habe den Beweggrund der nationalsozialistischen Euthanasie gebildet. Die Bezeichnung „Euthanasie" sei ebenso wie die Wahl des Ausdrucks „Gnadentod" in dem auf den 1.9.1939 zurückdatierten Hitler-Erlaß nur eine Verschleierung der Wahrheit gewesen. Es habe sich um sittlich tiefstehendes staatsegoistisches Verhalten von niedrigster Gesinnung gehandelt.

Heimtücke hat das Gericht ebenfalls bejaht. Es hat dazu ausgeführt, die Arglosigkeit der Geisteskranken und ihrer Angehörigen sei dazu benutzt worden, die Opfer ohne Aufsehen und hinterrücks ums Leben zu bringen. Die Planer und die Ausführenden der Aktion hätten ihr Tun sorgfältig verdeckt und damit gezeigt, daß sie sich der Rechtswidrigkeit ihrer Handlungsweise bewußt waren. Die Taten seien auch selbstverständlich rechtswidrig gewesen, denn selbst ein staatliches Gesetz wäre in diesem Zusammenhang unsittlich und ohne bindende Kraft gewesen. Kein Staat dürfe das Leben eines Schuldlosen mit irgendwie gearteter Begründung antasten.

Dr. LEU habe auch vorsätzlich gehandelt. Mangelndes Bewußtsein der Rechtswidrigkeit seines Tuns sei nicht gegeben. Selbst wenn er sein Handeln für erlaubt gehalten hätte, hätte er sich den elementaren Grundsätzen des Sittengesetzes verschlossen und damit rechtsblind gehandelt. Falls er sich insoweit über die Rechtmäßigkeit seines Tuns geirrt habe, sei das unbeachtlich.

Allerdings ist die Tat des Angeklagten anders als in dem Berliner und dem Frankfurter Verfahren nicht als Mittäterschaft, sondern nur als Beihilfe zum Mord gewertet worden. Das Gericht hat das damit begründet, daß der Angeklagte nur in Ausführung der Anordnungen des „Reichsausschusses" und nicht mit eigenem Tatinteresse gehandelt habe. Anschließend hat das Gericht jedoch Strafausschließungsgründe, wie Notwehr, Nötigung durch Zwangslage und Notstand verneint. Auch das Vorliegen von übergesetzlichem Notstand hat es abgelehnt, da man die Lebensrechte der Menschen nicht wie Sachgüter gegeneinander abwägen könne. Sie seien absolut und unabhängig vom Gesundheitszustand des Körpers. Ein Leben sei so wertvoll wie das andere. Der Angeklagte habe deswegen bei den Tötungen der Kranken objektiv unrechtmäßig gehandelt, da er als Staatsbürger verpflichtet gewesen sei, sich von strafbaren Handlungen fernzuhalten. Auf der anderen Seite – sagte das Gericht – habe er aber auch keine Verpflichtung gehabt, die staatlich angeordnete Ermordung seiner Patienten zu verhindern. „Er mußte seine Patienten nur ärztlich betreuen, nicht aber drohende Gefahren, die insbesondere vom Staate selbst kamen, von ihnen abwenden."

Trotz seines unrechtmäßigen und schuldhaften Handelns (das darin zu sehen sei, daß der Angeklagte überhaupt bei den Krankentötungen mitgemacht und sich nicht davon ferngehalten habe) habe der Angeklagte jedoch unter Gefährdung seiner eigenen Person aus dem Streben heraus gehandelt, staatliches Verbrechen zu verhindern, ohne dazu verpflichtet gewesen zu sein (s.o.). Das Gericht hat sinngemäß ausgeführt, die Bestrafung eines Arztes, der bei der Tötung von Kranken ursächlich mitwirke, um die Ausrottung der ganzen zum Tode bestimmten Gruppe zu verhindern, würde der Gerechtigkeit widersprechen. Diese Mitwirkung sei nach dem Naturrecht gerechtfertigt, das höher stehe als von Menschen geschaffenes Recht. Es zähle lediglich „das vom Gewissen gelenkte moralische Gefühl". Deswegen sei Dr. LEU subjektiv nichts vorzuwerfen. Die gute Tat des Angeklagten sei zwar vom Standpunkt der reinen Ethik mit einem Makel behaftet, denn das Gebot „du sollst nicht töten!" sei kompromißlos. Durch seine Übertretung habe er sich in sittliche Schuld verstrickt. Das Gericht sei aber nicht der Ansicht des Obersten Gerichtshofes der Britischen Zone in Düsseldorf, wegen des sittlichen Verschuldens treffe den sabotierenden Arzt auch ein rechtliches Verschulden. Wegen der „tragischen Zwangslage" liege eben kein Rechtsverschulden des Angeklagten vor. Das Gericht hat den Angeklagten deswegen als schuldfrei erklärt und ihn vom Vorwurf der Beihilfe zum Mord freigesprochen. Es hat darauf hingewiesen, „daß die Zeit der Menschenverachtung, in der leichtfertig mit Menschenleben umgegangen wurde, endgültig gebannt sei". (Der Oberste Gerichtshof in Düsseldorf hatte in einem vergleichbaren Fall den Angeklagten zwar nicht für schuldfrei, aber für straffrei erklärt). Die Staatsanwaltschaft legte gegen den Freispruch Revision ein und hatte damit beim Bundesgerichtshof Erfolg.[6]

In dem erneuten Verfahren – in dem es am 4. Dezember 1953 zum Urteil kam – wurde Dr. LEU von vielen Kollegen wegen seiner eindeutigen nationalsozialistischen Gesinnung und seiner positiven Haltung zur „Euthanasie" stark belastet. Das Schwurgericht glaubte ihm aber seine Einlassung, er sei als überzeugter Nazi und „Euthanasie"-Befürworter nur aufgetreten, um besser sabotieren zu können, nicht widerlegen zu können. Ebenso nicht seine Einlassung, er habe nur „hoffnungslose Endzustände" getötet, wie auch von Zeugen aus dem Bereich des Pflegepersonals bestätigt worden war, von anderen Zeugen jedoch nicht. Diese hatten darauf hingewiesen, der Angeklagte hätte auch ansprechbare oder sogar noch arbeitsfähige Kranke getötet. Zu dieser Auffassung war auch der Sachverständige gekommen.

Das Gericht hat in seinem zweiten Verfahren die Tötung der Kinder wiederum objektiv als Mord gewertet.[7] Subjektiv jedoch nicht. Dabei wies es darauf hin, bei den Kranken habe es sich ausschließlich um tiefstehende Existenzen ohne wahrnehmbares Gefühlsleben gehandelt, für die bereits seit Jahrzehnten ernstzunehmende Wissenschaftler, wie Karl BINDING und Alfred HOCHE in ihrem 1920 erschienenen Buch „Die Freigabe der Vernichtung lebensunwerten Lebens", eine Erlösung von ihrem vegetierenden Dasein durch eine Tötung in einem mit gewissen Sicherheitskautelen ausgestatteten Verfahren zur Diskussion gestellt hätten. Bei dieser Sachlage lasse sich jedenfalls nicht mit der erforderlichen Sicherheit ausschließen, daß der Angeklagte angenommen habe, die Staatsführung hätte sich diese wissenschaftliche Auffassung zu eigen gemacht, zumal angesichts des „menschlichen Mitgefühl ausstrahlenden Wortlautes des Führererlasses". In der ersten Instanz hatte das Schwurgericht Köln noch ausgeführt, der Angeklagte habe alle Tatumstände gekannt und die Wahl des Ausdruckes „Gnadentod" in dem Führererlaß habe offensichtlich nur der Verschleierung der Wahrheit gedient.

Auch Heimtücke wurde nun für den Angeklagten verneint. Es sei nicht auszuschließen, daß er in der Tarnung lediglich eine kriegsbedingte Vorsichtsmaßnahme gegen Feindpropaganda gesehen habe. Heimtückisch habe er auch deswegen nicht gehandelt, weil die Kinder oder die Geisteskranken ohnehin arglos oder wehrlos gewesen seien. Er habe also keine Situation ausgenutzt, in der seine Opfer wehrloser oder argloser als gemeinhin gewesen seien. Unter diesen Umständen hätten die Tötungen aber nicht den Charakter einer besonderen Verwerflichkeit im Sinne des Mordparagraphen.

Die Tat wurde damit objektiv nur als Totschlag bzw. Beihilfe zum Totschlag gewertet; subjektiv könne Dr. LEU jedoch wegen des Sabotagecharakters seines Tuns nicht bestraft werden. Das ist einigermaßen verblüffend, nachdem in dem erstinstanzlichen Urteil die Tötung der Kranken eindeutig als Mord qualifiziert worden war. Woher nun dieser plötzliche Sinneswandel? Woher der Gedanke, die Tötungen seien von dem Angeklagten als im Einklang stehend mit der „Lehre der ernstzunehmenden Wissenschaftler BINDING und HOCHE" und anderer gesehen worden, und der, bei den getöteten Kranken habe es sich ausschließlich um tiefstehende Existenzen ohne wahrnehmbares Gefühl gehandelt?

Es ist nicht bekannt, welche Unterlagen im einzelnen dem Gericht bei der Entscheidungsfindung vorgelegen haben; des Rätsels Lösung könnte jedoch in folgendem Umstand liegen: Wenige Monate vorher, im März desselben Jahres, hatte das Schwurgericht beim Landgericht München I im Zusammenhang mit der Kinder- und Erwachsenen-"Euthanasie" ein Urteil verkündet, das genau die Gedanken enthält, an die sich das Schwurgericht Köln anlehnt.

Es handelt sich dabei um das Urteil gegen den ehemaligen Direktor der Heilanstalt Eglfing-Haar, Dr. Hermann PFANNMÜLLER, u.a. wegen des Vorwurfs, Kinder vergiftet oder durch Verhungernlassen getötet zu haben. In diesem Zusammenhang hat das Schwurgericht bei dem Landgericht München I im März 1951 den Angeklagten nicht wegen Mordes, sondern nur wegen Totschlags und Beihilfe zum Totschlag unter Anrechnung der Internierungshaft zu 5 Jahren Gefängnis verurteilt.[8]

Das Gericht hat sinngemäß ausgeführt, der Angeklagte habe als Anhänger des „Euthanasie"-Gedankens gehandelt, der von jeher und auch in der Gegenwart noch durchaus ernstzunehmende Verfechter habe, was nicht verkannt werden dürfe.

Zum Merkmal der Heimtücke hat das Gericht in etwa argumentiert, für Heimtücke sei erforderlich, daß das Opfer wehrloser und argloser als im Normalsfall sei und der Täter das ausnütze. Die Kinder seien aber bei der Verabreichung der Luminaldosen mit dem üblichen Essen keineswegs besonders wehr- oder arglos gewesen. Es wurde also „keine von der üblichen Situation verschiedene und günstigere Lage der Kinder für die Tötung ausgenutzt".

In den früheren Urteilen hatte man die Arglosigkeit der Opfer jedoch u.a. gerade darin gesehen, daß den Kranken das Gift in einer Form verabreicht worden war, wie sie bei der normalen Heilbehandlung durchaus üblich ist, nämlich in Tabletten- oder Spritzenform, und daß die Kranken gerade deswegen im Vertrauen auf die Ärzte und auf die heilende Wirkung der Medikamente in ihrer Arg- und Wehrlosigkeit getäuscht worden seien. Bei Kindern über drei Jahren könnte aber ein derartiger Vertrauensmißbrauch in gleicher Weise vorliegen.

Welche Argumentation überzeugender ist, mag dahingestellt bleiben. In den Kommentaren zum Strafgesetzbuch wird darauf hingewiesen, daß Kleinkinder nach herrschender Rechtsprechung zwar nicht getäuscht werden könnten, das gelte aber nicht ohne weiteres bei Kindern von drei Jahren an und auch nicht generell bei Geisteskranken.

Dagegen hat das Gericht bei der Frage des Bewußtseins der Rechtswidrigkeit einmal darauf hingewiesen, der Angeklagte habe ohnehin nicht an die Rechtmäßigkeit der Tötungen geglaubt; aber selbst wenn das der Fall gewesen sei, sei dieser Irrtum unbeachtlich; zum anderen hätten die Tötungen gegen naturrechtliche Grundsätze verstoßen. PFANNMÜLLER habe sich auch in keiner Zwangslage befunden, und sein Leben sei nicht bedroht gewesen, wenn er sich dem Tötungsverlangen des Staates versagt hätte.

Bezüglich der Tötung der Kinder durch die mit dem Erlaß des bayerischen Innenministeriums vom 30.11.1942 angeordnete Sonderkost hat das Gericht den Angeklagten freigesprochen. Es hat ausgeführt, die Sonderkost (Hungertherapie) sei nicht Ursache der Todesfälle gewesen. In die Sonderkosthäuser seien nur Schwerkranke und Moribunde eingewiesen worden, so daß kein Anstaltsinsasse aufgrund der „Sonderkost" gestorben sei.

Versuchter Mord wurde deswegen verneint, weil nach Ansicht des Gerichts dem Angeklagten seine Einlassung, die Sonderkost sei für Bettlägerige mit geringem Stoffwechsel ausreichend gewesen (zumal sie heimlich vom Personal – was er nicht verhindert habe – fetthaltige Suppen als Zusatzkost bekommen hätten) nicht widerlegt werden konnte. Er habe zwar gewußt, daß seine Anordnung umgangen wurde, die verbesserte Zubereitung der Sonderkost durch sein Personal jedoch geduldet.

In dem Frankfurter Verfahren gegen Dr. Hans HEFELMANN hat der Zeuge Ludwig LEHNER, von Beruf Lehrer, im Juni 1961 aber ausgesagt, bei einer Besichtigung der Anstalt Eglfing-Haar (nach seiner Erinnerung sei das im ersten Kriegsjahr gewesen) habe Dr. PFANNMÜLLER den Teilnehmern als Glanzstück auch die Kinderstation gezeigt und dabei Begriffe wie „lebensunwertes Leben" gebraucht und gesagt, es seien auch einige Kinder dabei, denen nichts fehle. Dabei habe er mit den Augen gezwinkert. Er habe ein Kind aus dem Bett herausgenommen und den Teilnehmern gezeigt. LEHNER fuhr fort fort:

„Er nahm es so, wie man einen Hasen nimmt. Ich schätze, daß das Kind ca. 3 Jahre alt war. Es war völlig abgemagert und verrunzelt und auch für einen medizinischen Laien erkennbar, kurz vor dem Verhungern. Er meinte, das sei die einfachste Methode, da brauche man kein Gas oder derlei."

Der Zeuge fährt dann fort:

„Mir ist es heute noch fast unmöglich, über diese Dinge zu sprechen und die Erinne-

rung daran läßt mich noch immer nicht los. Ich sehe noch immer diesen Arzt im weißen Mantel mit dem Gesichtsausdruck eines Satans vor uns stehen, dieses fast verhungerte Kind herumzeigend, wie man ein Kristall vorweist und dabei lachend erklärend, das sei die einfachste Methode."[9]

Nach eigener Ausssage hatte LEHNER auch schon im Münchener PFANNMÜLLER-Verfahren ausgesagt. In den Urteilen ist jedoch darüber nichts erwähnt. Möglicherweise deshalb nicht, weil der Zeuge seinen Besuch in der Anstalt vor dem oben erwähnten Hungerkost-Erlaß vom November 1942 datiert hatte.

Bei der Strafzumessung hat das Gericht folgende mildernde Umstände berücksichtigt: Die durch die Propaganda bestärkte Überzeugung des Angeklagten, die Tötung der Kranken sei eine dem natürlichen Ausleseprozeß gleichkommende Maßnahme und eine Erlösung für diese; weiterhin den Umstand, daß er als Staatsbeamter von seinem Vorgesetzten zu seinem Tun angewiesen worden sei und ein Menschenleben in der Kriegszeit vielfach nichts gegolten habe und nach anderen Maßstäben gemessen worden sei; schließlich auch, daß der Angeklagte schwer erkrankt sei und infolge seines hohen Alters eine Freiheitsstrafe härter empfinden müsse. Strafverschärfend wurde die hohe Zahl der Opfer, der Vertrauensbruch gegenüber den Kranken und die mangelnde Einsichtsfähigkeit des Angeklagten in das Unrechtmäßige seines Handelns gewertet.

Eine Gesamtstrafe von fünf Jahren Gefängnis erschien dem Gericht daher ausreichend und schuldangemessen. Ursprünglich war der Angeklagte in einem Urteil des Schwurgerichts München vom November 1949 ebenfalls wegen Totschlagverbrechens zu sechs Jahren Gefängnis verurteilt worden, das Urteil jedoch auf seine Revision hin vom Bayerischen Obersten Landesgericht im März 1950 aufgehoben und an das Schwurgericht zurückverwiesen worden.[10] Diese Entscheidung ist dem Schwurgericht Köln in der ersten Instanz gegen Dr. LEU aber offensichtlich nicht bekannt gewesen, sonst hätte es sich sicher schon viel früher mit dessen intensiver Erörterung der Frage, ob Mord oder Totschlag vorliege, beschäftigt.

Hatte das Schwurgericht München noch den Glauben an die Rechtmäßigkeit der „Aktion" als Rechtsblindheit und gegen das Naturrecht gerichtet gewertet und die mangelnde Einsicht des Angeklagten strafverschärfend gewertet, so urteilte das Schwurgericht Frankfurt im Juni 1972 in der Sache gegen den Arzt Dr. Kurt BORM in dieser Frage ganz anders.[11]

Dr. BORM war Tötungsarzt in den Heil- und Pflegeanstalten Sonnenstein und Bernburg in der Zeit von Dezember 1940 bis August 1941 und wurde beschuldigt, an der Tötung von insgesamt 4.696 Kranken beteiligt gewesen zu sein.

BORM hatte bei der Staatsanwaltschaft geltend gemacht, er sei von der Rechtmäßigkeit seines Handelns bis zum Ende seines Einsatzes in Sonnenstein und Bernburg überzeugt gewesen. Er habe an ein bereits von der Reichsregierung beschlossenes Gesetz geglaubt, das die Tötung von unheilbaren und therapieresistenten Geisteskranken rechtfertige. Zudem hätte einer der Leiter der Mordaktion, Professor NITSCHE, ihm gesagt, daß sich fast alle Ordinarien der deutschen Hochschulen der „Euthanasie" verschrieben hätten und die Kranken von Fachpsychiatern sorgfältig begutachtet worden seien. Sie seien denn auch tatsächlich völlig verblödet und abgebaut gewesen und hätten ein trostloses Bild geboten. Die Tarnmaßnahmen habe er, zum Teil zur Vermeidung von Feindpropaganda, für notwendig gehalten. Den Decknamen „Dr. STORM" habe er gebraucht, weil es so angeordnet gewesen sei und er immer das getan habe, was ihm befohlen worden sei. Das Gericht hat die Einlassung des Angeklagten, er habe an die Rechtmäßigkeit der in Sonnenstein und Bernburg durchgeführten „Euthanasie"-Maßnahmen geglaubt, als nicht widerlegt angesehen.

Es hat ausgeführt, er habe das Unerlaubte seines Tuns wegen seiner Jugend, seiner nationalsozialistischen Erziehung und seiner Herkunft aus einem Beamtenhaushalt mit dem unbedingten Glauben an die Gesetzmäßigkeit hoheitlichen Gebarens nicht erkannt. Er sei ein offenbar unkomplizierter Typ, der u.a. nicht zu intensiver Gewissensanspannung neige und keine tiefschürfenden Überlegungen anstelle, weshalb er nicht die Möglichkeit gehabt habe, einzusehen, daß das ihm befohlene Tun verbotswidrig sein könnte. Anerkannte Hochschullehrer und der Justizminister GÜRTNER hätten damals die Meinung vertreten, auch nicht veröffentlichte Gesetze seien gültiges Recht. Dazu habe der Angeklagte die Schrift von BINDING und HOCHE und deren Terminologie von den „niedergeführten Existenzen ohne natürlichen Lebenswillen" und von „leeren Menschenhülsen" gekannt. Bei Schizophreniekranken sei damals der natürliche Lebenswille als erloschen angesehen worden. Erst nach dem Krieg sei ein grundlegender Wandel in diesen wissenschaftlichen Anschauungen eingetreten, nicht zuletzt aufgrund neuer Erkenntnisse in den Behandlungsmethoden. Auch der Sachverständige hat dazu wörtlich ausgeführt: „Bei Geisteskranken in schweren Endzuständen aber ist es lange nicht jedermann gegeben, Kundgebungen eines etwaig noch vorhandenen Lebenswillens wahrzunehmen und zu deuten."

„Deshalb" – so das Gericht – „brauchte sich auch insoweit kein Unrechtsgefühl in dem Angeklagten zu regen". Das Gericht hat daher den Irrtum des Angeklagten über die Rechtswidrigkeit seines Tuns als unüberwindlich angesehen.

In den vorangegangenen Entscheidungen war der Irrtum der Angeklagten über die Rechtswidrigkeit ihres Tuns als unbeachtlich und ihr Glaube an die Rechtmäßigkeit der Tötungen als Rechtsblindheit beurteilt worden.

Die Staatsanwaltschaft hat gegen das freisprechende Urteil im Fall Dr. BORM Revision eingelegt, die jedoch vom Bundesgerichtshof im März 1974 verworfen wurde.[12] Allerdings hat dieser dabei offengelassen, ob die Entscheidung der Vorinstanz, der Glaube des Angeklagten an die Rechtmäßigkeit seines Tuns sei ein nicht vermeidbarer Irrtum gewesen, zutreffend sei.

Es hat jedoch entschieden, daß für den Angeklagten allenfalls noch Beihilfe zum Totschlag in Betracht komme, die jedoch verjährt sei. Das Urteil war damit rechtskräftig geworden, was in den Medien großes Aufsehen hervorrief.

Am 22. März 1974 schrieb die Süddeutsche Zeitung:

„Dieses Urteil ist eine der ungeheuerlichsten Entscheidungen, die deutsche Richter jemals trafen. Der 2. Strafsenat in Karlsruhe muß von jedem Gerechtigkeitssinn verlassen gewesen sein, als er sich zu dieser Entschuldigung eines Mordgehilfen entschloß.[...] Nach der Vorstellung des 2. Strafsenats muß also ein Nationalsozialist verbohrt genug gewesen sein, Mordbeihilfe ist dann zu entschuldigen.[...] Der Karlsruher Urteilsspruch privilegiert gerade die Gesinnung, gegen deren unbewältigtes Grauen diese Republik vor 25 Jahren geschaffen wurde. Er straft die Gelöbnisse, unter denen sie errichtet worden ist, Lügen, stößt unseren Staat in die Schande der Komplizenschaft mit Mördern zurück".[13]

(Der Vorwurf der Zeitung, der Senat habe „Mordbeihilfe" entschuldigt, trifft zwar nicht zu, da er die Frage des Bewußtseins der Rechtswidrigkeit und des darauf beruhenden unvermeidbaren Verbotsirrtums des Angeklagten gerade offengelassen hat, andererseits hat er es aber auch unterlassen, sich klar und deutlich in der Frage des Bewußtseins der Rechtswidrigkeit gegen die Vorinstanz zu stellen und den Irrtum des Angeklagten als unentschuldbar zu bewerten.)

Zur gleichen Zeit wandten sich eine Reihe von Prominenten der Bundesrepublik Deutschland, unter ihnen Josef BEUYS, Norbert BLÜM, Heinrich BÖLL, Marion Gräfin DÖNHOFF, Günther GRASS, Ulrich WICKERT, Martin WALSER u.a. in einem Offenen Brief in der Frankfurter Allgemeinen Zeitung an den damaligen Bundespräsidenten Dr. Gustav HEINEMANN und protestierten gegen das Urteil. In dem Brief vom 10. Juni 1974 hieß es:

„Dr. BORM war zur Tatzeit 31, zu Beginn der nationalsozialistischen Herrschaft 24 Jahre alt; er stand im 8. Semester seines Studiums, hat später den hippokratischen Eid geleistet. Die Annahme eines unvermeidbaren Verbotsirrtums ist mit diesen Fakten nicht vereinbar."[14]

Bereits im Mai 1967 waren drei weitere Ärzte, mit denen zusammen Dr. BORM ursprünglich angeklagt worden war, vom Schwurgericht Frankfurt am Main freigesprochen worden.[15] Es handelte sich um Dr. Aquilin ULLRICH (Deckname: „Dr. SCHMIDT"), Dr. Heinrich BUNKE (Decknamen: „Dr. RIEPER" und „Dr. KELLER") und Dr. Klaus ENDRUWEIT (Deckname: „Dr. BADER"), die wegen der Teilnahme an Vernichtungsaktionen von Geisteskranken in den Heil- und Pflegeanstalten Brandenburg, Bernburg und Sonnenstein im Jahre 1940/1941 im Rahmen des sogenannten Euthanasie-Programmes angeklagt worden waren.

Das Schwurgericht führte zum Mordparagraphen 211 des Strafgesetzbuches in der zur Tatzeit geltenden Fassung aus, daß die Tat mit Überlegung und planmäßig ausgeführt worden sei. Aber auch nach der neuen Fassung des §211 StGB sei die Mordqualifikation der Heimtücke zu bejahen. Auf sonstige niedrige Beweggründe ist das Gericht nicht eingegangen. Bezüglich der Heimtücke hat es darauf hingewiesen, daß gegenüber einer Täuschung nur der arglos sein könne, der imstande sei, dem Täter Vertrauen entgegenzubringen und selbst oder mit Hilfe Dritter einem Angriff entgegenzutreten. Bei einem Kleinkind könne daher nur von Heimtücke die Rede sein, wenn der Täter sich in das Vertrauen der Aufsichtsperson einschleiche und diese in einen Zustand der Arglosigkeit versetze. Im konkreten Fall sei nach dem Sachverständigengutachten der größte Teil der Geisteskranken jedoch in der Lage gewesen, die Täuschung darüber zu erkennen, was mit ihnen geschehen solle. Deshalb sei ihnen eine ärztliche Untersuchung vorgespiegelt worden und sie unter dem Vorwand, es ginge zum Inhalieren oder zum Baden, in den Tötungsraum gelockt worden. So wurden sie wehrlos gemacht, und es sei erreicht worden, daß sie sich der Tötung nicht widersetzten. Bei der untersten Kategorie der Kranken sah das Gericht die Ausnutzung ihrer Arg- und Wehrlosigkeit in dem Täuschungssystem selbst, das nicht nur der Öffentlichkeit, sondern auch dem Anstaltspersonal der Abgabeanstalten vorgespiegelt habe, die Verlegung der Kranken erfolge aus kriegswichtigen Gründen. Auch wenn einige Anstaltsleiter informiert gewesen seien, seien diese doch nicht allein für den Schutz der Kranken verantwortlich gewesen. Später sei dann Zwang anstelle der Täuschung getreten. Um

„Sterbehilfe" oder „Gnadentod" habe es sich bei der ganzen Aktion keineswegs gehandelt. Der Sachverständige habe ausgeführt, daß die meisten Geisteskranken sich durchaus glücklich in ihrer Situation gefühlt und keinesfalls den Tod herbeigesehnt hätten. Eine Ausnahme machten lediglich die Melancholiker, die jedoch nach ärztlicher Behandlung wieder hätten gesunden können.

Grausam sei die Tötung der Geisteskranken allerdings nicht gewesen, da die Tötung durch Kohlenmonoxyd nach dem Sachverständigen-Gutachten keinerlei unangenehme oder schmerzhafte Empfindungen auslöse und auch keinerlei seelische Qualen bei dem Opfer verursache. In diesem Zusammenhang darf allerdings darauf hingewiesen werden, daß objektiv das Merkmal der Grausamkeit in allen Fällen angenommen werden muß, in denen Kranke ihr künftiges Schicksal erkannten oder erahnten. Manche Kranke versteckten sich, wenn die Omnibusse, die sie abholen sollten, vor den Anstalten ankamen, oder klammerten sich an Pflegepersonen oder Gegenständen fest und mußten dann gewaltsam in die Omnibusse gezerrt werden. Dem Transportpersonal standen zu diesem Zweck Handschellen zur Verfügung. Manche schrien und warfen sich vor dem Pflegepersonal auf die Knie oder weinten und riefen, sie wollten noch nicht sterben. Beim Abtransport der Kranken aus dem Ottilienheim in Absberg im Februar 1941 kam es – als die Kranken mit Gewalt in die Omnibusse gezerrt wurden – zu den wildesten Szenen, und zahlreiche weinende Zuschauer gaben ihrer Empörung Ausdruck. In den Tötungsanstalten selbst kam es zu ähnlichen Szenen, und manche Kranke durchlebten im Tötungsraum grausame seelische Qualen, wenn andere Kranke, bei denen das Gift früher wirkte, tot neben ihnen zusammenbrachen und ihnen ihr Schicksal mit aller Deutlichkeit vor Augen führten.[16]

Auch im Fall BUNKE u.a. hat das Gericht das Bewußtsein der Rechtswidrigkeit der Angeklagten in den Mittelpunkt der Erörterung ihrer Schuld gestellt. Es hat ausgeführt, die Angeklagten seien davon ausgegangen, nur bei der Tötung von „Kranken ohne natürlichen Lebenswillen" mitgewirkt zu haben, und davon, daß deren Tötung erlaubt gewesen sei. Sie hätten geglaubt, das generelle Tötungsverbot sei durch die Anordnung Hitlers eingeschränkt worden. Der Angeklagte ULLRICH hatte das Ermächtigungsschreiben Hitlers gesehen, BUNKE und ENDRUWEIT durch andere von seiner Existenz erfahren. Aus der Anzahl der jeweils mehrere tausend Opfer mußten sie nach Ansicht des Gerichts keinen Verdacht schöpfen, daß hier Unrecht geschehe. Sie hatten nach Ansicht der Richter keinen Überblick über das Ausmaß und den Gesamtumfang der Tötungsaktion. Auch das Täuschungssystem mußte – so das Gericht – bei ihnen keine Bedenken auslösen. Die Angeklagten besäßen nur unzureichende theoretische und keinerlei praktische Kenntnisse auf dem Gebiet der Psychiatrie und Neurologie. Sie seien hinsichtlich ihrer Kenntnis und Erfahrung den Medizinstudenten gleichzustellen. Nur aus kriegsbedingten Gründen hätten sie die Notapprobation bekommen. Nach dem Gutachten des Sachverständigen sei es aber selbst für erfahrene Psychiater wegen der Vielfalt der Erscheinungsbilder außerordentlich schwierig, das Endstadium einer Geisteskrankheit zu diagnostizieren. Für die Angeklagten sei das aufgrund ihrer Kenntnisse und Erfahrungen unmöglich gewesen. Sie hätten sich darauf verlassen können, daß ihnen für die Auswahl der Kranken keine Verantwortung aufgebürdet wurde, und nicht damit gerechnet, daß ihr Vertrauen in erfahrene ältere Kollegen, darunter in einen anerkannten Universitätslehrer der Fachrichtung Psychiatrie und Neurologie, mißbraucht werde. Außerdem hätten sie die Schrift von BINDING und HOCHE gekannt, die immerhin Wissenschaftler von Rang gewesen seien und dennoch die Rechtmäßigkeit von Kranken-Tötungen unter bestimmten Kautelen befürwortet hätten.

Die Geheimhaltungsbestimmungen hätten sie als durch die Kriegsverhältnisse begründet angesehen. Es habe ihnen auch eingeleuchtet, daß die Angehörigen der Opfer, um ihre Gefühle zu schonen, getäuscht werden mußten. Deshalb hätten sie auch keine Bedenken gehabt, an die Angehörigen Trostbriefe zu schreiben.

Die Reaktion der Angeklagten – meinen die Richter – beweise nur, daß es sich bei ihnen nicht um nationalsozialistische Überzeugungstäter, sondern um weiche Charaktere handele. Auch das Untertauchen Dr. ULLRICHS im Kohlebergbau nach dem Krieg lasse nicht auf ein Unrechtsbewußtsein zur Tatzeit schließen. Das gleiche gelte auch für die Änderung seines Namens. Ein „Drücken vor dem Fronteinsatz" als Motiv für ihre Tätigkeit komme nicht in Frage, da Ärzten beim Fronteinsatz ungleich geringere Gefahren als den übrigen Soldaten gedroht hätten.

Professor Dr. Helmut EHRHARDT, medizinischer Gutachter in dem Verfahren, der etwa gleichalterig wie die Angeklagten war und ungefähr zur gleichen Zeit wie sie Medizin studiert hatte, bezweifelte in seinen Ausführungen, daß die Angeklagten als junge Mediziner, die davon ausgehen konnten, daß die Tötungsaktion nicht ohne die Unterstützung eines großen Teils der deutschen Psychiatrie erfolgte, die Problematik der Dinge zum damaligen Zeitpunkt psychologisch überschauen konnten. In einer 1966 veröffentlichten Abhandlung „Euthanasie" in „Arzt und Recht" hatte er jedoch die von den Angeklagten ausgeführte Tätigkeit als „Abdeckertätigkeit" bezeichnet und eine Beurteilung abgegeben, die mit dem Inhalt seines Gutachtens nicht in Einklang stand. Das Gericht wies ihn auf den Widerspruch hin, den er damit erklärte, er habe den Ausdruck „Abdeckertätigkeit" lediglich übernommen (von wem?) und deshalb in Anführungszeichen gesetzt. Das Gericht scheint ihm seine Erläuterung nicht geglaubt zu haben. Es hat sie jedoch als zwar „ungewöhnlich", aber nicht widerlegbar hingenommen.

Auf die Revision der Staatsanwaltschaft hin wurde das Urteil im August 1970 vom Bundesgerichtshof aufgehoben und die Sache an das Schwurgericht zurückverwiesen.[17] Alle drei Angeklagten brachten jedoch Gutachten bei, nach denen sie wegen ihrer außerordentlich schlechten Gesundheit der Streßsituation eines weiteren Prozesses nicht gewachsen und daher nicht verhandlungsfähig seien. Dennoch praktizierten sie ungehindert weiter: Dr. BUNKE bis 1979, Dr. Aquilin ULLRICH bis Februar 1984 und Dr. Klaus ENDRUWEIT bis 1. März 1984. Dr. ENDRUWEIT tat dies übrigens seit 1978 illegal, da er zu diesem Zeitpunkt einen Streit mit der Bezirksregierung über das Ruhen seiner Approbation für erledigt erklärt hatte, aber trotz dieser Tatsache weiter praktizierte. Kontrolliert hatte ihn die Bezirksregierung nach der Erledigungserklärung nicht.

Der Bundesgerichtshof hatte in seiner Entscheidung moniert, die Ansicht der ersten Instanz, bei den Opfern habe es sich um sogenannte niedergeführte Existenzen ohne jeden natürlichen Lebenswillen gehandelt, habe auf kaum einen von hundert der zu Tode gebrachten Geisteskranken zugetroffen. Es bestehe deswegen ein Widerspruch zwischen dieser Ansicht des Gerichts und der Feststellung, die Angeklagten hätten das Täuschungssystem soweit durchschaut, „als es darauf berechnet war, den Opfern das ihnen bevorstehende Los zu verbergen und den falschen Eindruck ärztlicher Betreuung und sanitärer Fürsorge zu vermitteln". Auf diesem sachlichen Widerspruch könne das Urteil beruhen. Kundgebungen des Lebenswillens, wie Erschrecken oder Abwehrreaktionen, könne jedermann bei seinen Mitmenschen wahrnehmen und deuten, ohne daß es dazu vertiefter psychiatrischer oder überhaupt auch nur medizinischer Fachkenntnisse bedürfe. Warum bei Geisteskranken für Bekundungen des Lebenswillens Abweichendes gelten solle, erkläre das Schwurgericht mit keinem Wort. Das Urteil müsse deswegen aufgehoben werden. Für die Vorinstanz war das eine recht herbe Kritik hinsichtlich der Qualität ihrer Entscheidungsfindung.

Es dauerte lange Zeit, bis gegen die drei Angeklagten ein erneutes Verfahren zustandekam und im Mai 1987 ein neues Urteil erging.[18] Es richtete sich nun nur noch gegen Dr. Aquilin ULLRICH und gegen Dr. BUNKE, da die Sache Dr. ENDRUWEIT wegen dessen Gesundheitszustandes abgetrennt worden war. In dem erneuten Verfahren wurden die Angeklagten ULLRICH und BUNKE wegen Beihilfe zum Mord, und zwar der Angeklagte Dr. BUNKE in mindestens 11.000 Fällen und der Angeklagte Dr. ULLRICH in mindestens 4.500 Fällen, zu je vier Jahren Freiheitsstrafe verurteilt. Die Staatsanwaltschaft hatte sechs Jahre Freiheitsstrafe beantragt.

In der Urteilsbegründung wurde ausgeführt, den Angeklagten sei klar gewesen, daß es sich bei den Kranken in Wirklichkeit vorwiegend um Menschen gehandelt habe, die vital und voller Empfindungen und Lebenswillen gewesen seien und bei denen von einer „Sterbehilfe" auch im übertragenen Sinne keine Rede habe sein können.

ULLRICH sei allerdings im August 1940 im Zusammenhang mit seiner Hochzeit und einem Bessarabien-Einsatz für einige Zeit der „Euthanasie"-Aktion ferngeblieben und demgemäß während dieser Zeit auch nicht an den Krankentötungen beteiligt gewesen, aber im Dezember 1940 wieder zur Organisation „T4" zurückgekommen, allerdings nur für Planungsarbeiten.

Das Gericht hat für die Haupttat sowohl niedrige Beweggründe als auch Heimtücke angenommen.

Die beiden Angeklagten hätten zwar selbst nicht heimtückisch und aus niedrigen Beweggründen gehandelt, jedoch die niedrigen Beweggründe der Haupttäter und die Heimtücke ihres Vorgehens und auch die Rechtswidrigkeit der Aktion, die mit „echter Euthanasie" nichts gemein gehabt habe, erkennen können und erkannt.

Andererseits sei ihre Tätigkeit nur als Beihilfe zu bewerten, da sie kein eigenes Interesse an der Tötung der Kranken gehabt hätten. Sie seien lediglich Vollstrecker staatlich befohlenen Unrechts gewesen.

Dr. Ullrich wurde die Anzahl der Tötungen zugerechnet, die ab April 1940 bis Ende Juli/August 1940 in Brandenburg erfolgt waren. Ausweislich der erstellten Listen waren das 4500 Tötungen. Dr. Bunke sind die Tötungen in Brandenburg und Bernburg von Mitte August 1940 bis August 1941 zugerechnet worden. Ausweislich der Liste waren das insgesamt 11000 Tötungen.

Strafmildernd wurde bei beiden Angeklagten die autoritäre Erziehung zum Gehorsam und zur Pflichterfüllung berücksichtigt. Sie hätten nicht den Mut und die

Kraft gehabt, sich von der Aktion loszusagen, obwohl sie das ohne Gefahr für ihr Leben hätten tun können. Außerdem hätten sie unter dem Einfluß der damals herrschenden Ideologie gehandelt und nach dem Krieg auch keine Straftaten mehr begangen und ihren Arztberuf ernstgenommen. Bei der "wilden Euthanasie" hätten beide nicht mehr mitgearbeitet. Strafmildernd wurde ferner die lange Verfahrensdauer berücksichtigt, die die Angeklagten nicht selbst zu verantworten hätten, da sie ihre Verhandlungsunfähigkeit in dem vorhergehenden Verfahren nicht selbst herbeigeführt hätten. Außerdem seien sie durch ihr hohes Alter beide strafempfindlich.

Straferschwerend wurde die große Zahl der Opfer und die gehobene Position, die die Angeklagten bei der "Aktion" innehatten, berücksichtigt. Gegen dieses Urteil legten die Angeklagten Revision sein. Der Bundesgerichtshof setzte daraufhin im Dezember 1988 ihre Strafen durch Beschluß auf jeweils 3 Jahre herab.[19]

Der Bundesgerichtshof führte aus, die Schwurgerichtskammer habe den Angeklagten auch Taten zugerechnet, die während ihrer längeren Abwesenheit in den Anstalten durchgeführt worden seien. Die Angeklagten hätten nämlich Urlaubszeiten und sonstige Freistellungen gehabt. Sie habe auch unberücksichtigt gelassen, daß die Angeklagten "unter Ausnutzung ihrer Jugend und Unerfahrenheit und der Verschleierung maßgeblicher Umstände angeworben worden seien", aber "alsbald bestrebt waren, von der weiteren Mitwirkung an der Aktion entbunden zu werden".

Es könne deswegen nicht ausgeschlossen werden, daß das Schwurgerichtsurteil bei Berücksichtigung des verringerten Schuldumfangs noch mildere Strafen festgesetzt hätte, denn bei Dr. BUNKE hätten sich die Straftaten um immerhin fast 16 %, bei Dr. ULLRICH fast um die Hälfte ermäßigt. Wegen der Ungewißheit über die Durchführung des Verfahrens bei einer Rückverweisung, hat der Senat die Strafe selbst auf die gesetzlich niedrigste Stufe heruntergesetzt und die Angeklagten zu jeweils 3 Jahren Gefängnis verurteilt.

Den letzten Angeklagten aus der Viererreihe BORM, ULLRICH, BUNKE und ENDRUWEIT, Dr. ENDRUWEIT, hat die irdische Gerechtigkeit nicht mehr erreicht. Das Verfahren gegen ihn wurde im Oktober 1990 wegen Verhandlungsunfähigkeit auf Kosten der Staatskasse eingestellt.[20]

Zwar lag zunächst ein Gutachten vor, wonach er beschränkt verhandlungsfähig sei, in einem zweiten Gutachten wurde jedoch seine Verhandlungsunfähigkeit festgestellt. Der Vorgutachter hatte unter Hinblick darauf, daß seinem Kollegen mit dem Dopplerechokardiographen ein überlegenes, modernes Untersuchungsgerät zur Verfügung gestanden habe, das er selbst seinerzeit nicht gehabt habe, der Diagnose, aus der nach Meinung des Gerichts die Verhandlungsunfähigkeit hervorging, zugestimmt.

In den verschiedenen Prozessen kann man immer wieder feststellen, daß sich die Einlassungen der Angeklagten und die einzelnen Tatumstände in den wesentlichen Punkten nicht grundlegend voneinander unterscheiden. Abgesehen von der kurz nach dem Krieg aufgetauchten Version, die Kranken seien getötet worden, um Schlimmeres zu vermeiden, gleichen sich die Vorbringen der Angeklagten vor allen Dingen über ihren Glauben an die Rechtmäßigkeit ihres Tuns oft wie ein Ei dem anderen.

In den Urteilen am Ende der vierziger Jahre werteten die Gerichte das Geschehen konsequent als Mord und verhängten harte Strafen. So kurz nach dem Niedergang der nationalsozialistischen Herrschaft wurden die begangenen Verbrechen als Warnung, Mahnung und Lehre angesehen. Die Rechtsprechung wandte sich mehr dem materiellen Gehalt der Rechtsvorschriften und dem Naturrecht zu, um die positivistische Bindung der Richter an die formell zustande gekommenen Gesetzesnormen zu relativieren.

Dieser Rechtspositivismus der Gesetzesanwendung nämlich hatte ebenso zur unheilvollen Praxis der Rechtsprechung im Nationalsozialismus beigetragen wie die extensive Rechtsauslegung von Gesetzesvorschriften, die willfährige Juristen teils aus Überzeugung, teils aus Karrieregründen betrieben hatten.[21]

Schon in den frühen fünfziger Jahren verstärkten sich aber die Forderungen nach der Beendigung der Strafverfolgung von NS-Tätern. Es brach, wie Robert KEMPNER bemerkt, eine Art „Gnadenfieber"[22] aus. Im Hintergrund stand die Absicht und wohl auch das Bedürfnis, die durch ihre Tätigkeit in der NS-Zeit Belasteten wieder in die deutsche Gesellschaft und auch den Beamtenapparat einzugliedern. Der Widerstand gegen diese Bestrebungen der „moralisch Anspruchslosen" blieb ohne Erfolg. Sogar ehemalige Richter und Staatsanwälte des Volksgerichtshofes und der Sondergerichte wurden vermehrt wieder in den Justizdienst übernommen. Mitte 1948 waren in der britischen Zone 80 bis 90% der Richter an Landgerichten ehemalige NSDAP-Mitglieder und 1949 in Bayern 81% der Richter und Staatsanwälte.[23] Das entsprach ziemlich genau dem Prozentsatz der NSDAP-Mitglieder unter den Richtern vor 1945. Die endgültige Rückkehr des NS-Personals erfolgte durch das Gesetz zu Artikel 131 des Grundgesetzes vom 11. Mai 1951. Dieses Gesetz gewährte jedem Beamten, der nach 1945 aus dem öffentlichen Dienst entlassen worden war, den Anspruch auf Wiedereinstellung – es sei denn, er war Mitglied der Gestapo, des SD oder der SS gewesen.[24] Diese Personalpolitik dürfte – wenn auch nicht ausschließlich – zu den bis in die sechziger Jahre hinein zu verzeichnenden Freisprüchen und Urteilen mit geringem Strafmaß bei der prozessualen Bearbeitung der Euthanasieverbrechen beigetragen haben.

Unterstützt wurde diese mildere Rechtsprechung atmosphärisch durch die Entlassung deutscher „NS-Kriegsverbrecher" aus alliierter Haft, und zwar selbst derjenigen, die zunächst rechtskräftig zum Tode verurteilt und später zu lebenslanger Gefängnisstrafe begnadigt worden waren. Die Westalliierten wollten damit dazu beitragen, im Bundestag eine Mehrheit für den Beitritt der Bundesrepublik zur NATO zu erreichen.

Ende der sechziger Jahre wurde unter der Großen Koalition eine Reform des Strafrechts durchgeführt, durch die der Sühnegedanke der Strafjustiz hinter den Gedanken des Schutzes der Gesellschaft und der Resozialisierung der Täter zurücktrat. Das Prinzip der Prävention und insbesondere der Gedanke der Individualprävention zwangen die Richter dazu, sich ausführlich mit der Person des Täters zu befassen und sich in diesem Zusammenhang ein Urteil über sein zukünftiges Verhalten zu bilden. Dazu gehörte die Kenntnis der familiären, sozialen, beruflichen, psychischen und gesellschaftlichen Situation des Tatverdächtigen ebenso wie die Wirkung der Strafe auf die konkrete Person[23]. Bei den NS-Prozessen führte der Wandel der Strafrechtsauffassung und die Abkehr vom Vergeltungsprinzip wie die

Hinwendung zur Resozialisierung zu einem seltsamen Dilemma, das sich noch dadurch verstärkte, daß die Verteidiger die Rechte der Angeklagten so umfassend wie möglich wahrzunehmen versuchten. Die Angeklagten argumentierten damit, daß ihnen in der damaligen Zeit das Strafbare ihres Tuns nicht zum Bewußtsein gekommen sei, da es sich um Anordnungen des Staates gehandelt habe. Nunmehr aber hätten sie sich von ihrer Vergangenheit abgewandt und in der Zwischenzeit ein straffreies Leben geführt. Diese Argumentation wurde häufig von den Gerichten akzeptiert. Sie sahen in vielen Fällen den Glauben der Angeklagten an die Rechtmäßigkeit der Tötungen als unvermeidbaren und deshalb entschuldbaren Irrtum an und verneinten die Schuld. Nur in wenigen Fällen wurde die Haltung der Angeklagten als „Rechtsblindheit" angesehen und ihre Schuld bejaht.

Die Anerkennung des mangelnden Bewußtseins der Rechtswidrigkeit als Schuldausschließungsgrund zugunsten der Angeklagten fand in den Medien und besonders in der Presse heftige Kritik. Anders als etwa bei der „Spiegel-Affäre" Anfang der sechziger Jahre, als von der Justiz jede öffentliche Kritik als unerlaubter Eingriff in die Rechtspflege und die richterliche Unabhängigkeit angesehen wurde, hatte inzwischen – nicht zuletzt durch das Nachrücken einer jüngeren und demokratisch sensibleren Richtergeneration – ein gewisser Lernprozeß eingesetzt. Das Fazit dieses Lernprozesses war: die Demokratie und ihre öffentlichen Machtzentren, zu denen auch die Justiz gehört, müssen öffentliche Kritik aushalten; gerade wegen der Unabhängigkeit der Richter sind Publizität und Kritik an den Entscheidungen der Justiz ein wichtiges Kontrollinstrument; die freiheitliche Demokratie kann keine unkontrollierbare Macht brauchen. Rudolf WASSERMANN machte geltend, öffentliche Kritik könne helfen, die richterliche Berufskrankheit der Selbstgerechtigkeit zu heilen.[24]

Der von den Medien in Gang gesetzte Lernprozeß äußerte sich in den nachfolgenden NS-Verfahren in einer kritischeren Beurteilung der Frage, ob die Angeklagten aus einem unvermeidbaren und deshalb entschuldbaren Irrtum heraus glauben durften, die Tötung unschuldiger Männer, Frauen und Kinder sei rechtmäßig. So wurden in dem Schwurgerichtsprozeß gegen Aquilin ULLRICH und Dr. BUNKE vor dem Schwurgericht Frankfurt, in dem die beiden Angeklagten zunächst zu je vier Jahren Freiheitsstrafe verurteilt wurden, entschieden, sie hätten nicht daran glauben dürfen und auch nicht daran geglaubt, daß ihr Handeln rechtmäßig sei. Das Gericht führte aus, die Angeklagten hätten die Rechtswidrigkeit der Aktion erkennen können und erkannt.

Wir erkennen daraus, daß ein Wandel des Zeitgeistes und der allgemeinen Anschauungen für die Rechtsanwendung eine erhebliche Bedeutung haben kann und die unterschiedliche Rechtsprechung der einzelnen Gerichte bei der rechtlichen Einordnung der Straftat und bei der Entscheidung, ob Freispruch oder Verurteilung bzw. ob hohes oder geringes Strafmaß verkündet wird, für den Angeklagten eine mindestens ebenso große Rolle spielen kann wie das Gesetz selbst.

Anmerkungen

1 Urteil des Schwurgerichts bei dem Landgericht Berlin – 11 Ks 8/46 – vom 25.3.1946.

2 Urteil des Kammergerichts Berlin – 1 Ss 48/46 -vom 24.8.1946.

3 Urteil des Schwurgerichts bei dem Landgericht Frankfurt/M. – 4 KLs 7/47 – vom 21.3.1947.

4 Urteil des Oberlandesgerichts Frankfurt/M. – Ss 160 und 188/48 – vom 20.10.1948.

5 Urteil des Schwurgerichts bei dem Landgericht Köln – 24 Ks 1/51 – vom 24.10.1951.

6 Urteil des Bundesgerichtshofes – 2 StR 186/52 – vom 19.5.1953.

7 Urteil des Schwurgerichts bei dem Landgericht Köln – 24 Ks 1/51 – vom 4.12.1953.

8 Urteil des Schwurgerichts bei dem Landgericht München I – 1 Ks 10/49 – vom 15.3.1951.

9 Js 148/60 Generalstaatsanwalt Frankfurt/M. – Aussage LEHNER vom 27.6.1961.

10 Urteil des Bayerischen Obersten Landesgerichts – III 34/49 – vom 15.3.1950.

11 Urteil des Schwurgerichts bei dem Landgericht Frankfurt/M. – Ks 1/66 (GSTA) Js 9/65 – vom6.6.1972.

12 Urteil des Bundesgerichtshofes – StR 589/72 – vom 20.3.1974.

13 Ernst KLEE, Was sie taten – was sie wurden, Frankfurt/M. 1986, S. 126.

14 Ebd., S. 127.

15 Urteil des Schwurgerichts bei dem Landgericht Frankfurt/M. – Ks 1/66 (GSTA) – vom 23.5.1967.

16 Ernst KLEE, Euthanasie im NS-Staat, Frankfurt/M. 1983, S. 184f, 324; Willi DREßEN, Euthanasie, S. 48, in: Nationalsozialistische Massentötungen durch Giftgas, Frankfurt/M. 1983.

17 Urteil des Bundesgerichtshofes – 2 StR 353/68 vom 7.8.1970.

18 Urteil des Schwurgerichts bei dem Landgericht Frankfurt/M. – 5/22 – Ks 1/72 – vom 18.5.1987.

19 Beschluß des Bundesgerichtshofes – 2 StR 275/88 vom 14.12.1988.

20 Beschluß des Schwurgerichts bei dem Landgericht Hildesheim – 12 Ks 17 Js 27816/89 – vom 16.10.1990.

21 Rudolf Wassermann, Ist Bonn doch Weimar? Zur Entwicklung der Justiz nach 1945, Neuwied 1982, S. 26-27.

22 Diemut Majer, Die Verführbarkeit der Juristen, in: Wissenschaft im geteilten Deutschland, Frankfurt a.M., S.233, Anm.3.

23 Wassermann (Anm.21), S.34-5.

24 Ebd., S.38.

Katja Neppert

Warum sind die NS-Zwangssterilisierten nicht entschädigt worden?

Argumentationen der 1950er und 1960er Jahre

Bis auf den heutigen Tag haben die zwangssterilisierten Opfer des nationalsozialistischen „Erbgesundheitsgesetzes" keinen Rechtsanspruch auf Entschädigung.[1] Die Gründe dafür sind komplex und liegen gewiß zum nicht geringen Anteil in einem generellen Zögern, ja Unwillen auf politischer Ebene, sich der politischen Verantwortung für die Verbrechen des Nationalsozialismus zu stellen. Dieser Unwille manifestierte sich nicht nur gegenüber den Zwangssterilisierten, sondern auch gegenüber vielen anderen Opfergruppen wie z.B. den Wehrmachts-Deserteuren, Sinti und Roma, Homosexuellen, sogenannten asozialen KZ-Häftlingen und Zwangsarbeiter/innen.

Der folgende Artikel befaßt sich mit den *spezifischen* Gründen für die Ablehnung der Ansprüche der Zwangssterilisierten. Entscheidend war das ungebrochene Fortbestehen des Paradigmas der Erblichkeit und der bevölkerungspolitischen Aufgabe der Medizin, die – diskursiv vorbereitet seit der Jahrhundertwende – nach 1933 in Medizin und Psychiatrie durchgesetzt worden waren. Die Dominanz dieses Paradigmas in Medizin und Psychiatrie bot dem Bundesfinanzministerium (BFM) die benötigte Basis für die Ablehnung der Ansprüche der Zwangssterilisierten.

Dies läßt sich exemplarisch zeigen anhand der Argumentationen, die im Rahmen der entscheidenden Sitzung des Bundestagsausschusses für Wiedergutmachung 1961 gegen die Entschädigung der Zwangssterilisierten vorgebracht wurden, und anhand des anschließenden Entscheidungsprozesses.

Anfang 1961 legte das BFM dem Wiedergutmachungsausschuß einen ausführlichen Bericht vor „zur Frage der Entschädigung von Personen, die zwischen 1933 und 1945 sterilisiert worden sind". Auf dieser Basis fand kurze Zeit später, am 13. 4. 1961, eine Sachverständigenanhörung im Ausschuß statt. Ziel der Anhörung war, die Frage zu klären, ob den Opfern des nationalsozialistischen „Gesetzes zur Verhütung erbkranken Nachwuchses" (GzVeN) überhaupt eine Entschädigung zustehe, und wenn ja, in welcher Form und in welchem Umfang. In diesem Zusammenhang sollten die Sachverständigen Stellungnahmen dazu abgeben, ob das GzVeN ein typisch nationalsozialistisches Gesetz und ob seine Durchführung durch das NS-Regime geprägt gewesen sei.

Im Bericht des BFM und im Rahmen der Anhörung wurden in exemplarischer Weise und konzentrierter Form die Argumente vorgebracht, die während der ersten beiden Nachkriegsjahrzehnte im Hinblick auf eine Einschätzung der NS-Zwangssterilisationen gängigerweise geäußert wurden. Sie finden sich zum einen in Auseinandersetzungen um NS-Medizinverbrechen sowie auch schon um Entschädigungsforderungen der Zwangssterilisierten, zum anderen in Diskussionen um ein neues Sterilisationsgesetz. Diese beiden Bezugspunkte treffen sich auch in einem Teil der vom Wiedergutmachungsausschuß eingeladenen Sachverständigen: Die Professoren Nachtsheim, Villinger und Ehrhardt haben ihre Stellungnahmen zu Zwangssterilisation und Erbgesundheitsgesetz zeitlich parallel auch in die Diskussion um die 5. Strafrechtsreform eingebracht, innerhalb derer u.a. Abtreibung und Sterilisation gesetzlich geregelt werden sollten.

Im Zentrum der vorliegenden Untersuchung steht die Analyse der in Bericht und Anhörung vorgebrachten Argumentationen: Welche Werthaltungen und wissenschaftlichen Paradigmen sind zur Geltung gekommen? Zuvor soll jedoch der derzeitige Wissensstand über Zwangssterilisationen im Nationalsozialismus zusammengefaßt werden, der den notwendigen Hintergrund bildet, auf dem die in den Argumentationen enthaltenen Einschätzungen, Gewichtungen und Werthaltungen herauszuarbeiten sind. Umfang, Ziele und Folgen der NS-Zwangssterilisationen für die Betroffenen werden dabei ebenso deutlich werden wie ihr berechtigter Anspruch auf Entschädigung und Anerkennung als Opfer des Nationalsozialismus. Im letzten Teil der Untersuchung stelle ich die Frage, inwiefern die Werthaltungen und Einschätzungen, aufgrund derer die Ansprüche der Opfer des „Erbgesundheitsgesetzes" abgelehnt wurden, in unmittelbarer und unhinterfragter Kontinuität zu Argumentationen aus der NS-Zeit stehen und inwiefern sie sich davon absetzen.

Zwangssterilisation im Nationalsozialismus

Die Zahl der Opfer des nationalsozialistischen „Gesetzes zur Verhütung erbkranken Nachwuchses" (GzVeN) ist groß: Ungefähr 400.000 Menschen – Männer wie Frauen gleichermaßen – sind während des Nationalsozialismus aufgrund dieses sogenannten Erbgesundheitsgesetzes zwangsweise sterilisiert worden.[2] Das Gesetz wurde bereits am 14. 7. 1933 vom Kabinett beschlossen.[3] Es legalisierte die Sterilisation von „Erbkranken" auch gegen deren Willen. Dieser Eingriff in die körperliche Unversehrtheit wurde mit dem Anliegen begründet, einer vermeintlichen existentiell bedrohlichen „Entartung" des „Volkskörpers" durch die Verhinderung von als „minderwertig" bezeichnetem Nachwuchs entgegenzuwirken. Andernfalls wäre, so hieß es, „in etwa drei Geschlechterfolgen die wertvolle Schicht von der minderwertigen völlig überwuchert." Man behauptete außerdem, mit Hilfe des GzVeN ließen sich langfristig die Fürsorgelasten für den „kranken und asozialen Nachwuchs" der „Minderwertigen und erblich Belasteten" senken, die „eine Höhe erreicht [haben], die in gar keinem Verhältnis mehr zu der trostlosen Lage derjenigen steht, die diese Mittel durch Arbeit aufbringen müssen".[4] Einem aus einer nationalsozialistischen Erbgesundheits- und Rassenideologie abgeleiteten Gemeinwohl wurde also die individuelle Freiheit und Unversehrtheit untergeordnet. Der enge Bezug des GzVeN zum Nationalsozialismus wurde im 1934 von Gütt, Rüdin und Ruttke – den Autoren des Gesetzes – veröffentlichten Kommentar hervorgehoben:

„Da diese Gesetze die ersten erbbiologischen Inhalts sind, sind einige grundsätzliche Bemerkungen angebracht. Im nationalsozialistischen Staat [...] dient das Recht der Erhaltung des Lebens, der Erhaltung der Art. Kenntnis der Erb- und Rassenkunde, der Erbgesundheits- und Rassenpflege muß das dritte Reich von seinen Richtern verlangen. [...] Ab-

sichtlich haben wir daher [im Kommentar zum GzVeN] *keinen Bezug auf die bisherige Rechtsprechung und das nichtnationalsozialistische Schrifttum genommen, weil es vom Gedanken der Erb- und Rassenpflege nicht beherrscht wird."*

Anschließend fügen sie ein ausführliches Zitat der von Carl Schmitt verfaßten Leitsätze für die Rechtspraxis ein, in denen dieser die enge Bindung der Richter an die Grundsätze des Nationalsozialismus in allen Ermessensfragen postuliert.[5] Gerade im Zusammenhang mit der 1933 geschaffenen Erbgesundheits-Gerichtsbarkeit wurde also eine Rechtsprechung im Geiste des Nationalsozialismus eingefordert.

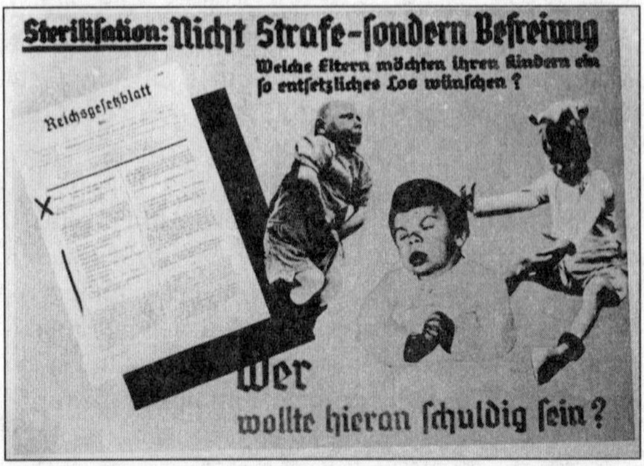
Sterilisation: Nicht Strafe – sondern Befreiung
Welche Eltern möchten ihren Kindern ein so entsetzliches Los wünschen?
Reichsgesetzblatt
Wer wollte hieran schuldig sein?

NS-Propaganda für das Sterilisiationsgesetz. Ausstellungsbild des „Rassenpolitischen Amtes der NSDAP".

Als Erbkrankheiten wurden im Gesetzestext „definiert":

„1. angeborener Schwachsinn, 2. Schizophrenie, 3. zirkuläres (manisch-depressives) Irresein, 4. erbliche Fallsucht [d.i. Epilepsie, d.V.], 5. erblicher Veitstanz (Huntingtonsche Chorea), 6. erbliche Blindheit, 7. erbliche Taubheit, 8. schwere erbliche körperliche Mißbildung".

Außerdem wurde „schwerer Alkoholismus" in das Gesetz einbezogen.[7] Mit Ausnahme der Chorea Huntington ist bei keiner dieser „Erbkrankheiten" bis heute eine Erblichkeit nachgewiesen. Tatsächlich gaben die Autoren des Gesetzes in dem von ihnen verfaßten Gesetzeskommentar zu, daß die Erblichkeit z.B. bei Schwachsinn gar nicht bewiesen, sondern „noch nicht in allen Einzelheiten geklärt" sei.[8] Gerade weil die psychiatrische Diagnostik so unsicher war, versuchte der Gesetzeskommentar Kriterien an die Hand zu geben, die eine einheitliche Diagnostik in den Erbgesundheitsverfahren unterstützen sollten – und infolge des GzVeN setzte durchaus ein Forschungsschub in der psychiatrischen Diagnostik ein.[9] Doch ihre Beschreibung des Krankheitsbildes „Schwachsinn" ließ einen derart großen Inter-

---

Ernst **Rüdin** (1874 – 1952), Prof. Dr. med., war Psychiater und führender Genetiker schon zur Zeit der Weimarer Republik. Er war seit 1933 Mitglied im neugegründeten Sachverständigenbeirat für Bevölkerungs- und Rassenpolitik. An der praktischen Umsetzung des von ihm mitgeschaffenen GzVeN war er im Erbgesundheitsobergericht München beteiligt. Die Sterilisation der sogenannten Rheinlandbastarde[6] hat er mit vorbereitet und durchgeführt. Arthur **Gütt** (1891 – 1949), Dr. med., kam durch Frick 1933 in das Reichsinnenministerium. Er wurde Chef des SS-Amtes für Bevölkerungspolitik und Erbpflege beim Stab Himmlers. Er war beteiligt an der Neuordnung des Gesundheitswesens und an allen rassehygienischen und bevölkerungspolitischen Gesetzen. Falk Alfred **Ruttke** (1894 – 1955), nach 1933 Leiter der Reichsstelle für deutsches Schrifttum und Geschäftsführer des Reichsamtes für Volksgesundheit, war mitbeteiligt an der Erstellung der Nürnberger Rassegesetze.

pretationsspielraum, daß jede beliebige soziale Abweichung den Verdacht auf Erbkrankheit begründen und als „Schwachsinn" diagnostiziert werden konnte:

„[Bei der Diagnose] ist, entsprechend der seelischen Allgemeinstörung, welche beim angeborenen Schwachsinn vorliegt, nicht bloß auf die intellektuellen Fehlleistungen zu achten, welche in mangelhaften Schul- und Berufsleistungen zutage treten, sondern auch auf die Gefühls- und Willenssphäre sowie der ethischen Begriffe und Regungen, da dies in aller Regel mehr oder weniger mitgestört ist."[10]

Ungefähr 60% der Betroffenen wurden aufgrund der Diagnose „Schwachsinn" zwangssterilisiert, ca. 20 – 25% wegen „Schizophrenie", 12 – 14% wegen Epilepsie.[11] Die Dehnbarkeit und sozial wertende Tendenz der Diagnosen zeigte sich nicht nur bei „Schwachsinn", sondern klare Krankheitsbilder gab es im Grunde für keine der genannten „Erbkrankheiten". Die Kategorien, die das GzVeN festlegte, waren scheinbar medizinische, de facto sind sie aber von biologistischer Rasseideologie bestimmt, die soziale Abweichungen medizinisierte.

Diese Ausrichtung fand auch in der Anwendung des Gesetzes ihren Niederschlag. Die staatlichen Gesundheitsbehörden suchten gezielt in marginalisierten gesellschaftlichen Gruppen nach „Erbkranken", z.B. unter Wohlfahrtsempfängern, Anstaltsinsassen, Hilfsschülern, Strafhäftlingen. Geringste Auffälligkeiten konnten eine Anzeige beim sogenannten Erbgesundheitsgericht begründen. Kam es zu einem Verfahren, waren die Chancen, einer Sterilisation zu entgehen, gering.[12] Die ärztlichen Diagnosen in den Prozeßakten waren vor allem in den ersten Jahren oft rudimentär und wandelten sich immer mehr von medizinischen in rassenhygienische Diagnosen, d.h. zu Diagnosen, die mit einer sichtbaren Erkrankung nichts zu tun haben mußten, sondern sich bezogen auf den *Verdacht*, „erbkranken" Nachwuchs bekommen zu *können*. Daß diese Entwicklung der diagnostischen Praxis der Erbgesundheitsgerichte bewußt wahrgenommen und gebilligt wurde, zeigt ein Kommentar des bekannten Rassenhygienikers Luxenburger von 1936: „Deshalb halte ich auch als Rassenhygieniker die neue Auslegung [von Schwachsinn] für gut und richtig, obwohl sie gegen meine psychiatrischen Anschauungen verstößt."[13]

Das GzVeN zielte vor allem auf sogenannte leichtere Fälle von Erbkrankheit, d.h. auf Personen, die nur kurz oder überhaupt nicht in Heil- und Pflegeanstalten eingewiesen worden waren, denn diese Gruppe galt als besonders „fortpflanzungsgefährdet" im Gegensatz zu „schweren Fällen", die dauerhaft in einer Anstalt interniert waren und sich daher ohnehin nicht fortpflanzen konnten. Die massenhafte Anwendung des GzVeN wurde möglich durch die bereitwillige Kooperation der Anstalten, die ihre „leichteren Fälle" bei den Erbgesundheitsgerichten anzeigten. Ein anderer verstärkender Faktor war das Gesetz zur Vereinheitlichung des Gesundheitswesens vom 3. 7. 1934, in dessen Folge das Gesundheitswesen zentralisiert und verstaatlicht sowie in allen Städten und Kreisen Gesundheitsämter eingerichtet wurden. Die hier gesammelten und zentral verwalteten Daten über Patienten, Fürsorgezöglinge, Hilfsschüler usw. wurden systematisch durch Amtsärzte ausgewertet, die – ebenso wie praktische Ärzte – gesetzlich verpflichtet waren, mutmaßlich Erbkranke bei den Erbgesundheitsgerichten anzuzeigen.[14]

Die Erbgesundheitsgerichte setzten sich zusammen aus einem Richter, einem Amtsarzt und einem Arzt, „der mit der Erbgesundheitslehre besonders vertraut ist".[15] Lag eine Anzeige vor, so war ihre Aufgabe, das Vorliegen einer der im GzVeN genannten „Erbkrankheiten" festzustellen und die Sterilisation zu veranlassen. Dies taten sie häufig allein aufgrund der Aktenlage und ohne die Angezeigten überhaupt anzuhören.[16] Es gab die Möglichkeit eines Widerspruchs, der jedoch wenig Aussicht auf Erfolg hatte.[17] Viele Betroffene, die in einer Anstalt interniert waren, stimmten einer Sterilisation zu, weil man ihre Entlassung von einer Zustimmung abhängig gemacht hatte. Waren schwangere Frauen zur Zwangssterilisation verurteilt, so konnte seit 1935 gleichzeitig mit der Sterilisation bis zum 6. Monat eine Zwangsabtreibung vorgenommen werden. Dies geschah ca. 30.000 mal.[18] Folge eines Erbgesundheitsgerichts-Beschlusses konnte auch die Kastration sein, denn seit dem 4. 2. 1936 war die Röntgensterilisation freigegeben, bei der die Keimdrüsen zerstört wurden.[19]

Die Folgen einer Zwangssterilisation gingen für die Betroffenen häufig über den gesundheitlichen Schaden und die seelische Verletzung hinaus. Hatte das Erbgesundheitsgericht jemanden als „minderwertig" eingestuft, so bedeutete dies soziale Stigmatisierung, schlechtere Berufs- und Ausbildungschancen, da ihnen der Besuch weiterführender Schulen verschlossen war, und den Verlust des Anspruchs auf bestimmte staatliche Förderungen, z.B. Familienstandsdarlehen.[20] Durch das sogenannte Ehegesundheitsgesetz vom 18. 10. 1935[21] war den Zwangssterilisierten verboten, „Erbgesunde" zu heiraten. Über 5.000 Menschen, zum großen Teil Frauen, starben an den Folgen des operativen Eingriffs der Sterilisation. Für viele war die Zwangssterilisation mit einer längeren Psychiatrisierung verbunden, da sich ihre Entlassung durch das Sterilisationsverfahren verzögerte.[22] Dadurch konnten sie in Gefahr geraten, Opfer der sogenannten Euthanasie im Rahmen der „Aktion T4" zu werden, die gegen Langzeitinsassen – sogenannte „schwere Fälle" gerichtet war.[23]

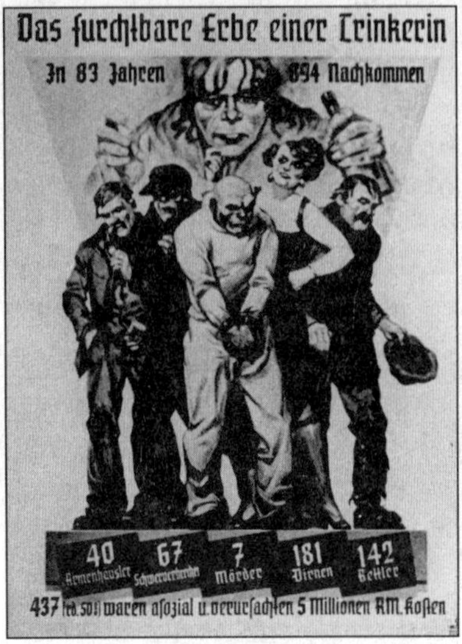
Das furchtbare Erbe einer Trinkerin
In 83 Jahren
894 Nachkommen
40
67
7 Mörder
181 Dirnen
142 Bettler
437 waren asozial u. verursachten 5 Millionen RM. Kosten

NS-Propaganda für das Sterilisiationsgesetz. Ausstellungsbild des „Reichsnährstandes".

Einen Monat vor dem „Ehegesundheitsgesetz", am 15. 9. 1935, waren die Nürnberger Rassengesetze erlassen worden, die Heirat und außerehelichen Geschlechtsverkehr zwischen Juden und Staatsangehörigen „deutschen und artverwandten Blutes" verboten. Hier wird sehr deutlich, daß die nationalsozialistische „Erbgesundheits"-Politik und die Rassenpolitik zwei Seiten derselben Medaille darstellten: Beide Gesetze enthalten im Kern den Gedanken der „Rassereinhaltung" eines „Volkskörpers", aus dem alles „Minderwertige" ausgeschlossen sein sollte – seien es nun Träger „minderwertigen Erbguts" oder Angehörige als minderwertig eingestufter „Rassen". Mithin läßt sich die mit dem GzVeN betriebene „Erbgesundheits"-Politik von der nationalsozialistischen Rassenpolitik nicht trennen.

Tatsächlich wurde das GzVeN als Mittel der nationalsozialistischen Rassenverfolgung eingesetzt. Zwar waren Juden nicht gesondert in das GzVeN einbezogen, aber sie wurden unter dem sich verstärkenden psychischen und materiellen Verfolgungsdruck leichter auffällig. Zudem wurde von Rassenanthropologen z.B. behauptet, „Westjuden" seien aufgrund ihrer „Rassenzugehörigkeit" besonders anfällig für Schizophrenie. Auch Sinti und Roma wurden seit 1934 nach dem GzVeN aufgrund „medizinischer" Diagnosen überproportional häufig zwangssterilisiert. Aufgrund eines Erlasses vom 19. 3. 1943 – also nachdem mit der „Endlösung der Judenfrage" begonnen worden war[24] – wurden Juden von Sterilisationen nach dem GzVeN ausgenommen.

Auch außerhalb des GzVeN wurden Zwangssterilisationen als Mittel nationalsozialistischer Verfolgung eingesetzt: Nach der Ausführungsverordnung zu Himmlers „Auschwitz-Erlaß" konnten „reinrassige Sinti- und Lalleri-Zigeuner, gute Zigeuner-Mischlinge, noch zum Wehrdienst eingezogene Zigeuner und im Arbeitseinsatz der Rüstungsindustrie stehende Zigeuner" im Januar 1943 zwischen einer Deportation nach Auschwitz und einer freiwilligen Unfruchtbarmachung „wählen".[25] In den Niederlanden bot 1943 die deutsche Sicherheitspolizei in Mischehen lebenden Juden an, sie von den Deportationen zurückzustellen, wenn sie einer Sterilisation zustimmten. Mehrere hundert Betroffene ließen sich daraufhin sterilisieren.[26] In den Konzentrationslagern wurden sowohl an Sinti und Roma als auch an jüdischen Gefangenen massenhaft Zwangssterilisationen und medizinische Experimente zur Erprobung neuer Sterilisationsmethoden durchgeführt. Hätten diese Versuche zu praktikablen Methoden der Massensterilisation geführt, wären Zwangssterilisationen auf weitere große Bevölkerungsgruppen ausgeweitet worden.[27]

Mit dem 31. 8. 1939 – also einen Tag vor Kriegsbeginn – datiert ein Erlaß des Innenministeriums, der Sterilisationen nur noch auf „dringende" Fälle zu beschränken bittet. Der Grund für diesen Erlaß war zum einen das Anliegen, ärztliche Kapazitäten für den Krieg bereitzustellen, aber auch der wachsende Widerstand in der Bevölkerung gegen die Sterilisationen, dem angesichts der Mobilisierung für den Krieg so teilweise nachgegeben wurde.[28] Erbgesundheitsverfahren und Zwangssterilisationen wurden daraufhin bis Kriegsende in geringerer Intensität fortgesetzt und erst durch die Schließung aller Gerichte im Zuge der alliierten Besatzung beendet.

Die Erbgesundheitsgerichte wurden nach der Befreiung nicht wieder eingerichtet, doch lediglich die sowjetische Militäradministration hob sie mit Befehl Nr. 6 vom 8. 1. 1946 ausdrücklich auf.[29] Das GzVeN selbst verlor seine Gültigkeit in der Bundesrepublik formell erst am 31. 12. 1968 ganz sang- und klanglos durch eine Unterlassung: Es war – ohne daß darüber eine Auseinandersetzung geführt worden wäre – 1958 im Zuge der Bereinigung des Bundesrechts nicht als fortgeltendes Bundesrecht festgestellt worden und trat dadurch 10 Jahre später automatisch außer Kraft.[30] Offenbar wurde also eine Fortführung der nationalsozialistischen Sterilisationspraxis abgelehnt, andererseits aber deren gesetzliche Grundlage nicht beseitigt. Es bestand ein Unbehagen gegenüber dem nationalsozialistischen Erbgesundheitsgesetz, das aber nicht bis zu einer klaren Verurteilung reichte. Eine solche Ambivalenz zeigte sich in der Nachkriegszeit zunächst auch in der Frage der Entschädigung: Die Opfer des GzVeN wurden nicht in die Bundesentschädigungsgesetze von 1953 und 1956 (BErgG und BEG) einbezogen, doch eine Entschädigung der Opfer des GzVeN wurde noch nicht explizit abgelehnt.

Die Debatte um die Entschädigung Zwangssterilisierter im Wiedergutmachungsausschuß 1961 – 1965

Zu Beginn der sechziger Jahre wurde eine zweite große Novelle des Bundesentschädigungsgesetzes (BEG) von 1956 beraten. In diesem Zusammenhang ersuchte der Wiedergutmachungsausschuß des Bundestages Anfang 1960 die zuständigen Bundesministerien um Stellungnahmen zur Frage einer verbesserten Entschädigung für Personen, die ohne Verfahren vor einem Erbgesundheitsgericht, d.h. z.B. in einem Konzentrationslager, zwangssterilisiert worden waren und zur Frage einer Pauschalentschädigung für alle – also auch die aufgrund des „Erbgesundheitsgesetzes" Zwangssterilisierten. Da Wiedergutmachungs- und Lastenausgleichsfragen hauptsächlich in die Kompetenz des Bundesfinanzministers gelegt waren, wurde der verlangte Bericht unter Federführung des Bundesfinanzministeriums (BFM) erstellt und dem Ausschuß ein Jahr später durch den Ministerialdirektor des BFM Féaux de la Croix vorgelegt.

Der Bericht wurde anschließend am 13. 4. 1961 im Rahmen einer Sachverständigenanhörung im Wiedergutmachungsausschuß ausführlich diskutiert.

Der Bericht des Bundesfinanzministeriums von 1961

Grundlage des Berichts war nicht nur ein Großteil der einschlägigen Literatur, sondern auch Umfragen bei den Entschädigungsbehörden, Justiz- und Finanzministerien der Länder zu Ergebnissen von Wiederaufnahmeverfahren und gestellten Entschädigungsanträgen der betroffenen Gruppe.[32] Damit verfügte das BFM über ungewöhnlich reichhaltige Informationsmaterialien. Darüberhinaus zog das Ministerium die Professoren des Max-Planck-Instituts Hans Nachtsheim, Werner Villinger und Helmut E. Ehrhardt als Sachverständige zu Rate. Was jedoch fehlte, waren Befragungen der Betroffenen selbst.

Im Bericht des BFM wurde ein Rechtsanspruch der aufgrund des GzVeN Zwangssterilisierten auf Entschädigung prinzipiell verneint. Als erstes Argument wurde angeführt, daß das „Erbgesundheitsgesetz" *kein typisch nationalsozialistisches Gesetz*

Ernst **Féaux de la Croix** (* 1906, Dr. jur.) arbeitete seit 1934 in der völkerrechtlichen Abteilung des Reichsjustizministeriums. Dort war er u.a. zuständig für die völkerrechtliche Regelung von Ehescheidungen zwischen Deutschen und durch die Einverleibung Osteuropas staatenlos Gewordenen und für den völkerrechtlichen Aspekt der Frage, wie Todesmeldungen französischer KZ-Häftlinge an die Vichy-Regierung zu übermitteln seien. Als Mitglied im Ausschuß für Völkerecht der Akademie für Deutsches Recht verfaßte er 1938 eine Denkschrift über „Rasse, Volk, Staat und Raum in der Begriffs- und Wortbildung", die die bevorstehende Besatzungspolitik juristisch vorbereitete. 1949 wurde er Spezialist für die finanzielle Regelung der Kriegsfolgelasten im Bundesfinanzministerium; im 3. Kabinett Adenauer umfaßten seine Aufgaben auch Verteidigungslasten. Féaux de la Croix war von Beginn an an allen Phasen der Entschädigungspolitik maßgeblich und kontinuierlich beteiligt. 1985 verfaßte er Band V der vom BFM herausgegebenen Reihe über „Wiedergutmachung" durch die Bundesrepublik Deutschland.[31]

sei. Diese Einschätzung wurde damit begründet, daß es schon vor 1933 in Deutschland eine breite Diskussion über eugenische Sterilisationen gegeben habe, die ohnehin zu einem Sterilisationsgesetz geführt hätte, wie das Beispiel des preußischen Gesetzentwurfes von 1932 zeige[36]. Aus diesem Grund spiele es auch keine Rolle, daß das GzVeN nicht nach demokratischen Regeln verabschiedet wurde (S. 36)*.

Tatsächlich sah der Entwurf eines Sterilisationsgesetzes des Preußischen Landesgesundheitsamtes von 1932 die Legalisierung der freiwilligen Sterilisation aus eugenischen Gründen vor. Er verlangte ausdrücklich die Einwilligung der Sterilisanden selbst, auch wenn sie einen Vormund hatten. Der Bericht des BFM hingegen bewertete das GzVeN trotz seines Zwangscharakters als dem preußischen Entwurf in rechtsstaatlicher Hinsicht sogar überlegen, da es „enumerativ erschöpfend" die „Erbkrankheiten" aufzähle und erweiterte Rechtsgarantien enthalte, indem es die Entscheidungen eines „unabhängigen Gerichts" zur Voraussetzung einer Zwangssterilisation mache (S. 16 f). Der Katalog von „Erbkrankheiten" in § 1 des Gesetzes entspreche „eindeutig dem damaligen und heutigen Stande der Wissenschaft" (S. 41 f), einschließlich des schweren Alkoholismus, „der nicht nur eine Folge erblicher Belastung, sondern nach den Forschungen wahrscheinlich auch eine Ursache ist, weshalb in den Familien der Alkoholiker mannigfache seelische Erkrankungen in vermehrtem Ausmaß auftraten" (ebd.).

Dem Zwangscharakter des „Erbgesundheitsgesetzes" widmete der Bericht nur einen Absatz. Darin wurde die Anwendung von Zwang als Ausnahme dargestellt, die nicht eingetreten sei, wenn der Betroffene selbst die Sterilisation beantragt habe – obwohl dies tatsächlich fast nie vorgekommen war.[38] Die Zulassung von Zwang bei der Anwendung des GzVeN sei aber auch grundsätzlich vertretbar, da durchaus strittig sei, „ob dem Staat nicht auch das Recht zusteht, die Vererbung erbkranker

---

Hans Friedrich Joseph **Nachtsheim**, 1890 – 1979, Prof. Dr. Dr. med. h.c., Genetiker, wurde 1941 Abteilungsleiter im Kaiser-Wilhelm-Institut für Anthropologie, menschliche Erblehre und Eugenik in Berlin-Dahlem. Er weigerte sich, in die NSDAP einzutreten. Aus einem in Ärztekammer Berlin 1989 dokumentierten Schreiben Nachtsheims geht jedoch seine Beteiligung an Unterdruckversuchen mit epileptischen Kindern hervor.[33] Nach Kriegsende war Nachtsheim Direktor an den Instituten für Genetik der Humboldt- und der Freien Universität Berlin; Zeit seines Lebens war er ein Verfechter der eugenischen Sterilisation.[34]

Werner **Villinger**, 1887 – 1961, Prof. Dr. Dr. med. h.c., war seit 1932 Prof. für Psychiatrie und Neurologie in Hamburg; 1934 – 39 Chefarzt in Bethel; seit 1936 ärztlicher Beisitzer im Erbgesundheitsobergericht Hamm, 1940/41 daselbst in Breslau; (wohl wenig aktiver) Gutachter bei den „Euthanasie"-Morden. Nach 1945 war er ordentlicher Professor in Marburg und Mitbegründer der „Lebenshilfe", 1947 leitender Mitarbeiter an einem Entwurf eines neuen Sterilisationsgesetzes für die US-amerikanische Militärregierung.[35]

Helmut E. **Ehrhardt**, * 1914, Prof. Dr. Dr. med. phil. jur., arbeitete bereits seit 1941 mit Villinger an der Universität Breslau zusammen und folgte ihm nach 1945 nach Marburg. Dort hat er bis heute eine Professur inne. Er erstatte mehrere Gutachten über das GzVeN für die Bundesregierung und trat noch 1987 bei der Sachverständigenanhörung im Innenausschuß des Bundestages als Sachverständiger zum Thema der NS-Zwangssterilisationen auf.

* Diese wie die folgenden Seitenangaben in Klammern direkt im Text (bis S. 210) beziehen sich auf den Bericht des BFM.[37]

Anlagen auch gegen den Willen der Träger dieser Anlagen zu verhindern" (S. 42). Den Menschenrechten widerspreche das GzVeN nicht, weil das Ziel des Gesetzes, „der Entstehung erbkranken Nachwuchses im Interesse der Volksgesundheit vorzubeugen", nicht unsittlich und ein Widerstand gegen dieses Ziel nicht gerechtfertigt sei (S. 33). In diesem Zusammenhang verwies das BFM auf Sterilisationsgesetze anderer Länder, die ebenfalls in manchen Fällen eine Zwangssterilisation zuließen. Diesem Aspekt ist im Bericht des BFM ein ganzes Kapitel gewidmet (vgl. S. 22 – 27), in dem festgestellt wird, daß kein qualitativer Unterschied dieser Gesetze zum nationalsozialistischen GzVeN bestehe, im Gegenteil:

„Auch im übrigen enthält die Verfahrensregelung des ErbGesGes z.T. weitergehende rechtliche Sicherungen als die Verfahrensregelungen in den Sterilisationsgesetzen einiger anderer europäischer Staaten." Gemeint sind Länder wie Finnland, Norwegen, Schweden, Dänemark, Schweiz, aber auch verschiedenen US-Staaten, deren Gesetze eine freiwillige eugenische Sterilisationen erlaubten. Der Bericht hob darauf ab, daß in keinem dieser Länder eine „unabhängige" gerichtliche Instanz wie das Erbgesundheitsgericht über Sterilisationen entscheide (S. 36 f.).

Gegen einen spezifisch nationalsozialistischen Charakter des GzVeN spreche außerdem die Kritik an dem Gesetz von seiten nationalsozialistischer Parteiangehöriger: NS-Parteistellen hätten eine Ausweitung des Gesetzes vehement gefordert, das Fehlen rassenpolitischer Gesichtspunkte bemängelt und eine Einschaltung der NSDAP in das Erbgesundheitsverfahren verlangt (S. 18 f.).

Nach Auffassung des BFM ist das GzVeN auch von kirchlicher Seite grundsätzlich akzeptiert worden. Aus den prinzipiellen moraltheologischen Bedenken der katholischen Kirche und aus der Skepsis der evangelischen Kirche[39] aufgrund der politischen Rahmenbedingungen des „Erbgesundheitsgesetzes" schlußfolgert der Bericht, daß die Kritik der Kirchen sich jedenfalls nicht auf den rechtsstaatlichen Charakter des Gesetzes bezogen habe (S. 32).

Als Argument gegen einen spezifisch nationalsozialistischen Charakter des GzVeN führte der Bericht auch die Haltung der westlichen Alliierten nach 1945 an: Im Nürnberger Juristenprozeß hatte das Gericht sich für das GzVeN nicht zuständig erklärt und auf die grundsätzliche Diskutierbarkeit von Sterilisationsgesetzen verwiesen. In keiner westlichen Zone war das GzVeN durch die Besatzungsmächte außer Kraft gesetzt worden. Die Besatzungsmächte hätten damit die Rechtsstaatlichkeit des GzVeN bestätigt. Aus welchem Grund das Gesetz in der sowjetischen Zone aufgehoben wurde, sei dem BFM unbekannt (S. 19 f). – Auch die bundesdeutschen Gerichte hätten in ihrer Rechtsprechung fast einhellig das GzVeN für nicht spezifisch nationalsozialistisch befunden (S. 37 f.).

Vom Gesetzestext her gesehen, entsprach das GzVeN nach Auffassung des BFM also rechtsstaatlichen Grundsätzen, so daß es nicht prinzipiell als nationalsozialistisches Unrechtsgesetz aufzufassen sei. Aber – und dies war das zweite zentrale Argument des Berichtes – auch die *Durchführung* des „Erbgesundheitsgesetzes" während des Nationalsozialismus gebe keinen Anlaß zur Kritik an der Rechtsstaatlichkeit der Verfahren. Auch aus diesem Grund seien Entschädigungsansprüche prinzipiell unbegründet. Vermutungen, daß Mißbrauch mit dem GzVeN getrieben worden sei, wurden im Bericht als nicht zutreffend zurückgewiesen (S. 47). Unter „Mißbrauch" wurde in diesem Zusammenhang seine Anwendung als Mittel rassistischer und politischer Verfolgung verstanden, nicht jedoch als Werkzeug eben der rassenhygienischen Ziele, die hinter dem GzVeN selbst gestanden hatten. Mit geschätzten 350.000 Sterilisationen – so der Bericht – müßten etwa 70% aller noch 1932 in Deutschland lebenden „Erbkranken" aufgrund des GzVeN zwangssterilisiert worden sein (S. 45). Da der Wahrheitsgehalt dieser Behauptung in dem Bericht nicht diskutiert wird, muß man annehmen, daß das BFM von einem positiven Effekt des GzVeN auf die Bevölkerung, also einem erfolgreichen Kampf gegen angebliche Erbkrankheiten ausging.

Der Bericht stellte fest, daß weder die Justiz noch die mit den Erbgesundheitsverfahren befaßten Ärzte – vor allem in den ersten Jahren nach 1933 – in besonderem Maße durch nationalsozialistische Ideen beeinflußt gewesen seien (S. 48). Zahlreiche für die Erbgesundheitsgerichte tätige Ärzte seien keine Parteimitglieder gewesen. Auch hätten die Nationalsozialisten für rassische und politische Verfolgung auf radikalere und nichtgerichtliche Methoden zurückgreifen können. Als Beleg dafür wurde angeführt, daß lediglich 470 Zwangssterilisierte nach § 1 BEG als rassisch, religiös oder politisch Verfolgte anerkannt worden seien, von denen nur ein Bruchteil ein GzVeN-Verfahren durchlaufen habe (S. 48). Zwar sei der Kommentar zum GzVeN von Gütt, Rüdin und Ruttke deutlich nationalsozialistisch geprägt, doch in der Praxis habe sich das deshalb nicht auswirken können, weil die im Gesetz festgelegten medizinischen Begriffe kaum ideologischen Auslegungsspielraum gelassen hätten (S. 50).

Ein Beweis für die Rechtsstaatlichkeit der Verfahren waren laut Bericht des BFM zwei Schreiben des RMdI und des RMJustiz von 1936, in denen die Erbgesundheitsgerichte aufgefordert werden, nicht mehr als 15 – 20 (!) Fälle pro Sitzung zu verhandeln, die Betroffenen auch einmal persönlich anzuhören, die Sterilisationsurteile sorgfältig zu begründen und sich im Falle der Sterilisation von Mitgliedern der NSDAP oder von in Behörden Beschäftigten bei Parteistellen bzw. Behörden rückzuversichern (S. 49 f., vgl. auch die Anlagen 10 und 11). Damit hätten diese Ministerien „in einem für die Betroffenen positiven Sinne" auf die Verfahren Einfluß genommen (ebd.). In zunehmendem Ausmaß hätten die Erbgesundheitsgerichte Sterilisationsanträge abgelehnt: das BFM gibt die Zahl der Ablehnungen mit zwischen 7 und 19,7% an (S. 59). Auch das BFM schienen diese Zahlen allerdings nicht besonders zu beeindrucken, verweist es doch gleich darauf, daß die betreffenden Richter frei von öffentlichem Druck hätten entscheiden können, da die Erbgesundheitsverfahren nicht öffentlich gewesen seien (S. 60). Zweifel an der korrekten Durchführung der GzVeN-Verfahren kamen auch an dieser Stelle nicht auf.

Die Ergebnisse der Wiederaufnahmeverfahren in der britischen Besatzungszone[40] werden ebenfalls als Bestätigung der Rechtsstaatlichkeit der GzVeN-Verfahren interpretiert: Zwar seien 58% der Wiederaufnahmeanträge für die Betroffenen positiv entschieden worden, doch dies entsprach nach Rechnung des BFM nur 1,65% aller während des Nationalsozialismus auf dem Gebiet der britischen Besatzungszone gefällten Sterilisationsbeschlüsse.[41] Diese rechnerische Schlußfolgerung wird damit begründet, daß man davon ausgehen könne, daß alle, die meinten, zu Unrecht verurteilt worden zu sein, auch einen Wiederaufnahmeantrag gestellt hätten, da sie ja damit ein Argument für einen Schadenersatzanspruch gehabt hätten

(S. 52 f.).[42] Im übrigen habe kein solches Wiederaufnahmeverfahren einen Mißbrauch des GzVeN ergeben. Vielmehr seien die Beschlüsse der Erbgesundheitsgerichte aufgrund eines „überraschend günstigen" Verlaufs der „Erbkrankheiten"(S. 60 f.) oder aufgrund neuer medizinischer Erkenntnisse, die die Erblichkeit einer im Katalog des GzVeN aufgeführten Krankheit inzwischen widerlegten, aufgehoben worden (S. 53). Gegen einen Mißbrauch des GzVeN spreche außerdem die geringe Zahl von durch die Zwangssterilisierten gestellten Entschädigungsanträgen[43], denn:

„Bei der allgemein beobachteten Tendenz, wegen eines jeden Schadens, den man etwa erlitten hat, die öffentliche Hand verantwortlich zu machen, werden die Sterilisierten, die der Ansicht sind, durch die Sterilisierung geschädigt worden zu sein, ihre ihnen nach geltendem Recht vermeintlich zustehenden Ansprüche zum größten Teil bereits angemeldet haben." (S. 59)

Das BFM unterstellte hier also – in geradezu vorwurfsvollem Ton –, daß alle Zwangssterilisierten, die im Rahmen eines GzVeN-Verfahrens oder durch die Folgen der Operation geschädigt worden seien, auch versucht hätten, eine Entschädigung zu bekommen – obwohl es de facto keine Entschädigungsmöglichkeit gab.

All dies belegte nach Auffassung des BFM, daß die Praxis der Erbgesundheitsgerichte nicht zu beanstanden und Fehlurteile lediglich auf mangelnde Routine oder neue medizinische Erkenntnisse zurückzuführen seien (S. 61). Aus diesem Grund und weil das GzVeN ohnehin ein rechtsstaatliches Gesetz darstelle, sei die Bundesrepublik zu keinerlei Schadenersatz verpflichtet (S. 62). Dieses Ergebnis sei auch den Betroffenen zumutbar, denn eine Zwangssterilisation löse in der Regel keine körperlichen und seelischen Folgeschäden aus, insbesondere keine Minderung der Erwerbsfähigkeit (S. 62). Aufgrund ihrer Geisteskrankheit hätten viele Zwangssterilisierte weder den Eingriff noch die Folgen bemerkt. Und wenn die Betroffenen doch darunter litten, so richte sich der Schmerz „in Wahrheit [...] nicht so sehr gegen den Eingriff als solchen, als vielmehr gegen dessen Ursache, das Schicksal der Erbkrankheit, das ihm den Verzicht auf Nachkommen nahelegt" (S. 68). Denn:

„Bei der hier gestellten Alternative, auf Nachkommen ganz zu verzichten oder einen erbkranken Nachwuchs hinzunehmen, wird sich der gewissenhafte und sittlich hochstehende Mensch – darüber besteht Einvernehmen in der juristischen und theologischen Literatur – für einen Verzicht auf Nachkommen entscheiden müssen" (ebd.).

Hier wurde also wiederum, und zwar in zustimmender Form, auf das Ziel des GzVeN verwiesen: Dieses Ziel mache die Zwangssterilisation für die noch einsichtsfähigen Opfer akzeptabel.[44]

Das BFM machte in seinem Bericht auch moralische Argumente gegen die Entschädigung Zwangssterilisierter geltend: Eine materielle Entschädigung des durch eine Zwangssterilisation verursachten lediglich „immateriellen" Schadens sei moralisch bedenklich.[45] Dies würde nämlich „die Bekundung einer rein materialistischen Seinsbetrachtung bedeuten und bedenklichen Zeitströmungen entgegenkommen" und Entschädigungsforderungen weiterer Verfolgtengruppen rechtfertigen (S. 70), die die Bundesrepublik in den „wirtschaftlichen Ruin" treiben könnten (S. 67). Eine Pauschalentschädigung aller Zwangssterilisierten sei also ungerecht gegenüber anderen Opfern des Nationalsozialismus. Gegen eine Entschädigung lediglich der – nach den Maßstäben des GzVeN – „zu Unrecht" Sterilisierten wandte das BFM ein, daß dies verwaltungstechnisch nicht möglich sei, da eine Durchführung von Wiederaufnahmeverfahren bei allen Betroffenen viel zu aufwendig wäre (S. 72 ff). Eine Rehabilitation „solche[r] Personen, die durch die Sterilisation in ihrem sozialen Ansehen geschädigt sein könnten", könne durch eine Entschädigungszahlung „natürlich" ohnehin nicht erreicht werden (S. 74). Man könnte anders formulieren: Wenn, dann müßten ohnehin nur „fälschlich" als erbkrank diagnostizierte Personen rehabilitiert werden – denn für das BFM war das GzVeN ein legitimes Gesetz -, doch eine Rehabilitation ließe sich vielleicht auch erreichen, ohne Geld auszugeben.

Stellungnahmen der verschiedenen Sachverständigen zum Bericht des BFM

An der Diskussion über den Bericht des BFM im Wiedergutmachungsausschuß am 13. 4. 1961 nahmen außer den drei bereits vorher vom BFM herangezogenen Professoren von Max-Planck-Instituten Hans Nachtsheim, Helmut E. Ehrhardt und Werner Villinger die drei Mediziner Dr. Karl, Dr. Lauber und Dr. Lewenstein sowie der Amtsgerichtsrat Frormann als Sachverständige teil.

Die drei Professoren traten dem Auditorium mit einem gewichtigeren Hintergrund als die übrigen Sachverständigen gegenüber: Sie trugen nicht nur höhere akademische Würden, sondern arbeiteten schon seit Jahrzehnten als Gutachter mit staatlichen Institutionen zusammen[46] und waren durch ihre Veröffentlichungen und institutionellen Einbindungen angesehen. Besonders Villinger und Nachtsheim umwehte die Aura der Koryphäe, und sie trugen ihre ausführlichen Stellungnahmen als erste vor. Die drei Professoren schlossen sich erwartungsgemäß dem Bericht des BFM an und fügten einige Argumente hinzu. Villinger besaß die Unverfrorenheit, auf seine persönlichen Erfahrungen als Beisitzer im Erbgesundheitsobergericht hinzuweisen und den korrekten Ablauf der Verfahren zu bestätigen (S. 15).

Wie Nachtsheim und Ehrhardt bestritt er körperliche und psychische Folgen der Zwangssterilisationen (S. 12)*; die Sterilisation ist nach seiner Meinung eine „Wohltat" für die Betroffenen gewesen (S. 13). Ehrhardt bezeichnete die Sterilisationen als „sehr einfache" Operationen, bei denen „praktisch nichts" vorgekommen sei (S. 26). Hingegen befürchteten sowohl Ehrhardt als auch Villinger,

---

Hans **Lauber**, *1921, Prof. Dr. med., damals Landesobermedizinalrat in Langenfeld, ist außerplanmäßiger Professor der Universität Düsseldorf und Direktor der Rheinischen Landesklinik; seine Fachgebiete sind Psychiatrie, Neurologie, Psychotherapie u. Psychoanalyse. Dr. Dietmar **Frormann** hatte in Hamburg seit 1947 als allein zuständiger Richter in Hamburg 1.200 Wiederaufnahmeverfahren nach der britischen WA-VO vom 28.7.1947 durchgeführt (S. 37). Später war er bis Ende der siebziger Jahre am Amtsgericht Hamburg tätig. Dr. Hans **Lewenstein** war damals in Bonn Landesmedizinaldirektor und hatte die Rheinische Landesklinik in Süchteln geleitet, Dr. Hermann **Karl** war in Düsseldorf und später in Wiesbaden Ministerialrat. Zu Lewenstein und Karl liegen keine weiteren biographischen Daten vor.

* Die folgenden Seitenangaben in Klammern direkt im Text beziehen sich nunmehr auf das Protokoll des Wiedergutmachungs-Ausschusses vom 13.4.1961[47] und nicht mehr auf den Bericht des BFM 1961.

daß eine Entschädigung bei den Zwangssterilisierten „eine Welle von Neurosen" auslösen könnte, die dann vielleicht tatsächlich die Leistungsfähigkeit der Betroffenen mindern würden (S. 16, 27).[48] Zu neueren medizinischen Studien über chronische seelische Reaktionen auf nationalsozialistische Verfolgung, die als Gesundheitsschaden anerkannt werden müßten – auch bei Zwangssterilisierten -, bezog Ehrhardt Stellung: Es sei nicht belegt, daß solche Störungen tatsächlich durch äußere Einwirkung entstanden seien. Er riet daher zur Fortsetzung der bisherigen Anerkennungspraxis, nach der solche Gesundheitsschäden in der Regel als konstitutionell bedingt abgelehnt wurden (S. 61). Nachtsheim, Ehrhardt und Villinger erklärten übereinstimmend, der in § 1 GzVeN enthaltene Katalog von Erbkrankheiten entspreche dem damaligen und heutigen Stand der Wissenschaft vollkommen (S. 6, 25, 12). Ehrhardt räumte ein, daß die heutige Psychiatrie nicht mehr grundsätzlich von der Erblichkeit beispielsweise der Schizophrenie ausgehe, aber auch damals sei es „sicher [...] so gedacht" gewesen, daß nur bei erwiesener Erblichkeit dieser Krankheit sterilisiert werden sollte – was aber diagnostisch schwer präzise festzustellen sei (S. 25).

Ehrhardt, Nachtsheim und Villinger machten auch auf die aktuelle Diskussion über ein neues Sterilisationsgesetz aufmerksam. Würden die GzVeN-Zwangssterilisierten tatsächlich entschädigt, wäre ein neues Sterilisationsgesetz kaum mehr durchsetzbar (S. 11, 31 f). Die Notwendigkeit eines solchen Gesetzes stehe ihrer Ansicht nach außer Frage, da der Bedrohung der Bevölkerung durch die „Kontraselektion" – eine unverhältnismäßig starke Zunahme „schwachsinniger","asozialer" und „krimineller" Nachkommen „Erbkranker" aufgrund der verbesserten Möglichkeiten moderner Medizin – durch Sterilisation wirksam begegnet werden könne (S. 53 ff). Nachtsheim forderte in diesem Zusammenhang entschieden die Zulassung von *Zwangs*sterilisationen, da ein Sterilisationsgesetz sonst „erbhygienisch unwirksam" sei. Die Anwendung von Zwang rechtfertigte er unter Verweis darauf, daß auch Impfungen zwangsweise durchgeführt würden (S. 10, 55). In diesem Zusammenhang verdeutlichte Nachtsheim nochmals, wo er den entscheidenden Unterschied zwischen der Denkungsart des GzVeN und der Ideologie des Nationalsozialismus sah:

„Heute werden diese Kinder [mit Hasenscharte und Wolfsrachen, d.V.] *am Leben erhalten. Ich trete durchaus nicht dafür ein, diese Kinder zu beseitigen. Also auch das muß scharf auseinandergehalten werden: Euthanasie und Sterilisation. Bei der Sterilisation handelt es sich nicht um die Beseitigung unwerten Lebens, sondern um die Verhinderung unwerten Lebens. Das ist ein sehr großer Unterschied. Das geschieht immer wieder, daß das in den gleichen Topf geworfen wird"* (S. 52).

Nachtsheim verurteilte hier offenbar nicht die Zielrichtung, sondern lediglich die Mittel der NS-"Euthanasie". Auch auf Nachfrage distanzierte er sich nicht von ihm gebrauchten Begriff „unwertes Leben", sondern verwies wiederum auf den qualitativen Unterschied zwischen „Verhütung von Erbkranken" und „Vernichtung lebensunwerten Lebens" (S. 65).

Die Mediziner Karl, Lauber und Lewenstein und zum Teil auch Amtsgerichtsrat Frormann traten den Argumenten des BFM-Berichts und der drei Professoren in wesentlichen Punkten entgegen. Vor allem Karl befürwortete eine Entschädigung aller Zwangssterilisierten. Einig waren alle drei Mediziner darin, daß eugenische

Sterilisationen nicht pauschal abgelehnt werden sollten (S. 19, 33, 42). Den Argumenten des BFM-Berichts widersprachen Lauber, Karl und Lewenstein in folgenden Punkten: Das GzVeN unterscheide sich sehr wohl qualitativ vom preußischen Gesetzentwurf. Vor allem Karl bezeichnete das GzVeN explizit als „Staatsunrechtsgesetz [...], das typisch nationalsozialistischer Auffassung entspricht" (S. 41). Vor 1933 habe die Zwangssterilisation von gesetzgeberischer Seite her immer als „sittenwidrig" gegolten (S. 43). Auch die dem GzVeN vorausgegangene Diskussion unter Rassenhygienikern widerspreche dem nicht, denn auch schon vor 1933 habe sich der Nationalsozialismus „im Hochschulwesen bemerkbar" gemacht (ebd.). Die obligatorische Anwendung von Zwang durch die ärztliche Anzeigepflicht bedeutete für Karl einen prinzipiellen Unterschied zum preußischen Gesetzentwurf, der mit einer völlig anderen ideologischen Ausrichtung einhergehe: Der Zweck des GzVeN war laut Lewenstein und Karl nicht am Individuum orientiert, sondern bestand in der „Rassenveredelung des deutschen Volkes". Insofern sei das Gesetz deutlich nationalsozialistisch geprägt gewesen, wie sich anhand des GzVeN-Kommentars von Gütt/Rüdin/Ruttke belegen lasse (S. 18, 43 f). Überdies entbehre – darauf verwies vor allem Lauber – das Ziel des Gesetzes, die „Volksgesundheit zu sichern" eines rationalen Kerns, da die auch von Villinger und Nachtsheim befürchtete „Kontraselektion" sich mit keinerlei Zahlen belegen lasse. Weder würden sich Schizophrene oder Schwachsinnige besonders stark vermehren, noch hätte sich der Anteil dieser Bevölkerungsgruppe an der Gesamtbevölkerung in den letzten Jahrzehnten erhöht (S. 33, 58, 69).

Auch der Abgeordnete Böhm (CDU), stellvertretender Vorsitzender des Ausschusses, kritisierte einen so extremen Eingriff in die persönlichen Rechte wie die Zwangssterilisation als unverhältnismäßig gegenüber der angeblichen Gefahr, die der Gesellschaft durch solche Krankheiten drohe. Er vermutet als Motiv des GzVeN vielmehr ein rein utilistarisches Denken, „eine Ausschaltung von harmlosen Essern, die im Erwerbsleben nicht brauchbar sind" (S. 51).[49]

Die im Bericht des BFM behauptete Vergleichbarkeit des GzVeN mit Gesetzen anderer Länder bestritten Lauber, Karl und Lewenstein. Sie machten darauf aufmerksam, daß das GzVeN mit einem Anwendungszwang und einer ärztlichen Anzeigepflicht verbunden war (S. 18, 36, 43). Damit unterscheide es sich wesentlich von Sterilisationsgesetzen anderer Länder, in denen z.T. auch Zwangssterilisationen

---

Prof. Dr. Franz **Böhm**, 1895 – 1977, war Offizier im Ersten Weltkrieg und Jurist. 1925 – 1933 Sachbearbeiter im Reichswirtschaftsministerium habilitierte er 1933 in Freiburg und lehrte 1936 – 1938 in Jena. 1938 – 1940 unterzog man ihn wegen Kritik an der NS-Judenpolitik einem strafrechtlichen Ermittlungsverfahren und Dienststrafverfahren, an dessen Ausgang er in den Wartestand versetzt wurde. 1945 wurde er Kultusminister der Hessischen Landesregierung und erhielt 1946 einen Lehrstuhl für Bürgerliches Handels- und Wirtschaftsrecht an der Universität Frankfurt. 1952 leitete er die deutsche Delegation bei den Wiedergutmachungsverhandlungen mit Israel und der Jewish Claims Conference in Den Haag. 1953 – 1965 war er Mitglied der CDU-Fraktion des Bundestages und stellvertretender Vorsitzender des Wiedergutmachungsausschusses, wo er als Kritiker des aufkeimenden Antisemitismus und Verfechter einer ernstgemeinten Wiedergutmachungspolitik auftrat. Neben Ludwig Ehrhard gilt er als einer der Väter der Sozialen Marktwirtschaft.

legalisiert seien. Lauber nannte Vergleichszahlen aus den Vereinigten Staaten, die einen „klaffenden Widerspruch zwischen uns und anderen Ländern" belegen sollten: In den gesamten USA seien zwischen 1907 und 1953 55.000 Menschen sterilisiert worden, davon 95% freiwillig (S. 36 f.).[50]

Die Durchführung des „Erbgesundheitsgesetzes" bewerteten Lauber, Karl und Lewenstein grundlegend anders als das BFM, indem sie die Wahrscheinlichkeit falscher Diagnosen, wenn nicht Mißbrauch des Gesetzes, für wesentlich höher hielten. Lauber, Karl, Lewenstein und auch Frormann vertraten im Gegensatz zu den drei Professoren und dem Bericht des BFM den Standpunkt, daß der Erbkrankheiten-Katalog des GzVeN zumindest dem heutigen wissenschaftlichen Stand nicht entspreche, da es inzwischen neue Untersuchungsmethoden gebe (S. 21 f., 34 f, 39, 44 f.). Die vom BFM ebenfalls zitierte Untersuchung von Gerhard Bonhoff[51] wertete Lauber ebenso wie der Autor selbst, nämlich als Beleg dafür, daß die heutige Diagnostik zu wesentlich anderen Ergebnissen als die Gutachter der Erbgesundheitsgerichte komme (S. 35 f.). Lauber bezweifelte grundsätzlich Theorien über die Erblichkeit von Geisteskrankheiten. Die Erbgänge, mit denen Eugeniker ihre Hypothesen belegten, könnten ebensogut Hinweise auf die Rolle der sozialen Umwelt bei der Entstehung solcher Krankheiten sein:

„[...] Es kommt im wesentlichen darauf an, festzustellen, daß die Dinge nicht so einfach sind, wie sie 1933 gesehen worden sind und daß man auch anders denken kann, ja daß man sogar, wie Manfred Bleuler sagt, mit derselben Beweisführung für die Erblichkeit der Dinge auch die Milieubedingtheit behaupten könne." (S. 35)

Lauber wies darauf hin, daß allein der zahlenmäßige Umfang der durchgeführten GzVeN-Verfahren sorgfältige Gutachten verhindert haben müsse. Außerdem hätten die antragstellenden Amtsärzte nur über eine rudimentäre psychiatrische Ausbildung verfügt (S. 20 f). Nach Ansicht Lewensteins war ein Mißbrauch des Gesetzes auch durch die im Gesetzeskommentar nahegelegte schematische Handhabung der Diagnostik vorprogrammiert (S. 21). Lewenstein vermutete, daß die zunehmende Mißachtung psychisch Kranker, die sich in der Propaganda und am brutalsten später in der „Euthanasie"-Aktion gezeigt habe, auch einen Einfluß auf das Klima der Erbgesundheitsverfahren gehabt habe (S. 19). Karl dagegen räumte ein, daß die Verfahren nach dem GzVeN formell meist nicht zu beanstanden seien, schlußfolgerte jedoch, daß dies für die Entschädigung der Betroffenen keine Rolle spiele, da das Gesetz als solches ein Unrechtsgesetz sei (S. 46 f.)[52].

Lauber, Karl und Lewenstein widersprachen also sowohl der Einschätzung des „Erbgesundheitsgesetzes" als nicht spezifisch nationalsozialistisch als auch der unkritischen Anerkenntnis der damaligen ärztlichen Diagnostik, wie sie im Bericht des BFM zum Ausdruck kamen. Lauber und Lewenstein vermuteten darüberhinaus einen Mißbrauch des GzVeN. Mit Frormann schlossen sich beide jedoch der Ansicht an, daß Zwangssterilisationen in der Regel weder körperliche noch seelische Schäden hervorgerufen hätten (S. 24, 37). Dabei widersprach sich Frormann insofern selbst, als er einerseits aus der geringen Anzahl von Wiederaufnahmeanträgen schließt, daß „sich die Betroffenen gar nicht einmal so sehr beschwert fühlen" (S. 38), andererseits aber bemerkt, daß sich viele deswegen einer solchen Prozedur nicht unterziehen wollten, weil sie „einen Horror davor [haben], nochmals zu einem Arzt zu gehen" (S. 41).

Karl war der einzige Sachverständige, der grundsätzlich davon ausging, daß „sehr viele" Zwangssterilisierte ein seelisches Trauma erlitten hätten und auch in der Nachkriegszeit sozial diskriminiert worden seien. Er forderte für alle Zwangssterilisierten zumindest eine Entschädigung für die erlittene Körperverletzung, ohne Nachuntersuchung und unabhängig von einer etwaigen Geisteskrankheit (S. 48, 63 f.). Ministerialdirektor Féaux de la Croix befürchtete dagegen, daß schwer Geisteskranke mit einer Entschädigung „Mißbrauch" treiben und damit die Rehabilitation der übrigen Zwangssterilisierten beeinträchtigen könnten (S. 70).

Zur Frage der Entschädigung machte Lauber keinen Vorschlag; Lewenstein lehnte eine generelle Entschädigung ab. Er sah einen Entschädigungsbedarf nur in Fällen, in denen jemand aufgrund falscher Diagnosen oder mißbräuchlicher Gesetzesanwendung sterilisiert worden sei, und selbst dann müsse skeptisch betrachtet werden, ob solch ein „immaterieller" Schaden überhaupt mit Geld entschädigt werden müsse. Damit traf er sich in der Konsequenz mit Nachtsheim, Ehrhardt und Villinger, trotz seiner kritischeren Einschätzung des GzVeN (S. 23 f.).

Es ist bemerkenswert, daß die beteiligten Abgeordneten trotz der negativen Vorgaben des BFM und der Professoren Nachtsheim, Ehrhardt und Villinger gegen Ende der Anhörung eher schüchtern zu einer Pauschalentschädigung aller Zwangssterilisierten für ihre „immateriellen" Schäden zu neigen schienen.

Der Abgeordnete Görgen (CSU) beschwerte sich darüber, daß die Thesen der Sachverständigen einander an mehreren Punkten konträr gegenüberstünden, z.B. in der Einschätzung der Gefahr der Kontraselektion oder der tatsächlichen Erbbelastung der GzVeN-Zwangssterilisierten (S. 69).

Die meisten Abgeordneten bezweifelten, daß die Zahl der „Fehlurteile" in den Erbgesundheitsverfahren tatsächlich so niedrig gewesen sei, wie im Bericht des BFM behauptet. In dieser Hinsicht überzeugten sie mehr die Ausführungen Laubers, Karls und Lewensteins (s. o.). Doch die Konsequenzen der Anhörung waren so, als ob nie kritische Einwände gegen den Bericht des BFM und die Stellungnahmen der sachverständigen Professoren erhoben worden wären.

Nachfolgen der Anhörung

Obwohl dem Bericht des BFM und den Stellungnahmen Nachtsheims, Villingers und Ehrhardts gewichtige Argumente entgegengestellt worden waren, kam es anschließend im Rahmen der Beratungen des BEG nicht zu einer Entschädigungsregelung für Zwangssterilisierte. Das BFM und die sachverständigen Professoren konnten sich mit ihren Positionen durchsetzen.

Die Interessen, die dabei eine Rolle spielten, liegen auf der Hand: Nur wenige Monate später, am 13. und 14. Juli 1961, tagte im Bundesjustizministerium eine

---

Prof. Dr. Hermann Matthias **Görgen**, * 1908, hatte u.a. Theologie und Philosophie studiert. Bevor er seine ordentliche Professur an der geplanten katholischen Universität in Salzburg antreten konnte, floh er im März 1938 über Prag, Zürich und Südfrankreich nach Brasilien. Dort lebte er 1942-1954 und hatte seit 1950 einen volkswirtschaftlichen Lehrstuhl inne. Er war 1957-1961 Mitglied des Bundestages.

Sachverständigenkommission, die sich übereinstimmend für die Zulassung von Sterilisationen aus medizinischen und eugenischen Gründen im Rahmen der ausstehenden 5. Strafrechtsreform aussprach.[53] Nachtsheim, Villinger und Ehrhardt hatten im Wiedergutmachungsausschuß mehrfach auf die Strafrechtsreform hingewiesen und auch selbst als Gutachter an den Diskussionen teilgenommen.[54] Eine Entschädigung der Zwangssterilisierten und eine Verurteilung des „Erbgesundheitsgesetzes" hätte die Beratungen zu einem neuen Sterilisationsgesetz wahrscheinlich gestört. In diese Richtung weist auch eine Äußerung von Dr. Franz Böhm auf der letzten Sitzung des Wiedergutmachungsausschusses vor Verabschiedung des BEG zum Thema der Entschädigung Zwangssterilisierter am 21. 1. 1965. Er sprach die mögliche Voreingenommenheit der vom BFM favorisierten Gutachter Nachtsheim, Ehrhardt und Villinger aufgrund ihres Einsatzes für ein neues Erbgesundheitsgesetz an – eine Entschädigung der Zwangssterilisierten würde ihnen die Möglichkeit einer neuen gesetzlichen Regelung verbauen, so Böhm.[55] Das Interesse medizinischer Kreise, im Hinblick auf ein neues Sterilisationsgesetz das GzVeN zu rehabilitieren und eine Entschädigung zu verhindern, zeigte sich auch in den von Nachtsheim nach der Anhörung angestoßenen Kontroversen in den „Ärztlichen Mitteilungen" und „Fortschritte der Medizin".[56]

Den fiskalischen Interessen des BFM kam diese Konstellation sehr entgegen. Ohne die kritischen Stellungnahmen Laubers, Karls und Lewensteins in der Anhörung in irgendeiner Form zu berücksichtigen[57], hielt es auch 1965, als das BEG abschließend beraten wurde, an den Positionen des Berichtes von 1961 fest: Das GzVeN sei nach Inhalt und Durchführung ein rechtsstaatliches Gesetz. Außerdem sei nicht nachvollziehbar, warum Erbkranke entschädigt werden sollten, wenn so viele andere Opfer aus finanziellen Gründen nicht entschädigt werden könnten. Es brachte seinen Standpunkt wie folgt auf den Punkt:

„Bei einer allgemeinen Entschädigung (etwa einer Pauschale von 5.000 DM pro Fall) wäre mit einer finanziellen Belastung zwischen 1 Milliarde DM und 1 1/4 Milliarde DM zu rechnen; hierbei würden bis zu 60% der Entschädigungen an Geisteskranke, Schwachsinnige und schwere Alkoholiker gezahlt werden."[58]

Diese Stellungnahme erhellt, daß man – unabhängig von der Einschätzung des GzVeN und dem geschehenen Unrecht – auch deswegen keine Entschädigung zahlen wollte, weil man die Betroffenen für unwürdig hielt. Bundesfinanzminister Strauß wiederholte die Argumentation, eine Entschädigung von „Geisteskranken, Schwachsinnigen und schweren Alkoholikern" sei nicht vertretbar, wortwörtlich noch zweimal im Bundestag.[59] Der Wiedergutmachungsausschuß, in dem einiger Unmut über Haltung und Vorgehen des BFM geäußert wurde[60], berichtete der Öffentlichkeit gegenüber lediglich, daß eine Entschädigung Zwangssterilisierter nicht in den Rahmen des BEG passe und anderweitig geregelt werden solle[61], was aber innerhalb der folgenden 14 Jahre mitnichten geschah. Bis zum Ende der 1970er Jahre verwies die Bundesregierung – ob von CDU/CSU oder SPD/FDP gebildet – bei Anfragen zum Thema immer wieder stereotyp auf den Bericht des BFM und die Anhörung im Wiedergutmachungsausschuß vom Frühjahr 1961.[62]

Brüche und Kontinuitäten der Argumentationslinien

Die Interessen des BFM und einflußreicher medizinischer Kreise trafen sich in dem Ziel, die Entschädigung der Opfer des GzVeN zu verhindern. Daß dies gelang, war nicht nur eine Frage politischer Macht, sondern auch der Argumente und deren Akzeptanz. Daher möchte ich im Folgenden die referierten Argumentationen nocheinmal einer Analyse unterziehen. Momente des Anknüpfens an die von der Zeit des Nationalsozialismus geprägten Sichtweisen sind an einigen Punkten sehr offensichtlich. Interessant aber sind auch die Grenzen des Diskurses insgesamt: welche Fragen werden aus der Kontroverse ausgeklammert, auch von den kritischeren Positionen aus?

Die zentralen Punkte sowohl des Berichtes des BFM als auch der anschließenden Diskussion waren die Fragen nach der grundsätzlichen Legitimität des „Erbgesundheitsgesetzes", nach der Durchführung des Gesetzes im nationalsozialistischen Staat und die Frage nach etwaigen entschädigungswürdigen Folgen der Zwangssterilisationen. Die Argumentation des BFM stützte sich dabei vor allem auf eine selektive Wahrnehmung der nationalsozialistischen Quellen: Beispielsweise wurde die Aussagekraft des unbestritten nationalsozialistisch ausgerichteten Kommentars der Gesetzesautoren Gütt, Rüdin und Ruttke über die Ziele des GzVeN und seine Relevanz für die Praxis der Erbgesundheitsgerichte ignoriert. Die im Bericht des BFM zitierten Schreiben des RMdI und des RMJustiz, in denen zu gut begründeten GzVeN-Urteilen aufgefordert wurde, wurden als eine Abbildung der Realität interpretiert, obwohl sie wahrscheinlicher eine Reaktion auf selbst für Nationalsozialisten inakzeptable „Auswüchse" der Praxis der Erbgesundheitsgerichte waren. Auch die Behauptung, Sterilisationen seien ohne jegliche psychische und physische Folgen für die Betroffenen, wurde schon in der Zeit des Nationalsozialismus aufgestellt[63] und weder durch das BFM noch durch die eingeladenen Sachverständigen – ausgenommen Dr. Karl – hinterfragt. Unbequeme Fakten wie die 5 – 6.000 Todesfälle oder die Tatsache, daß auch im Rahmen des GzVeN – und nicht nur bei Sterilisationsexperimenten in Konzentrationslagern – Röntgensterilisationen praktiziert wurden, klammerte man einfach aus. Indem den nationalsozialistischen Eigendarstellungen so unkritisch geglaubt wurde, wurde der Nationalsozialismus rückwirkend zur Normalität erklärt.

Im Vergleich mit den Sterilisationsgesetzen anderer Länder wurden so wichtige Fakten wie der Anwendungszwang des GzVeN und das außergewöhnliche Ausmaß der Massensterilisationen schlicht ignoriert. Auch die Nachkriegszeit stellte der Bericht des BFM einseitig dar: Ohne auf die Schließung aller Erbgesundheitsgerichte einzugehen, wurde lediglich referiert, daß die Alliierten unterlassen hätten, das GzVeN außer Kraft zu setzen. Das Resultat der bundesdeutschen Entschädigungsgesetzgebung, aufgrund des GzVeN Zwangssterilisierte nicht zu entschädigen, benutzte das BFM als Argument, um auch in Zukunft eine Entschädigung dieser Gruppe abzuschlagen, da mangels Anträgen offensichtlich kein Bedarf bestehe. Nach einer alternativen Interpretation der geringen Zahl Zwangssterilisierter, die als Verfolgte anerkannt worden waren, wurde nirgends gefragt. Ein argumentatives Akrobatenstück des BFM ist die Umkehrung insbesondere katholischer Kritik an den Zwangssterilisationen zu einer Bestätigung des rechtsstaatlichen Charakters des Gesetzes (s.o.).[64]

Keiner der kritischen Sachverständigen in der Anhörung beanstandete prinzipiell den Umgang des BFM mit den nationalsozialistischen Quellen. Werner Villinger wurde widerspruchslos als Sachverständiger akzeptiert, ohne daß irgend jemand den Verdacht geäußert hätte, der ehemalige Beisitzer im Erbgesundheitsobergericht könne voreingenommen sein.[65]

Die Kritik Laubers, Lewensteins und Karls konzentrierte sich überwiegend auf die medizinische Ebene, indem vor allem die Diagnostik der damaligen Gutachter angegriffen wurde. Doch auch politische Aspekte wurden angesprochen: Karl und Lewenstein stellten die Vorgeschichte des „Erbgesundheitsgesetzes" in den politischen Kontext nationalsozialistischer Strömungen der Weimarer Republik und zogen Verbindungslinien zu der psychisch Kranken gegenüber allgemein feindlichen Atmosphäre im nationalsozialistischen Deutschland und zu den Krankenmorden. Sie wiesen auf die bevölkerungs- und rassenpolitische Zielrichtung des GzVeN hin, doch nur Karl konnte sich zu einer grundsätzlichen Verurteilung des Gesetzes durchringen. Bis auf Karl relativierten somit auch die kritisch eingestellten Sachverständigen ihre Einwände, indem sie letztlich im Umgang mit den Zwangssterilisierten nichts anderes vorschlugen als die Koryphäen Nachtsheim, Villinger und Ehrhardt.

Zwar brachte Karl seine Auffassung, ein Großteil der Betroffenen habe ein seelisches Trauma durch die Sterilisation erlitten, ein, doch alle anderen Sachverständigen gingen im Gegenteil davon aus, daß erst eine Entschädigung negative psychische Folgen für die Zwangssterilisierten haben werde. Darin drückte sich ihre Einschätzung der Opfer aus, deren Beschwerden als eingebildet, wohl auch als Beleg ihrer „Erbkrankheit" eingeordnet wurden. Niemand fragte nach der Sicht der Zwangssterilisierten, weder hinsichtlich einer Darstellung ihrer Erfahrungen, noch hinsichtlich gesundheitlicher Beschwerden. Die Sachverständigen sparten, vordergründig im Interesse einer „objektiven" wissenschaftlichen Auseinandersetzung, Aspekte subjektiver Erfahrungen weitgehend aus.

Entsprechend strotzten die Aussagen über die Zwangssterilisierten von Unterstellungen und trugen deutlich projektive Züge: Es wurde ein „Mißbrauch" einer Entschädigung durch die Zwangssterilisierten unterstellt, während ein „Mißbrauch" des GzVeN durch Ärzte und Richter für ausgeschlossen gehalten wurde. Es wurde eine Neurotisierung der Zwangssterilisierten durch eine Entschädigung befürchtet, während die Zwangssterilisation selbst für psychisch folgenlos erklärt wurde. Die „Folgen der Verfolgung" wurden gleichzeitig geleugnet und auf die Entschädigung verschoben. Auffällig ist weiterhin, daß man von den Zwangssterilisierten einen hochmoralischen Verzicht auf ihre angeblich erbkranken Nachkommen und ein Abschwören vom „materialistischen Zeitgeist" erwartete, während der moralische Anspruch der „Wiedergutmachung" von Seiten der Diskutanden gar nicht erwähnt wurde.

Daß der Bericht des BFM und die Stellungnahmen der Professoren Nachtsheim, Villinger und Ehrhardt so bruchlos und ohne *deswegen* auf Kritik zu stoßen die Argumente aus der Zeit des Nationalsozialismus aufnehmen konnten, hat seine Ursache darin, daß der Mythos der Kontraselektion und das Paradigma der Erblichkeit der sogenannten Krankheiten auch nach 1945 ungebrochen die herrschende wissenschaftliche Lehrmeinung bildeten. Andere Meinungen wurden – wie auch in der Anhörung ersichtlich – zwar vertreten, aber die Kritik blieb ohne Erwiderung. Es war nicht möglich, wie der Abgeordnete Görgen sagte, „aus den einander widersprechenden Thesen der Sachverständigen ein klares Bild zu gewinnen"[66], weil kein Dialog stattfand. Die medizinischen Autoritäten Nachtsheim, Villinger und Ehrhardt mußten sich nicht rechtfertigen. Die Erblichkeit der im GzVeN katalogisierten Krankheiten blieb ein Glaube, der weder durch das Eingeständnis diagnostischer Schwierigkeiten, noch durch zahlreiche „Fehlentscheidungen" der Erbgesundheitsgerichte, noch durch den plausiblen Einwand der Milieubedingtheit der „Erbkrankheiten" erschüttert werden konnte, weil er im gesellschaftlichen Diskurs dominant war.

Medizin und Sozialpolitik der NS-Zeit galten als ideologiefreie Räume, was auch für die Erbgesundheitsjustiz erfolgreich behauptet wurde. Deswegen konnten auch Nachtsheim, Villinger und Ehrhardt als Professoren der Max-Planck-Institute ihre wissenschaftliche Autorität voll in die Waagschale werfen, unangefochten von ihrer Tätigkeit in Medizin, Wissenschaft und Erbgesundheitsjustiz während der NS-Zeit, ja sogar mit der Aura der moralischen Gegnerschaft zum Nationalsozialismus – Nachtsheim als Nicht-Parteimitglied und Villinger als Betheler Arzt und Gründer der „Lebenshilfe".

Diese Autorität, gegen die die sachlichen Einwände Laubers, Karls und Lewensteins dünn verhallten, zog ihre Stärke außerdem aus dem Selbstverständnis der Professoren. Sie sahen sich als Sachwalter übergeordneter bevölkerungspolitischer Interessen, basierend auf einer Wissenschaft, der keinerlei skeptische Selbstreflexion innewohnt und die bedenkenlos individuelle Interessen scheinbar objektiven staatlichen Aspekten unterordnet. Diese Staatsnähe und das Recht, als Wissenschaftler über individuelle Grundrechte wie das Recht auf Fortpflanzung im Interesse eines angeblich objektiven Gemeinwohls hinweggehen zu können, hatten in der Zeit des Nationalsozialismus eine qualitative Verstärkung erfahren: Als ärztliche Gutachter einer eigenen rassehygienischen, respektive bevölkerungspolitischen Gerichtsbarkeit und durch die Anzeigepflicht aller vermuteten „Erbkrankheiten", die für jeden Arzt galt, waren Mediziner stärker als je zuvor in staatliche Institutionen und Interessen eingebunden und zogen daraus auch einen Prestigezuwachs. Zwar akzentuierten Karl und Lewenstein die bevölkerungspolitisch-rassenhygienische Ausrichtung des GzVeN als einen zentralen Einwand und stellten statt dessen das Individuum in das Zentrum medizinischer Bemühungen. Doch der fundamentale Kontrast dieser Haltung zu der der Professoren wurde stillschweigend übergangen.

Schlußwort

Die Darstellung der Auseinandersetzungen um die Entschädigung der NS-Zwangssterilisierten macht deutlich, wie starr und wie mächtig das mit dem Nationalsozialismus durchgesetzte Erblichkeitsparadigma bis weit in die Nachkriegszeit hinein war.

Die Argumente, die in der Anhörung und im Bericht geäußert wurden, mögen heute extrem erscheinen. Tatsächlich wurden sie bis Ende der siebziger Jahre herangezogen, um jegliche Anerkennung der Zwangssterilisierten zu verhindern, und noch 1987 wiederholte Prof. Dr. Dr. Ehrhardt seine Positionen im Innenausschuß des Bundestages – wenn auch mit wesentlich weniger Zustimmung.[67] 1987 – 42 Jahre nach Kriegsende – waren zum ersten Mal auch Betroffene eingeladen, um ihre Erfahrungen darzustellen und ihre Forderungen zu vertreten.

In den achtziger Jahren setzte sich zwar in der Öffentlichkeit die Ansicht durch, daß das GzVeN ein typisch nationalsozialistisches Gesetz sei, aber es mangelte noch immer an politischem Willen, die angemessenen materiellen Konsequenzen aus dieser Einschätzung zu ziehen.

Bis auf den heutigen Tag sind die während des Nationalsozialismus aufgrund des „Gesetzes zur Verhütung erbkranken Nachwuchses" Zwangssterilisierten nicht als Verfolgte anerkannt. Die Urteile der Erbgesundheitsgerichte, die sie zwischen 1933 und 1945 u.a. als „Schwachsinnige", „Schizophrene" oder „schwere Alkoholiker" abstempelten und ihre Verstümmelung beschlossen, sind noch immer nicht für nichtig erklärt worden. Am 5. Mai 1988 beschloß der Bundestag lediglich, das sogenannte Erbgesundheitsgesetz zu ächten[68]. Eine Ächtung bedeutet eine moralische Verurteilung des Gesetzes, hat aber nicht die rechtswirksamen Folgen einer Nichtigkeitserklärung. Die Betroffenen haben also noch immer keinen Rechtsanspruch auf Entschädigung für die gesundheitlichen Schäden, die beruflichen und sozialen Nachteile und nicht zuletzt die psychische Belastung, die mit einer Zwangssterilisation zusammenhingen. Die finanziellen Zuwendungen, die NS-Zwangssterilisierte inzwischen erhalten können, sind gering und nicht einklagbar.[69] Die Urteile aus der Zeit des Nationalsozialismus bleiben weiterhin unangetastet.

Haltungen wie die, die noch in den sechziger Jahren in der skizzierten Anhörung unverblümt geäußert wurden, werden heute selten offen eingenommen. Doch ein Rest an Vorbehalten, ein Rest an Unfähigkeit, die Probleme der Mehrheitsgesellschaft im Umgang mit psychisch Kranken, geistig oder körperlich Behinderten politisch anzugehen, anstatt sie den Betroffenen aufzubürden, ist geblieben.

Dies wird in dem Umgang mit den NS-Zwangssterilisierten ebenso deutlich wie in der zunehmenden Verbreitung pränataler Diagnostik und humangenetischer Beratungsstellen.

Anmerkungen:

1 Zwar haben NS-Sterilisationsopfer seit 1981 die Möglichkeit, eine einmalige Pauschalentschädigung von DM 5.000,- zu beantragen, was aber nur wenig bekannt ist. Bis 1987 nahmen nur 7.700 Personen diese Möglichkeit wahr. Seit 1990 (!) können NS-Zwangssterilisierte außerdem eine einkommensunabhängige Rente von DM 100,- pro Monat erhalten, Heiminsassen können ein Taschengeld von DM 200,- im Monat erhalten. Diese Härteregelungen wurden im Rahmen des Allgemeinen Kriegsfolgen-Gesetzes (AKG) angesiedelt. Die Leistungen sind nicht einklagbar und beruhen nicht auf einer Anerkennung der Opfer des NS-"Erbgesundheitsgesetzes" als Verfolgte des Nationalsozialismus.

Vgl. Richtlinien für die Vergabe von Mitteln an Verfolgte nicht jüdischer Abstammung zur Abgeltung von Härten in Einzelfällen im Rahmen der Wiedergutmachung vom 26. 8. 1981, in: Bundesanzeiger (BAnz) Nr. 160/1981, S. 1 f.; Richtlinien zu Härteleistungen im Rahmen des Allgemeinen Kriegsfolgen-Gesetzes (AKG-RL) vom 7. 3. 1988, in: BAnz Nr. 55/1988, S. 1 f.; Änderung der AKG-RL vpm 27. 6. 1990, in: BAnz Nr. 119/1990, S. 1.

2 Zahl nach Gisela Bock, Zwangssterilisation im Nationalsozialismus, Studien zu Rassenpolitik und Frauengeschichte, Opladen 1986, S. 230 ff. Nach amtlichen Angaben, die nur für die Jahre 1934 bis Mitte 1937 vorliegen – aufgrund negativer öffentlicher Reaktionen verbot Hitler die Veröffentlichung der Zahlen – wurden bis dahin 197.419 Sterilisationen durchgeführt. Die Schätzung für die folgenden Jahre beruht auf einer Hochrechnung verschiedener regionaler Zahlen.

3 GzVeN vom 14.7.1933, Reichsgesetzblatt (RGBl.) I 1933, S. 529.

4 Begründung des Gesetzes zur Verhütung erbkranken Nachwuchses vom 14.7.1933, Reichsanzeiger 1933, Nr. 172.

5 Arthur Gütt, Ernst Rüdin, Falk Ruttke, Gesetz zur Verhütung erbkranken Nachwuchses vom 14. Juli 1933 mit Auszug aus dem Gesetz gegen gefährliche Gewohnheitsverbrecher und über Maßregeln der Sicherung und Besserung vom 24. November 1933, München 1934, S. 175 f (Hervorhebung im Original).

Gütt u.a. zitieren Carl Schmitt nach: Deutsches Recht, Zeitschrift des Bundes National-Sozialistischer Deutscher Juristen, München 1933, Heft 7, S. 201 ff. Weil es von allgemeinem Interesse ist, gebe ich hier einen Teil des Zitates wieder. Schmitt formuliert u.a. folgende Leitsätze: „1. Die Unabhängigkeit der Richter beruht auf ihrer Bindung an das Recht und das Gesetz des Staates, dessen Recht der Richter zu sprechen hat. Ohne diese Bindung ist die richterliche Unabhängigkeit Willkür, und zwar politische Willkür. [...] 4. Für die Anwendung und Handhabung der Generalklauseln [d.i. Treu und Glauben, Wohl der Allgemeinheit, gute Sitten, Zumutbarkeit der Leistung usw., d.V.] durch den Richter, Anwalt, Rechtspfleger oder Rechtslehrer sind die Grundsätze des Nationalsozialismus unmittelbar und ausschließlich maßgebend.(...) 5. Der nationalsozialistische Staat ist ein gerechter Staat. Ob er ein 'Rechtsstaat' ist, hängt davon ab, welchen besonderen Inhalt man diesem vieldeutigen Wort gibt, und inwieweit man den Rechtsstaat zu einem gerechten Staat in Gegensatz bringen will."

6 Die „Rheinlandbastarde" waren ca. 120 Kinder schwarzer französischer Soldaten der Rheinlandbesetzung. Sie sind ohne Erbgesundheitsgerichts-Verfahren zwangssterilisiert worden. Vgl. z.B. Reiner Pommerin, Sterilisierung der Rheinlandbastarde. Das Schicksal einer farbigen deutschen Minderheit 1918 – 1937, Düsseldorf 1979.

7 GzVeN vom 14.7.1933, RGBl. I 1933, § 1, S. 529 ff.

8 Gütt/ Rüdin/ Ruttke (Anm. 5), S. 91.

9 Vgl. z.B. die rückblickende Feststellung von Karl Bonhoeffer: „In der Praxis der Einzelbegutachtung ergab sich bei der durch den Zwangscharakter des Gesetzes den Ärzten auferlegten Verantwortung begreiflicherweise eine Verstärkung des diagnostischen Verantwortungsgefühls. Die Folge war für den Facharzt das Streben nach einer Vertiefung und Sicherung der klinischen Diagnostik:". Aus: ders., Auswirkung und Handhabung des nationalsozialistischen Sterilisationsgesetzes; in: Der Nervenarzt, Heft 1, 20. Jahrg./ 1949, S. 3 f.

10 Gütt/ Rüdin/ Ruttke (Anm. 5), ebd..

11 Vgl. Gisela Bock, (Anm. 2) S. 302 f.

12 Die Zahl abgelehnter Anträge stieg von 1934 bis 1936 von 7 auf 15 %, für die Zeit danach liegen keine Zahlen vor. Vgl. Bock (Anm. 2), S. 233.

13 Hans Luxenburger in einer Besprechung des überarbeiteten GzVeN-Kommentars von Gütt, Rüdin und Ruttke, in: Archiv für Rassen- und Gesellschaftbiologie, Nr. 30/ 1936, S. 423.

14 Die (1.) Verordnung zur Ausführung des GzVeN vom 5.12.1933 (RGBl. I, S. 1021 f) bezog sich zunächst auf alle approbierten Ärzte. Durch den Runderlaß des RMdI vom 2.8.1934 (RGBl. I 1934, Nr.62) wurden die übrigen Einrichtungen des Gesundheitswesens zur Auskunft an den Amtsarzt verpflichtet.

15 GzVeN vom 14.7.1933, RGBl. I 1933, S. 529 ff, §§ 5-10.

16 Vgl. Bock (Anm. 2), S. 308 und 237 f und Monika Daum/ Hans-Ulrich Deppe, Zwangssterilisation in Frankfurt am Main 1933 – 1945, Frankfurt/ New York 1991, S. 119.

17 Statistiken über Erbgesundheitsverfahren wurden aufgrund negativer öffentlicher Reaktionen seit Mitte 1936 nicht mehr veröffentlicht. In den vorausgegangenen Jahren wurde laut Bericht des BFM in durchschnittlich 14 % der Fälle Beschwerde gegen den Beschluß eingelegt, davon in 7,2 % der Fälle mit Erfolg (ebd. S.59 und Anlage 7). Gisela Bock, die in ihre Zahlenangaben auch Hochrechnungen regionaler Angaben einbezieht, spricht von 2 % aller Erbgesundheitsgerichtsbeschlüsse, die 1934 – 1945 durch Erbgesundheitsobergerichte aufgehoben worden sind. Gisela Bock (Anm. 2), S. 240 f.

18 1. Gesetz zur Änderung des GzVeN vom 26.6.1935, RGBl. I 1935, S. 733. Vgl. Hans-Walter Schmuhl, Rassenhygiene, Nationalsozialismus, Euthanasie. Von der Verhütung zur Vernichtung „unwerten Lebens" 1890 – 1945, Göttingen 1987, S. 163.

19 2. Gesetz zur Änderung des GzVeN vom 4.2.1936, RGBl. I 1936, S. 119.

20 Vgl. hierzu die Darstellung der Zeitzeugin Klara Nowak vor dem Innenausschuß des Deutschen Bundestages, dokumentiert in: Deutscher Bundestag (Hrsg.), Zur Sache 3/ 1987, Wiedergutmachung und Entschädigung für nationalsozialistisches Unrecht, Öffentliche Anhörung des Innenausschusses des Deutschen Bundestages am 24. 6. 1987, Bonn 1987.

21 Gesetz zum Schutze der Erbgesundheit des deutschen Volkes (Ehegesundheitsgesetz) vom 18.10.1935., in: RGBl. I 1935, S. 1246.

22 Nach Walter wurden nur ca. 75 % der in Anstalten Zwangssterilisierten später entlassen. Vgl. Bernd Walter, Anstaltsleben als Schicksal. Die nationalsozialistische Erb- und Rassenpflege an Psychiatriepatienten; in: Norbert Frei (Hrsg.), Medizin und Gesundheitspolitik in der NS-Zeit, München 1991, S. 217-235, S. 230.

23 Zwischen 1939 und 1942 wurden über 70.000 Menschen, die wegen ihrer langandauernden Psychiatrisierung als unheilbar galten, unter Berufung auf ein geheimes informelles Schreiben Hitlers in Tötungsanstalten vergast. Der Name „Aktion T 4" leitet sich von dem Gebäude in der Berliner Tiergartenstraße 4 ab, von der aus die Krankenmorde organisiert wurden.

24 Vgl. Bock (Anm. 2), S. 358.

25 Der Erlaß Himmlers datiert mit dem 16.12.1942, die Ausführungsverordnung des Reichssicherheitshauptamtes mit dem 29.1.1943. Vgl. Daum/Deppe (Anm. 16), S. 166 f.

26 Vgl. Raoul Hilberg, Die Vernichtung der europäischen Juden, Frankfurt 1990, Band 3, S. 620 f.

27 Z.B. wurde auf der „dritten Endlösungskonferenz" am 27.10.1943 bereits beschlossen, sogenannten Mischlingen 1. Grades – Kindern eines jüdischen und eines nichtjüdischen Elternteils – als Alternative zur Deportation die Sterilisation anzubieten, da die medizinischen Versuche in Auschwitz neue Methoden zur Durchführung einer solchen massenhaften Sterilisation ermöglichen würden. Dieser Beschluß kam nicht zur Ausführung, weil die Experimente in Auschwitz scheiterten. Vgl. dazu Hilberg (Anm. 26), Band 2, S. 444.

28 Vgl. Gisela Bock (Anm. 2), S. 234.

29 Vgl. Klaus Wiesenberg, Die Rechtsprechung der Erbgesundheitsgerichte Hanau und Gießen zum „Gesetz zur Verhütung erbkranken Nachwuchses" vom 14.7.1933, ergänzt durch eine Darstellung der heutigen Rechtslage zur Unfruchtbarmachung (Diss. jur.), Frankfurt/Main 1986, S. 186.

30 Nur die §§ 14 (Sterilisation mit Einwilligung bei Lebensgefahr) und 18 (Inkrafttreten) des GzVeN wurden in das Bundesrecht übernommen. Vgl. das Gesetz über die Sammlungen des Bundesrechts vom 10.10.1958, Bundesgesetzblatt (BGBl.) III 1958, S. 453 ff. Vgl. dazu auch Lotte Inescu / Günter Saathoff, Die verweigerte Nichtigkeitserklärung für das NS-Erbgesundheitsgesetz – eine „Große Koalition" gegen die Zwangssterilisierten; in: Demokratie und Recht, Heft 16, 1988, S. 129 f.

31 Vgl. Christian Pross, Wiedergutmachung, Der Kleinkrieg gegen die Opfer, Frankfurt/ Main 1988, S. 43 f, 46 f.

32 [Bundesfinanzministerium], Bericht zur Frage einer Entschädigung von Personen, die in der Zeit von 1933 bis 1945 sterilisiert worden sind, vom 1.2.1961, S. 6 f., (Parlamentsarchiv des Deutschen Bundestages).

33 Ärztekammer Berlin (Hrsg.), Der Wert des Menschen. Medizin in Deutschland 1918 – 1945, Berlin 1989, S. 300.

34 Vgl. Heidrun Kaupen-Haas (Hrsg.), Der Griff nach der Bevölkerung, Aktualität und Kontinuität nazistischer Bevölkerungspolitik, Nördlingen 1986, S. 173.

35 Vgl. Wolfgang Schäfer, Die Karriere des Werner Villinger; in: Fachschaft Medizin der Philipps-Universität Marburg (Hrsg.), „Bis endlich der langersehnte Umschwung kam ...", Von der Verantwortung der Medizin unter dem Nationalsozialismus, Marburg 1991, S.178 – 283.

36 Der Entwurf hatte durchaus Chancen, Gesetz zu werden. Vgl. die Dokumentation des Preußischen Gesetzentwurfs in: Bundesfinanzministerium, (Anm. 32), Anlage 1.

37 Bundesfinanzministerium (Anm. 32), 80 Seiten und 13 Anlagen.

38 Die amtliche Statistik zählt 1934 12 % „Selbst"-Anträge, 1935 6 %. Aber auch hinter diesen „Selbst"-Anträgen verbirgt sich Zwang: Als „freiwillige" Zustimmung kann man z.B. nicht die Einwilligung derjenigen bezeichnen, denen ihre Sterilisation zur Bedingung der Anstaltsentlassung gemacht worden war. Vgl. Gisela Bock (Anm. 2), S. 270 ff.

39 Anzumerken ist hier allerdings, daß die evangelische Kirche ihre Skepsis erst im nachhinein äußerte. Zur Zeit des Nationalsozialismus hatte sie das GzVeN begrüßt und in den Anstalten der Inneren Mission die besonders konsequente Durchführung des Gesetzes gewährleistet. Vgl. Ernst Klee, „Euthanasie" im NS-Staat. Die „Vernichtung lebensunwerten Lebens", Frankfurt/ Main 1985, S. 48-51. Mit der Enzyklika „Casti connubii" Papst Pius XI. vom 31.12.1930 hatte die katholische Kirche prinzipiell eugenische Sterilisationen verurteilt. Vgl. Kurt Nowak, „Euthanasie" und Sterilisierung im

„Dritten Reich". Die Konfrontation der evangelischen und katholischen Kirche mit dem „Gesetz zur Verhütung erbkranken Nachwuchses" und der „Euthanasie"-Aktion, Göttingen 1978.

40 Die Verordnung über die Wiederaufnahme von Verfahren in Erbgesundheitssachen (WA-VO) vom 28.7.1947 der britischen Militärregierung; in: Verordnungsblatt der britischen Zone, Bl. 110. Die Möglichkeit von Wiederaufnahmeverfahren wurde geschaffen, weil die britische Militärregierung davon ausging, daß viele Sterilisationsurteile ohne ausreichende Unterlagen durchgeführt wurden. Das Wiederaufnahmeverfahren legte das GzVeN zugrunde und wurde ggf. unter Hinzuziehung der noch immer amtierenden Amtsärzte durchgeführt. Um so erstaunlicher, daß dennoch der Großteil der Verfahren zugunsten der Sterilisierten entschieden wurde. Ein positiver Beschluß berechtigte dazu, die Wiederfruchtbarmachung zu beantragen; eine Entschädigung folgte nicht daraus, aber doch eine gewisse Rehabilitation. Vgl. G. Bonhoff, Psychiatrische Erfahrungen bei der Nachuntersuchung Sterilisierter; in: Fortschritte der Neurologie-Psychiatrie und ihrer Grenzgebiete, Heft 8, 21. Jahrgang 1953, S. 251 – 284.

41 Das BFM bezieht sich hier u.a. auf die Untersuchung von Bonhoff. Bonhoff zieht aus seinen Ergebnissen aber eine ganz andere Schlußfolgerung, nämlich daß ein Großteil der Beschlüsse der Erbgesundheitsgerichte auf Fehldiagnosen beruhe. Er unterstellt jedoch keinen absichtlichen Mißbrauch. Vgl. Bonhoff (Anm. 40), S. 256.

42 Auch in diesem Punkt ist Bonhoff gegenteiliger Meinung: Es hätten nur wenige Betroffene ein Wiederaufnahmeverfahren beantragt, da die Aussicht auf Entschädigung ohnehin gering gewesen sei. Vgl. Bonhoff (Anm. 40) S. 255 f.

43 Zum damaligen Zeitpunkt existierte ein Entschädigungsanspruch im Rahmen des Allgemeinen Kriegsfolgen-Gesetzes (AKG) für diejenigen, die Amtspflichtverletzungen der Erbgesundheitsgerichte oder medizinische Fehler nachweisen konnten, die zu einem Gesundheitsschaden geführt hatten (womit nicht die Sterilisation gemeint war). Das konnten nur wenige, und wenn, so gestanden die Gerichte in der Regel weder das eine noch das andere zu. Im Rahmen der Wiederaufnahmeverfahren z.B. wurden zwar viele „Fehldiagnosen", jedoch keine (!) Amtspflichtverletzungen festgestellt. Zudem war diese Möglichkeit kaum bekannt, und die Antragsfrist lief spätestens zum 31.12.1959 aus. Vgl. AKG vom 5.11.1957. Ausführlicher über Entschädigungsmöglichkeiten: Katja Neppert, Die Kontinuität der Ausgrenzung. Die Politik der „Wiedergutmachung" von NS-Verbrechen am Beispiel der Entschädigung Zwangssterilisierter (Diplomarbeit FU Berlin), Berlin 1993, S. 23 – 54.

Insgesamt wurden bis zur Abfassung des Berichts bei den zuständigen Stellen 2.241 Entschädigungsansprüche Zwangssterilisierter angemeldet. 1.634 der Betroffenen begründeten dies allein mit der Tatsache ihrer Sterilisation, 426 mit einer Amtspflichtverletzung der Ärzte bzw. Richter und 181 mit dem von ihnen erlittenen medizinischen Kunstfehler. Ebd. S. 58.

44 Diese Argumentation des BFM weist Parallelen zu Argumentationen der NS-Zeit auf. So schrieb Hecht 1936 in der Zeitschrift „Archiv für Bevölkerungspolitik": „Was nun die Folgen bereits vollzogener Sterilisationen anbetrifft, so sind die besonders in ausländischer Presse und Literatur gemeldeten 'schweren seelischen Depressionen', 'Selbstmordgedanken', 'Minderwertigkeitsgefühle', 'Verfemungsgefühle', das Gefühl des Bestraftseins und andere Erscheinungen praktisch nicht zu beobachten gewesen. Die bereits Sterilisierten waren zum größten Teil geistig-moralisch derart primitiv, daß sie den vollzogenen Eingriff in seiner ganzen Schwere nicht verstanden." Wo eine gewisse „seelische Tiefe" vorhanden war, würden die Worte des „Führers", daß der Erbkranke durch seine Sterilisation dem Volk ein Opfer erweise, dem Betroffenen über seine Not hinweghelfen. Hecht ebd., S. 52-58. Hinweis auf die Quelle in: Martin Rudnick, Be-

hindert im Nationalsozialismus. Von der Ausgrenzung und der Zwangssterilisation zur „Euthanasie", Weinheim und Basel 1985, S.163.

45 Diese Einschätzung werde von der evangelischen, nicht aber der katholischen Kirche geteilt (ebd.).

46 Z.B. war Hans Nachtsheim 1947 an Beratungen über ein neues Sterilisationsgesetz in der Sowjetischen Besatzungszone beteiligt (vgl. ders., Für und Wider die Sterilisierung aus eugenischer Indikation, Stuttgart 1952, S. 7); Villinger hatte in der US-Besatzungszone 1947 an dem Entwurf eines neuen Sterilisationsgesetzes mitgewirkt (s.o.). Alle drei Professoren waren im Vorlauf bei der Erstellung des BFM-Berichts herangezogen worden. Ehrhardt und Villinger erstellten 1958 für das Bundesjustizministerium Gutachten zur 5. Strafrechtsreform (vgl. Bundesjustizministerium, Gutachten zur Strafrechtsreform mit ärztlichem Einschlag, Bonn 1958, S. 54 f.).

47 Deutscher Bundestag, 3. Wahlperiode / 7. Ausschuß, Protokoll der 34. Sitzung des Ausschusses für Wiedergutmachung am 13.4.1961 zur Frage der Entschädigung für Zwangssterilisierte, 74 Seiten (Parlamentsarchiv).

48 Ehrhardt und Villinger bezogen sich damit auf die damals kaum erschütterte medizinische Lehrmeinung zu den „Rentenneurosen", die auf Arbeiten Bonhoeffers und Stiers aus den 1920er Jahren zu den sogenannten Kriegszitterern basierte. Demnach zeigten die „Kriegszitterer" ihre psychischen Reaktionen nicht in Folge ihrer traumatischen Kriegserfahrungen, sondern als Ausdruck ihres Rentenbegehrens. Die Gewährung dieser Rente würde diese Reaktionen angeblich nur verstärken.

49 In diesem Zusammenhang brachte er polemisch einen entwaffnenden Vergleich, den ich hier dokumentieren möchte:
„Ich kann als Laie nicht beurteilen, [...] inwieweit das [d.h.: die Krankheiten des Kataloges, d.V.] eine Gefährdung ist, immer noch verglichen mit der Gefährdung, die von erbgesunden Menschen ausgehen kann. Denn zum Beispiel die Endlösung der Judenfrage, die Vernichtung der Millionen von Juden ist ja von erbgesunden Leuten durchgeführt worden. Es gibt also auch von gesunden Leuten erhebliche Gefahren." (S. 50).

50 Lauber bezog sich auf das bekannte Werk von Hanack, das auch im Bericht des BFM herangezogen worden war. Vgl. E.-W. Hanack, Die strafrechtliche Zulässigkeit künstlicher Unfruchtbarmachungen, Marburg 1959; vgl. Bericht BFM, insb. S. 23 ff.

51 Vgl. Bonhoff (Anm. 40).

52 In diesem Punkt trifft sich Karls Argumentation mit der Gisela Bocks, die die hohe Zahl von Zwangssterilisationen nicht auf einen „Mißbrauch" des Gesetzes, sondern im Gegenteil auf seine konsequente Anwendung zurückführt. Vgl. Bock (Anm. 2), S. 114.

53 Vgl. Wiesenberg (Anm. 29), S. 199. Von einer Regelung der Sterilisation im Rahmen der 5. Strafrechtsreform wurde später Abstand genommen. In einem verworfenen Gesetzentwurf vom 15. 5. 1972 (Bundestags-Drucksache VI/3434) wird auch bei eugenischen Sterilisationen in jedem Fall die Einwilligung gefordert. Erst mit dem „Betreuungsgesetz" vom 25. 4. 1990 wurde die Sterilisierung in der Psychiatrie geregelt. Es legalisiert „in ganz seltenen Ausnahmefällen zur Abwendung schwerster Notlagen" – das meint nicht unbedingt medizinische Notlagen, sondern ggf. auch die befürchtete Überforderung durch eine Mutterschaft – die Sterilisierung „Einwilligungsunfähiger" auch gegen ihren Willen, wenn Vormund bzw. Pfleger zustimmen (§ 1905 BGB).

54 Vgl. ihre Stellungnahmen in: Bundesjustizministerium (Hrsg.), Gutachten und Stellungnahmen zu Fragen der Strafrechtsreform mit ärztlichem Einschlag, Bonn 1958.

55 Deutscher Bundestag, 4. Wahlperiode, Ausschuß für Wiedergutmachung/ Unterausschuß BEG, Protokoll der 29. Sitzung am 21. 1. 1965, S. 10.

56 Vgl. Hans Nachtsheim, Das Gesetz zur Verhütung erbkranken Nachwuchses aus heutiger Sicht; in: Ärztliche Mitteilungen (ÄM), Nr. 33/1962, S. 1640 – 1644 und die Ant-

worten darauf von Hans Kirchhoff in ÄM 35/1962, S. 1743 – 1747, F. Maaß, Ludwig Schmitt und Eduard Jülich in ÄM Nr. 48/1962, S. 2515 – 2518, sowie die abschließende Stellungnahme von Nachtsheim in: ÄM Nr. 48, S. 2518 f. Außerdem den Schwerpunkt „Zur Diskussion: Eugenik", in: Fortschritte der Medizin, Nr. 18, 81. Jg./1963, S. 711 – 718, mit den Beiträgen von Hans Nachtsheim, Warum Eugenik?, ebd., S. 711 – 713; Alexander Mitscherlich, Eugenik – Notwendigkeit und Gefahr, ebd., S. 714 f; P. Matussek, Gedanken eines Psychiaters zur Frage einer gesetzlichen Sterilisation, ebd., S. 716 – 718 und W. Leibbrand, Eugenik und Sterilisation, ebd., S. 718.

57 Dieses Vorgehen kritisierte Dr. Böhm in der o. g. Sitzung des Wiedergutmachungsausschusses (Anm. 55), ebd..

58 Protokoll Wiedergutmachungsausschuß vom 21. 1. 1965 (Anm. 55), S. 8 (Hervorhebung im Text).

59 Vgl. Bundestags-Plenarprotokolle (BT-PlPr.) vom 17.11.1967, S. 6953 und 26.1.1968, S. 7744.

60 Vgl. insbesondere die Stellungnahme des Ausschußvorsitzenden Hirsch (SPD), der von „erbittertem Widerstand [des BFM] gegen die Entschädigung" spricht (Protokoll Wiedergutmachungsausschuß vom 21. 1. 1965 (Anm. 55), S. 11).

61 Vgl. Bericht des Ausschusses für Wiedergutmachung, Bundestags-Drucksache IV/3423, S. 17 und das Protokoll des Wiedergutmachungsausschusses vom 21. 1. 1965 (Anm. 55), S. 11 f.

62 Vgl. Bundesfinanzminister Strauß in BT-PlPr. 17.11.1967, S. 6953 und in BT-PlPr. 26.1.1968, S. 7744; Staatssekr. Dr. Reischl in BT-PlPr. 4.6.1970, S. 3096 f; Staatssekr. Haehser 2.6.1976; Staatssekr. Böhme in BT-PlPr. 18.1.1979, S. 10033. Selbst die regierungsoffizielle Chronik des BFM über Wiedergutmachung wiederholt noch in dem 1981 erschienenen Band über das BEG im Detail die Argumente des BFM von 1961. Vgl. Karl Weiss, Schaden an Körper und Gesundheit aus rechtlicher Sicht; in: Bundesminister der Finanzen/ Walter Schwarz (Hrsg.), Die Wiedergutmachung nationalsozialistischen Unrechts durch die Bundesrepublik Deutschland, Band IV, München 1981, S. 185 – 357.

63 Vgl. Anm. 44. Vgl. Merkblatt über die Unfruchtbarmachung, Anlage 2 zur Verordnung zur Ausführung des GzVeN vom 5.12.1933, RGBl. I 1933, S. 1021.

64 Die katholische Kirche hielt an der prinzipiellen Verurteilung von Sterilisationen auch nach Kriegsende fest. Vgl. Pius XII. am 8.9.1953 im Primum Symposium Geneticae Medicae, zitiert bei Eduard Jülich (Leserbrief zum Thema GzVeN); in: Ärztliche Mitteilungen, Nr. 48/ 1962, S. 2518.

65 Drei Wochen nach der Anhörung vom 13.4.1961 erschien im „Spiegel" im Zusammenhang mit dem Prozeß gegen den „Euthanasie"-Verantwortlichen Heyde-Sawade ein großer Artikel, in dem auch Villingers Gutachtertätigkeit für die „Aktion T4" bekanntgemacht wurde. In einem Leserbrief wehrte er sich anschließend gegen den „Irrtum", ihn als „aktiv Mitwirkenden" eingeschätzt zu haben. Vgl. Die Kreuzelschreiber, in: Der Spiegel, Nr.19/1961, S. 39 und Leserbrief Villingers in: ebd., Nr.23/1961, S. 8.

66 Deutscher Bundestag (Anm. 47), S. 69.

67 Vgl. Deutscher Bundestag, Referat Öffentlichkeitsarbeit (Hrsg.), Zur Sache 3/1987, Wiedergutmachung und Entschädigung für nationalsozialistisches Unrecht, Öffentliche Anhörung des Innenausschusses des Deutschen Bundestages am 24.6.1987, Bonn 1987.

68 Die Bundestagsfraktionen der CDU/CSU und SPD stellten sich auf den Standpunkt, daß der Bundestag nicht die Kompetenz zum Ausspruch der Nichtigkeit habe. Vgl. BT-PlPr. 5.5.1988, S. 5183 C. Würde das GzVeN für nichtig erklärt, so würden auch alle Urteile der Erbgesundheitsgerichte nichtig, und alle Zwangssterilisierten hätten einen

Rechtsanspruch auf Entschädigung für die Folgen, die die Anwendung des Gesetzes für sie hatte.

69 Vgl. Anm. 1.

Michael Putzke, Elmar Brähler

Die Verdrängung der Vergangenheit am Beispiel einer wissenschaftlichen Debatte in der Psychosomatik[1]

„Vergessen verlängert das Exil", lautet der erste Teil eines jüdischen Sprichwortes, es endet: „ [...] und das Geheimnis der Erlösung heißt Erinnerung".[2] Das Deutsche Kollegium für Psychosomatische Medizin hat erst 1991 auf einem Kongreß über seine eigene Geschichte öffentlich nachgedacht. Das Thema des Hamburger Kongresses lautete: „Das vergessene Erbe der Psychosomatik – Befreiung oder Verlust?"[3]

Der Umgang der Psychosomatik mit ihren Pionieren zeigt, wie schwierig es ist, sich kritisch mit der nationalsozialistischen Vergangenheit auseinanderzusetzen. Erich Stern war eine der Personen, an die es zu erinnern gilt. Nach seinem Tode 1959 wurden seine wissenschaftlichen Leistungen fast dreißig Jahre totgeschwiegen. Daß dies kein Zufall ist, sondern etwas mit der Verdrängung der deutschen Geschichte zu tun hat, soll am Beispiel einer Ende der fünfziger Jahre geführten Debatte gezeigt werden, die zu einer heftigen inhaltlichen Kontroverse führte, an der Erich Stern maßgeblich beteiligt war. Auf den ersten Blick wirkt sie wie eine übliche Auseinandersetzung um verschiedene theoretische Standpunkte. Bei näherer Betrachtung der Entwicklung der Psychosomatik in Deutschland nach dem Zweiten Weltkrieg wird jedoch deutlich, daß die fehlende Auseinandersetzung mit den Thesen Erich Sterns nach dessen Tod auch im Rahmen der Abwehr der Erinnerung der nationalsozialistischen Vergangenheit zu verstehen ist.

In diesem Aufsatz soll zunächst die Person Erich Stern, die Bandbreite seiner Forschungen vorgestellt werden, um dann anhand der „Spezifitätsdebatte", die Ende der fünfziger Jahre von ihm maßgeblich beeinflußt wurde, aufzuzeigen, welche unbewußten Abwehrmechanismen diese Debatte bestimmten und welche Folgen dies für die weitere Entwicklung der Psychosomatik in der Bundesrepublik Deutschland hatte.

Biographische Anmerkungen

Erich Stern wurde am 30. Oktober 1889 als deutscher Jude in Berlin geboren. Nach dem Abitur, 1909, studierte er Naturwissenschaften in Berlin, Lausanne, Karlsruhe und Straßburg, bevor er sich 1911 für Medizin an der dortigen Kaiser Wilhelm Universität immatrikulierte. Im Ersten Weltkrieg als Stabsarzt tätig, gleichzeitig Psychologie studierend, wurde er 1915 zum Doktor der Medizin an der Straßburger Universität promoviert[4], 1917 zum Doktor der Philosophie in Gießen[5]. Nach dem Ende des Krieges mußte Stern Straßburg verlassen, da er als Deutscher in der französisch besetzten Stadt nicht mehr leben konnte. Er zog nach Hamburg, um an der Psychiatrischen Universitätsklinik und dem Psychologischen Institut als Assistent von William Stern, zu welchem keine Verwandtschaft bestand, zu arbeiten. Nachdem Erich Stern in Hamburg zur Habilitation nicht zugelassen wurde[6], erhielt er 1920 die venia legendi[7] für Psychologie und Pädagogik in Gießen, 1922 einen Lehrauftrag als Privatdozent für Pädagogische Psychologie und wurde 1924 zum außerordentlichen Professor an derselben Universität ernannt.

1927 ging er, unter Beibehaltung seiner Gießener Professur, nach Mainz, wo er das „Institut für Psychologie, Jugendkunde und Heilpädagogik"[8] maßgebend mitbegründete und ab 1929 leitete. Dieses Institut war wegweisend in der Verbindung von Praxis und Theorie. Es unterhielt die erste Erziehungsberatungsstelle eines deutschen Hochschulinstitutes, geplant war weiterhin die Einrichtung eines heilpädagogischen Kindergartens. Drei Monate nach der Machtergreifung der Nationalsozialisten floh Erich Stern mit seiner Familie über die Schweiz ins Exil nach Paris[9], wo er als „assistant ètranger" an der Medizinischen Fakultät der Universität von Paris in der kinderpsychiatrischen Abteilung arbeitete. 1938 wurde er französischer Staatsbürger. Kurz vor dem Einmarsch der Deutschen retteten sich Stern und seine Familie in die unbesetzte Südzone Frankreichs. 1943 bot auch das sogenannte freie Frankreich nur unzureichenden Schutz vor der Verfolgung der Juden durch die deutschen Besatzer. Erich Stern wurde die französische Staatsbürgerschaft wieder entzogen; er und seine Familie galten als Staatenlose und Ausländer. Er entkam jedoch der Verhaftung und damit der Deportation durch das Untertauchen in einem Lungensanatorium. „Wenn wir den Krieg überstanden haben, so war dies nicht unser Verdienst, ein gütiges Schicksal hatte uns drei beschützt, und vor allen Schlägen bewahrt".[10]

Nach der Befreiung wurde ihm von der französischen Regierung eine Professur an einer deutschen Universität angeboten, die er ablehnte, da er nie genau wissen könne, wem er dort die Hand gebe. Er hat Deutschland nach der Emigration nie wieder betreten.[11]

Er wurde am „Centre de la Recherche Scientifique" in Paris zum Attaché de Recherche und 1950 zum Chargé de Recherche ernannt. Gleichzeitig war er wieder an der kinderpsychiatrischen Universitätsklinik tätig. 1955 siedelte er nach Kilchberg bei Zürich über, wo er – bis zuletzt wissenschaftlich arbeitend – nach kurzer schwerer Krankheit am 20. Januar 1959 gestorben ist.

Überblick über das wissenschaftliche Werk Erich Sterns

Erich Sterns Oeuvre umfaßt über 350 Aufsätze und 20 Monographien, er war Herausgeber von Standardwerken der Psychologie und Pädagogik, ein ausgewiesener und in vielen Gebieten geschätzter und vielzitierter Autor. Schon während seines Medizinstudiums in Straßburg begann er sich für soziale Belange zu interessieren. Am eigenen Körper konnte er psychosomatische Reaktionen studieren, da er seit seiner Jugend an Tuberkulose litt. Aus starkem Interesse begann er in Straßburg 1915 mit dem Psychologiestudium, was ihm nach seiner Promotion 1917 die Leitung eines psychologischen Labors einbrachte, das Eignungstests für Flugzeugführer, also kriegswichtige Forschung, entwickelte.[12] Nach dem Ersten Weltkrieg war er erneut innovativ in der Psychologie tätig. Bei William Stern war er an der Entwicklung von Intelligenztests und Schuleingangsuntersuchungen beteiligt, wobei der Schwerpunkt, gemäß dem demokratischen Neubeginn der Weimarer Republik, auf der Förderung von Kindern der Arbeiterschicht lag. Die Schwächen und Mängel der Intelligenzmessung hat er sehr wohl gesehen und sie auch beschrieben.[13] Erich Stern hat in den zwanziger Jahren mit maßgeblichen deutschen Psychologen zusammengearbeitet: Mit William Stern in Hamburg, dann mit August Messer, einem Külpe Schüler, bei dem er wurde er 1917 promoviert und 1920 habilitiert wurde. An der Gießener Universität lehrte bis zur Mitte der zwanziger Jahre einer der Mitbegründer der Gestaltpsychologie, Kurt Koffka, der dort Leiter des experimentellen psychologischen Labors war. Mit den Arbeiten Freuds und Adlers hatte Stern sich seit seiner Schulzeit beschäftigt, er war neben Ernst von Aster in Gießen der einzige, der Vorlesungen über die Psychoanalyse hielt. Während seiner Zeit in Mainz wies Erich Stern immer wieder auf die Bedeutung der Tiefenpsychologie für die Pädagogik hin.[14] Aus all den verschiedenen psychologischen Ansätzen wird bei Erich Stern aber kein eklektisches Nebeneinander, vielmehr dienen sie als Grundlegung einer „psychologischen Anthropologie“, einer Synthese der zum Teil einander feindlich gegenüberstehenden Ansätze.[15]

Die Hinwendung zu schulpolitischen Fragen führt zu einer eingehenden Auseinandersetzung mit pädagogischen Themen[16] und läßt ihn zum Leiter des „Institutes für Psychologie, Jugendkunde und Heilpädagogik“ in Mainz werden.

Spätestens seit der Arbeit an seinem 1925 erscheinenden Buch „Die Psyche des Lungenkranken“ beschäftigt sich Erich Stern mit psychosomatischen Fragestellungen. Seine theoretische Haltung wird unten noch ausführlicher dargestellt werden.

Ende der vierziger Jahre entdeckte er für sich die Testpsychologie als letzten Forschungsschwerpunkt. Erich Stern publiziert, dort an die eigenen Erfahrungen bei W. Stern anknüpfend, über Intelligenzmessung, er übersetzt den in letzter Zeit wieder in den Blickpunkt gerückten TAT (Thematik-Apperzerptions-Test) ins Deutsche, wobei er sehr wohl die Grenzen der Testpsychologie sieht.[17]

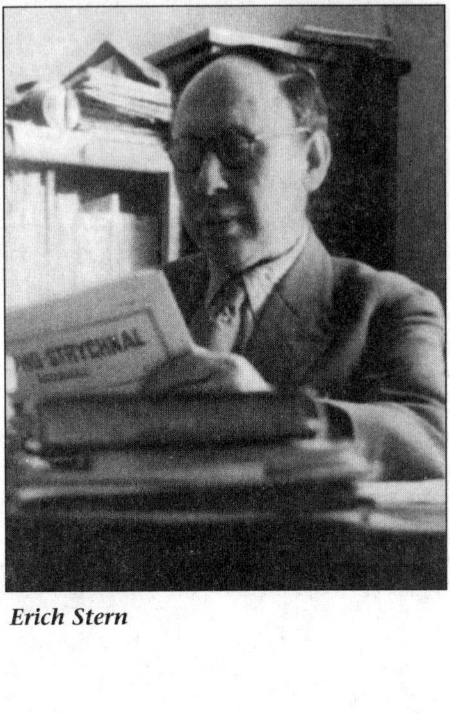

Erich Stern

Wir hoffen, dieser sehr geraffte Überblick vermittelt einen Eindruck von der Vielseitigkeit Erich Sterns. Alle Fächer, vor allem die Pädagogik und die Heilpädagogik, würdigten diese Leistungen.[18] Allein die Psychosomatik hat ihn 20 Jahre lang totgeschwiegen, nachdem sie ihn zu Lebzeiten heftigst bekämpft hatte. Es soll zunächst die Modernität seines psychosomatischen Denkens gezeigt werden.

Psychosomatisches Denken.

Bereits 1917 publiziert Stern einen Beitrag zur Pathogenese der Psychoneurosen, in welchem er seine Vorstellungen über die Entstehung und den Verlauf von „funktionellen Erkrankungen" darstellt.[19] In dieser Arbeit setzt er sich mit den Ansätzen von Freud, Sommer, Déjérines und Dubois auseinander, um die Frage zu klären,

„warum diese Störungen bei verschiedenen Menschen auf verschiedenen Gebieten auftritt, warum sie verschieden rasch auftritt, und weshalb sie auch bei demselben Menschen zu verschiedenen Zeiten bei anderer Gelegenheit und verschieden schnell auftritt. [...] Der seelische Bestand ist nicht etwas Konstantes Unveränderliches, sondern eine Funktion der Zeit, der Erlebnisse und der vorausgegangenen Empfindungen und Gedanken".[20]

Eine der Grundbedingungen für das Zustandekommen der psychoneurotischen Erkrankungen sah Stern, auf Dubois verweisend, in der erblichen Belastung und Disposition. Während er noch in einer Arbeit von 1914 die Disposition nur auf körperliche Stigmata anwandte[21], entwickelt er 1920 einen differenzierteren Dispositionsbegriff, der sich auch auf das psychische Geschehen erstreckt. Im Anschluß an William Sterns Ausführungen zur „Differentiellen Psychologie" unterscheidet E. Stern zwischen angeborener und erworbener Disposition:

„Die Spuren und Residuen früherer Erlebnisse, mag man sie nun rein psychisch, oder physisch, deponiert in Hirnganglienzellen, denken, sie bilden stets Dispositionen für eine Reihe künftiger Erlebnisse und Handlungen, sei es, daß sie sie überhaupt erst möglich machen, daß sie sie in einer bestimmten Richtung beeinflussen".[22]

Stern unterscheidet weiter zwischen labiler und stabiler Disposition, wobei erstere noch zu einer Entwicklung unter dem Einfluß äußerer Faktoren fähig seien, letztere den Wesenskern des Menschen ausmachten, d. h. gar nicht oder in nur geringem Maße beeinflußbar seien. Diese Dispositionen fänden sich genauso beim Gesunden wie beim Psychoneurotiker, wobei letzterer anfälliger (angeborene Disposition) zu sein scheine.

Seelische Vorgänge beim Menschen seien nicht als Einheit zu denken, sondern sie sind die Summe von Elementen, Vorstellungen, Eigenschaften, Erlebnissen, wobei als psychischer Normalzustand ein Gleichgewicht all dieser Einzelheiten angesehen werde.

„Gleichgewicht besteht aber nicht nur dann, wenn alle einzelnen Faktoren sich auf der Linie der Norm bewegen, das gibt es wohl bei keinem Menschen, sondern auch dann, wenn sie sich gegenseitig kompensieren, wenn ein Zuviel auf der einen Seite durch ein Zuwenig auf der anderen Seite aufgewogen wird. Dabei liegen die Verhältnisse natürlich nicht so einfach, für einen Überschuß auf der einen Seite ist oft eine Summe von vielen Faktoren nötig, um das normale Gleichgewicht zu erhalten. Dieses Gleichgewicht imponiert uns aber als Einheit, und 'diese innere Einheit, verbunden mit freier Wechselwirkung seiner Elemente', können wir mit Elsenhans als eine Hauptbedingung geistiger Gesundheit auffassen."[23]

Dieses Gleichgewicht sei umso vulnerabler, je mehr sich einzelne Teile von der Norm entfernten und je weniger eine Kompensation möglich sei. Bei starken, die psychische Stabilität erschütternden Ereignissen oder „dauernden kleinen Reizen" reichten die Mechanismen zur Kompensation des gestörten Gleichgewichts nicht mehr aus. Diese Bereitschaft zur Störung des Gleichgewichtes bezeichnet Stern als psychoneurotischen Grundzustand.

Stern führt eine Reihe klinischer Beispiele an, die ihn zu der Aussage veranlassten, daß der psychoneurotische Symtomkomplex oft durch objektiv nachweisbare Funktionsstörungen charakterisiert sei, „daß auf rein psychischer Basis entstandene Erscheinungen auf somatischem Gebiet zum Ablauf kommen".[24] Welche Organe betroffen sind, hängt von der "Organminderwertigkeit", dem Entgegenkommen der Organe ab, wie Stern, Adlers Studie über die Minderwertigkeit der Organe von 1907[25] zitierend, ausführt.

Die von Stern 1917 angestellten Überlegungen sind den moderneren unter den heutigen Theorien zur Ätiogenese psychosomatischer Erkrankungen sehr nahe, da sie ein bio-psycho-soziales Denken implizieren[26].

Spezifitätsdebatte und „Theorie der Unspezifität"

Das vorherrschende Modell zur Erklärung von Erkrankungen in der Psychosomatik wurde in den fünfziger Jahren durchgehend von der Psychoanalyse bestimmt. Das zentrale Paradigma bestand in der Annahme eines spezifischen Verursachungsmechanismus für psychosomatische Erkrankungen. Gestritten wurde nur über die Art des Zusammenhanges; eine Richtung plädierte für eine Spezifität der Persönlichkeit, eine andere sah die Spezifität bei den Konflikten, die zum Ausbruch einer Erkrankung führten. Die theoretischen Konzepte wurden in den USA entwickelt.[27]

In diesem Klima publizierte Erich Stern 1950 den Artikel „Der gemeinsame Faktor bei psychosomatischen Störungen",[28] in dem er auf die neue Rolle der Psychosomatischen Medizin hinweist. Für ihn stellt sie kein neues Spezialgebiet dar, sondern fordert in ihrer Konsequenz eine allgemeine Neuorientierung der Medizin. Ausgehend von der von Heinrich Meng 1944 eingeführten „Situationsdiagnose", die versucht, die affektive Lage des Kranken, seine Lebensschwierigkeiten und Konflikte zu eruieren, zeigt Stern anhand von Fallbeispielen, daß es für ihn einen gemeinsamen Faktor bei psychosomatischen Störungen gibt, der eine unglückliche bzw. eine wenig glückliche Kindheit, einen Mangel an Liebe und Sicherheit in der Kindheit sowie eine Versagung von affektiven Bedürfnissen beinhaltet.

Dieser Auffassung standen die damals herrschenden Theorien diametral gegenüber, das Modell des spezifischen Persönlichkeitsprofils von Flanders Dunbar[29] und das des spezifischen Konflikts von Franz Alexander.[30] Während erstere von einer Zuordnung bestimmter Persönlichkeiten ausging, die bestimmte psychosomatische Erkrankungen bekommen, betont letzterer die spezifischen Konflikte, die zu bestimmten psychosomatischen Erkrankungen führen. Beiden gemeinsam ist die Annahme, daß spezifische Auslöser (Persönlichkeit oder Konflikt) zu spezifischen psychosomatischen Erkrankungen führen.

Dementsprechend setzte sich Stern in zwei Übersichtsarbeiten mit dem Problem der Spezifität auseinander[31]. Ausgehend von der Frage, ob zwischen der Struktur der Persönlichkeit, der Art der Schwierigkeiten oder der Konflikte und der Art der Erkrankung irgendwelche Beziehungen bestehen, entwickelte Erich Stern seine eigenen Vorstellungen von der Genese der psychosomatischen Erkrankungen. Geleitet von seiner klinischen Erfahrung lehnte er sowohl die Spezifitätshypothese in Bezug auf die Persönlichkeitstypen als auch die der Konflikte ab.

Diesen beiden Spezifitätsansätzen stellt er eine „Theorie der Unspezifität" entgegen, wobei für ihn zur Genese psychosomatischer Störungen gehören:

1. Der von ihm sogenannte „Grundkonflikt", auch von ihm als „Gemeinsamer Faktor Psychosomatischer Erkrankungen" benannt, was kurz gesagt eine affektive Frustration in der frühen Kindheit bezeichnet.

2. Die auslösenden Konflikte, die sehr vielfältig sein können. „Alles eigentlich, was die Persönlichkeit irgendwie verletzt, beeinträchtigt, schmälert, ihre Sicherheit irgendwie erschüttert, ihr einen Verlust an Liebe bringt, sie hemmt usw. kann als auslösender Konflikt wirken".[32]

3. Die Organlokalisation hängt zum einen von einer „Organminderwertigkeit" ab, wie Adler sie beschrieben hat. Andere Faktoren können sein: der bewußt oder unbewußt verfolgte Zweck, der Symbolcharakter des Symptoms oder auch bereitliegende Infektionen.

Aus diesem Geflecht von Grundkonflikt, auslösenden Konflikten und der Organlokalisation entsteht ein somatisches und psychisches Terrain, auf dem eine psychosomatische Erkrankung sich manifestiert.

Viele der Ansichten Erich Sterns zur Entstehung psychosomatischer Erkrankungen sind in den neunziger Jahren anerkanntes Wissen. Mitte der fünfziger Jahre, als die vorherrschende Meinung in der deutschen Psychosomatischen Medizin geprägt wurde von der Annahme einer spezifischen Beziehung, ob der von Konflikten, der Persönlichkeitsstruktur oder einer Kombination beider, hat dieser Ansatz eine kontroverse Diskussion entfacht. Beteiligt daran waren namhafte Vertreter der Psychosomatischen Medizin.

Paradigmenwechsel, „Amerikanismus" und Holocaust – zum Verständnis der Kontroverse

In der Debatte von 1958 warf Johannes Cremerius[33] Erich Stern vor, er sei mit den Forschungsmethoden der Psychosomatischen Medizin nicht hinreichend vertraut, er habe keine Kenntnisse über die differentierten und spezifizierten Persönlichkeitsstrukturen psychosomatisch Kranker. Er gewinne seine Erfahrungen mit Methoden, die dem zu suchenden Gegenstand gegenüber nicht ausreichten, da die entscheidenden Ergebnisse psychosomatischer Spezifitätsforschung mit psychoanalytischen Methoden gewonnen seien. Außerdem sei die Spezifität für einige Erkrankungen bekannt, da sie von allen Untersuchern, die sich der psychoanalytischen Methode bedienten, regelmäßig gefunden würden.

Die damals von Cremerius sehr pointiert geäußerte Kritik an den Ausführungen Sterns verweisen deutlich auf das in den fünfziger und sechziger Jahre bestehende Paradigma der psychosomatischen Medizin. Es brauchte etwa 20 Jahre, bis die Forschung eine andere Sichtweise, nämlich die von Stern, als mindestens genauso berechtigt anerkannte.

Wie berechtigt die Sternschen Annahmen zur Genese von psychosomatischen Störungen sind, unterstreichen Arbeiten von Overbeck[34], Moersch et al.[35], Thomä[36], Meyer[37] und in jüngster Zeit Bräutigam[38].

Helmut Thomä führt dazu aus:

„Es ist erstaunlich, daß die Diskussion, die seinerzeit der Veröffentlichung von E. Stern

[...] folgte, keine entscheidenderen Folgen hatte. Sie hätte m. E. zugunsten der Unspezifität von Persönlichkeitstypen bzw. Strukturen sowie Konflikten bei der Entstehung und im Verlauf Psychosomatischer Erkrankungen sprechen müssen. [...] Gerade weil E. Stern die Multikausalität unter besonderer Berücksichtigung seelischer Faktoren ernstgenommen hat, mußte er im Sinne des üblichen Sprachverständnisses den Spezifitätsbegriff als unangemessen ablehnen".[39]

Um so erstaunlicher ist es, daß in der 1990 von Walter Bräutigam ausgelösten Debatte über die „Ursachenfrage bei neurotischen und psychosomatischen Erkrankungen"[40] der Name Erich Sterns nicht erscheint. Der Beitrag wurde in der „Zeitschrift für Psychosomatische Medizin und Psychoanalyse" publiziert, derselben also, dessen Beirat Erich Stern von der Gründung der Zeitschrift bis zu seinem Tode angehörte und die Ende der fünfziger Jahre die von ihm ausgelöste Debatte veröffentlicht hatte. Dies verwundert umso mehr, als einer der Mitdiskutanten von damals, J. Cremerius, 1990 erneut sein Votum abgab.

Kurz gesagt, benennt Bräutigam die genetische Disposition als eine der Hauptursachen bei den psychosomatischen Erkrankungen. Er führt dann weiter aus, das eindrucksvollste Ergebnis sei, „daß die psychosozialen Risikofaktoren der späteren Kindheit für die Frage, ob Symptome manifest werden oder nicht, von hoher Relevanz sind"[41]. Es habe sich gezeigt, daß ein „gespanntes, ablehnendes und unberechenbares Milieu" für die Kinder ein hohes Risiko berge. Er warnt vor einer monokausalen Denkweise und vor einer Verknüpfung einzelner Faktoren.

Den ersten Diskussionsbeitrag zu Bräutigams Artikel lieferte Cremerius, der schon in der Debatte von 1958 Sterns Beitrag kritisiert hatte. 1990 stimmt Cremerius plötzlich Bräutigam in dessen Kritik an einigen Psychoanalytikern ob deren unwissenschaftlichen Haltung im Umgang mit der ätiologischen Frage „lebhaft" zu.

„Wenn die Vertreter der verschiedenen Schulen verstehen und öffentlich vertreten könnten, daß ihre Befunde das Ergebnis ihrer Sehweise sind, daß sie also nicht im Besitz der einzigen wahren Wahrheit sind, dann wäre der wissenschaftliche Diskurs wieder offen".[42]

Eine Antwort auf die Frage, warum die Debatte in den fünfziger Jahren so einseitig verlief und warum der Beitrag Sterns dabei in der heutigen Zeit in Vergessenheit geraten ist, findet sich vielleicht in den Diskussionsbeiträgen von Werner Kemper an der damaligen und von Thure v. Uexküll an der heutigen Debatte. So schreibt Werner Kemper 1958:

„Sollten Sterns Schlußfolgerungen zutreffen, würden sie fundamentale Forschungsergebnisse der letzten 20 Jahre nicht nur der angloamerikanischen, sondern auch der deutschen Schule in ihren Bemühungen um eine Fortentwicklung einer psycho-somatischen Medizin in Frage stellen".[43]

Als wolle v. Uexküll diese Aussage tiefenpsychologisch deuten, äußert er 1990:

„Damit ist die Verdrängung des Konfliktes (zwischen Theorie und Praxis, M.P.) *vorprogrammiert. Die Verdrängung wird um so wahrscheinlicher, je mehr die Alternative zur gängigen Theorie beunruhigende emotionale Elemente enthält. Die Verdrängung des Konfliktes wird unausweichlich, wenn eine historische Situation die Gelegenheit für die entlastende 'gesellschaftliche Produktion von Unbewußtheit' (Erdheim 1982) anbietet und die gängige Theorie jetzt für Realität ausgegeben wird".*[44]

Kempers Aussage verweist auf den wissenschaftssoziologischen Ansatz, die v. Uexkülls auf einen psychoanalytischen. Beide Zugänge sollen als Erklärungsmodelle dienen, die damalige emotional geführte Debatte zu verstehen und vielleicht erste Erklärungen für das Vergessen von Erich Stern zu liefern.

Der wissenschaftssoziologische Ansatz ist eng mit dem Namen Thomas S. Kuhn und seiner Untersuchung über „Die Struktur wissenschaftlicher Revolution" verbunden.[45] Nach Kuhn entwickelt sich die Wissenschaft über eine vorwissenschaftliche Phase hin zu einer „Normalwissenschaft", die durch Krisen zu einer wissenschaftlichen Revolution und zu einem mit dieser verbundenen „Paradigmenwechsel" führt.

In der vorparadigmatischen Phase konkurrieren verschiedene Theorien. Sie ist dadurch gekennzeichnet, „daß in den frühen Stadien der Entwicklung jeder Wissenschaft verschiedene Leute, die sich dem gleichen Bereich von Phänomenen, aber gewöhnlich nicht alle den gleichen Phänomenen gegenübersehen, sie auch auf unterschiedliche Art und Weise beschreiben und interpretieren"[46]. Irgendwann im Laufe der Entwicklung vollzieht sich dann der Wandel zu dem, was Kuhn die „normale Wissenschaft" nennt. Dies geschieht durch die Etablierung eines Paradigmas, d. h. einer bestimmten Sichtweise und Annahmen, unter denen Phänomene zu betrachten sind. Die Forscher, die unter den Bedingungen einer „normalen Wissenschaft" forschen, sind nicht bestrebt, ihre Theorien einer kritischen Überprüfung zu unterziehen. Das Paradigma wird per definitionem nicht in Frage gestellt, auch strebt der Forscher nicht danach, neue Tatsachen und Theorien zu finden.

Der Dissens mit dem vorherrschenden Paradigma entsteht durch eine Anomalie, „das heißt mit der Erkenntnis, daß die Natur in irgendeiner Weise die von einem Paradigma erzeugten, die 'normale Wissenschaft' beherrschenden Erwartungen nicht erfüllt hat".[47] Falls die Anomalien in das Paradigma nicht integriert werden können, kommt es zu einer Krise in der betreffenden Wissenschaft. Die normale Wissenschaft hat drei Möglichkeiten, mit dieser Krise umzugehen:

1. Das krisenerzeugende Problem kann innerhalb der normalen Wissenschaft gelöst werden, etwa durch die „Lockerung der Regeln für die normale Forschung".[48]

2. Das Problem wird auch durch andere radikale neue Ansätze nicht gelöst. Es wird dann „archiviert" und künftigen Generationen überantwortet.

3. Die Krise gebiert als Lösungsstrategie ein neues Paradigma und entfacht damit einen Streit über dessen Anerkennung.

Alle drei Mechanismen fanden bei der Spezifitätsdebatte Anwendung. Zum einen wurden die Fakten, die Erich Stern für seine „Theorie der Unspezifität" vorbrachte, als Artefakte angesehen, die nur deshalb entstehen konnten, weil er nicht das richtige Meßinstrument, so der Vorwurf, benutzt habe. Es wurden Probleme als zur Zeit nicht lösbar koinzidiert, damit aber der festen Überzeugung Ausdruck verliehen, daß sie unter dem herrschenden Paradigma der Spezifität prinzipiell lösbar seien. Das Aufweichen der bestehenden Regeln galt in den Antworten auf Erich Stern ebenfalls als Versuch, das vorherrschende Paradigma zu retten.

Die „scientific community" der Psychosomatiker reagierte auf den Artikel Erich Sterns in der von Kuhn beschriebenen Weise der Ausgrenzung. Es entsteht beim Lesen der Erwiderungen der Eindruck, als habe man es beim Sternschen Artikel nicht mit intelligenten Überlegungen zu tun, die lediglich innerhalb des bestehenden Paradigmas nicht beantwortbar waren; vielmehr drängt sich der Eindruck auf, ein „Ungläubiger" stelle „naive Fragen", die sich für den „Wissenden" nicht ergeben würden. Allerdings bleibt der wissenschaftssoziologische Ansatz an der Oberfläche, erklärt nur einen kleinen Teil der heftigen damaligen Emotionen und des heutigen Vergessens. Um zu verstehen, warum diese Debatte so heftig geführt wurde, warum es über 20 Jahre brauchte, bis die Leistungen Erich Sterns Anerkennung fanden, bedarf es einer psychoanalytischen Betrachtungsweise.

Für diese Art der Annäherung sollen im folgenden die Argumente zweier Psychoanalytiker den Kern der Überlegungen bilden. Horst-Eberhard Richter[49] äußert sich in einem Aufsatz über den Amerikanismus der Deutschen nach dem Zweiten Weltkrieg. Für ihn hatte die bis ins Unbewußte hineinreichende Amerikanisierung eine wichtige Funktion für die innere Stabilität der Deutschen, die im Deutschland des Nationalsozialismus Anhänger des Regimes gewesen sind.

„Amerika gibt ihnen inneren Halt und kompensiert ihre tiefe Selbstunsicherheit. Nur absolute Übereinstimmung mit den Amerikanern schützt diese Deutschen vor einer panischen Trennungsangst, die wiederum Symptom einer großen Identitätsschwäche ist".[50]

Diese Ersatzidentität, die die Traumata des Dritten Reiches zu beseitigen half, dürfe allerdings nicht in Frage gestellt werden, da das mit der Aufhebung der Verdrängung einhergehe, auf der sie beruhe. Ein weiteres komme hinzu: Um der Selbstachtung Stabilität verleihen zu können, mußte diese neue Überzeugung zur eigenen werden, was in der Realität nur eine – da ebenfalls unreflektierte – vertauschte Abhängigkeit erzeugte.

„Die einen sind Meister im Verdrängen, die anderen die ewigen Träger des Verdrängten, die den Schuldigen auch noch deren Schuld, deren vermiedene Trauer abnehmen und die in der Gesellschaft die Dauerherrschaft einer unentwegt selbstgerechten Machtelite stabilisieren".[51]

Wendet man die Überlegungen Richters auf das damalige Wissenschaftsverständnis der Psychosomatischen Medizin an, das in den fünfziger Jahren fast ausschließlich von den „Amerikanern" geprägt war, so wird die Heftigkeit der Auseinandersetzung in der „Spezifitätsdebatte" erklärlich. Wenn man noch zur Kenntnis nimmt, das der „Mythos vom Neubeginn der Psychosomatik" nach dem Zweiten Weltkrieg nicht aufrecht zu erhalten ist, wie dies Ulrich Schultz-Venrath und Ludger Hermanns nachgewiesen haben[52], so wird die Argumentation Richters noch schlüssiger. Es bedarf der fremden Identität, um das beschädigte Selbst(verständnis) aufrechterhalten zu können. Eine kritische Auseinandersetzung über das Paradigma der psychosomatischen Medizin, wie sie Erich Stern durch seine „Theorie der Unspezifität" forderte, mußte so vehement bekämpft werden, da, neben den schon erwähnten wissenschaftssoziologischen Gründen, vor allem die Gefahr bestand, diese mühsam erworbene Stabilität zu verlieren. Der Verlust der Stabilität aber hätte verdrängte Traumata zu Bewußtsein gebracht und der Psychosomatik und ihren Fachvertretern eine Auseinandersetzung mit ihrer Geschichte im und Beteiligung am Nationalsozialismus abgenötigt.

Im unbewußt gehaltenen Umgang mit „unserer mörderischen deutschen Geschichte" (Regine Lockot) bestehe die Gefahr, sich der Geschichte der Opfer zu bemächtigen, um sie möglichst spurlos unter die Erde zu bringen. Dies geschehe beispielsweise durch das Vergessen oder Nichtzitieren[53], etwas, das bei Erich Stern unmittelbar nach seinem Tod einsetzte. Es wurden eine Reihe von Nekrologen in pädagogischen Zeitschriften veröffentlicht[54], die „Zeitschrift für Psychosomatische Medizin", dessen Beirat er angehörte, veröffentlichte nur eine Todesanzeige, in der allerdings der Zeitpunkt des Todes falsch war[55]. Bräutigam erwähnt ihn in der 1990 von ihm angeregten Debatte um die Pathogenese der Neurosen bzw. der psychosomatischen Krankheiten mit keinem Wort, ebenfalls Cremerius nicht, der beide Debatten, die von 1958 und die von 1990, kommentierte, die letzte zum Teil mit Argumenten, die Erich Stern 32 Jahre zuvor gebraucht hatte. Udo Rauchfleisch, der ein wichtiges Handbuch zum TAT herausbrachte, erwähnt die Monographie von Erich Stern über denselben Test mit keinem Wort.[56]

Lockot arbeitet drei Modalitäten heraus, die der Abwehr von Schuld dienen und die alle drei im Umgang mit Erich Stern Verwendung fanden und noch finden. Der erste Modus der Abwehr gliedert sich auf in die Verkehrung ins Gegenteil, die Reaktionsbildung sowie die Projektion. Alle drei klassisch psychoanalytischen Abwehrformen lassen sich in der Spezifitätsdebatte finden. Ein zweiter Modus der Schuldabwehr läßt sich ebenfalls gut nachweisen: in den Relationen zwischen relativ geringfügigen Konflikten (was sich allerdings von der Spezifitätsdebatte nur aus historischer Betrachtung sagen läßt) und deren Eskalation in eine lebensbedrohliche politische Dimension. Kemper machte dies am deutlichsten, als er dem Sternschen Denkens vorwarf, die Ergebnisse der Forschung der dreißiger bis fünfziger Jahre zu negieren.[57]. Als letzter Modus wird das mechanistische Denken angeführt. Es geht einher mit einer scheinbaren wissenschaftlichen Eindeutigkeit und Klarheit, so wie das beim Kausalitätsprinzip in der Psychosomatischen Medizin der Fall ist. Es weist in seiner Starrheit auf die Verunsicherung hin, der Psychosomatiker und Psychotherapeuten ausgesetzt waren, die jahrelang auf einen wissenschaftlichen Austausch während der nationalsozialistischen Herrschaft verzichtet haben.

Es war gerade der „Skandal", daß sich Erich Stern nicht im Richterschen Sinne als Stabilisator einer Machtelite mißbrauchen ließ, dabei aber eine tiefgehenden Verunsicherung bei den Psychosomatikern auslöste, da er deren Identitätsunsicherheit deutlich machte. Insofern war die Spezifitätsdebatte eine, in der es auf einer Ebene sicherlich um eine wissenschaftstheoretisch grundsätzliche Debatte ging, aber eben auch um die Verteidigung einer mühsam erworbenen Identität. Die „Amerikanisierung" der Psychosomatik hatte deshalb in Deutschland eine dreifache Funktion. Sie diente der Identitätsstiftung, sie war durch die Übernahme des Kausalitätsprinzips eindeutig in einem mechanischen Sinne, und sie diente der Schuldminimierung und der Verhinderung der Auseinandersetzung mit der eigenen Geschichte. Dies ist vielleicht auch die Erklärung dafür, daß es bis 1991 dauerte, ehe sich das Deutsche Kollegium für Psychosomatische Medizin die Geschichte zum Rahmenthema ihres Herbstkongresses wählte. Es hat vielleicht dieser Zeitspanne bedurft, auch eines Generationenwechsels, um die Verdrängung und Abwehrmechanismen bewußt zu machen, die sich unter der Oberfläche etabliert hatten und in der Spezifitätsdebatte einen Ausdruck fanden.[58]

Anmerkungen:

1 Professor Hans Müller-Braunschweig zum 70. Geburtstag.

2 Zitiert nach Siefert, H.: Rede, gehalten am 30. VIII. 1989 zur Eröffnung der Auststellung: „Was ein Menschenleben wert war – von der Zwangssterilisation zur Euthanasie" in Gießen.

3 Vgl. Vorwort Meyer, A.-E. u. U. Lamparter (1994): Pioniere der Psychosomatik, Heidelberg.

4 Stern, E. (1915): Zur Statistik und Bekämpfung der Tuberkulose im Kindesalter mit besonderer Berücksichtigung Elsaß-Lothringens. Inaugural-Dissertation der medizinischen Fakultät der Kaiser-Wilhelms-Universität Straßburg, Straßburg i. E., 1915.

5 Stern, E. (1917): Beiträge zur Psychologie der Wertung, mit besonderer Berücksichtigung des Einflusses der Zeitstufe der Realisierung auf die Phänomenologie des Wertungserlebnisses und des Problems der Rangordnung der Werte. Dissertation zur Erlangung der Doktorwürde bei der Philosophischen Fakultät der Großherzoglichen Hessischen Ludwigs-Universität zu Gießen, Straßburg i. E., 1917.

6 In einem Schreiben der Medizinischen Fakultät der Universität Hamburg vom 30 X. 1919 an Erich Stern wurde das Habilitationsersuchen mit dem Hinweis abgelehnt, daß sich zu viele habilitieren wollten und er deshalb nicht zugelassen werden könne.

7 Stern, E. (1921): Die Feststellung der psychischen Berufseignung und die Schule. Methodologische Untersuchungen. Beihefte zur Zeitschrift für angewandte Psychologie, 26, Leipzig 1921, 116.

8 Es war eine von der Stadt und der Universität Mainz unterhaltende Einrichtung.

9 „Aber trotz all dieser Bedenken stand für mich das Eine fest: ich wollte fort! In der Atmosphäre von Haß, Gewalt, Verachtung zu leben und dabei auch vollkommen untätig bleiben zu müssen, erschien mir unerträglich. Ich wollte nicht, daß meine Frau den Schmähungen und Angriffen einer aufgewiegelten Masse ausgesetzt sei, daß meine Tochter von allen Seiten Haß und Zurücksetzung erführe, daß wir als Menschen niederer Art behandelt würden" Stern, Erich (o.J.): Bilanz. Erfahrenes und Erlebtes in Deutschland und Frankreich 1933-1955, unveröfftl. Manuskript, 326 Seiten Schreibmaschine, S. 23.

10 Ebd., S. 218.

11 In einem Brief an den Ernst Reinhardt Verlag vom 12. XI. 1958 teilte Erich Stern mit, zur IV. European Conference on Psychosomatic Research eingeladen worden zu sein, die im April 1959 in Hamburg veranstaltet wurde. Diesen Termin wollte er genauso wahrnehmen wie eine Einladung für den Sommer 1959 nach München.

12 Stern, E. (1919): Uber eine experimentell-psychologische Eignungsprüfung für Flugzeugführer. Zeitschrift für angewandte Psychologie, 15, 1919, S. 236-253 Auch in: Benary, W., H. Kronfeld, E. Stern u.a.: Untersuchungen über die psychische Eignung zum Flugdienst, Leipzig 1919, S. 78-95.

13 Stern, E. (1918): Bemerkungen zur Frage der „Begabtenauslese". Zeitschrift für pädagogische Psychologie und experimentelle Pädagogik, 19, 1918, S. 332-335. Stern, E. (1919): Uber Intelligenzprüfungen. Zeitschrift für ärztliche Fortbildung, 16, 1919, S. 665-668.

14 Stern, E. (1927): Zum Problem des Menschenverstehens. Jahrbuch der Erziehungswissenschaft und Jugendkunde, 2, 1927, S. 176-214. Stern, E. (1930): Die heilpädagogische Ausbildung am pädagogischen Institut Mainz. Mainzer Anzeiger, (24. Oktober), Jahrgang 1930, Nr. 247 Lehrerausbildung. Zeitschrift für Kinderforschung, 36, 1930, S. 170-177. Stern, E. (1932): Das Mainzer Institut für Psychologie und Jugendkunde. Malnzer Anzeiger, (27. Februar), Jahrgang 1932, Nr. 49. Stern, E. (1932): Seelische Störungen

und Schwererziehbarkeit bei Kindern und Jugendlichen. Breslau 1932. Stern, E. (1934): Notwendigkeit und Aufgaben der Erziehungsberatung. Der Wendepunkt im Leben und im Leiden, 11, 1934, S. 201-209 und S. 251-261. Stern, E. (1934): Zur Psychopathologie des Erziehers. Internationale Zeitschrift für Individualpsychologie, 12, 1934, S. 105-112.

15 Stern, E. (1929): Allgemeine Psychologie. Fortschritte der Neurologie und Psychiatrie und ihrer Grenzgebiete, 1, 1929, S. 327-346. S. 345.

16 Z.B. Stern, E. (1920): Schule und Berufsberatung.Praxis der Volksschule, 30, 1920, S. 457-459; Stern, E. (1922): Grundfragen der pädagogischen Psychologie. Neue Jahrbücher für das Klassische Altertum, Geschichte und deutsche Literatur und für Pädagogik, 50. Band, 25 Jg., Leipzig, Berlin 1922, S. 1-29; Stern, E. (1922): Grundsätzliches über Begabungs- und Eignungs-Untersuchungen. Pommersche Blätter für die Schule und ihre Freunde, 46, 1922, S. 389-390; Stern, E. (1922): Zur Psychologie des Jugendalters. Pädagogische Warte, 29, 1922, S. 501-509 und S. 535-545; Stern, E. (1922): Zur Psychologie und Psychopathologie des Jugendalters. Schweizerische Rundschau für Medizin, 22, 1922, S. 261-263.

17 Stern, E. (1952): Experimentelle Persönlichkeitsanalysen nach dem Murray-Test (T.A.T.) Beschreibung, Anwendung, Interpretation und diagnostische Bedeutung. Zürich.

18 Bleidick, U. (1959): Nachruf auf Erich Stern. Pädagogische Rundschau, 13, 272-273; Friedemann, A. (1959): Erich Stern + Schweizerische Zeitschrift für Psychologie und ihre Anwendungen, 18, 65.

19 Stern, E. (1917): Beitrag zur Pathogenese der Psychoneurosen. Klinik für psychische und nervöse Krankheiten, 10, 1917/1918, S. 1-32.

20 Ebd., S.18.

21 Stern, E. (1914): Zur Frage der Disposition zur Lungentuberkulose. Zeitschrift für Tuberkulose, 22, 1914, S. 565-567.

22 (Anm. 19, S. 8).

23 Ebd., S.13.

24 Ebd., S.19.

25 Adler, Alfred (1907): Studien über Minderwertigkeit von Organen, Frankfurt a.M., 1977

26 Uexküll, T. v. u. W. Wesiack (1988): Theorie der Humanmedizin, München, Wien, Baltimore, vergl. S. 287-291 Vergl. Overbeck, G. (1984): Krankheit als Anpassung, Frankfurt a.M.

27 Vgl. Kurzweil, E. (1993): Freud und die Freudianer, Stuttgart, S. 181-185 u. Peters, K.H. (1992): Psychiatrie im Exil, Düsseldorf, S. 315-329.

28 Stern, E. (1950): Der gemeinsame Faktor bei psychosomatischen Störungen. Hippokrates. Zeitschrift für praktische Heilkunde, 21, 1950, S. 592-598.

29 Dunbar, F. (1947): Emotions and bodily changes, New York.

30 Alexander, F. (1951): Psychosomatische Medizin, Berlin.

31 Stern, E. (1952): Zum Problem der Spezifität der Persönlichkeitstypen und der Konflikte in der psycho-somatischen Medizin. Hippokrates. Zeitschrift für praktische Heilkunde, 23, 1952, S. 146-151; Stern, E. (1957): Zum Problem der Spezifität der Persönlichkeitstypen und der Konflikte in der psycho-somatischen Medizin. Zeitschrift für Psycho-somatische Medizin, 4, 1957/1958, S. 153-168; Stern, E. (1957): Schlußbemerkungen zu den Stellungnahmen über „Das Problem der Spezifität der Persönlichkeitstypen und der Konflikte in der psychosomatischen Medizin". Zeitschrift für Psycho-somatische Medizin, 4, 1957/1958, S. 294-301.

32 Ebd., 167.

33 J. Cremerius (Jahrgang 1919) ist einer der profiliertesten Psychosomatiker und Psychoanalytiker in Deutschland, der immer wieder kritische Beiträge z. Bsp. zur psychoanalytischen Ausbildung sowie gesellschaftskritische Stellungnahmen verfaßt.

34 Overbeck, G. und W. Biebl (1975): Psychosomatische Modellvorstellungen zur Pathogenese der Ulkuskrankheit, Psyche 29, 542-567.

35 Moersch, E. u.a. (1980): Zur Psychopathologie von Herzinfarktpatienten, Psyche 34, 494-500 und 574-587.

36 Thomä, H. (1980): Über die Unspezifität psychosomatischer Erkrankungen am Beispiel einer Neurodermitis mit zwanzigjähriger Katamnese. Psyche 35, 589-624.

37 Meyer, A.-E. (1984): Taxonomic subgroups within disease entities: An alternative strategy of a spezifity approach, Psychother. and Psychosom.42, 26-36.

38 Bräutigam, W. (1990): Ursachenfrage bei neurotischen und psychosomatischen Erkrankungen, Zsch.psychosom.Med. 36, 195-209. Stellungnahmen hierzu von: J.Cremerius; M.v.Rad; W.Zander; T.v.Uexküll; W.Loch; A.Heigl-Evers; ebd., 210-239.

39 (Anm. 36), 589,592.

40 (Anm. 38).

41 Ebd., 202.

42 Ebd.,211.

43 Kemper, W. (1958): Persönlichkeitsstruktur, Konfliktart, Organwahl und psycho-somatische Medizin. Zsch. psychosom. Med. 4, 186-192, hier 186.

44 Uexküll, T. v. (1990): Das Spannungsfeld Praxis/Theorie in der Medizin. Kommentar zu dem Aufsatz von Walter Bräutigam. Zsch. psychosom. Med. 36, 223-229, hier 224.

45 Kuhn, T. (1967): Die Struktur wissenschaftlicher Revolution. Suhrkamp, Frankfurt a. M.

46 Ebd., 31.

47 Ebd., 66.

48 Ebd., 97.

49 Richter, H.E. (1986): Amerikanismus, Antiamerikanismus – oder was sonst? Psyche, 40, 583-599.

50 Ebd.,583.

51 Ebd., 58.

52 Schultz-Venrath, U. u. L. Herrmanns (1991): Gleichschaltung zur Ganzheit; Gab es eine Psychosomatik im Nationalsozialismus; in: Richter, H.E. u. M. Wirsching (1991): Neues Denken in der Psychosomatik, Frankfurt/M., 83-103.

53 Vgl. Lockot, R. (1994): Ein Versuch über die unbewußte Darstellung von Schuld und ihrer Abwehr – dargestellt am Beispiel der Deutschen Psychoanalytischen Gesellschaft in: Luzifer-Amor, Zeitschrift zur Geschichte der Psychoanalyse, 7, 121-135.

54 (Anm. 18).

55 s. Z. PSTH u. PSM (1959), 228; es ist der 10.I. 1959 als Todeszeitpunkt (statt 20.I. 1959) angegeben.

56 Vgl. Rauchfleisch, U. (1989): Der Thematische Apperzeptionstes (TAT) in Diagnostik und Therapie. Eine psychoanalytische Interpretationsmethode. Stuttgart.

57 (Anm. 54), 126.

58 Wie modern seine Auffassungen sind, zeigt sich an der zunehmenden Anerkennung, die seiner "Theorie der Unspezifität" in jüngster Zeit entgegengebracht wird. Möhring erwähnt, daß Erich Stern das Konzept der Grundstörung als erster für die psychosomatische Medizin formulierte. Hoffmann und Holzapfel haben in der 5. Auflage ihres Buches über Neurosenlehre und Psychosomatische Medizin erstmals ein Kapitel über das "Problem der Spezifität emotionaler Faktoren bei psychosomatischen Störungen" aufgenommen und sich dabei ausdrücklich auf die Sternsche "Theorie der Unspezifität" bezogen. Gleichzeitig darf auch nicht unerwähnt bleiben, daß in dem Lehrbuch

für Psychosomatische Medizin von v. Uexküll (zuletzt 1995) ab der 4. Auflage (1989) Erich Stern zwar zitiert, aber im Index unter dem Säuglingsforscher Daniel Stern subsumiert wird.

Möhring, P. (1992): Psychosomatische Grundstörungen aus ethnopsychoanalytischer Sicht. Forum Psychoanal. 8, 1-16; Hoffmann, S.O. u. G. Hochapfel (1995): Neurosenlehre, Psychotherapeutische und Psychosomatische Medizin. Stuttgart (5. Aufl.).

Christian Gerlach

Ludwig Erhard und die „Wirtschaft des neuen deutschen Ostraumes"

Ein Gutachten aus dem Jahr 1941 und Erhards Beratertätigkeit bei der deutschen Annexionspolitik 1938-43

Der folgende Beitrag stellt erstmals eine Quelle vor, die ein Schlaglicht auf unbekannte Seiten der Biographie Ludwig Erhards einerseits und auf die deutsche Expansionspolitik im Zweiten Weltkrieg andererseits wirft. Damit soll die neue Diskussion über die Tätigkeit Erhards weitergeführt werden.

Der erste Teil der Studie skizziert Werdegang und Wirtschaftskonzeption Erhards bis 1945, der zu dieser Zeit ein nicht ganz erfolgloser Wirtschaftsgutachter mit keineswegs wirtschaftsliberalen Positionen war.

Im zweiten Teil wird Erhards Tätigkeit als volkswirtschaftlicher Berater in den vom Deutschen Reich annektierten Gebieten untersucht, die noch weitaus umfangreicher war als bisher angenommen. Eine hier erstmals ausgewertete Personalakte und andere Quellen geben Aufschluß über seine weitgehende Identifikation mit der deutschen Expansionspolitik und seinen Ehrgeiz, den Eingliederungen mit zum Erfolg zu verhelfen.

Der dritte Teil präsentiert die abgedruckte Quelle, analysiert ihre Entstehung und beleuchtet ihre Kernpunkte im Zusammenhang mit der deutschen Besatzungspolitik im einverleibten Teil Polens, die geprägt war von deutschen Besiedlungsplänen, Unterdrückung, Ausbeutung, Enteignung, Vertreibung und Massenmord.

Dabei wird deutlich, daß Erhard hinsichtlich der Rigorosität seiner Pläne, die vorgefundenen Verhältnisse entsprechend den deutschen Expansionsinteressen neu zu ordnen, keine Ausnahme bildete, wenn seine Vorschläge auch oft vergleichsweise zivilisiert und pragmatisch erscheinen.

Werdegang und Wirtschaftskonzeption

Bei Kriegsende war Ludwig Erhard 48 Jahre alt; kein Mann ohne Vergangenheit also.[1] Die Diskussion, welcher Art diese Vergangenheit war, ist nicht ganz neu, wurde aber vor kurzem durch eine Veröffentlichung von Karl Heinz Roth mit neuen Dokumenten vorangetrieben.[2] 1897 geboren, beendete Erhard 1925 sein wirtschaftswissenschaftliches und soziologisches Studium und trat 1928 in das private „Institut für Wirtschaftsbeobachtung der deutschen Fertigware" (IfW) in Nürnberg ein, dem er bis 1942 zumeist in führender Position ebenso angehörte wie der 1935 gegründeten, eng mit dem IfW verknüpften „Gesellschaft für Konsumforschung" (GfK). Viele Jahre war er als Interessenvertreter der protektionismus- und krisenanfälligen Konsumgüterindustrie – besonders der Markenartikler – tätig, die das Institut ins Leben gerufen hatten und finanzierten.[3] Nachdem das IfW ihn entlassen hatte (die wahren Ursachen dafür gehen aus seiner neu aufgefundenen Personalakte hervor),[4] gründete er 1942 das von der Reichsgruppe Industrie unterstützte „Institut für Industrieforschung".[5] Dort beschäftigte er sich in erster Linie mit jenem Thema, das von seinen Arbeitsschwerpunkten der Zeit bis 1945 noch am ehesten einen gewissen Bekanntheitsgrad erreicht hat: den Nachkriegsplanungen. Anfang 1944 legte er einflußreichen Gruppierungen von Kapital und Wirtschaftsverwaltung die längere Denkschrift „Kriegsfinanzierung und Schuldenkonsolidierung" vor, in der er zur Lösung der zu erwartenden Krise auf einen Währungsschnitt und eine Initialzündung des Wirtschaftsaufschwungs durch gezielte Förderung der Konsumgüterindustrie setzt – ähnlich wie er das schon 1931/32 zur Überwindung der Wirtschaftskrise vorgeschlagen hatte. 1944/45 ergänzte Erhard seine Überlegungen durch weitere Arbeiten.[6]

Wer Erhards Arbeiten und Veröffentlichungen bis 1945 untersucht, kommt sehr schnell zu der Erkenntnis, daß er keinen Liberalen vor sich hat. „Mit 'marktwirtschaftlich' ist Erhards Haltung eben unzureichend bezeichnet", faßte es der Mitarbeiter der CDU-nahen Ludwig-Erhard-Stiftung und frühere Referent des Wirtschaftspolitikers, Horst Friedrich Wünsche, zusammen.[7] Der spätere Bundeswirtschaftsminister bejahte und forderte weitgehende, gezielte Eingriffe der staatlichen Wirtschaftsverwaltung in den Wirtschaftsprozeß.[8] In einem ungezügelten Kapitalismus schaffe „das Kapital nicht Reichtum, sondern bestenfalls wieder Kapital".[9] Zwar hatte sich Erhard bis 1933 teilweise im linksliberalen Milieu bewegt, in Hinsicht auf seine *wirtschaftlichen* Vorstellungen jedoch bedeutete der Beginn der NS-Herrschaft und seine Anpassung an diese keine jähe Wendung und schon gar keinen Bruch.[10]

Man kann auch nicht sagen, daß das Institut für Wirtschaftsbeobachtung oder die GfK ihre Tätigkeit in der angeblich so konsumfeindlichen Zeit nach 1933 habe einschränken müssen. Ganz im Gegenteil: die Zahl der wissenschaftlichen Mitarbeiter des Instituts vervielfachte sich, immer neue Aufträge von Stellen des NS-Staates und der Wirtschaftsverbände kamen hinzu, maßgeblich auf Erhards Initiative, und das Institut erlebte eine wahre Blütezeit.[11] 1939 expandierte es auch arbeitsräumlich und bezog drei neue Gebäude, die zuvor jüdischen Eigentümern gehört hatten – was Bürgermeister Walter Eickemeyer zufolge „einen weiteren wichtigen Schritt auf dem Wege zur Entjudung in der Stadt der Reichsparteitage" bedeutete.[12] Ein neues Zauberwort hieß 'Konsumlenkung'. Um sie durchführen zu können, brauchten die staatlichen Stellen Informationen über das Verbraucherverhalten und ermöglichten damit die verstärkte Forschungstätigkeit des IfW. Um es mit den Worten Ludwig Erhards auszudrücken: „Der ökonomische Liberalismus kannte im strengen logischen Sinne keine Marktforschung."[13]

Allerdings betonte Erhard im Lauf der dreißiger Jahre noch deutlicher als zuvor, daß zentrale staats- und nationalpolitische Ziele der Wirtschaft übergeordnet seien und die Wirtschaft ein Mittel zum Zweck sei.[14] Diese Position war in der von Erhard schon 1931 betonten Korrekturfunktion des Staates vorgezeichnet; konservative Beobachter bezeichnen das als Erhards „Grundüberzeugung".[15] Er vertrat diese Priorität der Politik gegenüber der Wirtschaft noch kurz vor dem Zusammenbruch des Naziregimes in seiner Denkschrift „Kriegsfinanzierung und Schuldenkonsolidierung", indem er z.B. ausführte, „dass ein Volk, gleich ob es Pyramiden errichtet, Kriege zu führen gezwungen ist oder Strassen und Kanäle baut, [...] seine materielle Bedarfsdeckung einschränken muss."[16] Ludolf Herbst wies als erster Erhards Verbindung mit dem damaligen Chef des Inlands-SD und früheren Einsatzgruppenchef Otto Ohlendorf,[17] mit dem er 1943/44 bezüglich seiner Nachkriegspläne zusammenarbeitete, und mit anderen NS-Größen nach. Doch er kritisierte noch äußerst zurückhaltend „bedenkliche Züge" der Erhardschen Konzeption, die sich lediglich oberflächlich mit „Positionen nationalsozialistischer Wirtschaftspolitik zu berühren" scheine: Vorrang der Politik, staatliche Wirtschaftslenkung, Kritik am Liberalismus sowie Ablehnung von Klassenkampf und Sozialismus.[18] Angesichts des heutigen Kenntnisstandes dürften diese weitgehend gleich wieder zurückgenommenen allgemeinen Feststellungen nicht mehr ausreichen.[19] Karl Heinz Roth bezeichnet Erhard demgegenüber mittlerweile als „Ökonomen, der die Kriegswirtschaft der NS-Diktatur rückhaltlos bejahte und es sich zur Aufgabe machte, ihre Strukturen binnenwirtschaftlich wie annexionspolitisch zu effektivieren."[20]

Während Herbst und andere der Frage nach der Kontinuität Erhardscher Konzeptionen vor und nach 1945 teils auswichen, teils sie verneinten, gründete der Konservative Horst Friedrich Wünsche seine Dissertation über Erhards „Gesellschafts- und Wirtschaftskonzeption" ganz auf Veröffentlichungen, die vor 1945 entstanden, in der Auffassung, daß in seinen „Frühschriften" ein „zentraler Schlüssel zum Verständnis seiner Konzeption" liege – „einer Werthaltung, die weit umfassender ist, als es wirtschaftsliberale Ordnungsvorstellungen in der Regel sind." Erhards Äußerungen vor 1945 seien nicht dem „nationalsozialistischen Zeitgeist" geschuldet,[21] sondern eine „erstklassige Quelle zur Bestimmung seiner konzeptionellen Vorstellungen". Sie zeigten einen nicht durch politische Rücksichten verfälschten, sondern gewissermaßen den wahren Erhard: Der sogenannte Vater des Wirtschaftswunders habe zwischen Liberalismus und Sozialismus und gegen beide gestanden. In Kreisen der Ludwig-Erhard-Stiftung löste Wünsche damit teilweise blankes Entsetzen aus.[22]

Beratertätigkeit bei den deutschen Annexionen

1938-42 lag ein Arbeitsschwerpunkt Erhards auf der wissenschaftlichen Beratung staatlicher Stellen bei den deutschen Annexionen. Es gab kaum ein vom Reich annektiertes Gebiet, in dem er nicht tätig wurde und über das er keine Studie erstellte. Meist wird angenommen, dies habe begonnen, nachdem der NSDAP-Gauleiter in Österreich und „Reichskommissar für die Wiedervereinigung Österreichs mit dem Deutschen Reich", Josef Bürckel, auf einer Tagung des IfW in Wien im Januar 1939 mehr oder weniger zufällig auf Erhard aufmerksam geworden sei. Die Rezepte, die dieser in seinem Vortrag über die neuen Absatzprobleme der österreichischen Wirtschaft gab, seien dafür ausschlaggebend gewesen.[23] Es ist aber nachgewiesen, daß Erhard bereits im Dezember 1938 „unter der Kommandostelle des Gauleiters" als Wirtschaftsberater engagiert wurde.[24] Die GfK hatte bereits während des Jahres 1938 ihren Korrespondentenapparat im annektierten Österreich als Voraussetzung für Wirtschaftsumfragen aufgebaut. Die Eintrittskarte für Erhard bei Bürckel war bereits die 1938 vorläufig abgeschlossene Untersuchung der GfK „Tabakverbrauch im Reich und im ehemaligen Österreich". Erhard leitete die Untersuchung und schrieb den Bericht.[25]

Erhard war der große Kommunikator des Instituts. Nach eigenen Angaben stellte er in den dreißiger Jahren alle wesentlichen Kontakte zu Wirtschaftsverbänden und zur staatlichen Wirtschaftsverwaltung her, so zum Reichskommissar für die Preisbildung (1934), zum Reichswirtschaftsministerium, zur Vierjahresplanbehörde und zu den „kriegswirtschaftlichen Institutionen". Spätestens 1938 war über einen Auftrag der Uniformeffektenindustrie auch die Verbindung zum Reichsheeresamt geschaffen.[26] Als das IfW im September 1939 wegen des Kriegsbeginns wie die meisten Hochschuleinrichtungen[27] geschlossen wurde, brauchte Erhard nicht einmal einen Monat, um die Weiterarbeit des Instituts mittels der Akquisition von „Untersuchungsaufgaben durch die zuständigen öffentlichen Zentralstellen einschließlich der wehrwirtschaftlichen Stellen" zu sichern.[28] Zur Jahreswende 1939/40 reichte er beim Reichswirtschaftsministerium eine Denkschrift „Beiträge zur Kriegswirtschaft" ein, und 1940 hielt er am Institut eine Vorlesung unter ähnlichem Titel.[29] Spätestens 1938 hatte das IfW ferner einen Auftrag der Reichsstelle für Raumordnung zur Erforschung der Einkaufsgewohnheiten in agrarisch geprägten Regionen akquiriert. Die Untersuchung über die Ursachen der Landflucht (1939/41) war offenbar ein Folgeauftrag.[30] In den Jahren 1936-38 war Erhard „als einer der wenigen deutschen Wissenschaftler" (Erhard) in die Ausschüsse der Reichsgruppe Industrie für Marktordnung, für industrielle Wirtschaftswerbung und für Wirtschaftsstatistik aufgenommen worden.[31]

Die beiden Nürnberger Institute berieten unter seiner Führung in der Folgezeit die staatliche Verwaltung in Österreich hinsichtlich der Konsumgüterindustrie und der wirtschaftlichen Umstrukturierung. Nachdem Bürckel im Sommer 1940 Reichskommissar für die Saarpfalz und Chef der Zivilverwaltung in Lothringen geworden war, geschah ähnliches. Zunächst bezog sich der Auftrag, den Erhard persönlich am IfW vorbei erhielt, auf die „Wiederingangsetzung der saarpfälzischen Industrie und der gesamten dortigen Wirtschaft". Aus Angst vor französischen Gegenangriffen war 1939 ein Teil der dortigen Industrie evakuiert oder stillgelegt worden.[32] Sehr schnell wurde die Aufgabenstellung auf Lothringen ausgedehnt. In der apologetischen Erhard-Literatur wird verbreitet, dieser habe lediglich bis 1944 die lothringische Glasindustrie betreut.[33] Das stimmt nicht, wie Roth jüngst festgestellt hat.[34] Erhard hat selbst in mehreren Briefen an die Stiftungsleitung der Nürnberger Hindenburg-Hochschule den Inhalt seiner Tätigkeit erläutert. Im Oktober 1941 hatte er „eine Reihe der dort wichtigsten Verhandlungen, die den Anschluss der lothringischen Industrie an deutsche Kartelle bezw. Syndikate betreffen, zu führen". Zwei Monate später hatte ihm der „Gauleiter jetzt die Aufgabe gestellt [...], Massnahmen in Vorschlag zu bringen, die in Ansehung der derzeitigen Lage die weitere rasche Einschaltung der lothringischen Industrie für den Rüstungseinsatz sicherstellen". Außerdem nannte er Anfang 1942 „allgemeinere Gutachten über die strukturelle Lage von lothringischen Industriezweigen", Expertisen zur „Problematik der kommissarischen Verwalter" sowie nicht zuletzt eines „über die bei der Verwertung des volksfeindlichen Vermögens zu beachtenden Gesichtpunkte".[35] Unter „volksfeindlichem Vermögen" war hauptsächlich das Eigentum von Juden und französischen politischen Aktivisten zu verstehen, die 1940/42 zu Tausenden in Richtung Frankreich vertrieben wurden.[36] Am Ende des Jahres 1941 wurden hinsichtlich der Verwaltung und Verwertung dieser Vermögenswerte neue Entscheidungen angebahnt und getroffen.[37] Somit dürfte Erhard auch Einfluß auf den Verlauf von sogenannten Arisierungen gehabt haben.

In den letzten Monaten des Jahres 1940 beschaffte Erhard persönlich von der Haupttreuhandstelle Ost auch den Auftrag für die Studie über die wirtschaftlichen Entwicklungsmöglichkeiten der „eingegliederten Ostgebiete", d.h. die annektierten polnischen Territorien, deren zeitgenössische Kurzfassung unten abgedruckt ist.[38] Mit diesem Auftrag war ein Honorar von 30.000 RM an das Institut verbunden.[39] Außerdem hatte, was bisher unbeachtet geblieben ist, das IfW mit seiner Beratungstätigkeit ins Sudetenland und – hier auf Erhards Initiative – ins Protektorat Böhmen und Mähren expandiert, kurz nachdem diese Gebiete dem Deutschen Reich einverleibt worden waren.[40]

Jedoch scheiterten seine spätestens seit März 1941 im Namen der GfK angestrengten Bemühungen, seine Tätigkeit auch auf den Balkan auszudehnen und „ähnliche Betrachtungen auch einmal für die Südostländer anzustellen". Die Gründung einer entsprechenden Beobachtungsstelle für Südosteuropa in Wien fand statt, aber ohne ihn.[41] Eine Nebenstelle des IfW in Wien, später als „Institut für Absatz- und Verbrauchsforschung" in eine Zweigstelle der GfK umgewandelt, bei der diese Beobachtungsstelle angesiedelt wurde, war schon im Anschluß an die Wiener Tagung des IfW 1939 entstanden.[42] Bevor Erhard sich nach der Kriegswende den Nachkriegsplanungen zuwandte, griff er noch weiter aus und visierte 1942 die Aufgabe an, die er in der Neuordnung des „europäischen Marktes" insgesamt sah.[43] Die Verwaltungsakademie in Bochum lud ihn zu einem Vortrag über „Fragen der Grossraumgestaltung" ein.[44]

Aber der „volle Kriegseinsatz" im „gewaltigen Geschehen der Gegenwart" war Erhard auch weiter eine Pflicht. Das meinte er durchaus ernst; Ende 1941 hatte er sich gegen Vorwürfe, diese praxisbezogene Tätigkeit hindere die IfW-Angehörigen „an der wissenschaftlichen Arbeit im engeren Sinne", wie folgt verteidigt:

„Diese Einschaltung des Instituts aber in staatspolitische Arbeiten mag, auch wenn diese immer eine wirtschaftliche Problematik haben, in einzelnen Teilen wohl außerhalb des eigentlichen Aufgabenbereiches des Instituts liegen, aber ich erachte es als meine Pflicht, unsere Dienste dem Vaterland restlos zur Verfügung zu stellen, und kann mit Fug und Recht in Anspruch nehmen, dass das Gelingen in erster Linie mein persönliches Verdienst darstellt."[45]

Auch 1943, nach Beginn seiner Arbeit an den Planungen für die Wirtschaft der Nachkriegszeit, widmete sich Erhard noch weiter der Aufgabe, aus der Wirtschaft der Kriegszeit das Äußerste herauszuholen. Zu Anfang jenes Jahres bearbeitete er einen „Auftrag des Reichskommissariats Ost" – d.h. offensichtlich des Reichskommissariats Ostland oder des Reichsministeriums für die besetzten Ostgebiete. Erfreut nahm er überdies ein Angebot des Reichsministeriums für Bewaffnung und Munition an, zu überprüfen, ob Entscheidungen verschiedener Ausschüsse des Ministeriums wirtschaftlich sinnvoll seien. Als Einstieg wurden sieben Werke der (Strom ?-) „Zählerindustrie" überprüft. Er beauftragte einen Mitarbeiter damit und betonte, die nunmehr gewonnene Verbindung mit dem Ministerium müsse unbedingt ausgenutzt werden.[46]

Um es noch einmal klar zu sagen: niemand zwang Erhard, solche Gutachten zu erstatten, sondern er drängte sich danach und war stolz[47] auf seine Ergebnisse.

1942 forderte er, in seinem Zeugnis, gewissermaßen dem Résumée seiner Tätigkeit beim IfW, müsse zum Ausdruck kommen, „daß ich [...] nahezu sämtliche Aufträge hereinholte":

„Neben den Verbindungen zur praktischen Wirtschaft schuf ich auch alle Verbindungen zu den Organen der staatlichen Wirtschaftsführung [...]. Auf meine Initiative ist zurückzuführen die Gründung des Wiener Instituts sowie die Ausweitung des Tätigkeitsbereiches des Instituts auf die Ostmark, das Protektorat, Elsaß-Lothringen und die neueingegliederten Ostgebiete.

Mit Kriegsausbruch habe ich erreicht die Einreihung des Instituts in den Kreis der kriegswichtigen Betriebe und die Heranschaffung von Aufgaben, die diese Einordnung sachlich rechtfertigten."[48]

Das Gutachten über die „eingegliederten Ostgebiete" und sein Kontext

Im Juli 1941 schloß Ludwig Erhard persönlich – wie zuerst Roth nachweisen konnte – den ersten Teil des IfW-Gutachtens „Die Wirtschaft des neuen deutschen Ostraumes", den sogenannten „Vorbericht" über die Markt- und Betriebsstruktur, im Auftrag der Haupttreuhandstelle Ost (HTO) ab. Bei ihm lagen sowohl die Projektleitung als auch die Niederschrift.[49] Bei dem unten abgedruckten Dokument handelt es sich jedoch nicht um diesen „Vorbericht" selbst, sondern um eine im Original 15seitige, engzeilig geschriebene, hektographierte Kurzfassung. Die im Titel verwendete Bezeichnung „Kurzer Auszug" ist irreführend.[50] Obwohl bekannt ist, wer ihn erhielt, konnte der Vorbericht des Gutachtens in seiner Originalfassung in den zahlreichen betreffenden Beständen bisher nicht aufgefunden werden. Nach der Bestandskartei zu urteilen, war er möglicherweise in einer Akte aus dem Bestand R 49 des Bundesarchivs enthalten,[51] die nach Auskunft des Bundesarchivs, Abteilungen Potsdam, nach einer Benutzung in Koblenz im Januar 1966 verschwunden ist. Die näheren Umstände und der weitere Verbleib der Akte konnten bisher nicht geklärt werden.[52] Der Inhalt des Originals des „Vorberichts", der mindestens 162 Seiten umfaßte, kann trotzdem ungefähr rekonstruiert werden, denn die Abteilungen der Behörde des Reichskommissar für die Festigung deutschen Volkstums (RKF) wurden zur Stellungnahme zu zahlreichen Punkten des Vorberichts aufgefordert. Die kurze inhaltliche Skizzierung der Punkte liegt mit Originalseitenangaben vor.[53] Außerdem steht ein kurzer Abschnitt des Vorberichts im Wortlaut abschriftlich zur Verfügung, nämlich Kapitel I 3 a) Das Verkehrswesen, S.33-37 des Originals.[54]

Aus dem Vergleich dieser Quellen kann das Verhältnis zwischen der vorliegenden Kurzfassung und der verschollenen vollständigen Fassung des „Vorberichts" und der Wert der Kurzfassung bestimmt werden. Diese Kurzfassung wurde nicht vom IfW, sondern in der zuständigen Abteilung der HTO mit unbekanntem Zweck angefertigt, offenbar aber auch zur Verwendung außerhalb der Dienststelle.[55] Eine Seite der Kurzfassung entsprach etwa elf Seiten des Originals. Um den Text dermaßen zu verkürzen, wurde er von den HTO-Bearbeitern nicht einfach zusammengefaßt, sondern es wurde versucht, Kernsätze aus Erhards Fassung als fortlaufenden Text aneinanderzumontieren und dabei den Gesamtsinn zu bewahren. Die Kernsätze wurden in der Regel nur geringfügig umformuliert, z.B. Neben- in Hauptsätze umkonstruiert, einzelne Wörter umgestellt oder unwesentliche Satzteile weggelassen. Sprachliche Glättungen wurden dagegen kaum vorgenommen, sondern der tragende Teil der Formulierungen beibehalten.[56] Die Reihenfolge der Sätze entspricht dem Original. Sinngemäße Wiederholungen, Beispiele und sprachliche Illustrationen fielen fort. Erhebliche Kürzungen betrafen außerdem solche Passagen, die insgesamt als weniger wichtig angesehen wurden bzw. den Bearbeitern keine neuen Erkenntnisse zu bringen schienen. Das gleiche gilt für Argumentationen am Rande. So faßten die Bearbeiter etwa drei Seiten des Originals über Zustand und Ausbau des Straßen- und Wasserstraßennetzes in einem Satz zusammen und gaben gar keinen Hinweis auf einen weiteren Absatz über Luftverkehr und schlechten Postservice. Programmatische Passagen des Gutachtenstexts gaben sie dagegen etwas ausführlicher wieder und änderten besonders wenig an den Formulierungen. Bewußte Sinnverfälschungen sind nicht ersichtlich.[57] Inhaltlich ist die Kurzfassung verläßlich. Sie enthält die meisten wichtigen Aussagen des Originals, wie der Vergleich mit den Aufzeichnungen aus dem RKF zeigt.[58] Darüber hinaus geben auf die geschilderte Weise die in der Kurzfassung wiedergegebenen Passagen auch im wesentlichen die Ausdrucksweise Erhards wieder, besonders in den programmatischen Teilen.

Da sie das Gutachten äußerst positiv beurteilte, wählte die HTO für seine Versendung einen ungewöhnlich großen Verteiler.[59] Erhard war sehr stolz darauf. Adressaten waren u.a. achtzehn Reichsminister (alle außer Dr. Lammers, dem Chef der Reichskanzlei), der preußische Finanzminister, fünf Staatssekretäre, Himmler, die Vierjahresplanbehörde, das Wehrwirtschafts- und Rüstungsamt, die Reichsgruppen Industrie und Handel, RKF-Chef Ulrich Greifelt, der Generalgouverneur in Polen, der Reichsrechnungshof, die Reichsstelle für Raumordnung, der Bevollmächtigte der Wehrmacht für Siedlungsfragen sowie zahlreiche Dienststellen in den „eingegliederten Ostgebieten".[60]

Im übrigen leitete Erhard die Arbeit an der „Ost-Untersuchung" auch nach Beendigung des Vorberichts weiter, auf Wunsch des Instituts auch noch nach dem Termin seiner Kündigung (1.April 1942). Im Herbst 1941 hatte er erneut eine zehntägige Reise „durch den Osten" unternommen, wo er mit den „verschiedensten und massgebendsten Stellen" sprach – auch über eventuelle Anschlußaufträge.[61] Erst als seiner Sekretärin am 11. Juli 1942 verboten wurde, Arbeiten jeglicher Art für ihn zu erledigen, war seine Tätigkeit an dem Gutachten faktisch beendet, und selbst zu diesem Zeitpunkt war man bei der Institutsleitung nicht darüber orientiert, wo sich die entsprechenden Unterlagen befanden – nämlich bei einem engen Mitarbeiter Erhards, den er später abwarb, um ihm in Lothringen Aufträge zu verschaffen. Im September gab Erhard die Verantwortung für das Gutachten ab.[62] Allerdings wurde ihm möglicherweise noch 1943 von unbekannter Seite ein Auftrag zur Fertigstellung des Endberichtes erteilt.[63] Wie der auszugsweise bei Roth abgedruckte Schlußbericht des Gutachtens[64] schließlich zustandekam, kann hier nicht geklärt werden.

Zum besseren Verständnis der Quelle erscheint ein kurzer Überblick über die deutsche Wirtschaftspolitik in den annektierten polnischen Gebieten und die Politik der HTO hilfreich.[65] In jenen Territorien, vor allem im 'Warthegau', wurde die intensivste und schnellste Eingliederungspolitik unter allen von den Deutschen eroberten Gebieten betrieben; Hunderttausende Volksdeutsche wurden angesiedelt und knapp eine Million Polen (darunter viele Juden) zwangsweise evakuiert, wenn nicht ermordet. Binnen 20 bis 30 Jahren sollten diese Gebiete 'eingedeutscht' sein. Damit ging eine brutale Unterdrückung gegenüber den Polen und Juden einher. Die bekannte SS-Ansiedlungspolitik war aber nur ein Teil der wirtschaftlichen Eingliederungs- und Aneignungsbemühungen.

Nirgendwo anders – vom Großteil der besetzten sowjetischen Gebieten abgesehen – ging die Enteignung der Bevölkerung durch die Deutschen so weit wie in den annektierten polnischen Gebieten.[66] Nach unkoordiniertem Beginn wurde sie 1940 hauptsächlich durch zwei Verordnungen geregelt.[67] Ursprünglich sollte der gesamte Enteignungsvorgang von der HTO durchgeführt werden, die der Vierjahresplanbehörde unterstand. Doch nachdem die HTO die Beschlagnahme, Erfassung, Verwaltung und Übereignung der landwirtschaftlichen Grundstücke und Betriebe an Deutsche dem RKF hatte übergeben müssen, blieb ihr selbst die gleiche Aufgabe im industriellen und gewerblichen Bereich erhalten. Das Hauptinteresse der Forschung an der Tätigkeit der HTO lag bisher auf den Enteignungen von Betrieben und der Eigentumsübertragung an Deutsche. Trotz schrittweiser Erschwerung bis hin zum sogenannten Stopperlaß vom 18.Januar 1942 gingen die Übereignungen auch später langsam, aber stetig weiter.[68] In zweiter Linie hat die Forschung festgestellt, daß ein großer Teil der Betriebe – die Angaben differieren zwischen 30 und 90% – von der HTO stillgelegt wurde. Das betraf besonders die Nahrungsmittel- und Konsumgüterindustrie, Handels- und Handwerksbetriebe. Zweck war nicht nur die Schließung unwirtschaftlicher Betriebe und Konzentration, sondern auch die Senkung des Konsums der polnischen Bevölkerungsmehrheit.[69] Die HTO betrieb dabei aktiv Wirtschaftspolitik, indem sie als volkswirtschaftlich sinnvoll betrachtete Sollzahlen für die Versorgung einer Bevölkerung bestimmter Größe mit Handels- und Handwerksbetrieben vorsah und diesen Zahlen entsprechend vorging. Außerdem bestellte sie Gutachter von den entsprechenden Branchen-Wirtschaftsverbänden aus dem Altreich, die Empfehlungen über Betriebsschließungen machen sollten und Gelegenheit hatten, sich damit manche lästige Konkurrenz vom Halse zu schaffen.[70]

Die wirtschaftliche Lenkungsfunktion der HTO hat bei den Historikern bisher zu Unrecht am wenigsten Interesse gefunden. Die Hauptaufgabe der HTO verlagerte sich 1942/43 mit den verstärkten kriegswirtschaftlichen Anstrengungen von der Veräußerung von Betrieben zu einer intensivierten Verwaltung, umso mehr, als bei Ansiedlungen und Betriebsübernahmen nicht mehr mit einem kurzfristigen Ansturm zu rechnen war.[71] Wie die HTO die von ihr eingesetzten und abhängigen 'kommissarischen Verwalter' beeinflußte und welche Wirtschaftspolitik sie in den von ihr z.T. schon früh mittels Betriebsgesellschaften und ab 1942 auch direkt geführten Unternehmen[72] betrieb, ist so gut wie unerforscht. So garantierte sie im sogenannten „HTO-Verfahren" Betriebsmittelkredite in erheblichem Ausmaß und übernahm Ausfallbürgschaften.[73] Da es stets weniger Bewerber als zu vergebende Betriebe gab, wurde ein Großteil – nach Madajczyk im Frühjahr 1941 38.000 – von kommissarischen Verwaltern betreut, teilweise auch durch die alten polnischen Besitzer, besonders in Ostoberschlesien.[74] Freilich konnte die HTO keine unabhängige Industrie- und Gewerbepolitik betreiben, sondern sie war auf die Zusammenarbeit mit den Behörden der Oberpräsidenten und Reichsstatthalter angewiesen, die eine starke Stellung besaßen und seit dem Februar 1941 den regionalen Treuhandstellen vorgesetzt waren, die wiederum Verfügungsgewalt über die kleineren Betriebe hatten.[75] Das Anlocken von Investoren zu Betriebserwerb oder -neubau war nur *ein* Aspekt der Arbeit der HTO. Reichswirtschaftsministerium und Reichsgruppe Industrie wirkten diesen Bemühungen entgegen.[76]

Es dürfte in erster Linie die Wirtschaftslenkungsfunktion der HTO gewesen sein, deretwegen der Chef der HTO Winkler die Studie Erhards in Auftrag gab und dessen „Anregungen" begrüßte, die „in hohem Masse geeignet sind, den Aufbau der ostdeutschen Wirtschaft zu *steuern*".[77] Erhard hielt sich nicht lange mit Vorschlägen auf, die außer ihm auch andere machten: Infrastrukturmaßnahmen, billige Kredite, niedrige Kaufpreise für Investoren, bevorzugte Vergabe öffentlicher Aufträge.[78] (Man fühlt sich beim Lesen mehr als einmal an die Diskussionen um die „Treuhand" seit 1990 erinnert.) Stattdessen griff er wie in anderen „zunächst rein 'technisch' erscheinenden Beiträgen" oft ins Grundsätzliche aus.[79] Wie so vielen Neuordnungs-Experten schien auch ihm alles zur Disposition zu stehen. Seine Grundkonzeption basierte darauf, in dem vorwiegend agrarisch geprägten Gebiet weiter in erster Linie land- und forstwirtschaftliche Güter fertigen zu lassen und daneben „Verbrauchsgüterindustrien" (Hausrat), sowie eine Bau- und Bauhilfsproduktion aufzubauen. Steigender Lebensstandard und das von ihm bejahte deutsche Ostsiedlungsprogramm würden für eine rasch wachsende Nachfrage sorgen, weil „vom Ziegel bis zum Tür- und Fensterrahmen" alles gebraucht werde. So schlug er einen Bogen von der nötigen Warentypisierung und Rationalisierung bis zur Siedlungspolitik.[80]

Ausführlich widmete er sich der polnischen Bevölkerung. Erhards Analyse der Rückständigkeit und Überalterung der polnischen Industrie dürfte teilweise zutreffend gewesen sein, doch deutete er sie als Zeichen nationalpsychologischer bzw. „rassisch bedingter" Unterlegenheit. Die Einstellung der polnischen Bevölkerung erschien ihm sonderbar („Unter den östlichen Völkern dürfte ein völlig anderes Glücksempfinden vorherrschen. Nicht wachsender Wohlstand, sondern das innere Ungestörtsein des einzelnen Menschen wie des ganzen Volkes scheinen den östlichen Völkern erstrebenswert").[81] Erhards rassistische Einstellung zeigt sich daran, daß er 1941 als wichtigste Änderung seines Arbeitsvertrags mit dem IfW eine *einjährige* Gehaltsfortzahlung im Krankheitsfall mit der Begründung forderte, er habe für die Arbeit am Gutachten „ in polnischen Quartieren schlafen oder in Wartesälen zwischen der polnischen Zivilbevölkerung übernachten" müssen, wodurch „ein Schutz vor Infektionskrankheiten nicht gewährleistet" gesesen sei. Auf dem Balkan werde es in Zukunft nicht anders sein. Dieser Vorgang erschien selbst der damaligen Nürnberger Stadtverwaltung ungewöhnlich und Erhards Forderung nicht nachvollziehbar.[82]

Aus mehreren Gründen müßten, so Erhard, die polnischen Arbeitskräfte deutlich besser bezahlt und sozial besser gestellt werden: vor allem benötigten die aufzubauenden Industrien eine starke Nachfrage auch von polnischen Verbrauchern (II,2); man brauche polnischen Facharbeiternachwuchs (I,2 und 3b); die Leistung der polnischen Arbeiter und damit der Industrie werde so gesteigert (I,3b, Schlusswort); und die politische Befriedung sowie das Anheben des allgemeinen Lebens- und Kulturniveaus seien Voraussetzungen dafür, mehr deutsche Siedler ins Land holen zu können, sie behinderten die Siedlung also nicht, sondern förderten sie (I,3b; III,2).[83] Durch die Mehrung ihres Wohlstands könne man zumindest einige Schichten der polnischen Bevölkerung auch politisch gewinnen (II,3). Erhard trug damit der Erkenntnis Rechnung, daß die Polen nach allen Plänen auch mittelfristig, nach 10-20 Jahren, noch mindestens die Hälfte der Bevölkerung der annektierten polnischen Gebiete stellen würden. Darauf wiesen sogar die Organisatoren des Siedlungsprogramms vom RKF ihren Chef Himmler gelegentlich hin.[84] Einerseits stießen Erhards Thesen in dieser Hinsicht in der RKF-Zentrale auf schroffe Ablehnung,[85] andererseits unterstützten die regionalen RKF-Dienststellen die kurz nach Abgabe des Gutachtens ergangene Anordnung Greisers, Polen zwar weiter aus ihrem Besitz zu „verdraengen", sie aber nicht aus dem Warthegau auszuweisen, da sie vorläufig als Arbeitskräfte benötigt würden.[86] Nach Erhard sollten die Polen besser bezahlt werden und konsumieren. Jedoch sollten sie ihm zufolge offenbar keineswegs für immer bleiben dürfen, da er von der

„zunächst fortbestehenden Notwendigkeit, sich der polnischen Elemente als Arbeitskräfte zu bedienen",

sprach. Der Gedanke der Vertreibung der Polen wurde von Erhard und nicht von einem nachträglichen Bearbeiter ins Gutachten hineingetragen, denn auf dem deutschen Siedlungsprogramm beruhte ein Teil der von Erhard vorgebrachten Gesamtkonzeption.[87] Die Polen stünden nach der „Evakuierung der sogenannten polnischen Intelligenz"[88] und den Betriebsenteignungen unter totaler politischer und Lohn-Abhängigkeit und könnten deshalb problemlos besser gestellt werden (I,2; II,3; III). Vorläufig, wenn auch nicht zu lange, müßten – so Erhard – die Polen, die vor allem die Industriearbeiterschaft bildeten, noch „Opfer" in Form von Reallohnsenkungen, Preiserhöhungen für Nahrungsmittel und politischer „Distanzierung" bringen. Der neue Preisaufbau entspreche also durchaus „dem politischen Wollen" (III,4 und 5). In Wirklichkeit handelte es sich um mehr als nur kleinere Opfer: Polen durften im Warthegau seit 1941 kein Weizenmehl und Obst mehr kaufen, seit 1942 auch kein Gemüse mehr.[89]

Der nicht mehr von Erhard verantwortete Schlußbericht des IfW vom April 1943 erhielt die Forderung nach Besserstellung der Polen im Interesse der Konsumgüterindustrie aufrecht, baute aber stark auf den aggressiven Überbevölkerungsbegriff, was Erhard nicht tat. Dieser forderte die „Entvölkerung" nicht, sondern warnte vor ihr.[90] Über die Juden enthält seine Denkschrift kein Wort.[91] Sein Programm waren mehr Ausbeutung und schrittweise Verdrängung. Rolf-Dieter Müller vom Militärgeschichtlichen Forschungsamt in Freiburg (der nicht zu erkennen gab, ob er ahnte, von wem sie stammt) urteilte über die Kurzfassung des Vorberichts:

„Hier wird ein Gegenmodell zu Auschwitz erkennbar, das nicht auf die Sklavenarbeit der einheimischen Bevölkerung in industriellen Großunternehmen setzte, sondern auf die Entwicklung einer agrarisch-mittelständischen Wirtschaftsordnung, in der auch dem polnischen Bevölkerungsteil ein – wenngleich eng begrenzter – Lebensraum garantiert war. Beide Modelle schlossen sich jedoch nicht gegenseitig aus, sondern repräsentierten lediglich verschiedene Abstufungen nationalsozialistischer Ostkolonisation."[92]

Nach Erhard sollte die Wirtschaftseingliederung der annektierten Gebiete in einem möglichst schnellen Übergang und ohne Unterschiede vom Altreich bzw.

Sonderregelungen im Preisniveau geschehen (I,3a; III,2). Industrie und Gewerbe sollten dort aber trotzdem quasi aus sich selbst heraus wachsen. Ein massives Engagement von Großunternehmen aus dem Altreich durch Übernahme oder Neubau von Filialen lehnte er ab, weil die ortsansässigen Betriebe noch nicht konkurrenzfähig seien (III,5) – eine Linie, die später auch RKF und Reichswirtschaftsministerium vertraten.[93] Die Verlagerung von Teilen der eisenverarbeitenden und -veredelnden Industrie aus dem Raum Solingen-Remscheid in die von ihm vorgeschlagene neue Industriezone nördlich Oberschlesien unterstützte Erhard dagegen.[94] Gegen die Konkurrenz durch Warenlieferungen aus dem Altreich selbst sah er allerdings kaum einen Schutz außer der kriegsbedingten Überlastung des Transportwesens. Den Krieg begriff er deshalb auch als Chance für die Unternehmen der Region (III,6; I,3a; II,1; Schlußwort). So erklärt sich auch die merkwürdige regional isolierte Betrachtungsweise der Studie.[95] Tatsächlich zeigte die deutsche Industrie wenig Neigung, in die annektierten polnischen Gebiete zu expandieren, und größere Investitionen bedurften damals schon der Genehmigung der Oberpräsidenten bzw. Reichsstatthalter vor Ort.[96] 1942/43 wurden freilich wegen der Bombenangriffe eine Reihe größerer Rüstungsunternehmen u.a. in den Warthegau verlegt, wobei solche 'friedensmäßigen' Bedenken wie die von Erhard keine Rolle mehr spielten. Allerdings zog die Industrie dann Verlagerungen nach Süddeutschland vor.[97]

Auffällig sind einige Beschränkungen des Gutachtens. Es betrachtet im wesentlichen Danzig-Westpreußen und den Warthegau, nicht aber Ostoberschlesien und den Raum Łódź; es erscheint merkwürdig, diese stark industriell geprägten Regionen wegzulassen und dann den vorwiegend agrarisch geprägten Charakter der Wirtschaft des Beobachtungsgebiets zur Grundlage zu machen.[98] Außerdem nahm Erhard im Grunde Entwicklungsbedingungen einer Friedenswirtschaft an (übrigens unterlief ihm das auch bei anderen Gutachten[99]), wie sie allerdings, z.B. was die Bautätigkeit anging, in den annektierten polnischen Gebieten offenbar tatsächlich noch bis zu einem gewissen Grad herrschten.[100] Durch die unerwartete Wendung im Krieg gegen die Sowjetunion änderte sich das kurz darauf, und Erhards Ergebnisse waren zum Großteil nach wenigen Monaten Makulatur.

Für die Aufgabe, die „Wirtschaft des neuen deutschen Ostraumes" aufzubauen, forderte Erhard eine staatliche „Gesamtplanung", an der es bisher mangele (I,3). Neben zahlreichen Sentenzen von „Freiheit und Bindung zugleich", „zuchtvolle[r] Haltung" (III,2), vom „Impuls [...] aus einer übergeordneten Zielsetzung, aus der Sinngebung der Nation" (III,6), einer „glücklichen Synthese zwischen Individualismus und Kollektivismus" (Schlußwort) und „einer sinnvollen, am gesamtwirtschaftlichen Ziel ausgerichteten Lenkung" (II,3) wurde er an einigen Stellen konkreter. So sollten die Banken bei der Kreditvergabe „auf das engste" mit den staatlichen Planungsstellen zusammenarbeiten (III,5), die Branchenverbände bei normierbaren Produkten die Märkte durch Absprachen den einheimischen Unternehmen überlassen (III,5 und 6), und die betrieblichen Rationalisierungsinvestitionen sowie Fragen des Absatzes sollten nicht etwa allein vom Unternehmer selbst, sondern von neu zu bildenden „regionalen Arbeitsgemeinschaften" der staatlichen Wirtschaftsverwaltung mit der jeweiligen „gewerblichen Organisation" entschieden werden (III,2).

Erhards Konzept kam den Absichten der HTO, „eine gesunde Mischung zwischen staatlicher Wirtschaftslenkung und unternehmerisch wirtschaftlicher Initiative zu finden“,[101] ziemlich nahe. (Verglichen mit manchen staatlichen Wirtschaftsverantwortlichen im deutsch besetzten Osten favorisierten die „Winklerschen Methoden“ allerdings eher die Privatisierung.[102]) Erhard stellte den kommissarischen Verwaltern der Betriebe und der sie betreuenden HTO ein gutes Zeugnis aus (Präambel zu III). So wie die HTO den im Staatsinteresse wirtschaftenden kommissarischen Verwaltern – zu diesem Problem gutachtete Erhard auch in Lothringen[103] – freie Hand ließ und sie gleichzeitig kontrollierte,[104] erschien sie selbst als ein bereits bestehendes gutes Planungs- und Lenkungsorgan, wie es Erhard vorschwebte. Nicht zuletzt deshalb dürften die Auftraggeber mit Erhards Ausarbeitung so zufrieden gewesen sein: diese wichtige Funktion attestiert zu bekommen, war vermutlich eine der entscheidenden Folgerungen, die sie sich vom Gutachten versprochen hatten.

Erhards Wirtschaftskonzepte waren in beiden Systemen gefragt und in beiden gar nicht so sehr voneinander verschieden, und Erhard konnte seine Rezepte in beiden Systemen gut an den Mann bringen. Das könnte zu der Uberlegung hinführen, daß die Unterschiede zwischen NS-Staat und Bundesrepublik Deutschland in wirtschaftspolitischer und sozialpolitischer Hinsicht (nicht im politischen System) doch geringer waren, als es meist dargestellt wird, gerade was die wirtschaftliche Lenkungsfunktion des Staates, seine wirtschaftlichen Aufgaben und die Entwicklung der Staatsquote angeht. Um diesen Gedanken zu vertiefen, sind viele Ansätze denkbar. Besonders naheliegend wäre es aber, Erhards Nachkriegspläne seit 1943, seine ersten Konzepte nach dem Krieg und seinen Weg nach oben erneut zu untersuchen.

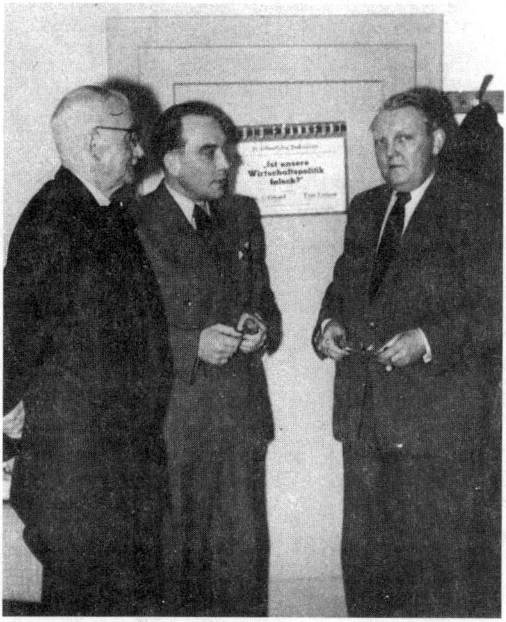

Ludwig Erhard (rechts) 1948 – seinerzeit Direktor für Wirtschaft im Zweizonen-Verwaltungsrat – zusammen mir dem Sekretär des zweizonalen Gewerkschaftrates Fritz Tarnow (links) nach einem Rundfunk-Streitgespräch: „Ist unsere Wirtschaftspolitik falsch?“.

Vertraulich.
Nur für den inneren Dienstgebrauch!

Kurzer Auszug

Die Wirtschaft des neuen deutschen Ostraumes.[105]

Vorbericht über die Markt- und Betriebsstruktur sowie die sich daraus für den Aufbau ergebenden Schlussfolgerungen.

Erstattet vom Institut für Wirtschaftsbeobachtung der Deutschen Fertigware, Stadt der Reichsparteitage Nürnberg.
Juli 1941

I. Allgemeine Charakteristik

1. Der Raum

Die eingegliederten Ostgebiete umfassen 87.600 qkm. Die Untersuchung des Nürnberger Institutes erstreckt sich auf die Gebiete Danzig-Westpreussen, Warthegau und Ostoberschlesien, zusammen auf eine Fläche von 71.000 qkm [...]. Auf 1 qkm leben 108 Einwohner, etwa 30 bis 40 v.H. mehr als in den benachbarten Gauen Westpreussen und Pommern, fast ebensoviel wie im rechtsrheinischen Bayern. Mag hieraus schon hervorgehen, dass auch die landwirtschaftlichen Teile der Ostgebiete mit Industrie durchsetzt sein müssen, so darf nicht übersehen werden, dass die extensiv betriebene Landwirtschaft der eingegliederten Ostgebiete bevölkerungsmässig übersetzt ist.

2. Die Bevölkerung

Der durch die Eingliederung der Ostgebiete bedingte Bevölkerungszuwachs beträgt insgesamt rund 9 Millionen Menschen; davon sind rund 1 Million Deutsche. Der deutsche Anteil an der Gesamtbevölkerung beträgt 8 v.H. bis höchstens 10 v.H. Im Jahre 1940 sind 180.000 deutsche Menschen und im Jahre 1941 weitere 200.000 Deutsche in die Ostgebiete verlagert worden. Bei dem massenweisen Zustrom von Balten-, Wolhynien-, Bessarabien- und Galiziendeutschen konnte der Grundsatz der qualitativen Auswahl naturgemäss nicht befolgt werden. Über ihre Eignung konnten im Laufe der Untersuchung nur wenige praktische Erfahrungen gesammelt werden. Da vor allem die letztgenannten Volksgruppen vorwiegend der Landwirtschaft entstammen, kommen sie als Betriebsführer gar nicht und als Industriearbeiter nur selten in Betracht. Die volksdeutschen Elemente bilden nun weder in psychologischer noch in soziologischer[106] Hinsicht eine Einheit. Der Pole erblickt in den Volks- und Baltendeutschen nach wie vor einen gefährlicheren Gegner als in den Reichsdeutschen, ein Verhältnis, wie es auch zwischen Tschechen und Sudetendeutschen im Protektorat zu beobachten ist. [...] So besteht eine, leider durch Flüsterpropaganda noch genährte Verstimmung gegen die Baltendeutschen; aber auch die „Danziger“ werden in manchen Gebieten, wie im Wartheland als Problem empfunden. In der gewerblichen Wirtschaft bleibt der Anteil der Deutschen (infolge Abwanderung in die Verwaltung, den öffentlichen Dienst und schließlich zum Heere) hinter dem Bevölkerungssatz der Deutschen zurück. Die Klassifizierung der deutschen Bevölkerungsgruppe ist der Schaffung einer einheitlichen Phalanx[107] der Deutschen wenig förderlich. Eine möglichst rasche Beseitigung dieser Klassifizierung erscheint daher politisch sowie im Interesse des Aufbaus der deutschen Ostwirtschaft dringend erwünscht. Deutsche Arbeiter lehnen es nach der Eingliederung der Ostgebiete vielfach ab, weiterhin Fabrikarbeit zu leisten; ihre Kinder werden dahin erzogen, einmal Stellungen in Staat und Partei anzustreben, da sie zu „etwas Besserem“ berufen seien. Derartige Auffassungen sind umso bedenklicher, wenn sie[,] wie vielfach angenommen wird, bereits heute ein Absinken der Leistungen der deutschen Arbeitnehmerschaft zur Folge haben. [...]

Unter diesen Spannungen, dem Misstrauen und den Eifersüchteleien müssen naturgemäß die Kräfte und die Wirksamkeit des Einsatzes aller deutschen Volksgruppen leiden. Denn diese Spannungen sind auch der polnischen Bevölkerung bewusst geworden. Das **Miteinanderleben und Miteinanderarbeiten von Deutschen und Polen gerade in den Betrieben wird als die wichtigste aller zu lösenden Aufgaben empfunden.** Auf der einen Seite herrscht das Bestreben vor, soziale Gegensätze und Stimmungen zu überwinden und zu einer Befriedigung zu gelangen, andererseits können die politischen und staatlichen Instanzen wohl auch in Zukunft nicht auf eine stärkere Distanzierung des polnischen Elements verzichten. Es ist deshalb nicht minder notwendig, überall dort einen Ausgleich anzustreben, wo immer es national- und staatspolitisch unbedenklich erscheint. Der polnische Arbeiter hat sich ja als willig und fleissig erwiesen, wenn auch seine Leistung nicht an reichsdeutschen Masstäben zu messen ist. Dies ist der Ausfluss mangelnder Erziehung und rassisch bedingter Eigenschaften. Unter den östlichen Völkern dürfte ein völlig anderes Glücksempfinden vorherrschen. Nicht wachsender Wohlstand, sondern das innere Ungestörtsein des einzelnen Menschen wie des ganzen Volkes scheinen den östlichen Völkern erstrebenswert. Nach der Evakuierung der sogenannten polnischen Intelligenz und der Ausschaltung der polnischen Betriebsführer aus dem wirtschaftlichen Leben können keine Bedenken mehr dagegen bestehen, die grosse Masse der in wirtschaftlicher Abhängigkeit tätigen (polnischen) Menschen,[108] einkommensmässig so zu stellen, dass sie nicht nur als Erzeuger, sondern auch als Verbraucher des Sozialprodukts in Frage kommen. Auf eine Heranbildung polnischer Facharbeiter, die für eine führende Stellung im Betrieb geeignet wären, kann wahrscheinlich nicht verzichtet werden. Der Mangel an deutschen Arbeitskräften zwingt dazu, aus der vorhandenen Arbeiterschaft ein Maximum an Leistung herauszuholen; deshalb glaubt das Nürnberger Institut, den Vertretern einer auf lange Sicht versöhnlich ausgerichteten Politik der Menschenführung rechtgeben zu können. Nach dem bisher mehr massenweisen Einstrom neuer deutschstämmiger Bevölkerung muss in Zukunft das Ausleseprinzip zur Anwendung gelangen, wobei nicht nur das fachliche Können oder sonstige berufliche Eignung entscheidend sein dürften. **Es kommt darauf an, ohne Preisgabe der Persönlichkeit und der Würde seines Volkes Vorbild zu sein und zugleich möglichst spannungsfrei mit der polnischen Bevölkerung zusammenzuarbeiten.**

3. Die verkehrs- und arbeitsmarktpolitischen Grundlagen und Voraussetzungen des künftigen Aufbaues.

Das mangelnde Organisationstalent der Polen hat auf keinem Gebiet Lösungen, sondern immer nur kurzatmige Auswege gefunden. So hat der industrielle Protektionsmus die polnische Wirtschaft nie zu einem organischen Ganzen werden lassen, er bot vielmehr lediglich der Unfähigkeit zu Lasten des Volkes bequeme Chancen. **Alles ist willkürlich, fast zufällig und häufig auch unecht und nur falscher Schein.** Notwendig ist daher bewusste Planung, die unter drei Gesichtspunkten zu geschehen hat:
a) Der Wirtschaftsraum im Osten muss zunächst einmal in sich zu einer besseren gegenseitigenEntsprechung gebracht werden;
b) die Ostwirtschaft ist organisch in den grossdeutschen Raum einzufügen;
c) dabei ist die besondere Lage der Ostgebiete als wirtschaftliches Ausgangstor zu den Ost- und Südoststaaten Europas zu berücksichtigen.

Im Osten sind auf allen Gebieten Planungsstellen tätig; es fehlt aber jene enge Verbindung, die im Hinblick auf die Gesamtplanung notwendig wäre.

a) Das Verkehrswesen.

Das vorhandene Eisenbahnnetz vermag nicht einmal den derzeitigen wirtschaftlichen Erfordernissen Rechnung zu tragen. Eine Verdichtung des Eisenbahnnetzes ist deshalb vor allen Wirtschaftsplänen, vor allem im Warthegau, unerlässliche Voraussetzung. Wenn im Osten Produktionsschwierigkeiten infolge Kohlenmangels auftreten, so sind diese nicht auf kriegswirtschaftliche Waggonknappheit, sondern auf die Unzulänglichkeit des Eisenbahnnetzes zurückzuführen. Daher ist eine Intensivierung und Ausweitung der Ost-West-Linie ebenso notwendig wie der Ausbau der Nord-Süd-Strecke (durch Erweiterung der Kohlenmagistrale mit Anschlüssen nach dem Westen und nach Ostpreussen). Es liegt nahe, vom oberschlesischen Industrierevier aus nach Norden in einen mehr landwirtschaftlich genutzten Raum vorstossend, auf der Basis von Kohle und Eisen eine eisenverarbeitende und -veredelnde Industrie zu entwickeln. Die Industrie der Ostgebiete ist in einer relativ primitiven Phase der Entwicklung stecken geblieben. Der Transport von Rohstoffen und Rohmaterial nach den Zentren der deutschen verarbeitenden Industrie ist zu kostspielig, ebenso der Transport von minderwertigen und wenig veredelten Erzeugnissen in die Standorte der altreichsdeutschen Verbrauchergebiete. Ebenso nachteilig ist eine preispolitisch bedingte Abschnürung des Ostens; denn es verträgt sich nicht mit der Idee des Grossraumes, innerhalb desselben noch einmal industrieautarken Bestrebungen zu huldigen. Bei dem Ausbau der Ostindustrie bedarf der Qualitätsgedanke besonderer Pflege; denn nur hochwertige Erzeugnisse können die Entfernungen kostenmässig überwinden. Ebenso sind auf dem Gebiete des Wasserstrassenverkehrs und vor allem des Strassenverkehrs noch gewaltige Aufgaben zu lösen.

b) Die Arbeitsmarktbedingungen.

Der Mangel an Arbeitskräften überhaupt und an qualifizierten Arbeitern im besondern [sic] scheint der Wirtschaft der Ostgebiete den Stempel aufzudrücken. Erschwert werden die Verhältnisse dadurch, dass der Schichtung der Arbeiterschaft nach der nationalen Zugehörigkeit besonderes Gewicht beizumessen ist. Denn, wenn z.B. in den Druckereien oder in der Möbelindustrie aus dem polnischen Nachwuchs keine Fachkräfte mehr hervorgehen können, so erscheint eine solche Politik der bewussten arbeitsrechtlichen Unterdrückung der polnischen Arbeiterschaft als wenig sinnvoll und nützlich. Eine in materieller Hinsicht allzu starke Differenzierung zwischen Deutschen und Polen muss sich in einer Leistungsminderung niederschlagen und erhöht zudem die sozialen und politischen Spannungen. Die Befriedung sowie eine Hebung des kulturellen und zivilisatorischen Standes der Ostgebiete ist aber notwendig, wenn der Ausbau der Ostindustrie erfolgreich sein soll. Dann auch erst wird es in stärkerem Masse gelingen, das deutsche Element im Osten durch Zuzug aus dem Altreich zu stärken. Andererseits können im Osten noch bedeutende, unausgenutzte Reserven an Arbeitskräften mobil gemacht werden. Die extensive Bewirtschaftung des Bodens hat zu einer Übersetzung der in der Landwirtschaft tätigen Bevölkerung geführt. **Die erneut notwendig werdende Aufteilung des Bodens in lebensfähige deutsche Bauernhöfe wird ein wirtschaftlich starkes deutsches Bauerntum Wurzeln schlagen lassen, das auch industrielle und handwerkliche Produkte aufnehmen kann.** Die Ansiedlung von Industrie und Handwerk lässt dabei wieder jenen gesicherten Markt entstehen, der eine immer intensivere Bodenbewirtschaftung zulässt. Diese wird im weiteren Verlauf von einer Freisetzung von Arbeitskräften[109] begleitet sein, die dann mit Nutzen in den industriellen Sektor abwandern können. Die deutsche Ostindustrie kann jedenfalls in der nächsten Phase der Entwicklung damit rechnen, dass sie aus dem polnischen Bauernstamm einen Zuzug von Arbeitskräften erhalten wird, die dort bessere Lebensmöglichkeiten finden, als ihnen die zu knapp bemessene Scholle bot. Noch stärker fällt der Zuwachs an Arbeitskräften ins Gewicht, der bei Anwendung moderner Arbeitstechnik und Betriebsorganisation im industriellen Sektor selbst freigemacht werden kann. Zur Erzielung einer gleichen Betriebsleistung müssen noch heute in der Ostindustrie rund doppelt soviel Menschen angesetzt werden wie im Altreich. Wenn es gelingt, den Arbeitsertrag je Arbeitskraft um ein Drittel zu steigern – und dieser Satz liegt durchaus im Bereich greifbarer Möglichkeiten -, dann verändern sich die Voraussetzungen für die wirtschaftliche Planung bereits vollkommen. der quantitative und qualitative Zuwachs an Arbeitskräften kann in absehbarer Zeit so bedeutend werden, dass ein heute noch als wesentlich erachteter Hinderungsgrund für einen raschen Aufbau der Ostwirtschaft entfällt.

II. Der polnische Markt

1. Die äussere Struktur der Wirtschaft

Die Zerschlagung des Grossgrundbesitzes in Zwergbauernhöfe[110] hat sich in wirtschaftlicher Beziehung als verfehlt erwiesen. Denn die dadurch bewirkte Verarmung der bäuerlichen Schichten beraubte die polnische Führung der Möglichkeit, neben der Landwirtschaft auch eine nationale leistungsfähige Industrie aufzubauen. In Westpreussen und im Warthegau (ohne Litzmannstadt) steht die Nahrungs- und Genussmittelindustrie (Konservenfabriken, Mühlen, Brennereien, Zuckerfabriken usw.) an erster Stelle. Es folgen die ebenfalls noch als agrargebunden zu bezeichnenden Holz be- und verarbeitenden Betriebe der Sägewerke und der holzverarbeitenden Industrie; dazu gehört auch die Papierindustrie. Ebenfalls mit der Agrarindustrie verflochten sind die allerdings nicht sehr zahlreichen Fabriken für landwirtschaftliche Maschinen, Kalkwerke und ein grösseres chemisches Werk. Mittelbar dienen dem Absatz landwirtschaftliche[r] Erzeugnisse Glasfabriken (Flaschen usw.), Kalkwerke und Verpackungsmittelindustrie. Jedenfalls wird das industrielle Leben in den neuen Ostgebieten von der Landwirtschaft nachdrücklich beeinflusst. Daher wird auch eine nachhaltige Industriealisierung [sic] des Ostens dem agrarischen Grundcharakter der Gebiete fördernd und helfend Rechnung tragen müssen, und eine Intensivierung der Landwirtschaft wird wiederum einschlägige Industrien wirksam fördern. [...] Von der eisen- und metallverarbeitenden Industrie, wie der Eisen-, Stahl- und Blechwarenindustrie, der Metallwarenindustrie, der Maschinen[bau-], elektrotechnischen und optischen Industrie sind im Osten vorerst nur Ansätze vorhanden. Der agrare Charakter des Landes, der den Aufbau bäuerlicher Wirtschaft und neuer Dorfschaften zur Folge haben wird, lässt nun einen so starken Bedarf an Einrichtungsgegenständen und Hausrat aller Art erwarten, dass für den Aufbau und die Neuansiedlung der einschlägigen Industrien im Osten günstige Voraussetzungen vorliegen. So hat das Schwergewicht der weiteren Industriealisierung [sic] des Raumes auf der Förderung und Neuansiedlung einer Fertigwarenindustrie zu liegen, die in Anlehnung an den Charakter des Landes berufen sein kann, in erster Linie der bäuerlichen Familienwirtschaft die Werkzeuge und Einrichtungsgegenstände zu liefern, die sie zur Erschliessung des Landes und seiner kulturellen Durchdringung in allen denkbaren Formen von Gemeinschaften (Familien, Dorfgemeinschaften, genossenschaftliche Zusammenschlüsse usw.) benötigen [sic]. Da von der Ostindustrie zunächst nur Waren verlangt werden, bei denen der rein zweckausgerichtete Gebrauchsnutzen gegenüber einem ästhetisch und künstlerisch ausgerichteten Zusatznutzen im Vordergrund steht, wird die Ostindustrie ohne besondere regulative Massnahmen eine Schutzfrist eingeräumt erhalten, die es ihr ermöglicht, ihre Leistungen in qualitativer Hinsicht immer mehr zu vervollkommnen, ohne von mächtigeren und leistungsfähigeren Wettbewerbern gestört zu werden. Die Bereitstellung von Krediten zu tragbaren Bedingungen und die rasche Versorgung mit Produktionsmitteln erscheint [sic] vor allem geeignet, diesen Angleichungsprozess reibungslos und sicher zu bewerkstelligen. Der Aufbau und Ausbau der Ostindustrie muss in dem oben skizzierten Rahmen so rasch durchgeführt werden, dass bis zur Wiederkehr geregelter Produktions- und Absatzbedingungen das Leistungs- und Qualitätsniveau des Altreichs weitgehend erreicht ist. Der Nachteil der verkehrspolitischen Lage selbst wird mit der Verbesserung und Intensivierung der Verkehrsverhältnisse und mit der immer stärkeren Besiedlung des Raumes[111] immer weniger ins Gewicht fallen.

2. Lebensstandard und Lebensgewohnheiten der Bevölkerung.

Die Lebenshaltungskosten waren bei den sehr niedrigen Preisen für Agrarprodukte im ehemaligen Polen äusserst gering; von dieser Seite also lag keine Veranlassung zu stärkerer Betätigung und Leistung vor. Andererseits waren industrielle Fertigwaren verhältnismässig teuer, dies fiel aber nur wenig ins Gewicht, weil ja die polnischen Bauern und Landarbeiter als Konsumenten von industriellen Fertigwaren nicht in nennenswertem Umfang in Frage kamen und nur eine sehr dünne Oberschicht über ein entsprechendes Einkommen verfügt. Die Masse der polnischen Bevölkerung kannte nur Bedürfnisse primitivster Art, die sich im wesentlichen im Konsum von Nahrungs- und Genussmitteln verschöpften [sic]. Der erhebliche Abstand von Industrie- und Agrarpreisen wurzelt in der hochprotektionistischen Wirtschaftspolitik des polnischen Staates, der damit einer führenden Schicht zu Lasten des Volkes hohe Gewinne und Arbeitslosenrenten verschaffte, der deshalb auch jeden sozialen Fortschritt unterband und den Abstand der Lebenshaltung zwischen einer dünnen Oberschicht und der Masse des arbeitenden Volkes unverändert fortdauern liess. Gegenwärtig sind die Löhne um etwa 50 bis 80 v.H., die Preise für Nahrungs- und Genussmittel aber mindestens um 100 v.H. gestiegen. Vor allem haben die Facharbeiter in ihrem Realeinkommen verloren; für die ungelernten Arbeiter, deren Löhne stärker gestiegen sind, mag schon der Tatbestand absoluter Verbesserung ihrer Lebensbedingungen zutreffen. Im übrigen würdigen die polnischen Arbeiter es als besonderen Vorzug, dass sie die vereinbarten Löhne auch tatsächlich pünktlich ausgezahlt erhalten. Eine Hauptschwierigkeit der Vorausschätzung des künftigen Bedarfs besteht darin, dass der durch die Verschiebung der Preisrelationen bedingte innere und äussere Umstellungsprozess der grossen Masse der Verbraucherschaft im deutschen Osten weder in seinem Umfang noch in seiner Richtung klar erkannt werden kann. An dieser Stelle, also schon beim Menschen, muss die Lenkung einsetzen; und hierfür ist es wiederum von Nöten, eine auf lange Sicht klare Polenpolitik festzusetzen. Es bedarf eines grundsätzlichen Wandels der gesellschaftlichen Zustände, um die übernommene Ostindustrie gesunden zu lassen und sie darüber hinaus zu entwickeln. Ein Verzicht auf eine stärkere Industriealisierung [sic] wäre einer Entvölkerung gleichzusetzen. Dazu kommt, dass der Aufbau der Ostindustrie auch im Hinblick auf die wirtschaftliche Erschliessung des europäischen Ostens und Südostens ohnehin notwendig werden wird. Die deutsche Wirtschaftsführung und Wirtschaftsgesinnung wird gegenüber den Zeiten der polnischen Herrschaft zu einer grundsätzlichen anderen Verteilung des Sozialprodukts führen, die sich aber grundsätzlich zugunsten der arbeitenden Bevölkerung, also der Bauern und Arbeiter, auswirken wird. Im ganzen können wir folgendes Ergebnis festhalten:

Der Bedarf an Nahrungs- und Genussmitteln wird sich zwar qualitativ verschieben, aber mengenmässig wenig ändern, die Nachfrage nach Verbrauchsgütern hingegen wird sich nach Menge und Qualität erheblich ausweiten und verbessern; sie wird sich vorzüglich auf Gegenstände des Hausrats sowie auf Werkzeuge und Geräte aller Art erstrecken. Wenn dabei auch in erster Linie an die Nachfrage deutscher Käufer gedacht ist, so sollten doch die polnischen Schichten nicht ausser acht gelassen werden. Ein nicht minder grosser Bedarf wird ferner im Zuge der deutschen Bauernansiedlung an Baustoffen aller Art vom Ziegel bis zum Tür- und Fensterrahmen anfallen[,] und endlich wird neben dem bereits als vordringlich herausgestellten Sofortbedarf an technischen Produktionsmitteln in weiterer Folge ein kontinuierlicher Bedarf an Maschinen und Werkzeugen bestehen bleiben.

3. Die Marktverflechtung und die Verteilung.

Die Armut der bäuerlichen Bevölkerung, die sie als Auftraggeber des Handwerks oder als Abnehmer industrieller Waren nur in sehr geringem Umfang in Erscheinung treten liess, schuf keinen Anreiz, die vorwiegend agraren Gebiete als gewerbliche Standorte zu wählen, und damit wieder entbehrt die Landwirtschaft eines nahegelegenen natürlichen Absatzmarktes. Die Polen brachten trotz sehr charakteristischer Stammesmerkmale und gleicher seelischer Ausrichtung nicht die schöpferische Kraft zur Bildung von Gemeinschaften auf, die sie neben der Pflege ihres kulturellen und volklichen Lebens auch in wirtschaftlicher Hinsicht hätte eine geschlossene Phalanx bilden lassen. Der polnische[112] Mensch huldigt einem Individualismus[113], der nur aus seinem Verlangen nach innerem Ungestörtsein und nach Weltabgeschiedenheit zu verstehen ist (passiver Individualismus der Polen). Das polnische Volk hat weder die Gestaltungskraft noch den Gestaltungswillen, die es zu so wahrhaft kultureller Leistung befähigt und die hingereicht hätte, dieser Kultur innerhalb der wirtschaftlichen Betätigung Ausdruck zu geben. Die mangelnde Gestaltungskraft ist auch einer der wesentlichen Gründe, die den Aufbau einer wirklich leistungsfähigen Industrie verhindern. Eine regelmässige und kontinuierliche, d.h. in zeitlicher Folge nach Menge und Qualität abzuschätzende Nachfrage tritt im polnischen Markt nur im Sektor des lebenswichtigen Grundbedarfs in Erscheinung, wobei im einzelnen noch eine Rangordnung nach Lebens- und Genussmitteln, Bekleidung und Hausrat nachweisbar ist. Tatsächlich ist auch die technische Ausrüstung und Rationalisierung der polnischen Industrie in der angegebenen Reihenfolge am weitesten fortgeschritten. Die deutsche Führung gewinnt eine Chance, die grosse Masse der in Industrie und Landwirtschaft unselbständig Berufstätigen auch weltanschaulich zur Mitarbeit gewinnen zu können. Der deutschen Wirtschaftsführung wird die Weite des ihr zur Verfügung stehenden Raumes und die konstante Nachfrage eines zivilisatorisch und kulturell hochstehenden grossen Volkes im Hinblick auf die Erneuerung der überkommenen polnischen Wirtschaft und den geplanten Auf- und Ausbau sehr zugute kommen; den Nutzen daraus werden vor allem die polnischen Industriearbeiter und die bäuerlichen Schichten ziehen. Die Einbeziehung in den deutschen Lebensraum gleicht zunächst die bisher so starken konjunkturellen Schwankungen aus und schafft die Voraussetzung für die Ansiedlung solcher Industrien, die saisonalen Schwankungen nicht mehr unterliegen und die der polnischen Bevölkerung die Sorgen periodisch wiederkehrender Arbeitslosigkeit nehmen.

Im Ostraum herrscht der Klein- und Mittelbetrieb vor; dies ist aber nicht der Ausdruck einer gesunden Mittelstandspolitik, sondern eine Folge der Ausschliessung des Leistungswillens und des Leistungswettbewerbs. Während der Wettbewerb unproduktiv wirtschaftendes Kapital vernichtet, behielt dieses in der polnischen Wirtschaft einen Anspruch auf Mitgenuss des Sozialprodukts. Der polnische Reichtum beruht ausschließlich auf staatlichen Schutzmaßnahmen und hat nichts zur Befruchtung der einheimischen Wirtschaft beigetragen. [...]

Zwar eröffnet sich einer Vielzahl deutschstämmiger Menschen sofort ein reiches Betätigungsfeld, aber der Umfang und das Tempo dieser Entwicklung wird nicht von innerbetrieblichen Faktoren bestimmt werden, sondern einer sinnvollen, am gemeinwirtschaftlichen Ziel ausgerichteten Lenkung unterliegen müssen.

III. Das Leben des Betriebes.

[...] Es sind gleichsam[114] geistige Strömungen und materielle Gegebenheiten, die das Leben des Betriebes bestimmen. Die Ausschaltung des polnischen Einflusses sichert die Befolgung deutscher Wirtschaftsauffassung und Weltanschauung. Die Weite des Grossdeutschen Raumes und die Aufnahmefähigkeit eines entfalteten Marktes eröffnen dem deutschen Ostbetrieb völlig neue absatzwirtschaftliche Perspektiven, zwingen aber auch zu einer Angleichung an den deutschen Lebensstandard und die sozialen Forderungen. Die Umwertung der Werte durch den Währungswechsel zusammen mit den Veränderungen auf dem Gebiete der Beschaffung, der Fertigung und des Absatzes, machen jeden zeitlichen Vergleich unmöglich. Als einziger Gradmesser ist nur die technische Effizienz der Betriebe zu werten; hier scheint der kritische Punkt überwunden zu sein.

Während dieses Umschmelzungsprozesses erscheint es nicht angängig, die Güte eines Betriebes nach der Höhe seines wirtschaftlichen Ertrages zu messen. Ein auf rasche Umstellung bedachtes Unternehmen wird häufig während der Umstellung mit Verlust arbeiten müssen. Gerade relativ gesunde Betriebe sind sofort, unter Aufbietung der letzten Betriebsreserven, an die Rationalisierung herangegangen. Andere Betriebe haben dagegen dank einer vorteilhaften Lagerverwertung und günstiger Absatzbedingungen ihren finanziellen Status verbessern können, ohne auf die Dauer lebensfähig zu bleiben.

Was den Unterschied zwischen kommissarisch verwalteten Betrieben und volksdeutschen Unternehmungen betrifft, so standen die kommissarischen Verwalter vor einer etwas schwierigen Aufgabe, da die polnischen Betriebe meistens schlechter organisiert und auch schlechter ausgerüstet waren als die volksdeutschen Betriebe. Die kommissarischen Verwalter mussten sich ausserdem in einem fremden Betrieb und in fremde Verhältnisse einleben, während die volksdeutschen Unternehmer die Schwächen eines Betriebes viel schneller zu erkennen vermögen. Wenn die kommissarisch verwalteten Betriebe trotzdem nicht ins Hintertreffen geraten sind, so stellt dies den verantwortlichen Stellen das beste Zeugnis aus. Die Treuhandstellen haben jedenfalls die Initiative der kommissarischen Verwalter wachzuhalten verstanden. [...] Die kritische Einstellung freier Wirtschaftskreise gegen die Treuhandstellen hat sich im übrigen im Laufe der Zeit gemildert und sogar gewandelt. Im ganzen kann auch festgestellt werden, dass die Zusammenarbeit von Treuhandstellen, Wirtschaftskammern, Wirtschaftsgruppen inniger ist als die der Planungsstellen.

1. Die Beschaffung

[...][115]

2. Die technische Ausnutzung und die Kapazitätsausnutzung der Betriebe

[...] einmal kann der einzelne Betriebführer überhaupt nicht ermessen, ob und inwieweit für eine bestimmte Branche Entwicklungsmöglichkeiten und -Notwendigkeiten gegeben sind, und ob sich gerade dem einzelnen Betrieb Chancen eröffnen. Deshalb sollte auch die Entscheidung über die Ausrichtung des Produktionsprogramms nicht ausschliesslich in ihre Hände gelegt werden. Die Betreuung der Einzelbetriebe innerhalb eines Wirtschaftszweiges durch die Wirtschaftsgruppe oder ein bestehendes Kartell verbürgt zwar die Vermeidung der schlimmsten Schäden; aber als die beste Lösung dürfte wohl die Bildung von regionalen Arbeitsgemeinschaften unter Mitwirkung der gewerblichen Organisationen anzusprechen sein. [...][116]

Schliesslich kann die Ausrichtung der neuen deutschen Ostwirtschaft innerhalb der einzelnen Sektoren wie z.B. der Industriewirtschaft nur von einer höheren Warte aus erfolgen, und nur innerhalb der dann noch gegebenen Bewegungsfreiheit kann und soll dann die Einzelpersönlichkeit zum Nutzen des Ganzen ihre Kräfte entfalten. Die Anerkennung von Freiheit und Bindung zugleich verleiht der Einzelpersönlichkeit erst die zuchtvolle Haltung, die ihre Arbeit auch für die Gemeinschaft fruchtbar sein läßt.

Zur Veranschaulichung des vorgefundenen Tatbestandes sei folgender branche[n]mässig gegliederte Überblick gegeben:

Die Betriebe der **Zuckerindustrie** befinden sich in relativ gutem Zustand.

Die **Getreidemühlen** sind fast durchweg schlechter ausgerüstet als die gleichen Anlagen im Reich.

In der **Ölmühlenindustrie** bedürfen die technischen Anlagen einer Erneuerung oder doch einer Verbesserung.

Die **Essigindustrie** kann auf die Beschaffung von Grossraumbildnern nicht verzichten.

In der **Brotindustrie** sind die technischen Anlagen meist erneuerungsbedürftig.

Die **Hefeindustrie** bedarf technischer und organisatorischer Erneuerung.

Die **Nährmittelindustrie** vermittelt am deutlichsten den Tiefstand der polnischen Industrie.

In der **Süsswarenindustrie** arbeiten überwiegend veraltete Maschinen.

Die **Sägewerke** sind baulich überalte[r]t und leiden deshalb auch unter schlechter Arbeitsorganisation.

In der **holzverarbeitenden Industrie** sind Ansätze zu leistungsfähigem Betrieb vorhanden; ihre technische Ausrüstung kann gerade noch als zufriedenstellend bezeichnet werden.

In der **Papierindustrie** sind vor allem die Kraftanlagen ersatzbedürftig.

Die **Druckereien** sind vom Leistungsgesichtspunkt überhaupt nicht zu diskutieren.

Bei den **Ziegeleien** kennzeichnet schlechte Verfassung der Gebäude, rissige Öfen und das Fehlen von Baggern jeder Art die Lage.

In der **Kalkindustrie** fehlen Silos und Hydratanlagen.

In der **Glasindustrie** überwiegt noch durchaus die Mundbläserei.

Im Bereich der **Eisen-, Stahl- und Blechwarenindustrie**, der **Metallwarenindustrie** sowie des **Maschinenbaus** lassen die Betriebe mit Ausnahme einiger Werke des Landmaschinenbaus, einen Vergleich mit dem Altreich nicht zu.

In der **chemischen Industrie** sind die Betriebe, mit Ausnahme einiger leistungsfähiger Werke in Danzig, indiskutabel.

In der **Seifen- und Waschmittelindustrie** ist die technische Rückständigkeit bedeutend.

Die künftige Gestaltung der deutschen Ostwirtschaft kann nur in sehr engen Grenzen an das Bestehende anknüpfen. Damit aber rückt die Planung und die gemeinwirtschaftliche Ausrichtung auch aller industriewirtschaftlichen Fragen in den Vordergrund; wenn der neue deutsche Ostraum nicht nur staatspolitisch, sondern auch auch wirtschaftlich Teil des Reiches werden soll, dann lässt sich die frühere und im wesentlichen auch noch gegenwärtige Erzeugungsstruktur nicht aufrecht erhalten. Anderenfalls wird eine Isolierung nicht zu vermeiden sein. Hier gibt es keine halben Lösungen. Der Übergang von der alten zur neuen Ordnung muß deshalb so kurz wie möglich bemessen sein. Grenzziehungen dieser Art bleiben nicht allein auf die wirtschaftliche Sphäre beschränkt, die[117] zeitigen auch soziale Auswirkungen. Es erscheint nicht möglich, die Angleichung nur für einzelne Schichten zu vollziehen und andere z.B. die polnische Arbeiterschaft davon auszuschliessen, ohne dass das Ganze Schaden leidet. So wird das Maschinenbeschaffungsprogramm für die Ostgebiete von der wirtschaftlichen zu einer sozialen und sogar zu einer politischen Forderung.

[...][118]

Hier ist zu erwägen, ob die Ostindustrie in den stark benachteiligten Zweigen der Eisen- und Metallverarbeitenden [sic] Industrien nicht in stärkerem Masse mit öffentlichen Aufträgen versorgt werden kann. Die den Ostbetrieben gegebenenfalls zu gewährenden höheren Preise dürfen nicht unter Wirtschaftlichkeitserwägungen betrachtet werden; es würde sich dabei vielmehr um einen Erziehungsaufwand handeln, mit dessen Hilfe die Betriebe erst einmal zu einer Serienfertigung gelangen können.

3. Das Fabrikationsprogramm der Betriebe (Sortimentgestaltung, Typisierung und Normung)

[...] Der Übergang zur Massen- und Serienfertigung stellt die Unternehmer vor die Aufgabe, sich anderer Absatzwege zu ganz neuen Abnehmergruppen zu bedienen. Die Grosshandelslieferungen werden gegenüber der Direktbelieferung des Einzelhandels an Bedeutung gewinnen.

Bereits während der Polenzeit waren in einzelnen Zweigen recht gute Ansätze zur serienweisen Herstellung vorhanden. So gelangten in der holzverarbeitenden Industrie einige Betriebe zur Herstellung von Serienmöbeln und zwar zur Serienfertigung von Stühlen, Fenstern und Türrahmen. Gerade bei dem zu erwartenden Aufbaubedarf eröffnen sich günstige Perspektiven für eine Normung und Typisierung, denn bei den in grosser Zahl zu errichtenden Bauernstellen kann aus wirtschaftlichen Erwägungen heraus nicht auf eine gewisse Vereinheitlichung verzichtet werden. Das gleiche gilt für Hausrat, Bekleidung und schließlich sogar für die Ernährung.

Zur Schaffung von **Markenartikeln**, die in einer hochentwickelten Wirtschaft zweifellos in vieler Hinsicht die ideelle [sic] Vertriebsform darstellen, fehlten in der ehemaligen polnischen Wirtschaft nicht nur die betriebstechnischen Voraussetzungen zur fabrikatorischen Herstellung solcher Güter, sondern nicht minder eine auf Qualität ausgerichtete kontinuierliche Nachfrage. Die polnischen Versuche zur Schaffung von Markenartikeln sind fast restlos gescheitert [...].

4. Kosten und Preise

Die Untersuchung hat zwei bemerkenswerte Tatbestände festgestellt, nämlich das Auseinanderklaffen landwirtschaftlicher und industrieller Preise und den hohen Anteil der menschlichen Arbeit an der industriellen Güterherstellung. Auf die Frage, ob im Prinzip die Angleichung der Löhne an den Reichsstandard gefordert werden soll, oder ob das derzeitige Lohngefälle aus einer Reihe von Gründen auch für die Zukunft beizubehalten sei, lautet die einzig mögliche Antwort dahin, dass die Lohnhöhe zwangsläufig nur vom Leistungsniveau her zu beurteilen und zu bestimmen ist. Von diesem Gesichtspunkt scheint mindestens heute noch eine Differenzierung zugunsten der reichsdeutschen Arbeiter berechtigt zu sein. Da die sachlichen Produktionsbedingungen, die ja in erster Linie die mangelnde Ergiebigkeit bewirken, nicht sofort umzugestalten sind, wird sich auch aus diesem Grunde eine vollkommenen Angleichung der Löhne zunächst verbieten. Die Arbeiterschaft im Osten wird nach Einführung des deutschen Preisstandards in Form geringerer Nominalhöhe zunächst noch Opfer tragen müssen[,] und von diesem Standpunkt aus erweist sich die Tatsache, dass in der Belegschaft der Betriebe die sogenannte Zwischenschicht bei weitem überwiegt, als ein besonderer Vorteil. Es erscheint aber aus sozialen Erwägungen heraus nicht angebracht, alle infolge der technischen Rückständigkeit notwendig werdenden Opfer ausschliesslich auf das Arbeitseinkommen abzubürden[,] und aus diesem Grunde verdient die Handhabung der Abschreibungungspolitik und der Kapitalverzinsung besondere Beachtung. [...][119]

Wenn die Arbeiterschaft darüber klagt, dass ihr Reallohn abgesunken sei, während von der Industrie der Nachweis erbracht werden kann, dass sich der Lohnanteil an den Gesamtkosten gegenüber dem früheren Verhältnis beträchtlich erhöht habe, so bedeutet dies keinen Widerspruch. Denn die Preise für Nahrungs- und Genussmittel sind eben gestiegen, die Preise für industrielle Fertigwaren aber gesunken. An früherer Stelle wird darauf hingewiesen, dass der Industriearbeiterschaft hinsichtlich ihres Realeinkommens noch Opfer zugemutet werden müssten, und dass es nationalpolitisch als Vorteil zu erachten sei, dass sich die Arbeiterschaft vorwiegend aus polnischen Schichten rekrutiere. Der der bäuerlichen Bevölkerung zuteil werdende Kaufkraftzuwachs wird also in erster Linie dem deutschen Element zugute kommen. Die in der Tendenz verwirklichte Angleichung des unter der polnischen Herrschaft völlig anders geschichteten Preisaufbaues an deutsche Verhältnisse hat demnach Wirkungen gezeigt, die durchaus dem politischen Wollen entsprechen.

5. Kapitaleinsatz und Liquidität der Betriebe (Kreditbeschaffung)

[...][120] Dabei darf nicht vergessen werden, dass viele dringliche Aufgaben heute nur überdeckt sind. Dazu gehört vor allem die Kapitalinvestierung selbst, um mit deren Hilfe für einen heute noch nicht erkennbaren Wettbewerb gerüstet zu sein. Abgesehen von der Scheu, zu diesem Zwecke fremde Mittel aufzunehmen, ergeben sich für die Kreditaufnahme aber auch formale und sachliche Schwierigkeiten, namentlich dann, wenn die Betriebserneuerung selbst so erhebliche Mittel fordert, dass die vorhandenen Vermögenswerte zu einer dringlichen Sicherheit nicht mehr ausreichen. [...] Dabei handelt es sich nicht etwa um einen konstruierten Sonderfall; er bildet vielmehr geradezu die Regel. Wenn nun die Kreditinstitute auf ausreichende dringliche Sicherheit bestehen, sind sie zur Erfüllung ihrer Aufgabe nicht befähigt. Es dürfte sich daher zum Ansporn der Unternehmer oder Betriebsführer empfehlen, die für die Gewährung reichsverbürgter Kredite erlassenen Richtlinien für den Osten aufzulockern. Ferner müssen die Kreditinstitute aufs engste mit den wirtschaftlichen Planungsstellen zusammenarbeiten. Dann sollten sie aber auch, durch eine Reichsbürgschaft gedeckt, berechtigt sein, dem Kreditsuchenden auch ohne die bisher erforderlichen Sicherheiten die angeforderten Mittel zur Verfügung zu stellen. Im Osten kann alles nur auf die Zukunft abgestellt sein, und der Glaube an diese allein vermag auch die wirtschaftlichen Sicherheiten abzugeben. Was zuletzt die Höhe der Verzinsung anlangt, so muß unter Hinweis auf die mannigfachen Schwierigkeiten grundsätzlich der denkbar niedrigste Satz wenigstens für jene Kreditnehmer gefordert werden, die als Volksdeutsche oder kommissarisch bestellte Betriebsführer erst einmal den wirtschaftlichen Anschluss an das Reich finden müssen.

Die Ansiedlung reichsdeutscher Betriebe im Ostraum begegnet allenthalben einem gewissen Misstrauen. Wenn reichsdeutsche Betriebe mit leistungsfähigerer Ausrüstung sich nach dem Osten verlagern, und hier auch den neuen Ostraum beliefern wollen, so bedeutet dies zweifellos eine Gefahr für die Ostbetriebe. Wenn ferner reichsdeutsche Betriebe ihren Standort wechseln, weil ihnen im Osten ein grösseres Arbeiterreservoir zur Verfügung steht, oder weil sie die steuerlichen Vergünstigungen geniessen wollen, so kann dieses Verhältnis nicht gutgeheißen werden, vor allem dann nicht, wenn die Leiter solcher Unternehmen nur an eine vorübergehende Übersiedlung denken. In jedem Fall müssten gewisse Sicherungen für die ortsansässigen Betriebe gegen die grössere Leistungsfähigkeit der verpflanzten reichsdeutschen Betriebe eingebaut werden. Hier entstehen Aufgaben, die zu einer mehr zweigwirtschaftlich orientierten Wirtschaftspolitik anregen.

6. Die Absatzverhältnisse

[...]

Im Konkreten ist zu sagen, dass sich die Abschnürung des Generalgouvernements sehr nachteilig ausgewirkt hat. Manche Industrien verloren dadurch bis zu 60 v.H. ihres Absatzes; denn die grossen Verbrauchszentren wie Warschau und Krakau fielen bei der in ihnen zusammengeballten Kaufkraft sehr stark ins Gewicht, und ihr Verlust konnte in manchen Fällen durch Erschließung neuer Absatzräume bis heute noch nicht wettgemacht werden. Dem Vordringen der Ostindustrie ins Altreich aber stehen weniger Verbote entgegen als vielmehr die Unmöglichkeit, auf dem Felde der Preise und Qualitäten den Wettbewerb aufzunehmen. Das Verlangen nach räumlicher Ausweitung des Absatzes ist gerade in jenen Bereichen mächtig, die wie die Eisen- und Metallverarbeitenden [sic] Betriebe den grössten Rückstand aufweisen. Von diesen Industriezweigen wird andererseits auch das Auftreten reichsdeutscher Erzeugnisse auf dem engeren heimischen Markt als störend empfunden, was zu der Überlegung Anlass gibt, ob nicht für den Eisen- und Metallsektor eine Regelung getroffen werden könnte, die, wie z.B. in der Papiererzeugung, eine regionale Aufteilung der Absatzgebiete vorsieht. In Zweigen mit starker Mangellage dagegen fürchtet man weder die reichsdeutsche Konkurrenz, noch besteht eine Veranlassung, den eigenen Absatz zu erweitern. Die Schutzbedürftigkeit der

Ostindustrie steht ausser Zweifel. Umso umstrittener aber ist die Frage der geeigneten Mittel. Die künstliche Abschnürung des Gebiets ist abzulehnen, da sie den politischen, sozialen und wirtschaftlichen Angleichungsprozess wenn nicht verhindern, so doch verzögern würde. Eine regionale Aufteilung der Absatzmärkte bietet nur für Industrien mit normierbaren Erzeugnissen einen Ausweg. Grundsätzlich bedarf die Ostindustrie eines stark erweiterten Absatzfeldes. [...]

[...] Die Produktions-, Markt- und Absatzbedingungen sind aber nur als Ganzes und Engzusammenhängendes zu begreifen. Ihre Ausrichtung und ihren Impuls aber empfangen sie aus einer übergeordneten Zielsetzung, aus der Sinngebung der Nation.

Schlusswort

Der überlebte und künstlich konservierte Kapitalismus polnischer Prägung weicht einer Wirtschaft, die in einer glücklichen Synthese zwischen Individualismus und Kollektivismus das Einzelstreben und den Leistungswillen wach hält, aber diese Kräfte zugleich fruchtbar für die Gemeinschaft gestaltet.

Die erste Sorge gilt dem Menschen und der für das Ganze nützlichen Anwendung seiner Arbeit. Diese Aufgabe ist im Osten deshalb so schwer zu lösen, weil die nationale oder stammesmässige Schichtung der Bevölkerung eine in allen Bereichen gleiche Behandlung der Bevölkerung ausschliesst. Bei der zunächst fortbestehenden Notwendigkeit, sich der polnischen Elemente als Arbeitskräfte zu bedienen, kann wohl nicht darauf verzichtet werden, sie an den Fortschritten und der wachsenden Ergiebigkeit der menschlichen Arbeit teilhaben zu lassen. Wenn das Leistungsgefälle zu den übrigen deutschen Gauen überwunden werden soll, bedarf es nicht nur der Veränderung der sachlichen, sondern gleichermaßen auch der menschlichen Produktionsbedingungen.

Die in der nächsten Zukunft zu erwartende Nachfrage bietet einen ersten Anhaltspunkt für die Industrieplanung und lässt es naheliegend erscheinen, vor allem solche Industriezweige zu fördern, die neben der Bereitstellung von Bau- und Bauhilfsmaterialien Güter für die Landwirtschaft bereitstellen. Dieser Bedarfssektor schliesst sowohl Produktionsmittelindustrien (landwirtschaftliche Geräte aller Art) als auch Verbrauchsgüterindustrien (Möbel, Glas, Keramik, Textilien usw.) ein. Das Schwergewicht ist auf die Verbrauchsgüterindustrien zu legen, die gerade bei den gegenwärtigen Marktverhältnissen für ihren Aufbau eine Schonfrist ausnutzen und bis zur Wiederkehr normaler Absatzbedingungen ihre Leistung soweit gesteigert haben können, dass sie den Wettbewerb aufzunehmen bereit sind. [...]

Aus der Intensivierung der Marktbeziehungen werden dem Handel neue Funktionen zuwachsen, für die ein Bedürfnis (z.B. Sortimentsgrosshandel) bisher gar nicht vorlag. Der Grundsatz der Wirtschaftlichkeit führt in der Landwirtschaft zu einer intensiveren Bodenbewirtschaftung und in der industriellen Erzeugung zur Einsparung von menschlicher Arbeit; deshalb kann erwartet werden, dass Arbeitskräfte zu anderen und zusätzlichen Verwendungen aus dem eigenen Raum freigesetzt werden.

Das Bestreben des Betriebs, sich den äusseren Umweltsbedingungen [sic] anzupassen, bedarf einer bewussten Lenkung; denn der einzelne Unternehmer kann nicht über jene Überblicke und Erkenntnisse verfügen, die ihn befähigen, seinem Betrieb die im Sinne des Ganzen wünschenswerte Ausrichtung zu geben. So tritt gerade im Osten der zweigwirtschaftliche Gedanke stärker in den Vordergrund. Im Zusammenhang mit der Frage der Kreditgewährung wurde es noch einmal deutlich, dass erst von der Warte einer gemeinwirtschaftlichen Planung aus die sichere Grundlage für die Investitionspolitik gewonnen werden kann.

[...]

Überreicht durch:
Beauftragter für den Vierjahresplan
Haupttreuhandstelle Ost
Berlin W.9
A 314 104 III A 1/Spr.

Anmerkungen:

1 Zu besonderem Dank bin ich an dieser Stelle verpflichtet: Frau Welke und Herrn Kumberg aus dem Militärischen Zwischenarchiv Potsdam, das inzwischen leider geschlossen worden ist; Herrn Jochem (Stadtarchiv Nürnberg); Frau Schenke (Bundesarchiv Koblenz) sowie Frau Merker und allen Mitarbeitern des Benutzerdiensts im Bundesarchiv Potsdam. Mein spezieller Dank gilt Christoph Dieckmann für den Hinweis auf die hier verwandten Akten aus dem Bestand R 49 des Bundesarchivs.

2 Karl Heinz Roth, Das Ende eines Mythos. Ludwig Erhard und der Übergang der deutschen Wirtschaft von der Annexions- zur Nachkriegsplanung (1939-1945). 1.Teil: 1939-1943, in: „1999" 10 (1995), H. 4, S. 53-93.

3 Ursprünglich erfolgte die Gründung des IfW auf Initiative der deutschen Porzellanindustrie.

4 Die Gründe für seine Kündigung lagen keineswegs in seiner fehlenden Mitgliedschaft in der Deutschen Arbeitsfront, wie Erhard der Öffentlichkeit gegenüber erklärte, sondern aus einer Vermengung mehrerer Umstände: Erhard akquirierte immer neue Aufträge, ohne sie erledigen zu können (deshalb wurden „Vorberichte" erstattet, während es bis zum Schlußbericht drei bis fünf Jahre dauern konnte); die ursprünglich mehr theoretische Ausrichtung des Instituts ging weitgehend verloren; die besten Aufträge wollte sich Erhard persönlich unter Umgehung des Instituts sichern, was ihm zum Teil gelang; er forderte unübliche Verbesserungen seines Arbeitsvertrags und machte sich offensichtlich auch Feinde durch anmaßendes Auftreten. Die Folge war, daß er als Nachfolger des Institutsleiters Vershofen übergangen wurde. Der offene Konflikt mit Vershofen war aber schon vorher, im Februar 1941, ausgebrochen.
Vgl. ausführlich die Personalakte Stadtarchiv Nürnberg C 18/II, Nr. 1871, wo die DAF-Mitgliedschaft, soweit ich sehe, mit keinem Wort erwähnt wird; Roth (Anm. 2), S. 59f und 74-79. Zur alten Version noch Ludolf Herbst, Krisenüberwindung und Wirtschaftsneuordnung, Ludwig Erhards Beteiligung an den Nachkriegsplanungen am Ende des Zweiten Weltkrieges, In: Vierteljahreshefte für Zeitgeschichte 25 (1977), S. 322; vorsichtige Korrekturen bei Volkhard Laitenberger, Ludwig Erhard, Der Nationalökonom als Politiker. Mit einem Vorwort von Helmut Kohl, Göttingen, Zürich 1986, S. 25f und 37f.

5 Eine umfassende wissenschaftliche Biographie Erhards fehlt bisher. Vgl. zu seinem Werdegang Laitenberger (Anm. 4) und Dieter Mühle, Ludwig Erhard, Berlin-O. 1965. Kaum neue Erkenntnisse für die Zeit bis 1945 bringt die gerade erschienene Studie: Volker Hentschel, Ludwig Erhard. Ein Politikerleben, München und Landsberg 1996.

6 Siehe Ludwig Erhard, Kriegsfinanzierung und Schuldenkonsolidierung. Faksimiledruck der Denkschrift von 1943/44, Frankfurt/M., Berlin-W., Wien 1977; die Akte Bundesarchiv Koblenz (BAK) R 7/2127, besonders Rudolf Stahl an Ministerialdirektor Ohlendorf (Reichswirtschaftsministerium) v.14.11.1944, Bl. 44f; Herbst (Anm. 4), S. 305-40; ders., Der Totale Krieg und die Ordnung der Wirtschaft, Stuttgart 1982, S. 383ff; Laitenberger (Anm.4), S. 35ff. Zu 1931/32: Christoph Heusgen, Ludwig Erhards Lehre von der Sozialen Marktwirtschaft, Bern, Stuttgart 1981, S. 107-09 und 118; Laitenberger (Anm.4), S. 21-23.
Schon zur Jahreswende 1939/40 hatte sich Erhard in einem Papier „Beiträge zur Kriegswirtschaft" mit den Fragen Kriegsfinanzierung und Konsumlenkung beschäftigt. Vgl. die Auszüge bei Roth (Anm.2), S. 64-69.

7 Horst Friedrich Wünsche, Ludwig Erhards Gesellschafts- und Wirtschaftskonzeption. Soziale Marktwirtschaft als Politische Ökonomie, Stuttgart 1986, S. 186. Wünsche ist heute Geschäftsführer der Ludwig-Erhard-Stiftung in Bonn.

8 Siehe durchgängigWünsche (Anm.7); ferner Heusgen (Anm. 6), S. 91-123; Herbst (Anm. 4); Roth (Anm. 2);Mühle (Anm.5), S. 9ff.

9 Ludwig Erhard: Die Überwindung der Wirtschaftskrise durch wirtschaftspolitische Beeinflussungen (etwa 1931), zitiert nach:Laitenberger (Anm.4), S. 23.

10 Mühle (Anm.5) (S. 27ff) beschreibt Erhards Verhalten 1933/34 als scharfe Wende eines Opportunisten; weniger ausgeprägt, aber doch ähnlich Roth (Anm.2), S. 56f.

11 Vgl. Erhards Lebenslauf v.1.2.1939 und Stand der Gefolgschaftsmitglieder des IfW 1938-43, Stadtarchiv Nürnberg C 18/II, Nr.1871; Ausführungen des Oberbürgermeisters Liebel auf der Sitzung des Verwaltungsrates der Hindenburg-Hochschule v.21.7.1938, C 7/VIII KR 4876; allgemein Bergler (Anm. 25); Laitenberger (Anm.4), S. 26. Es erscheint fraglich, ob die „ungewöhnliche Expansion des Instituts Mitte und Ende der dreißiger Jahre" damit erklärt werden kann, daß es quasi den Abwehrkampf der vernachlässigten Konsumgüterindustrie unterstützen sollte (ebd., S. 27f).

12 Rede Eickemeyers laut Fränkischem Kurier (Nürnberg) v.28.6.1939, zitiert nach: Georg Bergler, Geschichte der Hochschule für Wirtschafts- und Sozialwissenschaften Nürnberg 1919-1961. Nürnberg 1963, S. 200.

13 Auszüge aus seinem Vortrag „Die Bedeutung der Markt- und Absatzforschung in der gebundenen Wirtschaft" im Fränkischen Kurier v.30.6.1938, zitiert nach ebd., S. 189f.

14 Siehe Laitenberger (Anm.4), S. 28f;Wünsche (Anm.7), S. 29 und 99f; Roth (Anm.2), S. 58; Herbst (Anm.4), S. 314-16 und 331ff.

15 Vgl. Laitenberger (Anm.4), S. 23 und 28 (Zitat); Heusgen (Anm. 6), S. 121; Wünsche (Anm.7), S. 29.

16 Erhard 1977, S.145.

17 1941/42 acht Monate lang Chef der Einsatzgruppe D der Sicherheitspolizei und des SD, die in diesem Zeitraum etwa 90.000 Menschen im Süden der Sowjetunion ermordete; Hauptgeschäftsführer der Reichsgruppe Handel, 1943-45 Ministerialdirektor im Reichswirtschaftsministerium (in dieser Eigenschaft Kontakte mit Erhard), aber immer noch Leiter des Amtes III (SD Inland) im Reichssicherheitshauptamt. Im Einsatzgruppenprozeß (Fall 9) 1948 vom US-Militärgericht zum Tode verurteilt, 1951 hingerichtet.

18 Vgl. Herbst (Anm. 4), S. 315 und 331ff; zur Verbindung mit Ohlendorf S. 334. Dagegen Wünsche (Anm. 7), S. 29, Anm.1.

19 So basierten 'vorrangige' politische Ziele oft im wesentlichen auf wirtschaftlichen Interessen, wie z.B. die deutsche Expansionspolitik. Die Kritik Roths (S. 54f) an Herbst erscheint allerdings etwas barsch.

20 Ebd., S. 61.

21 Wünsche (Anm. 7), S. 31. Selbstverständlich bestritt Wünsche, daß Erhard nazistisch argumentiert habe. Selbst der Papst fordere schließlich staatliche Eingriffe in den Wirtschaftsprozeß. Dem wäre entgegenzuhalten, daß Erhard seine – wie noch zu zeigen ist – meist sehr praxisbezogenen Vorschläge nicht im Vatikan machte, sondern im faschistischen Deutschland zur Zeit seiner Eroberungskriege.

22 Ebd., S. 27; vgl. S. 27-34 (besonders 30, Anm.1), 62ff, 186. Dagegen Heusgen (Anm.6), S. 91; Herbst (Anm. 4), S. 336ff.

23 Siehe Laitenberger (Anm. 4), S. 33, und Roth (Anm.2), S. 58f.

24 Vgl. Götz Aly/Susanne Heim, Vordenker der Vernichtung, Frankfurt a. M. 1991, S. 36, Anm.23.

25 Siehe Georg Bergler, Die Entwicklung der Verbrauchsforschung in Deutschland und die Gesellschaft für Konsumforschung bis zum Jahre 1945, Kallmünz/Oberpfalz 1959/60, S. 117 und 177 mit Bezug auf den Jahresbericht der GfK für 1938. Ein vermutlich parallel erstelltes Gutachten „Besonderheiten und Wandlungen auf dem Gebiete des Tabakverbrauchs" datiert das ehemalige GfK-Vorstandsmitglied Bergler auf Dezember

1938 (S. 146). Zur Rolle Erhards: Aktenfeststellung v. 24.3.1942 und Vershofen an Schäfer v.1.8.1942, Stadtarchiv Nürnberg C 18/II, Nr.1871. Auch in diesem Fall war allerdings nur ein Vorbericht erstellt worden, und 1942 fehlte hier immer noch Untersuchungsmaterial (ebd.). Zur Schlüsselfunktion des Gutachtens Erhard an Eickemeyer v.7.2.1942, ebd.

26 Siehe Ansprache des Nürnberger Oberbürgermeisters Liebel auf der Sitzung des Verwaltungsrates der Stiftung der Hindenburg-Hochschule v.21.7.1938, Stadtarchiv Nürnberg C 7/VIII KR 4876; Erhard an die Leitung des IfW v.25.9.1942, C 18/II, Nr.1871. Siehe auch das Zeugnis des IfW für Erhard v. 30.9.1942 (ebd.); Bergler (Anm. 25), S. 48 („Meister in der Herstellung von Kontakten"); Laitenberger (Anm.4), S. 26f und 30; Herbst (Anm.4), S. 321.

27 Das IfW war in die Nürnberger Hochschule für Wirtschafts- und Sozialwissenschaften, seit 1938 Hindenburg-Hochschule, eine städtische Einrichtung, eingegliedert worden.

28 Erhard führte auch entsprechende Verhandlungen mit dem Münchener Gauleiter Adolf Wagner. Dieser war gleichzeitig Reichsverteidigungskommissar für den Wehrkreis XIII (Nürnberg). Vgl. Ansprache Liebel v. 21.7.1938, a.a.O.; Oberbürgermeister Nürnberg (i.V.Eickemeyer) an Reichsministerium für Wissenschaft, Erziehung und Volksbildung v.30.9.1939 und Vershofen an Prof.Ritter v. Ebert (Rektor der Hindenburg-Hochschule) v.24.10.1939, Stadtarchiv Nürnberg C 7/VIII KR 4863; Erhard an Eickemeyer v.27.7.1941 (Abschrift/"darf ich mir im übrigen als persönliches Verdienst zuschreiben") und Erhard an Amtsanwaltschaft Nürnberg v.23.12.1942, C 18/II, Nr.1871.

29 Er lautete: „Aktuelle Fragen der Kriegswirtschaft". Vgl. Georg Bergler, Geschichte der Hochschule für Wirtschafts- und Sozialwissenschaften Nürnberg 1919-1961, Bd.2, Nürnberg 1969, S. 176. Zur Denkschrift Roth (Anm. 2), S. 58, und Teilabdruck ebd., S. 64-69.

30 Siehe Brief Karl Schönekäs v.5.5.1938 an Eickemeyer, Stadtarchiv Nürnberg C 7/VIII KR 4863; Vortrag Liebel auf der Sitzung des Verwaltungsrates v.21.7.1938, Stadtarchiv Nürnberg C 7/VIII KR 4876; Bergler (Anm.25), S. 119 und 145f.

31 Lebenslauf Erhards v.1.2.1939 und Daten zum Lebenslauf von Dr.Ludwig Erhard (Unterschrift: Dr.Erhard), Stadtarchiv Nürnberg C 18/II, Nr.1871.

32 Aktenvermerk des Nürnberger OB Liebel v.7.6. und zwei Schreiben Erhards an Liebel v.15.6.1940, ebd., um seine Nebentätigkeit durchzusetzen. Zur wirtschaftlichen Problematik vgl. die Akte BAK R 83 Lothringen/8.

33 Siehe zuletzt Laitenberger (Anm.4), S. 33, und Ludwig Erhard, Gedanken aus fünf Jahrzehnten. Herausgegeben von Karl Hohmann, Düsseldorf u.a. 1988, Zeittafel, S. 1073.

34 Vgl. Roth (Anm.2), S. 59; Brief Vershofens an Heinrichsbauer v.13.6.1942, in: ebd., S. 77.

35 Erhard an Eickemeyer v. 27.10. und 13.12.1941 sowie 7.2.1942, Stadtarchiv Nürnberg C 18/II, Nr.1871. Vgl. die Bescheinigung: Der Reichsstatthalter der Westmark und Chef der Zivilverwaltung in Lothringen, IVa, v. 15.4.1942, daß Erhard beim CdZ „als wissenschaftlicher Gutachter und Berater" tätig sei; ebd. Zum Lothringenengagement auch Hentschel (vgl. Anm.5) S. 27.

36 „Reichsfeindliches Vermögen" war das Eigentum von Bürgern solcher Staaten, mit denen das Reich sich im Kriegszustand befand. Vgl. Lothar Kettenacker, Nationalsozialistische Volkstumspolitik im Elsaß, Stuttgart 1973, S. 158ff, 254ff und 261ff; Raul Hilberg, Die Vernichtung der europäischen Juden, Frankfurt/M. 1990, S. 647.

37 Vgl. Anordnung über die Verwaltung des volks- und reichsfeindlichen Vermögens in Lothringen v.4.1.1941 (Abschrift), BAK R 49/3537, Bl. 18f. Am 24.11.1941 erging durch den CdZ die Verordnung über die Behandlung des feindlichen Vermögens in Lothringen mit Durchführungsverordnung v.26.11.1941 und am 1.12.1941 die Verordnung

über die Übernahme und Verwertung des französischen Vermögens in Lothringen. Siehe zwei Vermerke des Beauftragten im Reichsfinanzministerium für die Haupttreuhandstelle Ost ohne Datierung (1942) und v.7.10.1942, BAP 21.01, Nr.6154, Bl. 171 und 194.

38 Zu Erhards Initiative sein Schreiben an das IfW v.25.9.1942 (Abschrift), Stadtarchiv Nürnberg C 18/II, Nr.1871. Zum Zeitpunkt: am 5.9.1942 schrieb Erhard an den neuen Leiter des IfW, Prof.Dr.Erich Schäfer, daß Vershofen sich nun „nahezu zwei Jahre um die Ost-Untersuchung in sachlicher Weise nicht gekümmert" habe (ebd.). Der Vorgang „Marktuntersuchung in den eingegliederten Ostgebieten" wurde unter seinem Zeichen A 314 104 (siehe Abdruck, Schlußvermerk) bereits im Alphabetischen Schlagwortverzeichnis zum Generalaktenplan der Haupttreuhandstelle Ost nach dem Stand vom 1.1.1941 geführt (BAK R 144/414).

39 Siehe Der Beauftragte für den Vierjahresplan – Haupttreuhandstelle Ost -, Voranschlag zum Entwurf des Reichshaushalts für 1941/Ordentlicher Haushalt v.14.6.1941, Bundesarchiv Potsdam 21.01, B 6161, Bl. 69. Als Auftragsthema für das IfW wurde hier die „Untersuchung der Struktur und Gestaltung der Industrie in den eingegliederten Ostgebieten" bezeichnet.

40 Über den Inhalt der dortigen Untersuchungen und die Auftraggeber liegen keine Informationen vor. Vgl. zur Tatsache selbst Rede des Bürgermeisters Dr.Eickemeyer nach Fränkischer Kurier (Nürnberg) v.28.6.1939, zitiert in: Bergler (Anm.12), S. 200, sowie Erhard an IfW v.25.9.1942, Stadtarchiv Nürnberg C 18/II, Nr.1871.

41 Erhard an Heinrichsbauer (Hauptgeschäftsführer der Südosteuropa-Gesellschaft) v.15.9.1941, zitiert nach: Roth (Anm.2), S. 71. Vgl. den Briefwechsel Erhard-Heinrichsbauer-Vershofen zwischen März 1941 und Oktober 1942, ebd., S. 70-72 und 74-82.

42 So eindeutig Bergler 1959 (Anm.25), S. 53 und 178. Bei der 1942 gegründeten Wiener Filiale des IfW handelte es sich um eine Neugründung, da der erste Ableger „durch Dispositionen" Erhards „auf ein völlig falsches Gleis abgeschoben wurde, das im wesentlichen seinen persönlichen Interessen dienen sollte." Vershofen an Rollwagen (Amtsdirektor der Stiftung für die Hindenburg-Hochschule) v.18.7.1942, Stadtarchiv Nürnberg C 18/II, Nr.1871. Etwas ungenau Roth (Anm.2), S. 59f.

43 Siehe zu einem entsprechenden Vortragsthema ebd., S. 58, und Heusgen (Anm.6), S. 114.

44 Vgl. IfW/Erhard an Dr.Eickemeyer v.13.12.1941, Stadtarchiv Nürnberg C 18/II, Nr.1871. Sein Vortrag, schrieb Erhard, werde in einer Reihe mit ähnlichen Lektionen des Leiters der Reichsstelle für Raumordnung, Ministerialdirektor Jarmer, des Leiters des Deutschen Instituts für Wirtschaftsforschung, Hagemann, und des Kieler Instituts für Weltwirtschaft, Predöhl, stehen.

45 Alle Zitate ebd. Wohlgemerkt: Erhard verteidigte also gegenüber dem Bürgermeister der Stadt Nürnberg, einem hohen NSDAP-Mitglied, den vollen Kriegseinsatz des Instituts anstelle einer mehr wissenschaftlichen Tätigkeit.

46 „Die Verbindung mit dem Reichsminsterium für Bewaffnung und Munition halte ich im übrigen im Hinblick auf die Verfolgung unserer weiteren Pläne für außerordentlich wichtig." Erhard (aus Saarbrücken, d.h. er arbeitete auch noch über Lothringen) an Rudolf Binder v.17.2.1943. Der von mir benutzte Ausdruck „erfreut" rechtfertigt sich durch dieses Schreiben. Das Honorar für den ersten Auftrag belief sich auf 8-10.000 RM. Vgl. Dr.Eickemeyer an Liebel (Oberbürgermeister von Nürnberg, damals beim RMBuM) v.5.6. und 15.6.1943 sowie Liebel an Eickemeyer v.22.6.1943, alles Stadtarchiv Nürnberg C 18/II, Nr.1871.
Der Versuch des IfW, Erhard auszubooten und selbst den Auftrag zu erhalten, mißlang (ebd.). Dafür hatten Bergler und der Institutsleiter Schäfer bei Ohlendorf – unabhängig

von Erhard – mehr Glück. Das Institut hatte also auch ohne Erhard keineswegs eine weiße Weste. Siehe IfW/Schäfer an Ohlendorf v.8.11.1944, BAK R 7/2127, Bl. 2, und drei Ausarbeitungen Schäfers für Ohlendorf in derselben Akte.

47 Diese Formulierung ist nicht nur auf Grund des nachfolgend zitierten Schreibens zutreffend, es gibt viele Beispiele. Vgl. auch Erhard an Heinrichsbauer v.29.9.1941, in: Roth (Anm.2), S.72; Erhard an Eickemeyer v.27.10.1941, Stadtarchiv Nürnberg C 18/II, Nr.1871.

48 Erhard an die Leitung des IfW v.25.9.1942, ebd.

49 Erhard erwähnte am 15.9.1941 gegenüber Heinrichsbauer „den von mir persönlich erstellten Vorbericht über unsere Ostuntersuchung“. Ähnlich am 29.9.1941, beides in Roth (Anm.2), S. 71f. Ferner Erhard an Eickemeyer v.27.10.1941 über „die von mir berichtsmässig niedergelegte Instituts-Untersuchung“ und Erhard an die Geschäftsführende Leitung des IfW v.5.9.1942, Stadtarchiv Nürnberg C 18/II, Nr.1871.

50 Die abgedruckte Kurzfassung ist erhalten in BA MA Wi/ID 1600, identisch mit der Verfilmung: Militärisches Zwischenarchiv Potsdam (=MZAP) (BArchP)F 44425, Bl. 437-51.- Die Kürzungen beim Abdruck betreffen nur m.E. zweitrangige oder leicht zusammenzufassende Passagen, ein gutes Drittel des Textes.

51 BA R 49/893. Der Bestand R 49 (Reichskommissar für die Festigung deutschen Volkstums [RKF]) befindet sich z.Zt. in Potsdam und soll nach Berlin-Lichterfelde gebracht werden.- Die entsprechende Karteikarte lautet:

„Untersuchungsbericht des Institutes für Wirtschaftsbeobachtung der deutschen Fertigware in Nürnberg über die Wirtschaft des neuen deutschen Ostraumes 1941-1943 hierin: Beauftragung von Dr.Ludwig Erhard mit der Ausarbeitung eines Ergänzungsberichtes 1943 III-1/1“.

Allerdings ist die Beschreibung der erhaltenen Akte R 49/2781 in der Kartei ähnlich. Diese Akte enthält aber nur den Vorgang über das Gutachten betreffenden Schriftverkehr, nicht das Gutachten selbst, was bei der Akte R 49/893 ebenso möglich wäre. Andererseits erhielt der RKF dem Verteiler nach das Gutachten. Federführend war nach Anweisung Greifelts die dortige Hauptabteilung III (Wirtschaft). Das Referat III-1/1, aus dem die verschwundene Akte stammte, bearbeitete den Vorgang und besaß in der Tat ein Exemplar des Gutachtens. Siehe insoweit BA R 49/2781 und den Verteiler in Stadtarchiv Nürnberg C 18II/1871.

52 Mitteilung des BAP v. 31.5.1996. Der Verlust der Akte fiel in die Regierungszeit des Bundeskanzlers Erhard, und laut der Karteikarte wurde in ihr direkt Bezug auf Erhards Person genommen. Ob dies eine Rolle spielte oder nicht, ob die Akte versehentlich verlegt wurde o.ä., ist unbekannt.

53 Vgl. RKF, III-1/1 an Hauptabteilung IV v.10.10.1941, an Hauptabteilung II v.18.11.1941, an Hauptabteilung I v.25.11.1941 sowie Hauptabteilung III an Hauptabteilung I des RKF, alles BA R 49/2781.

54 „Abschrift! (Die Wirtschaft des neuen deutschen Ostraumes) erstattet vom Institut für Wirtschaftsbeobachtung der deutschen Fertigware, Stadt der Reichsparteitage Nürnberg, Juli 1941“, BA R 49/981. Die Abschrift umfaßt sieben Blatt. Zum Platz im Originalgutachten vgl. R 49/2781.

55 Darauf deutet der Schlußvermerk hin. Wäre die Kurzfassung nur für den innerbehördlichen Gebrauch bestimmt gewesen, hätte die Referatsbezeichnung genügt. Das IfW wird an zwei Stellen als „Nürnberger Institut“ quasi in der dritten Person erwähnt.- Das vorliegende Exemplar findet sich in den Akten des Verbindungsoffiziers des Wehrwirtschafts- und Rüstungsamts im OKW bei der HTO, Oberleutnant Ulrich v.Pufendorf. Er gab es zeitweilig vertraulich an die Reichswirtschaftskammer weiter. Siehe Begleit-

schreiben B. Wessel an v. Pufendorf zur Rückgabe v. 14.5.1942, MZAP (BArchP)F 44425, Bl. 87.

56 Von den zehn Sätzen des Abschnitts I 3a) der Kurzfassung ist im Vergleich zum vollständigen Vorbericht lediglich einer eine reine Zusammenfassung, ein Halbsatz wurde sinngemäß neu und kürzer formuliert; drei ganze Sätze und ein Halbsatz sind sonst fast unveränderte Umwandlungen von Neben- in Hauptsätze bzw. durch Umstellung entstanden, ein ganzer Satz und zwei Halbsätze sind praktisch identisch, ein Satz und zwei Halbsätze übernehmen Formulierungen, sind aber gekürzt, und zwei Satzhälften sind sprachlich geglättet, geben aber den Sinn der Originalpassage wieder.

57 Vgl. die Abschnitte I 3 a) in der Kurzfassung (BA MA Wi/ID 1600) und in der Originalfassung (Abschrift in BA R 49/981). – Zu Erhards langatmigem Stil, der solche Kürzungen sinnvoll erscheinen ließ, siehe neuerdings Hentschel (vgl. Anm.5).

58 Im RKF sollten die Abteilungen besonders zu den dort kritisch beurteilten Passagen Stellung nehmen, auf die in der Akte BA R 49/2781 Bezug genommen wurde.

59 Zur Aufnahme durch die HTO das im Brief Erhards an Heinrichsbauer v.29.9.1941 zitierte Schreiben und Winklers Anschreiben an Ribbentrop v.4.11.1941, in: Roth (Anm.2), S.72 und 74.

60 Nämlich alle betroffenen Reichsstatthalter und Oberpräsidenten, Gauleitungen, Regierungspräsidenten, Treuhandstellen, Wirtschaftskammern, Handwerkskammern, Landeswirtschaftsämter, Landesbauernschaften und Landesarbeitsämter. Insgesamt waren es 88 Adressaten. Verteiler der Denkschrift als Anlage zu Erhard an Eickemeyer v.27.10.1941, Stadtarchiv Nürnberg C 18/II, Nr.1871. Zu Erhards Genugtuung ebd. und Erhard an Heinrichsbauer v. 29.9.1941, in: Roth (Anm.2), S. 72.

61 Erhard an Eickemeyer v. 27.10.1941, Stadtarchiv Nürnberg C 18/II, Nr.1871.

62 Siehe Aktenfeststellung, Betreff: Institut für Wirtschaftsbeobachtung, hier: Dr.Erhard v.11.3.1942 und ebenso v. 24.3.1942, Vermerk IfW v.11.7.1942 und Erhard an die Geschäftsführende Leitung des IfW v. 5.9.1942, ebd.

63 Das geht aus einem Hinweis auf der Karteikarte für die verschwundene Akte BAK R 49/893 hervor (vgl. Anm. 51).

64 Auszüge bei Roth (Anm. 2), S.84-93.

65 Beides Themen, deren gründliche Bearbeitung noch eine dringende Zukunftsaufgabe der Forschung ist.

66 Vgl. Czeslaw Madajczyk, Die Okkupationspolitik Nazideutschlands in Polen 1939-1945, Köln 1988, S.557. In einem Vermerk der HTO v.21.4.1942 wurde offen formuliert, in den „eingegliederten Ostgebieten" sei „das gesamte Privatvermögen von Polen" in die „Verfügungsbefugnis des Deutschen Reiches übergegangen." Zitiert nach Rolf-Dieter Müller, Hitlers Ostkrieg und die deutsche Siedlungspolitik, Frankfurt/M. 1991, S.182.

67 Verordnung über die Sicherstellung des Vermögens des ehemaligen polnischen Staates (gez.Göring) v.15.1.1940, Bundesarchiv, Abteilungen Potsdam (BAP), F 72660; Verordnung über die Behandlung von Vermögen der Angehörigen des ehemaligen polnischen Staates v.17.9.1940 (sog.Polenvermögensverordnung), BAP F 72941, auszugsweise abgedruckt in: Werner Röhr (Hrsg.), Die faschistische Okkupationspolitik in Polen (1939-1945), Köln 1989, S. 189. Vgl. ferner Madajczyk (Anm.66), S. 548f; Diemut Majer, „Fremdvölkische" im Dritten Reich, Boppard 1981, S. 395-98.

68 Der Stopperlaß machte zugunsten der Kriegsteilnehmer die Übertragung von Betrieben bis zu einem Wertvon 100.000 RM auf andere Personen praktisch unmöglich. Später wurde die Grenze auf 500.000 RM angehoben. 3.Anordnung über die Haupttreuhandstelle Ost (gez.Göring) v.18.1.1942, BAP F 72941, abgedruckt in: Müller (Anm.66), S.181f. Vgl. zu (teilweise verstärkt) weiterlaufenden Betriebsübereignungen den Re-

chenschaftsbericht der Treuhandstelle Posen zum „Tag der Freiheit" [1.9.]1943, BAP F 72946. Siehe weiter Madajczyk (Anm.66), S. 549-56; Müller (Anm.66), S. 51f. Vgl. auch Martin Broszat, Kompetenzen und Befugnisse der Haupttreuhandstelle Ost (HTO), in: Gutachten des Instituts für Zeitgeschichte, Bd.II, Stuttgart 1966, S. 235-39.

69 Majer (Anm.67), S. 453-58; Zbigniew Landau/Jerzy Tomaszewski, Wirtschaftsgeschichte Polens im 19. und 20.Jahrhundert, Berlin-O. 1986, S. 221 und 225f.; Madajczyk (Anm.66), S. 565f und 571-74. Zu den Zahlenverhältnissen bei Stillegung, Verwertung, kommissarischer Verwaltung und Liquidierung Bericht der Treuhandstelle Posen v.10.5.1943, BAP F 72946; Müller (Anm.66), S. 28; Madajczyk (Anm.66), S. 550, 571 und 573.

70 Sollzahlen: Haupttreuhandstelle Ost, Der Leiter, Rundverfügung Nr.5/39, Anlage: Richtzahlen zur Struktur des Einzelhandels einer Stadt mit 20.000 Einwohnern für Friedensverhältnisse, sowie Rundverfügung Nr.3/40 v.9.3.1940, Anlage: Richtzahlen über gewünschte Zahl von Handwerksbetrieben je 1.000 Einwohner, BAP F 72938; nach OKW, AWA, Merkblatt Nr.1 v.16.5.1941, Die Verhältnisse in den neuen Ostgebieten (in: Müller (Anm.66), S. 144) gab es im Altreich 23 Handwerksbetriebe je 1.000 Einwohner, in den annektierten polnischen Gebieten waren zehn je 1.000 Einwohner vorgesehen.- Gutachter aus den Verbänden: Denkschrift v.Pufendorfs (WiRüAmt) vom Mai 1941, in: Rolf-Dieter Müller, Industrielle Interessenpolitik im Rahmen des „Generalplans Ost", in: Militärgeschichtliche Mitteilungen 29 (1981), S. 120; Rundschreiben der Reichsgruppe Industrie, Betr.: Industrieaufbau in den eingegliederten Ostgebieten v.6.9.1940, BAP F 72941.

71 Vgl.z.B. Bericht der Treuhandstelle Posen v.10.5.1943, BAP F 72946; Arbeitsberichte der HTO für April-Juni 1941, BAK R 26 I/19, Bl.3ff.

72 Dies wurde durch die Erste Durchführungsverordnung zur Verordnung über die Behandlung von Vermögen der Angehörigen des ehemaligen polnischen Staates v.15.5.1942 möglich; auszugsweise abgedruckt bei: Berthold Gerber, Staatliche Wirtschaftslenkung in den besetzten und annektierten Ostgebieten während des Zweiten Weltkrieges unter besonderer Berücksichtigung der treuhänderischen Verwaltung von Unternehmungen und Ostgesellschaften, Tübingen 1959, Dok. 5; vgl.ebd., S. 65.

73 Auf dem Höhepunkt (31.3.1941) waren es 90,36 Mio.RM. Als Reichsbehörde haftete die HTO u.a. für reichsverbürgte Kredite bei den Banken. Rechenschaftsbericht der Haupttreuhandstelle Ost über ihre Tätigkeit 1939-1942, BAP F 72938. Berichte der Treuhandstellen über Betriebsmittelkredite auch in BAK R 144/330.

74 Siehe Madajczyk (Anm.66), S. 550f und 573; Gerber (Anm.72), S. 65f.

75 Vgl. Zweite Anordnung über die HTO v.17.2.1941, BAP F 72660, und die Beschwerde des Regierungspräsidenten von Hohensalza vom Oktober 1941 über die im Warthegau angeblich total vom Staat gelenkte Wirtschaft (Madajczyk (Anm.66), S. 575).

76 Die Bemühungen u.a. der HTO um Investitionen betont Müller (Anm.66), S. 51-70. Es ist die Frage, ob man wie er insgesamt von einem Scheitern der HTO sprechen kann (S. 52), auch wenn es ihr nicht gelang, ihren Geltungsbereich auf das Generalgouvernement, das Reichskommissariat Ostland oder ein anderes besetztes Gebiet auszudehnen.

77 Zitiert in: Erhard an Heinrichsbauer v. 29.9.1941, in: Roth (Anm.2), S. 72. Hervorhebung C.G.

78 Siehe Abschnitte I,3a; II,1; III,3; III,4; III,5; dazu etwa die Rezepte der Reichswirtschaftskammer von 1940 nach Madajczyk (Anm.66), S. 564f, Anm.1, und diejenigen des Arbeitswissenschaftlichen Instituts (AWI) der Deutschen Arbeitsfront, Massnahmen zur wirtschaftlichen Festigung der neuen deutschen Ostgebiete v. 6.8.1940, BAK R 41/27, Bl. 2-25.

79 Diese Charakterisierung auf Grund anderer Schriften Erhards vor 1945 stammt von Wünsche (Anm.7), S. 28.

80 Der Landmaschinenbau gehörte ebenfalls ins Programm. Siehe die Abschnitte II,1 und Schlußwort, zur Siedlung I,3b, II,2; II,3 und III,3; gleiche Charakterisierung bei Rolf-Dieter Müller, Die Rolle der Industrie in Hitlers Ostimperium, in: Manfred Messerschmidt (Hrsg.), Militärgeschichte. Probleme – Thesen – Wege, Stuttgart 1982, S. 394f.

81 Zitate Abschnitt I,2; vgl. II,3.

82 IfW/Erhard an Eickemeyer v.19.5.1941, Stadtarchiv Nürnberg C 18/II, Nr.1871. Es handelte sich um nachgeschobene Begründungen Erhards, mit denen er darauf reagierte, daß die Stadt seine Forderungen abgelehnt hatte.

83 Hier ging Erhard einen Schritt über den damaligen Diskussionsstand hinaus. Daß das Lebensniveau in den annektierten polnischen Gebieten als Voraussetzung dafür, deutsche Siedler anzulocken, gesteigert werden müsse, war unbestritten. Rezepte dazu waren aber Mangelware. Dies über hohe Löhne zu tun, wie das AWI vorschlug, lehnte der Reichsarbeitsminister ab. Vgl. Seldte an Ley v.22.1.1941, BAK R 41/27, Bl. 27f.

84 Siehe Vermerk v.Schauroth (RKF) v.8.7.1942, BAK R 49/985, zu Forderungen Himmlers auf 'Eindeutschung' immer neuer Gebiete. Weiter die Zeitangaben in RKF, Unterlagen für einen Generalsiedlungsplan (Oktober/Dezember 1942), in: Mechtild Rössler/Sabine Schleiermacher (Hrsg.), Der „Generalplan Ost", Berlin 1993, S. 107 und 113, sowie Vermerk der Rüstungsinspektion im Wehrkreis XXI (Posen) von Ende 1941 nach Müller 1981, S. 137, Anm.126. Das OKW beruhigte die siedlungswilligen Soldaten allerdings mit dem Hinweis, ein „Industrieaufbau" könne erst nach der Verdrängung der polnischen durch eine deutsche Bevölkerung „zur vollen Entwicklung kommen". OKW, AWA, Merkblatt Nr.1 v.16.5.1941, Die Verhältnisse in den neuen Ostgebieten, in: Müller (Anm.66), S. 145.

85 Siehe die Aufträge der Hauptabteilung III an die anderen Hauptabteilungen (wie Anm.53).

86 Der Reichsstatthalter des Reichgaues Wartheland, Beauftragter für die Festigung deutschen Volkstums an SS-Ansiedlungsstab Litzmannstadt v.29.8.1941 (gez.Huebner, SS-Obersturmbannführer/Abschrift), NO 5559. Diesen Hinweis verdanke ich Christoph Dieckmann.

87 „Bei der zunächst fortbestehenden Notwendigkeit, sich der polnischen Elemente als Arbeitskräfte zu bedienen, kann wohl nicht darauf verzichtet werden, sie an [...] der wachsenden Ergiebigkeit der menschlichen Arbeit teilhaben zu lassen" (Schlußwort, Hervorhebung C.G.).

88 Diese war teils ermordet, teils in Konzentrationslager gebracht worden, was „im Osten" allgemein bekannt war. Es ist anzunehmen, daß das auch dem sonst gutinformierten Erhard nicht entgangen war.

89 Majer (Anm.67), S. 457.

90 Siehe II,2 und zum Arbeitskräftemangel I,3b. In dieser Hinsicht konnte man nicht vom Endgutachten des IfW auf den „Vorbericht" schließen, wie Roth (Anm.2) (S. 59-61) es tat. Das gilt auch, weil sich in den dazwischen liegenden zwei Jahren die kriegs- und ernährungswirtschaftliche Lage und damit die Perspektive der Überbevölkerungsdiskussion geändert, d.h. verschärft hatte. Vgl. Institut für Wirtschaftsbeobachtung der Deutschen Fertigware, Die Wirtschaft des neuen deutschen Ostraumes, Schlußbericht, April 1943, in: Roth (Anm.2), S. 84-93 (Auszüge).

91 Die Gründe dürften in folgendem gelegen haben: erstens waren die jüdischen Betriebseigner schon zuvor enteignet worden. Zweitens war der jüdische Bevölkerungsanteil in Danzig-Westpreußen und im Warthegau (ohne Lodz) relativ klein, und ein Teil dieser Menschen war bereits ins Generalgouvernement deportiert worden. Die Be-

deutung der Juden für den Sachzusammenhang, den Erhard im Auge hatte, war also gering.

92 Müller (Anm.80), S. 395.

93 Allerdings ist nicht nachweisbar, daß RKF und RWM damit etwa Erhards Anregung aufnahmen. Vgl. den Vorschlag des RKF v.20.2.1942 gegen die Einrichtung von Filialbetrieben in den eingegliederten Ostgebieten, den Entwurf einer Anordnung, den Vermerk von Regierungsrat Dr.Wohlgemuth (RWM) v.18.3. über eine Besprechung v.6.3.1942 und weiteren Schriftwechsel, BAK R 7/3186. Außer den Reichsgruppen Industrie und Banken wandte sich niemand ausdrücklich gegen eine solche Anordnung. Dennoch genügte das anscheinend, sie nicht zustandekommen zu lassen.

94 Vgl. den Abschnitt über das Verkehrswesen in BA R 49/981.

95 Dafür entschuldigte sich das IfW im Schlußbericht von 1943 fast (in: Roth (Anm.2), S. 88f).

96 Siehe Müller (Anm.66), S. 51-70, und Verordnung zur Sicherung des geordneten Aufbaus der Wirtschaft in den eingegliederten Ostgebieten (Aufbauverordnung) v.31.1.1940, BAP F 72938.

97 Im Warthegau und in Danzig-Westpreußen fehlte überdies die nötige energiewirtschaftliche Basis. Siehe Madajczyk (Anm.66), S. 573-75, und Müller (Anm.66), S. 70.

98 Vielleicht ging dieses Vorgehen von dem Eindruck aus, daß es in den annektierten polnischen Gebieten zwei verschiedene Zonen mit völlig unterschiedlichen Problemen gebe. Vgl. Zusammenstellung der HTO über die von ihr verwalteten industriellen Großbetriebe v.25.8.1941 und deren regionale Verteilung, in: Röhr (Anm.67), S. 205. Das Gutachten streifte nur kurz die Idee, das oberschlesische Industrierevier nach Norden hin zu erweitern (I,3a). Nicht berücksichtigt wurde auch der Regierungsbezirk Zichenau (Ostpreußen).

99 Das war z.B. bei einer Expertise über die Wiener Brauereien der Fall, wo der Auftrag lautete, Möglichkeiten zur Einschränkung durch Rationalisierung zu finden. Stattdessen empfahl Erhard Stützungsmaßnahmen gegen die reichsdeutsche Konkurrenz; wie der Auftraggeber bemängelte, das „Gegenteil der gestellten Aufgabe", wenn das Gutachten auch fachlich in Ordnung sei. NSDAP, Gauleitung Wien, Gauwirtschaftsberater, an Südosteuropa-Gesellschaft v. 20.8.1942 (Abschrift), Erhard an Heinrichsbauer v.29.8. und Vershofen an Heinrichsbauer v.5.9.1942, Stadtarchiv Nürnberg C 18/II, Nr.1871.

100 Vgl. Madajczyk (Anm.66), S. 564f. Daß das Gutachten von einer quasiprotektionistischen „Schutzfrist" für die Wirtschaft der „eingegliederten Ostgebiete" durch den Krieg sprach (II,1), ändert nichts am Gesamtkonzept.

101 Vermerk der HTO über die Treuhandverwaltung v. 21.4.1942, zitiert nach Müller (Anm.66), S. 183.

102 Das zeigt der Konflikt zwischen der von Göring im Reichskommissariat Ostland eingesetzten HTO und der dortigen Wirtschaftsverwaltung 1941/42. Siehe BA MA Wi/ID 1600 und Roswitha Czollek, Faschismus und Okkupation, Berlin-O. 1974, S. 73-77. Zitat: Niederschrift über die Besprechung im Reichsministerium für die besetzten Ostgebiete am 8.12. v.9.12.1942, MZAP FPF-01/8137, Bl. 508f. Die Haltung der deutschen Zivilverwaltungen war in diesem Punkt aber uneinheitlich. Den Reichsstatthaltern in Danzig-Westpreußen und Oberschlesien ging die Übereignung an Deutsche durch die HTO nicht schnell und nicht weit genug. Vgl. Generalreferent Kehrl, Vermerk über die Besprechung vom 3.Dezember 1940 über Massnahmen zur wirtschaftlichen Förderung in den eingegliederten Ostgebieten v.7.12.1940, BAK R 7/4152, Bl. 139-43R.

103 Siehe IfW/Erhard an Eickemeyer v.7.2.1942, Stadtarchiv Nürnberg C 18/II, Nr.1871.

104 Vgl. z.B. Haupttreuhandstelle Ost, Richtlinien für die Tätigkeit der kommissarischen Verwalter (nach dem Stand vom 1.März 1942), BAP F 72941; weitere Vorschriften aus

den Jahren 1940-42 in BAP 21.01, B 6150. Siehe auch die Betrachtung von Gerber (Anm.72), S. 83-113, der es deshalb ablehnte, die von ihm sogenannte „Ost-Treuhand" rechtlich als Treuhandverwaltung im eigentlichen Sinn anzuerkennen.

105 Die folgende Quelle nach MZAP (BArchP)F 44425, Bl. 437-51.

106 Im Original „sozialogischer".

10 Im Original „Phalnax".

108 Interpunktion einschließlich Klammersetzung so im Original.

109 Im Original „Arbeitskärften".

110 Gemeint ist die polnische Agrarreform.

111 Gemeint ist die Besiedlung mit Deutschen.

112 Im Original groß geschrieben.

113 Im Original „Individulaismus".

114 Gebraucht im Sinn von „gleichermaßen".

115 Im ausgelassenen Abschnitt ging es v.a. um die kriegsbedingten Störungen im Warenverkehr (Rohstoffknappheit, Überseehandel, weggefallene Lieferungen aus Ostpolen).

116 Ausgelassen sind allgemeine Bemerkungen über die notwendigen Erneuerungen im Maschinenpark.

117 So im Original.

118 Es folgten Angaben über die Kapazitätsausnutzung der einzelnen Industriezweige. Außer kriegsbedingten Stillegungen wie im Altreich war in erster Linie die Drosselung der Nahrungsgüterindustrie erkennbar.

119 In der anschließenden längeren Passage forderte das Gutachten die Streichung von Abschreibungsmöglichkeiten für überalterte Produktionsmittel, d.h. eine Mehrbelastung der Betriebe zur Anregung von Investitionen, und im Gegenzug niedrige Übernahmepreise für Unternehmer, die Betriebe erwerben wollten. Es schloß sich eine Beschreibung der Preisniveaus verschiedener Branchen an. Stark gestiegen waren vor allem die Transport- und Energiekosten.

120 In dem hier nicht abgedruckten Passus stellte das Gutachten eine oft gute Liquidität der Betriebe infolge geringer Reinvestitionen fest. Auch durch vorläufige Lagerverwertung, kleinere Lager infolge schmalerer Sortimente und durch die erhofften geringeren Zahlungsfristen werde sie sich oberflächlich positiv entwickeln.

Anhang
Zur Bioethik-Konvention

In Grafeneck nahe Münsingen/Schwäbische Alb wurden in den Jahren 1939 bis 1941 im Rahmen des nationalsozialistischen „Euthanasie"-Programms rund 10.000 Menschen mit geistigen Behinderungen und psychischen Krankheiten durch Giftgas getötet. An diesem Ort, wo heute eine Gedenkstätte an die Opfer erinnert, kam im Oktober 1995 der „Arbeitskreis zur Erforschung der 'Euthanasie'-Geschichte"* zusammen und diskutierte über die Gefahren der heutigen Bioethik. Es entstand die Grafenecker Erklärung, die aufgrund der Vorlage der endgültigen Fassung der "Menschenrechtskonvention zur Biomedizin" des Europarates im Juni 1996 nocheinmal leicht überarbeitet wurde.
Im Folgenden sind die Kernpunkte der Erklärung, die bisher (August 1997) von über 55.000 Menschen unterzeichnet wurde abgedruckt.

Arbeitskreis zur Erforschung der „Euthanasie"-Geschichte
Juni 1996

Kernpunkte der
Grafenecker Erklärung zur Bioethik

1. Die Bioethik versteht sich als Ethik zur Anwendung der Biowissenschaften auf den Menschen. Sie ist eine Teilethik ohne Verhältnis zur einer Grundlagenethik, wie einer allgemeinen Sozialethik. Dennoch droht sie im Bereich der medizinischen Ethik die Meinungsführerschaft zu übernehmen und zur generellen Ethik der modernen Medizin zu werden.
2. Für das Jahr 1996 bereiten der Europarat und für 1998 die UNESC= internationale Deklarationen zur Anwendung der neuen Biowissenschaften auf den Menschen vor. in denen die Prinzipien der Bioethik zur vollen Anwendung kommen.
3. Die Bioethik ist mit den Menschenrechten unvereinbar. Die Menschenrechte haben universellen Charakter. Sie garantieren jedem Menschen, unabhängig von seiner Hautfarbe, seinem Geschlecht, seiner Leistung oder seiner Gesundheit, die Unverletzlichkeit seiner Person und die Unantastbarkeit seiner Würde. Die Bioethik

* Der Arbeitskreis zur Erforschung der „Euthanasie'-Geschichte" ist ein interdisziplinärer Zusammenschluß von Psychologen, Ärzten, Theologen, Juristen, Medizinhistorikern und Krankenpflegekräften mit einem Kern von etwa 20 Wissenschaftlern. Er hat seinen Ursprung in der Selbstaufklärung der NS-Vergangenheit der deutschen Psychiatrie, die Anfang der 80er Jahre begann.

hingegen erkennt Menschen erst als Personen mit Würde und Recht an, wenn sie über Eigenschaften wie Selbstbewußtsein, Gedächtnis, Kommunikationsfähigkeit u.ä. verfügen. Menschliches Leben ohne diese Eigenschaften ist für die Bioethik unpersonal, ohne Würde, ohne Recht und ohne Wert. Die Bioethik wertet Menschen mit Behinderungen oder Alterserkrankungen ab und degradiert sie zu Forschungsobjekten und Materiallagern für Transplantate. Sie macht Sterbende zum Kostenfaktor und Embryonen zu Sachen.

4. Die Bioethik unterwirft menschenrechtliche Schutzgarantien des Einzelnen zweckdienlichen Kosten-Nutzen-Abwägungen. Grundrechte des Einzelnen werden mit Interessen, wie der Forschungsfreiheit, gleichgestellt und verlieren damit ihren unverwirkbaren Charakter. Kollektivethische Werte, wie das „Recht auf Fortschritt" oder die „Gesundheit der Menschheit" drohen die individualethische Bindung der Medizin aufzulösen.

5. In der Bioethik-Konvention des Europarates wird fremdnützige Forschung an nicht einwilligungsfähigen Personen ohne persönliche Zustimmung erlaubt. Betroffen davon sind insbesondere Menschen mit geistigen Behinderungen, psychischen Leiden, Altersgebrechlichkeiten und Menschen im Wachkoma. Der Eingriff soll erlaubt sein, wenn das Risiko gering ist und keine einwilligungsfähigen Personen gefunden werden, die einem solchen Eingriff zustimmen. Zur Begründung wird auf den Nutzen für andere Patienten und zukünftiger Generationen verwiesen.

6. In der Bioethik-Konvention des Europarates soll auch die Forschung an lebenden Embryonen freigegeben werden. Diese ist bisher in Deutschland noch verboten. Der Handel mit Embryonen oder der Verbrauch von menschlichen Embryonen für Heilversuche, sollen in zusätzlichen Protokollen geregelt werden.

7. In der Bioethik-Deklaration der UNESCO wird das menschliche Genom zum „Erbe der Menschheit" erklärt. Den wirtschaftlichen Interessen an der Ausbeutung dieses „Erbes" wird keinerlei Riegel vorgeschoben. Eingriffe in das Genom, auch Keimbahnmanipulationen, werden nicht ausgeschlossen, ebensowenig voraussagende Gentests und die Patentierung von Genschnipseln. Gleichzeitig werden die nationalen Staaten zur Förderung der Forschung verpflichtet.

8. Angesichts der Gefahren der neuen Biowissenschaften und ihrer leichtfertigen bioethischen Legitimation fordert die GRAFENECKER ERKLÄRUNG, den NÜRNBERGER KODEX als Grundlage für die Bestimmung der Rechte des Menschen in der modernen Medizin anzuerkennen. Der Nürnberger Kodex wurde im Jahre 1947 angesichts der nationalsozialistischen Medizin-Verbrechen als international anerkannte ethische Grundlage der Medizin formuliert. Der internationale Gerichtshof von Nürnberg erhielt damit auch eine Grundlage für die juristische Beurteilung der medizinischen Experimente und Zeugenischen Verbrechen. Nicht die nationalsozialistische Geschichte, sondern die internationale Antwort darauf, würde damit heute zum ethischen Ausgangspunkt für die Zukunft der Medizin und die Anwendung der Biowissenschaften auf den Menschen.

9. Im Nürnberger Kodex steht der Mensch mit seinen Grundrechten im Mittelpunkt der Medizin, nicht die medizinische Forschung, der wissenschaftliche Fortschritt oder der Nutzen der Gesellschaft. Für jede Behandlung und Forschung zum Wohle Dritter muß die freiwillige Einwilligung nach umfassender Information vor-

liegen. Nur Heilversuche können gemäß einer Präzisierung durch die „Deklaration von Helsinki" von 1964 ersatzweise auch durch die Einwilligung des gesetzlichen Vertreters legitimiert werden. Fremdnützige Forschungen ohne freiwillige Zustimmung sind damit ausgeschlossen. Nicht einwilligungsfähige Personen sind dadurch vor Menschenversuchen eindeutig geschützt. Rechtfertigungen, wie geringes Risiko, hoher Nutzen für andere Patienten oder für die Menschheit sind hinfällig.
10. Die Geschichte darf sich nicht wiederholen. Wäre im professionellen Denken und Handeln der Ärzte im Nationalsozialismus die unumstößliche Notwendigkeit der menschenrechtlichen Schußgarantien des Einzelnen fest verankert gewesen, hätten sie niemals den Illusionen und den verbrecherischen Folgen der „Magna Therapia", der Heilung des „Volkskörpers" auf Kosten des Einzelnen folgen können. Angesichts erneut heraufziehender Gefahren einer „Magna Therapia", der die Rechte des Einzelnen im Namen des Fortschritts geopfert werden, plädiert die GRAFENECKER ERKLÄRUNG dafür, im Sinne des Prinzips der Langsamkeit. die Entwicklung der Biowissenschaften nicht bioethisch zu legitimieren, sondern auf der strikten Grundlage der Menschenrechte zu kontrollieren.

Unterschriften werden nur unter den vollständigen Text der GRAFENECKER ERKLÄRUNG GEGEN DIE BIOETHIK gesammelt. Der vollständige Text und Unterschriftenlisten können angefordert werden bei: Dr. Michael Wunder Himmelstr. 26, 22299 Hamburg. Die ersten 15.000 Unterschriften wurden Ende 1996 der Präsidentin des Dt. Bundestages, Frau Prof. Dr. Süssmuth übergeben. Die geplante Übergabe weiterer zehntausender Unterschriften an Bundesjustizminister Schmidt-Jorzig scheiterte bisher an dessen Weigerung, sie anzunehmen.
Weitere Unterschriften (unter den vollständigen Text) der Erklärung sind erwünscht. Sie kann darüberhinaus (in Deutsch oder Englisch) bezogen werden – ebenso wie eine spanische Fassung der Kernpunkte.

Ablauf und aktueller Stand des Verfahrens*

Seit Beginn der neunziger Jahre hat – unter Auschluß der Öffentlichkeit – ein vom Europarat eingesetzter Sachverständigenausschuß (Lenkungsausschuß für Bioethik – CDBI / franz. Abb.) den Entwurf einer Bioethik -Konvention erarbeitet. Zur deutschen Delegation gehörten Günter Belchaus, ein (heute pensionierter) Referatsleiter im Bundesjeutizministerium als Leiter und die Herren Ludger Honnefelder – Institut für Wissenschaft und Ethik, Bonn -, Elmar Doppelfeld – Bundesärztekammer – und Stefan Winter – Bundesministerium für Gesundheit. Erst nachdem ein Konventions-Entwurf Anfang 1994 der Öffentlichkeit bekannt geworden war, wurde er Mitte 1994 auch offiziell zugänglich gemacht. Nach einer Stellungnahme (Februar

* Regelmäßige Informationen gibt es z.B. in den Zirkularen der Tübinger Initiative gegen die geplante Bioethik-Konvention. Kontakt: Dr. R. J. Lorenz, Erlenweg 40, 72076 Tübingen.

1995) der Beratenden Versammlung des Europarates, in denen Abgeordnete aus den Parlamenten der Mitgliedsstaaten vertreten sind, wurde im Juni 1996 ein endgültiger Konventionsentwurf – jetzt unter dem Namen „Menschenrechtsübereinkommen zur Biomedizin" – vom CDBI veröffentlicht. Am 19.11.1996 wurde dieser Entwurf vom Minister-Ausschuß des Europarates bei Enthaltungen von Polen, Belgien und der BRD angenommen. Da nur Gegenstimmen zu einer Änderung des Verfahrens im Europarat – Moratorium – geführt hätten, schien der nächste – in der Bundesrepublik kritisch zu begleitende – Verfahrensschritt, die Ratifizierung durch den Bundestag zu sein. Nun ist aber der Fall eingetreten, daß die Bundesrepublik und mit ihr weitere 19 der 44 Mitgliedsstaaten des Europarates die Konvention nicht paraphiert haben, womit die "Auflegung" der Konvention, ihre Existenz als offizielles Dokument des Europarates bisher verhindert worden ist. Derzeit ist die Bedeutung dieser Verfahrenssituation ungeklärt.

M. Hamann

Rezensionen:

Heike Bernhardt:
Anstaltspsychiatrie und „Euthanasie" in Pommern 1933 bis 1945. Die Krankenmorde an Kindern und Erwachsenen am Beispiel der Landesheilanstalt Ueckermünde,
Frankfurt/M.: Mabuse 1994, 168 S., 31 DM

Nach der Denkschrift der „Deutschen Gesellschaft für Soziale Psychiatrie" „Der Krieg gegen die psychisch Kranken" im Jahre 1980 und dem drei Jahre später erschienenen Werk Ernst Klees „'Euthanasie' im NS-Staat" setzte eine wahre Flut von Publikationen zur Geschichte der nationalsozialistischen „Euthanasie"-Verbrechen ein, so daß bereits 1987 der Bielefelder Historiker Hans-Walter Schmuhl mit seiner umfangreichen Dissertation „Rassenhygiene, Nationalsozialismus, Euthanasie" einen „umfassenden Überblick über Vorgeschichte und Verlauf" der NS-Krankenmorde geben konnte.* Dennoch blieben einige Fragen offen, wie etwa die Bewertung des sog. Euthanasie-Stopps im August 1941 oder die Phase der sog. wilden Euthanasie. Es war daher nur allzu verständlich, daß sich das Forschungsinteresse von umfassenden Ansätzen wieder hin zu regional- bzw. lokalgeschichtlichen Untersuchungen verlagerte.

Ungeklärt innerhalb der Forschung war auch die Frage, ob durch die „Aktion T4" nicht eine bereits in vielen Heil- und Pflegeanstalten gängige Praxis des systematischen Verhungern-Lassens „unbeliebter" Patientinnen einer zentralen Lenkung unterzogen werden sollte. Denn die Sterbezahlen in vielen Krankenhäusern vor dem eigentlichen Beginn der „Aktion T4" deuten darauf hin, daß „Euthanasie"-Maßnahmen nicht erst mit der Aufnahme der Gasmorde in der Württemberger Anstalt Grafeneck um die Jahreswende 1939/40 vollzogen wurden. Die Untersuchung von Heike Bernhardt liefert nun reichhaltiges Material, daß es zumindest im Osten Deutschlands schon vorher zu organisierten Massenmorden an PatientInnen gekommen war.

Am Beispiel der Heilanstalt Ueckermünde in Pommern belegt Bernhardt, daß auf Betreiben Einzelner, hier insbesondere des Pommernschen Gauleiters Franz Schwede-Coburg, bereits im Herbst 1939 Massenerschießungen von Kranken durch die SS vorgenommen wurden. Auch der Danziger Gauleiter Albert Forster organisierte in eigener Regie Krankenmorde, längst bevor die berüchtigten „Meldebogen" von der „Euthanasie"-Zentrale in Berlin „bearbeitet" worden waren. Klaus Dörner schreibt in seinem Vorwort zu Bernhardts Arbeit dazu: „Wenn der später für die Selbstverteidigung der Täter mißbrauchte Begriff der 'wilden Euthanasie' irgendwann und irgendwo einen Sinn gehabt hat, dann in Pommern im Jahr 1939."

In diesem Nachweis wie auch in der akribischen Auflistung und den nach unterschiedlichen Kriterien erfolgenden Systematisierungen der ermordeten erwachsenen Kranken nach ihrer Zugehorigkeit zu Untergruppen der Bevölkerung im ersten Teil der Untersuchung liegt denn auch das Verdienst von Heike Bernhardts Studie.

Ähnlich differenziert verfährt Bernhardt bei der Darstellung der „Kinderfachabteilung" Ueckermünde, dem zweiten Teil ihrer Arbeit. Indem sie allerdings die Eintragungen in die Krankenblatter der ermordeten „Reichsausschußkinder" für bare Münze nimmt und die darin gemachten Datumsangaben wie Krankheitsverlaufe ernsthaft diskutiert, läßt sie die obligatorische Skepsis gegenüber den Quellen allzusehr vermissen. Die von den medizinischen Tätern angegebenen Todesursachen der Kinder wie „Lungenentzündung" oder „Entkräftung" dürften weniger tatsächliche Anamnesen spiegeln als vielmehr den von ärztlicher Seite unternommenen Versuch, das Sterben der Kinder gegenüber ihren Angehörigen begreiflich zu machen.

Mit der unzureichenden Quellenkritik wie auch der sperrigen sprachlichen (zahlreiche falsche Trennungen, viele orthographische Fehler, mangelhafte Interpunktion) und stilistischen (z.B.: „Dieser schnelle Tod ist verdächtig auf Tötung“) Präsentation sind die Schwächen dieser Arbeit beschrieben. Indes, gemessen am Forschungsertrag handelt es sich hierbei um läßliche Sünden.

Alles in allem: Die Leserinnen des Buches werden mit einer Fülle an Informationen belohnt, und sie werden gewiß Klaus Dörners Appell beipflichten, „daß wir an den Gedanken der vorliegenden Arbeit weiterarbeiten“ müssen.

Armin Trus

* Einen guten Überblick über die Entwicklung der Forschung bieten Franz-Werner Kersting/Karl Teppe/Bernd Walter: Gesellschaft – Psychiatrie – Nationalsozialismus. Historisches Interesse und gesellschaftliches Bewußtsein, in: dies. (Hg.): Nach Hadamar. Zum Verhältnis von Psychiatrie und Gesellschaft im 20. Jahrhundert, Paderborn 1993, S. 9 – 61.

Joachim S. Hohmann u. Günther Wieland:
MfS-Operativvorgang „Teufel“. „Euthanasie“-Arzt Otto Hebold vor Gericht.
Berlin: Metropol 1996, 319 S., 32 DM

Bis zum Jahre 1940 zeigt die Biographie des Arztes Otto Hebold im Vergleich mit denen seiner beruflichen Standesgenossen kaum Auffälligkeiten. Geboren 1896, in der Schule nur schwache bis mäßige Leistungen, Einberufung zum Militärdienst 1915, Gefangennahme 1916, Freilassung aus der Gefangenschaft 1920, nach der Zuerkennung des Abiturs ohne formelle Reifeprüfung Medizinstudium 1920 bis 1926, Approbation 1927, Assistenzarzt zunächst in Wolfenbüttel, dann ab 1928 in der Psychiatrischen Landesanstalt Teupitz, im selben Jahr Promotion zum Dr. med. Im April 1933 wurde Hebold Mitglied der NSDAP und wenig später auch der SA, bei der er es 1938 zum „Sturmführer“ brachte. Zum April 1936 wurde Hebold an die Landesanstalt Eberswalde versetzt, Ende August 1939 erfolgte seine Einberufung zur Wehrmacht. Im Frühjahr 1940 war er als Militärarzt im Lazarett für Hirn- und Nervenverletzte in Berlin-Buch tätig, als er eine Einladung in die „Kanzlei des Führers“ erhielt. Gemeinsam mit rund 20 Psychiatrie-Fachärzten wurde er über geplante Erfassungs- und Verlegungsmaßnahmen psychiatrischer Patienten informiert. Damit beginnt Hebolds mörderische Tätigkeit für die „Aktion T4“.

Ab Mai 1940 arbeitete Hebold für die „T4“ als „stiller Gutachter“, d.h. er versah die Meldebogen, die an die verschiedenen Heil- und Pflegeanstalten des Reichs gesandt wurden, um vor allem die Arbeitsfähigkeit der Anstaltsinsassen zu erkunden, und die die Grundlage für ihre Selektion und die „Verlegung“ der meisten von ihnen in die Vernichtungsanstalten waren, mit einem „+“ („Verlegung“ = Tötung) oder „-“ (Verbleib in der Stammanstalt = Leben). (Daß durch diese Kennzeichnungen Entscheidungen über Leben und Tod getroffen wurden, wollte Hebold erst im August 1941 erfahren haben.) Im April 1941 wurde er hauptamtlicher „T4“-Mitarbeiter und bereiste bis März 1943 im Auftrag Prof. Dr. Nitsches, des Leiters der „T4“, zahlreiche Anstalten im „Reich“, um vor Ort die Angaben auf bereits von den Anstaltsleitungen zurückgeschickten Meldebogen zu überprüfen bzw. neue Meldebogen auszufüllen. Er suchte dabei hauptsächlich Anstalten im sächsischen, thüringischen und rheinischen Raum auf, u.a. die Anstalten in Andernach, Schussenried, Haldensleben,

Uchtspringe, Stadtroda, Blankenhain und Hildburghausen sowie – im Rahmen der „Sonderbehandlung 1413", der Aussonderung angeblich geisteskranker Konzentrationslagerhäftlinge – das KZ Sachsenhausen.

Im April 1943 wurde Otto Hebold Oberarzt seiner „Stammanstalt" Eberswalde und ein Jahr später Abteilungsarzt im Reservelazarett Brandenburg-Görden, wobei er weiterhin Kontakt zur „T4" hatte.

Nach dem Krieg verstand er es, seine Vergangenheit vor den Behörden zu vertuschen, eröffnete eine ärztliche Praxis in einer ländlichen Region, wurde Mitglied der NDPD und erhielt 1962 „in Anerkennung langjähriger Verdienste" den Titel „Sanitätsrat". Erst 1963 geriet er durch die Ermittlungen im Zusammenhang mit dem Limburger Heyde-Verfahren ins Visier strafrechtlicher Verfolgung; in dem daraufhin vom Ministerium für Staatssicherheit eingeleiteten Operativvorgang erhielt Hebold den bezeichnenden Codenamen „Teufel". Ein Jahr später wurde Otto Hebold vom Bezirksgericht Cottbus zu lebenslänglicher Haft verurteilt; er starb am 4. Januar 1975 im Alter von 79 Jahren im Haft-Krankenhaus des Zuchthauses Bautzen II. So gewöhnlich sein Leben begann, so außergewöhnlich endete es: Welcher medizinische NS-Täter starb schon eines natürlichen Todes während seiner Strafverbüßung?

Wer sich einmal um Einsicht in NS-Prozeß-Akten der ehemaligen DDR bemüht hat, weiß, daß allein schon ein Problem darstellt, sie überhaupt ausfindig zu machen. Mit der Kenntnis des Gerichts, des Aktenzeichens und der Urteilsdatierung ist es nicht getan. So ist es wohl dem Zufall oder einer Melange aus Spürsinn, Beziehungen und Hartnäckigkeit zu verdanken, daß Joachim S. Hohmann, Sozialwissenschaftler an der Pädagogischen Hochschule Weingarten, und Günther Wieland, ehemaliger Staatsanwalt im Geschäftsbereich des Generalstaatsanwalts der DDR, in den Archiven der Gauck-Behörde die Aussagen-Protokolle Hebolds zutage förderten, die die Grundlage des vorliegenden Buches bilden.

Joachim S. Hohmann publizierte 1993 eine Dokumentation des großen Dresdner „Euthanasie"-Prozesses von 1947; er hatte dazu einen einleitenden Überblick über die NS-"Euthanasie"-Verbrechen verfaßt, über den Klaus Dörner urteilte: „Vielleicht hätte er besser auf ihn verzichtet; denn er verrät, daß der Autor in der intensiven Diskussion dieser Verbrechen nicht sehr zu Hause ist" (1999, Heft 1/95). Leider trifft dieser Befund auch auf „MfS-Operativvorgang 'Teufel"' zu – und zwar nicht nur im Hinblick auf quelleneditorische Mängel, die bereits bei früheren Hohmann-Veröffentlichungen moniert wurden – ; bei der Lektüre stellt sich ein ums andere Mal der Verdacht ein, daß die Herausgeber ihr Wissen in erster Linie aus den von ihnen dokumentierten Quellen schöpfen und von der neueren wissenschaftlichen Literatur kaum Kenntnis nehmen. So schreiben Hohmann und Wieland in der Einleitung: „Die Sterilisierungen u.a. auf der Grundlage des 'Reichserbhofgesetzes' vom September 1933, des 'Gesetzes zur Verhütung erbkranken Nachwuchses' vom Juli 1933 und des 'Ehegesundheitsgesetzes' vom Oktober 1935 widersprachen klar erkennbar dem bisherigen Recht." Nun zogen die Bestimmungen des „Ehegesundheitsgesetzes" „nur" mittelbar Sterilisierungen nach sich, weil auf dem Wege zum „Ehetauglichkeitszeugnis" als „erbkrank" eingestufte Personen angezeigt wurden, die bislang noch nicht erfaßt waren. Ist die Erwähnung des „Ehegesundheitsgesetzes" in diesem Zusammenhang mindestens erläuterungsbedürftig, so ist die des „Reichserbhofgesetzes" das Geheimnis der Verfasser. Weitere Verwirrung stiftet die Benutzung des Begriffes „Erbgesundheitsgesetz", mit dem im Täter-Sprachgebrauch zumeist das „Gesetz zur Verhütung erbkranken Nachwuchses" und weniger das „Gesetz zum

Schutze der Erbgesundheit des deutschen Volkes (Ehegesundheitsgesetz)" gemeint war und den die Verfasser einmal für das eine, dann wieder für das andere verwenden.

Der Eindruck mangelnder Sachkenntnis ergibt sich weiterhin aus folgendem: Hebold datierte mehrfach das Ende seiner Dienstzeit bei der „T4" auf März 1943. Prof. Nitsche habe damals vor versammelter „T4"-Ärzteschaft erklärt, daß der „Führer" die „Aktion" gestoppt hätte. Für Hohmann fällt dieses Datum mit der Auflösung der „T4" zusammen. Das aber ist unzutreffend, denn die „T4" bestand über den März 1943 hinaus. Den sogenannten offiziellen Stopp der 1. „Euthanasie"-Phase konnte Hebold ebenfalls nicht gemeint haben, denn der war bereits am 24. August 1941 erfolgt. (Übrigens ist in den Aussagen Hebolds von diesem „Stopp" nirgendwo die Rede.) Das Datum März 1943 macht aber insofern Sinn – und dieser Hinweis hätte von seiten Hohmanns erfolgen müssen –, als im Frühjahr die „planwirtschaftlichen Maßnahmen zur Erfassung der Insassen von Heil- und Pflegeanstalten" eingestellt wurden und die „T4" sich daraufhin bemühte, ihre ärztlichen „Gutachter" als Anstaltsdirektoren unterzubringen, weil von diesen bei der erwarteten Wiederaufnahme der „Maßnahmen" kein Widerstand zu befürchten war.

So liegt denn der Wert des Buches vor allem in der Dokumentation von Aussagen, die Otto Hebold über seine Tätigkeit als „Gutachter" der „Aktion T4" von März bis November 1964 gegenüber den Ermittlungsbehörden gemacht hat. In der einschlägigen Literatur gibt es bislang nichts Entsprechendes. Um den Wahrheitsgehalt dieser Aussagen einzuschätzen, muß man – neben den üblichen Vorbehalten in bezug auf eine solche Quelle – freilich bedenken, daß sie gut 20 Jahre nach den Verbrechen und unter massivem Druck der Verfolgungsbehörden gemacht wurden. Auch wenn man alles in allem – anders als es die Umschlagrückseite verspricht – keine „zahlreichen, bislang kaum bekannten Details über die Praxis der Vernichtung von 'unwertem Leben'" erfährt, verschafft die Lektüre der Äußerungen Hebolds eine Ahnung vom Denken und Handeln eines ganz normalen willigen Vollstreckers unter den Rahmenbedingungen des NS-Staates – und das ist ein nicht gering zu veranschlagendes Verdienst dieser Publikation.

Armin Trus

Uwe Kaminsky:
Zwangssterilisation und „Euthanasie" im Rheinland,
Schriftenreihe des Vereins für Rheinische Kirchengeschichte, Nr. 116,
Köln: Rheinland 1995, 779 S., 49 DM

Mit seiner Untersuchung der Zwangssterilisationen und „Euthanasie" in der ehemaligen Rheinprovinz legt Uwe Kaminsky eine umfassende und detailreiche Regionalstudie vor, die in ihren Erkenntnissen über regionale Fragen weit hinausreicht und den Autor zu Neubewertungen einiger bislang gültigen Interpretationen führt. Die Studie besteht aus einem sozial-, einem diakonie- und einem regionalgeschichtlichen Teil. Ihr liegen vor allem bisher unveröffentlichte Quellen des ehemaligen Rheinischen Provinzialausschusses für Innere Mission zugrunde. Hinzu kommen Materialien aus erstmals gesichteten Anstaltsarchiven sowie aus Prozessen und Bundesarchiven. Kaminsky untersucht die Anstalten der rheinischen Inneren Mission mit ihren Häusern Waldbröl (später: Hausen), Tannenhof, Johannisberg, Hephata und Bad Kreuznach und beleuchtet die Haltung der Inneren Mission zur Gesundheits- und Sozialpolitik der Nationalsozialisten. Der 130 Seiten zählende Dokumentenanhang bietet künftigen Forschungsarbeiten einen wahren Fundus an Quellen.

Kaminsky beschreibt, wie der Kelch der Abtransporte in die Vernichtungsanstalten, mit Ausnahme der jüdischen Patienten, an der Inneren Mission im Rheinland vorbeiging – nicht etwa aufgrund einer Verweigerungshaltung, sondern lediglich durch den für diese Region rechtzeitig erfolgten Stopp der „Aktion T4". Von der weiteren Entwicklung blieben die kirchlichen Anstalten dann nicht mehr verschont und gaben im Zuge der katastrophenmedizinischen Räumungen „einen kleineren Teil der Pflegebefohlenen zur Rettung des größeren Teils" preis. Diese zweite Phase des Krankenmordprogramms, die sogenannte „wilde Euthanasie", hat nach Kaminskys Auffassung ganz im Zeichen einer „Eigendynamik des Mordens" gestanden. Entgegen einer verbreiteten Ansicht in der Literatur, die diese Phase im wesentlichen „von der Euthanasie-Zentrale initiiert, koordiniert und kontrolliert" beschreibt (Schmuhl), stellt Kaminsky infrage, daß von der „Euthanasie"-Zentraldienststelle auch nach 1941, insbesondere wieder ab 1943, die Impulse ausgegangen seien. Die „T4" habe die „wilde Euthanasie" nicht gelenkt, sondern eher abgelehnt und die weitverbreitete Praxis des Verhungernlassens verurteilt. Überhaupt habe die „Euthanasie"-Aktion für die „politische Führungsetage" einen geringen Stellenwert gehabt. Karl Brandt sei es nicht gelungen, Hitler nach 1941 zur Fortführung der Tötungen zu bewegen. Auch sein Versuch, die Anstaltsärzte direkt anzusprechen und für eine zentrale Reorganisation der Krankenmorde zu gewinnen, sei fehlgeschlagen. Zu diesem Zeitpunkt waren die Tötungen in vielen Anstalten längst zum Selbstläufer geworden. Die Anstaltsärzte sahen keinen Sinn in einer erneuten zentralen Handhabung.

Der Einschätzung, daß die Initiative zur Krankentötung nach 1941 vorrangig bei den Anstalten und Provinzialverwaltungen lag, kommt sicherlich eine große Erklärungskraft zu. Kaminsky legt jedoch zuwenig Betonung auf die Tatsache, daß sich die „T4-Zentrale" dieser Motivationslage geschickt bediente, indem sie den Belegungsdruck auf die Anstalten durch ihre Räumungspolitik ins unerträgliche steigerte und gleichzeitig die Tötungen durch eine erneute Selektionspflicht unterstützte, indem sie ab 1943 wieder die Meldebogen einführte.

In der Frage der Bedeutung der „Aktion Brandt" als Teil der NS-Euthanasie verwirft Kaminsky die von Götz Aly vertretene und in der Literatur vorwiegend favorisierte Deutung, daß es sich dabei um die geplante Verbindung von Krankenmord und Katastrophenmedizin gehandelt habe. Tatsächlich, so der Autor, ging es primär um den Luftschutz von Krankenhäusern und Patienten. Die Tötungen der im Zuge dieser Maßnahme verlegten Psychiatriepatienten war keine systematische, von der „Aktion Brandt" intendierte Absicht. Vielmehr wurden die Patienten aufgrund ihrer Marginalisierung, des Bevölkerungsdrucks in den Anstalten und der Enthemmungen durch den allgegenwärtigen Tod in der zweiten Kriegshälfte und der noch enthemmenderen Erfahrungen der „Aktion T4" zu Mordopfern. Die Tötungen folgten weitgehend dem Muster der „wilden Euthanasie". Damit entspricht die „Aktion Brandt" „keinem irgendwie gearteten Vernichtungskonzept für psychisch Kranke", betont Kaminsky. Allerdings ändert diese Tatsache nichts an der Erkenntnis, daß es im Zuge und im Schutze der „Aktion Brandt" zu umfangreichen Krankenmorden kam.

Kaminsky lenkt die Aufmerksamkeit der Forschung darauf, daß die Gemengelage der miteinander konkurrierenden Kompetenzen des Nazireichs auch eine gewichtige Rolle bei der „Euthanasie"-Aktion spielte. Er verschiebt die Täterschaftsfrage zulasten der regionalen Behörden und der Anstaltsleitungen. Damit relativiert er den bisherigen Blick auf die Strukturen insbesondere der „Aktion Brandt", die noch nirgends so gründlich behandelt wurde wie in dieser Arbeit. Die Ergebnisse rechtfertigen Götz Alys Forderung nach möglichst zahlreichen Regionalstudien in dieser Frage. Sie bestätigen zugleich einen erheblichen regionalen Forschungsbedarf zur „Euthanasie" allgemein. Auf dieser Ebene könnte Kaminskys Arbeit zum Standardwerk für die nächsten Jahre werden, schon aufgrund der Fülle des Materials, an der sich andere Regionalstudien künftig orientieren müssen, aber auch wegen der beispielhaften Systematik des Buches und seiner interessanten und umfassenden Argumentationslinien.

Ingo Harms

Armin Trus:
„... vom Leid erlösen".
Zur Geschichte der nationalsozialistischen „Euthanasie"-Verbrechen.
Texte und Materialien für Unterricht und Studium, Frankfurt/M.: Mabuse 1995, 230 S., 36,80 DM

Mit diesem Quellenband unternimmt Armin Trus den verdienstvollen Ver-such, den Komplex NS-Euthanasie zusammenzufassen und mit Dokumenten-texten zu versehen. Von der Vorgeschichte des rassenhygienischen Para-digmas und seinen Wurzeln im 19. Jahrhundert, über seine zunehmende Gesellschaftsfähigkeit in der Weimarer Republik und seine Radikali-sierung unter den Nationalsozialisten in Form der Zwangssterilisierungen und „Euthanasie" bis hin zur Frage der juristischen Behandlung dieses Krankenmordes in der Bundesrepublik und der zeitgenössischen Euthanasiedebatte baut er die Thematik chronologisch auf. Jedes Kapitel besteht aus einem Überblick und einer Reihe von Dokumenten. Ein Bildteil ergänzt das Buch.

Der Frage nach den Motiven des systematischen Patientenmordes wird in zwei Abschnitten nachgegangen. Zunächst hebt Trus die Erfahrungen des Heil- und Pflegepersonals in den europäischen Anstalten während des ersten Weltkriegs hervor. Das große Patientensterben mit einem Anstieg der Mortalitäten bis auf das Sechsfache der Normalwerte habe sich nicht organisiert, sondern „geradezu naturwüchsig" entwickelt. Diese Erfahrung habe – neben den bekannten ideologischen und utilitaristischen Motiven – die Bereitschaft von ÄrztInnen und PflegerInnen zum Patientenmord, für den der Nationalsozialismus dann die technischen und rechtlichen Randbedingungen schuf, gesteigert. Auch die Tatsache, daß die Rassenhygiene seit den zwanziger Jahren aufgrund ihrer Förderung durch die „gesellschaftlichen Eliten – Ärzte, Anthropologen, Juristen" – als wissenschaftlich-gesellschaftlich anerkannt galt, habe Hemmschwellen beseitigt. An anderer Stelle führt der Autor in Forschungskontroversen um die Erklärungsansätze der „Euthanasie"-Verbrechen ein. Er stellt die utilitaristische Deutung, in der das Tatmotiv wesentlich auf den ökonomischen Primat der bürgerlich-kapitalistischen Gesellschaft zurückgeht, der Interpretation des Massenmordes als dem Willen einer Machtelite gegenüber, die sich auf der Basis von Gehorsamsprinzip und charismatischer Führerpersönlichkeit durchsetzt. Varianten des ersten Ansatzes sind die Reduzierung der Patienten auf das wissenschaftliche Objekt einer rationalistischen Medizin und der Sozialdarwinismus. Trus verwirft solche reinen Lehren und sieht die tatsächliche Motivlage als eine Verbindung des wirtschaftlichen Motivs mit einer ideologisch zustimmenden Gehorsams- und Angstdisposition.

Der Abschnitt über den Widerstand gegen die „Euthanasie" ist durch die Problematisierung dieses Begriffs geprägt. Trus unterscheidet vier Formen von „Widersetzlichkeiten": Nonkonformität, Verweigerung, Protest und Widerstand, wobei er letzteren nur denen zubilligt, die eine „permanente wie aktive Fundamentalopposition gegen die gesamte nationalsozialistische

Rassendoktrin" führten. Da Trus den Kirchen Kooperationsbereitschaft mit der Zwangssterilisation und zuviel Passivität angesichts der „Euthanasieaktion" vorwirft, fallen sie nicht unter seinen Widerstandsbegriff. Damit schließt er aber nicht nur einen Bischof von Galen aus dem Kreis der Widerständler aus, sondern wird auch den Taten und Beweggründen jener Kirchenvertreter nicht gerecht, von denen er selbst schreibt, daß sie ihr Engagement mit dem Leben bezahlten.

Im Kapitel über die Fortführung der „Euthanasie" nach dem sogenannten Stopp im August 1941 legt Trus zuviel Betonung auf die Tatsache, daß es auch in dieser Phase besondere Mordanstalten gab und die Berliner „T4"-Zentrale weiterhin aktiv war. Damit wird der Blick auf den für die Nationalsozialismus-Forschung bedeutenden Befund verstellt, daß der Patientenmord ab Herbst 1941 zunehmend dezentral, auf Initiative und in Verantwortung der einzelnen Provinzialverwaltungen und Anstaltsleitungen stattfand, so daß es kaum eine Anstalt gab, deren Sterblichkeit nicht auffällig anstieg – darunter auch solche, die sich den Abtransporten in die Vernichtungsanstalten erfolgreich verweigert hatten.

Trus' Verdienst ist es, die wichtigsten Fragen zur NS-Euthanasie mit Materialien und Quellen, deren Auswahl gut getroffen und durchaus repräsentativ ist, abgedeckt zu haben. Für den Unterricht und zum Einlesen in Seminaren bietet das Buch eine wertvolle Arbeitsgrundlage.

Ingo Harms

Ulrich Plötzl:
Sozialpsychiatrie, Erbbiologie und Lebensvernichtung
Valentin Faltlhauser, Direktor der Heil- und Pflegeanstalt Kaufbeuren-Irsee in der Zeit des Nationalsozialismus
Husum: Matthiesen 1995, 84 DM.

„Mein Handeln geschah jedenfalls nicht in der Absicht eines Verbrechens, sondern im Gegenteil von dem Bewußtsein durchdrungen, barmherzig gegen die unglücklichen Geschöpfe zu handeln, in der Absicht , sie von einem Leiden zu befreien, für das es mit den heute uns bekannten Mitteln keine Rettung gibt, keine Linderung gibt, also in dem Bewußtsein, als wahrhafter und gewissenhafter Arzt zu handeln." Und daher gab dieser „gewissenhafte" Arzt seine Zustimmung zur Tötung „nur in den Fällen, bei denen vorher jeder Behandlungsversuch auch mit den modernsten Mitteln gescheitert war".

So wie Valentin Faltlhauser begründeten nach 1945 vor Gericht viele Ärzte ihre Teilnahme an den nationalsozialistischen „Euthanasie"-Verbrechen. Vorrangiges Ziel dieser Ärzte war angeblich die Heilung ihrer Patienten, diese sollte um jeden Preis, auch mit Hilfe gewaltförmiger Schocktherapien, erreicht werden; im Falle des Mißlingens ärztlicher Bemühungen, also bei diagnostizierter Unheilbarkeit, erfolgte die „Befreiung vom Leiden" durch den Tod. Der Weg zur Befreiung vom Leiden konnte mithin für den Patienten ein sehr leidvoller sein, bei Therapieresistenz gar ein tödlicher, und es stellt sich die Frage, ob der Patient von seinem Leiden befreit werden sollte oder ob sich der Arzt vom Leid, das ein in seinen Augen leidender Patient bewirkt, befreien wollte. Im „Sollen" und „Wollen" spiegelt sich das Herrschaftsverhältnis Arzt-Patient, und über die Fragen, wer leidet und wie unglücklich der Leidende ist, entscheidet der behandelnde Arzt.

Der 1876 geborene Valentin Faltlhauser, zunächst Arzt in Erlangen, von 1929 bis 1945 dann Direktor der Heil- und Pflegeanstalt Kaufbeuren-Irsee, war kein „Todesengel" à la Mengele, kein irgendwie sadistisch veranlagter Arzt, der sich durch seine tödliche Praxis ein Gefühl der Befriedigung perverser Gelüste verschaffte, à la Irmfried

Eberl. Politisch konservativ, gehörte er jedoch zu den reformerisch orientierten Psychiatern, die weg von einer Verwahrungsanstalt hin zu einem modernen Krankenhaus für psychisch Kranke wollten. Modern, das hieß in den zwanziger und dreißiger Jahren dieses Jahrhunderts „Offene Fürsorge“, „Arbeitstherapie“, und „Schocktherapien“ (Cardiazol-, Insulin-, Elektroschock). „Modern“ war aber auch die Übereinstimmung mit den Maßnahmen nationalsozialistischer Gesundheitspoltik: Zwangssterilisation und „Vernichtung lebensunwerten Lebens“. Freilich erfolgte eine solche berufliche Entwicklung nicht immer reibungslos. So lehnte Faltlhauser zunächst den Zwangscharakter des Sterilisationsgesetzes ab, schützte vielleicht auch den einen oder die andere Zwangsarbeiter/in, weil er noch eine Heilungschance nicht für ausgeschöpft hielt. Auch wehrte er sich stets gegen eine Einschränkung der Offenen Fürsorge, auch unter Einbezug rassenhygienischer Argumentation: Für Faltlhauser bot die Offene Fürsorge nicht zuletzt die Möglichkeit, die Bevölkerung unter erbbiologischen Gesichtspunkten effizient zu erfassen. Alles in allem funktionierte er ganz im Sinne der NS-Bevölkerungsplaner: Er war Gutachter und Beisitzer für Erbgesundheitsgerichte, Gutachter der „T4“ und legte auch selbst Hand an bei der mörderischen „Leidbefreiung“.

Was den Fall Faltlhauser für die „Euthanasie“-Forschung so interessant macht, ist dessen praktizierte enge Verbindung von Modernität und Barbarei. Bei ihm zeigt sich deutlich, daß die Ablehnung der Verwahrungspsychiatrie und des sogenannten therapeutischen Nihilismus' eng gekoppelt war mit dem Anspruch, dem Leiden überhaupt ein Ende setzen zu wollen. Stellt sich indes bei der Behandlung der Geisteskranken das psychiatrische Instrumentarium als unzulänglich heraus, mutiert also die therapeutische Aktivität des behandelnden Psychiaters zu blindem Aktivismus, dann erweist sich die ärztliche Teilnahme an der NS-“Euthansie“-Praxis nicht als eine Aberration des Aktivismus' , sondern als dessen logische Zuspitzung: Wer sich partout seine Unfähigkeit zu heilen nicht eingestehen will und nicht gelernt hat, das Leiden des anderen zu ertragen und diesen Leidenden trotzdem als vollwertigen Menschen anzusehen, läuft Gefahr den Leidenden (lat.=Patienten) selbst abschaffen zu wollen.

Ulrich Pötzl hat mit der vorliegenden Dissertation die Karriere Faltlhausers mitsamt ihrer Widersprüche, soweit sie aus dem ihm zur Verfügung stehenden Aktenmaterial (im wesentlichen handelt es sich um die Jahresberichte der Anstalt Kaufbeuren-Irsee und um die Prozeßakten) erkenntlich war, klar und präzise nachgezeichnet. Dabei macht er keinen Hehl daraus, daß er sich bei seiner Auswertung im wesentlichen von Fragestellungen leiten läßt, die bereits an anderer Stelle begegneten. Besonders augenfällig ist die enge Anlehnung an die Arbeiten Ludwig Siemens. Indem er sich aber nur auf die Person Faltlhausers und deren ärztliches Wirken konzentriert, gewinnt Pötzl gewissermaßen eine neue Sehschärfe. Bei der Beantwortung der Frage, wieso es gerade die „modernen“ Psychiater waren, die sich für die mörderische generative NS-“Flurbereinigung“ gewinnen ließen, sind die Ergebnisse, die eine solche Optik zutage fördert, von großem Nutzen. Stetige Zusammenfassungen wie auch Vorstrukturierungen stören zwar den Lesefluß, erleichtern aber eine von zeitlichen Unterbrechungen gekennzeichnete Lektüre ungemein.

Armin Trus

Register

Abbkürzungen:

„Aktion T4“	Tarnname der “Euthanasie” nach der Adresse der Verwaltung in der Tiergartenstr. 4, Berlin
AWA	Allgemeines Wehrmachtsamt im OKW
AWI	Arbeitswissenschaftliches Institut der Deutschen Arbeitsfront
BAK	Bundesarchiv Koblenz
BA MA	Bundesarchiv/Militärarchiv Freiburg
BAP	Bundesarchiv, Abteilungen Potsdam
BBG	Berufsbeamtentumsgesetz (Gesetz zur Wiederherstellung des Berufsbeamtentums)
BEG	Bundesentschädigungsgestz
BFM	Bundesfinanzministerium
CdZ	Chef der Zivilverwaltung
DAF	Deutsche Arbeitsfront
DFG	Deutsche Forschungsgemeinschaft
“Gekrat”	„Gemeinnützige Krankentransport GmbH“
GfK	Gesellschaft für Konsumforschung, Nürnberg
GzVeN	Gesetz zur Verhütung erbkranken Nachwuchses
HTO	Haupttreuhandstelle Ost
IfW	Institut für Wirtschaftsbeobachtung der Deutschen Fertigware, Nürnberg
KBoN	Archiv der Karl-Bonhoeffer-Nervenklinik
KdF	Kanzlei des Führers
LFV	Landesfürsorgeverband
LVA	Landesversicherungsanstalt für Angestellte
LWA	Archiv des Nds. Landeskrankenhauses Wehnen
LWA-P	Patientenakten des LWA
Oldb.MdI	Oldenburgisches Ministerium des Innern
o.P., o.S.	ohne Paginierung, ohne Signatur
OT	Organisation Todt
MZAP	Bundesarchiv, Militärisches Zwischenarchiv Potsdam
OKW	Oberkommando der Wehrmacht
PA	Personalakte
RAH	„Reichsarbeitsgemeinschaft Heil- und Pflegeanstalten“
RGBl.	Reichsgesetzblatt
RKF	Reichskommissar für die Festigung deutschen Volkstums
RMdI	Reichsministerium des Innern
RMJustiz	Reichsministerium für Justiz
RSHA	Reichssicherheitshauptamt
Rübau	Abteilung Rüstungsbau des Reichsministeriums für Bewaffnung und Munition
RV	Reichsverteidigungskommissar
RWM	Reichswirtschaftsministerium
StAH	Nds. Staatsarchiv Hannover
StAO	Nds. Staatsarchiv Oldenburg

"T4"	s. "Aktion T4"
WiRüAmt	Wehrwirtschafts- und Rüstungsamt im OKW
ZVS	"Zentralverrechnungsstelle Heil- und Pflegeanstalten"

Abbildungsnachweis

Seite 36: Aus: R. Sakolsky, J.Koehnline: Gone to Croatan, Origins of North American Dropout Culture, New York 1993, S.18. (Verlag: AK Press, 22 Lutton Place, Edinburgh, Scotland EH8 9PE).

Seite 64: BAK R 165/72 - XVI/7a.

Seite 67: BAK R 165/244.

Seite 69: Landeshauptarchiv Magdeburg, Z 404, Bl.75.

Seite 71: BAK R 165/59.

Seite 86f.: Archiv der Psychiatrischen Universitätsklinik Heidelberg, Akte F 7.

Seite 88f.: Archiv der Psychiatrischen Universitätsklinik Heidelberg, Akte F 27.

Seite 160: Archiv der Ökologischen Akademie Hosüne e.V..

Seite 163: Peter Tornow, Heinrich Wöbben: 700 Jahre Kloster Blankenburg zu Oldenburg, Oldenburg 1994.

Seite 167: Staatsarchiv Bremen (STAB) 10, B 1933 ff., entnommen aus: C. U. Schminck-Gustavus (Hg.), Bremen kaputt, Bilder vom Krieg, Bremen 1983, S.169.

Seite 180: BAK R22/4209.

Seite 182: DEMA Bild, 25.2.1947.

Seite 201 u. 203: Aus: "Volk und Rasse", Illustrierte Monatsschrift für deutsches Volkstum, 1936.

Seite 229: Umschlagfoto von: Erich Stern, Lebenskonflikte als Krankheitsursachen, München o.J.

Seite 252: BAK, Bildarchiv H 29028.

Vitae

Dr. phil. Hans Asbeck arbeitet als Lehrer in Hannover.

Prof. Dr. Elmar Brähler ist Leiter der Abteilung für Medizinische Psychologie und Medizinische Soziologie an der Universität Leipzig.

Willi Dreßen ist Staatsanwalt und arbeitet seit 1967 bei der Zentralen Stelle der Landesjustizverwaltungen in Ludwigsburg, die er zur Zeit kommissarisch leitet.

Raimar Gilsenbach ist Schriftsteller und lebt in Brodowin.

Matthias Hamann lebt in Hannover und arbeitet als Arzt in einem Psychiatrischen Krankenhaus.

Dr. Ingo Harms ist Historiker; er lebt und arbeitet in Oldenburg.

Dr. med. Andreas Heinz ist Arzt an der Psychiatrischen Klinik der Freien Universität Berlin und z.Zt. am National Institute of Health in Bethesda / USA tätig.

Dr. med. Gerrit Hohendorf ist Arzt an der Psychiatrischen Universitätsklinik Heidelberg.

Dr. phil. Bronwyn McFarland-Icke ist Historikerin und lebt in Idar-Oberstein.

Katja Neppert ist Politologin, lebt in Berlin und arbeitet z. Zt. in der Gedenkstätte/Museum Sachsenhausen.

Dr. med. Michael Putzke lebt in Gießen und arbeitet als Assistenzarzt in einem Psychiatrischen Krankenhaus.

Dr. med. Volker Roelke ist Psychiater und als wissenschaftlicher Mitarbeiter am Medizinhistorischen Institut der Universität Bonn tätig.

Prof. Dorothee Roer ist Psychologin und arbeitet an der Fachhochschule Frankfurt, Fachbereich Sozialpädagogik.

Dr. med. Maike Rotzoll ist Ärztin an der Psychiatrischen Universitätsklinik Heidelberg.

Armin Trus ist Publizist und Historiker und lebt in Gießen.

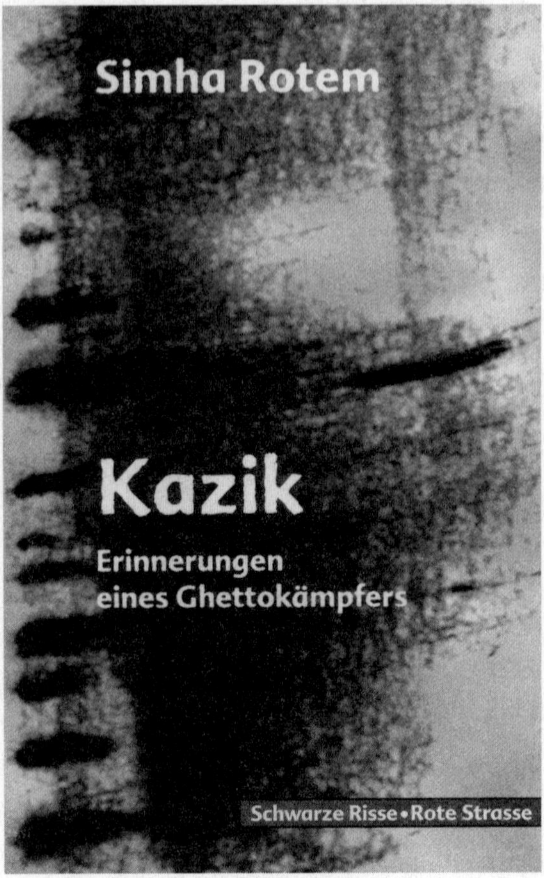

Simha Rotem

Kazik

Erinnerungen eines Ghettokämpfers

Kazik, so wurde Simha Rotem von Marek Edelman, Icchak Cukiermann und vielen anderen ihm nahestehenden jüdischen Gefährten und Gefährtinnen genannt.

Er war fünfzehn Jahre alt, als die NS-Armee in Polen einfiel, und achtzehn, als der Aufstand im Warschauer Ghetto am 19. April 1943 begann.

In den ersten Tagen des Aufstands kämpfte Kazik vom Gelände der Bürstenmacherwerkstätten gegen die anrückenden Deutschen. Ende April schlugen sich Kazik und Zygmunt Frydriych als Verbindungsleute auf die „arische" Seite. Sie sollten eine Fluchtmöglichkeit aus dem Ghetto organisieren, um sich den Partisanen in den Wäldern anschließen zu können.

ISBN 3-924737-27-4 207 Seiten 25,– DM

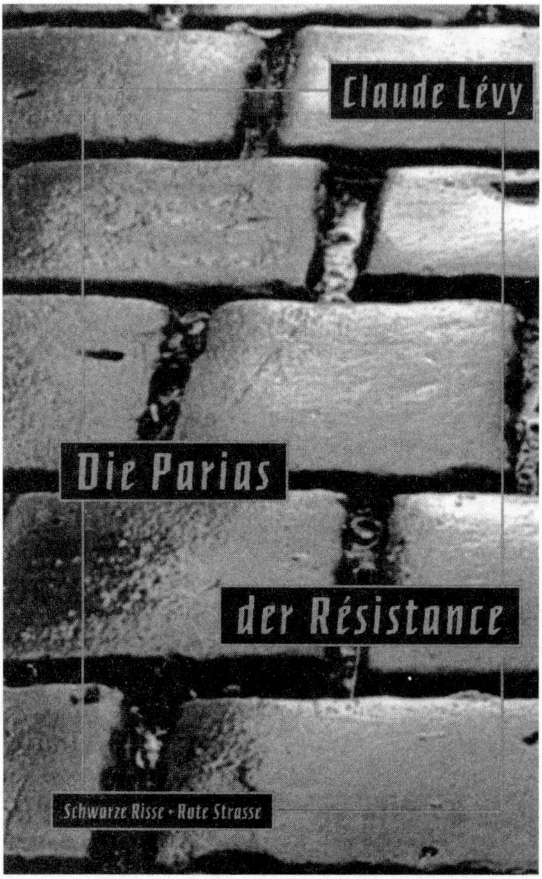

Claude Lévy

Die Parias der Résistance

Februar 1943: Als der Widerstandskämpfer Marcel Langer wegen Sprengstofftransports festgenommen wird, beschließen seine Genossen, den verantwortlichen Generalstaatsanwalt zu erschießen...

Anhand authentischer Ereignisse erzählt Claude Lévy spannend seine Geschichte und die der 35. Brigade der F.T.P.-M.O.I. in Toulouse. Hier finden u.a. junge Juden, deren Eltern deportiert sind, osteuropäische Arbeitsmigranten und Kämpfer der Internationalen Brigaden zusammen.

ISBN 3-924737-34-7 202 Seiten 25, – DM